자세이완기법

Positional Release Techniques

Senior Content Strategist: Rita Demetriou-Swanwick
Content Development Specialist: Carole McMurray
Project Manager: Anne Collett
Designer/Design Direction: Miles Hitchen
Illustration Manager: Karen Giacomucci
Illustrator: Suzanne Ghuzzi

자세이완기법
Positional Release Techniques

개정4판

Leon Chaitow ND DO

Registered Osteopathic Practitioner and Honorary Fellow, School of Integrated Health, University of Westminster, London, UK

With contributions by

Julia Brooks MSc DO

Edward Goering DO

Raymond J. Hruby DO MS FAAO (Dist)

Anthony J. Lisi DC

Dylan Morrissey PhD MSc MMACP MCSP

†**Anthony G. Pusey** DO FECert

Christopher Kevin Wong PT PhD MSc

Foreword by

Paolo Tozzi MSc Ost BSc DO PT

ELSEVIER Edinburgh London New York Oxford Philadelphia St Louis Sydney Toronto 2016

영 문 출 판 사

■ **옮긴이** (가나다 순)

김명준 경동대학교 물리치료학과 교수
김성호 신구대학교 물리치료학과 교수
김양래 경동대학교 물리치료학과 교수
김효철 원광디지털대학교 한방미용예술학과 교수
백형진 대한예방운동협회 협회장
엄기매 여주대학교 물리치료과 교수
이종삼 대한연부조직물리치료학회 회장
정형국 안산대학교 물리치료과 교수
최운호 바디큐어필라테스 연구소 소장

주의

이 분야의 지식과 치료는 끊임없이 변하고 있습니다. 새로운 연구와 경험이 우리의 이해를 넓히는 것처럼 연구 방법, 전문적인 치료, 또는 의학적 치료에는 변화가 필요할 수 있습니다.
치료사들과 연구진들은 어떠한 정보, 방법, 여러 복합적인 것들, 여기에 설명된 실험들을 평가하고 사용하는 데에 있어 자신들의 경험과 지식에 항상 의존해야 합니다. 이러한 정보나 방법을 사용할 때, 자신들의 안전뿐만 아니라 전문적인 책임이 있는 사람들을 포함한 다른 사람들의 안전 또한 염두에 둬야 합니다.
확인된 모든 약물 또는 의약품과 관련하여 권장된 복용량이나 형식, 투여의 방법과 기간, 금기증을 확실히 하기 위해 (1) 방법 또는 (2) 투여할 각 상품의 제조자가 제공한 가장 최신의 정보를 확인할 것을 권장합니다. 환자에 대한 치료사의 경험과 지식에 의존하여 환자 개개인에 대한 진단을 내리고, 복용량과 최고의 치료를 결정하며, 적절한 안전 예방 조치를 취하는 것은 치료사의 책임입니다.
최대한의 법의 범위에서, 출판사, 작가, 기고가, 편집자들은 제조물 책임의 문제, 과실, 또는 이 책에 포함된 방법, 상품, 지침, 아이디어의 사용이나 실행으로 인한 인명 또는 재산의 어떠한 상해나 손상에 대해서도 책임을 지지 않습니다.

자세이완기법 개정4판

2021년 4월 30일 초판인쇄
2021년 5월 10일 초판발행

지 은 이 : Leon Chaitow
옮 긴 이 : 김 명 준 외
발 행 인 : 박 병 조
발 행 처 : 도서출판 영문출판사
등 록 : 1987년 12월 21일 제2-419호
주 소 : 서울시 강남구 삼성동 69-1
전 화 : (02) 514-5590, 776-5590
팩 스 : (02) 756-8943
E-mail : yeongmunsa@empal.com
홈페이지 : www.ymsbook.net
정 가 : 40,000원
ISBN 978-89-7224-503-2 98510

※ 파본은 교환해 드립니다.

목차

이 책과 관련된 기법의 영상을 DVD로 첨부

집필에 기여하신 분

Julia Brooks MSc(Master of Science), DO(Doctor of Osteopathy)
A. G. Pusey & Associates, Registered Osteopaths,
Haywards Heath,
West Sussex, UK

Edward Goering DO
Department of Neuromusculoskeletal Medicine/Osteopathic Manipulative Medicine,
College of Osteopathic Medicine of the Pacific,
Western University of Health Sciences,
Pomona, CA, USA

Raymond J Hruby DO MS FAAO (Dist)
Department of Neuromusculoskeletal Medicine/Osteopathic Manipulative Medicine,
College of Osteopathic Medicine of the Pacific,
Western University of Health Sciences,
Pomona, CA, USA

Anthony J Lisi DC
Staff Chiropractor,
VA CT Healthcare System,
West Haven, CT, USA

Dylan Morrissey PhD MSc MMACP MCSP
Clinical Reader and Consultant Physiotherapist,
Bart's Health NHS Trust,
Queen Mary University of London,
London, UK

†Anthony G Pusey DO FECert (고인이 됨)
A. G. Pusey & Associates, Registered Osteopaths,
Haywards Heath,
West Sussex, UK

Christopher Kevin Wong PT PhD MSc
Department of Rehabilitation and Regenerative Medicine,
Program in Physical Therapy,
Columbia University,
New York, NY, USA

머리말

이 책은 Leon Chaitow 및 이 분야의 전문가 팀에 의해 집필된 것이며 도수치료에 관한 문헌에 기여하는 귀중한 최신판인 *"자세이완기법"*의 제4판에 대한 머리말을 내가 작성하게 된 것을 매우 영광으로 생각한다.

이 최신판은 자세이완기법(PRTs)에 대한 엄선된 아름다운 삽화를 제공하고 있으며 흔히 과소평가되는 이 도수치료 접근법을 임상에서 적용함에 있어서 독자 여러분에게 균형 잡힌 지침을 제공할 것이다. 저자들은 독자가 이들 방법을 시각화하는 네에 도움을 주는 컬러 사진, 비디오 및 일러스트에 의해서 뒷받침되는 진단과 치료를 위한 이해하기 쉬운 촉진절차(palpatory procedures)를 통해 이 분야에서 잘 알려지고 또한 최신의 진보에 대한 신선하고, 새롭고 개선된 제안을 전문직에게 하고 있다.

60년 이상 전에 Lawrence Jones의 임상경험에 기초하여 초기의 효과가 기술된 이래(Jones 1964), PRTs는 자발적인 조직 이완을 가능케 하는 최적의 긴장 및 생리학적 상황을 만들어냄으로써 통증과 신체 기능장애를 관리하기 위한 많은 실행방법을 제공해왔다. 이 책의 강점의 하나는 다양한 형식의 주요 PRTs의 응용 원리 및 양식(modalities)을 이 책에서 탐구하고 있다는 것인데, 이들에는 원래의 스트레인/카운터스트레인 방법에서부터 기능적 기법까지, 균형 잡힌 인대장력에서부터 Mckenzie의 운동 프로토콜, 조직의 "부하를 제거하는" 키네시오 테이핑(kinesio-taping)법과 같은 다양한 물리치료의 적용까지 등, 많은 것이 있다. 이 책은 최근의 연구 및 증거와의 통합을 거치면서 이들의 역사적 뿌리에서부터 현재의 상황에 이르기까지 이들 방법을 추적하고 있다. 앞에서 언급한 PRTs의 형식이 안락한 자세를 달성하는 다양한 방법을 반영하고 있기는 하지만, 이 방법들은 모두가 조직이 자연적으로 개선되도록 온화하게 지지하는 것을 목표로 하고 있다. 어떠한 증상사례에서도 얼핏 보기에 단순해보여도 이들 기법을 안전하고 동시에 효과적으로 시술하기 위해서는 임상경험 및 촉진기술과 함께 상세한 해부학 지식이 반드시 필요하다. 이러한 이유로 독자는 평가와 치료방법에 대한 일러스트, 사진에 의해서 능숙하게 지원되는 것 이상으로 일련의 상세하고 포괄적이며 문제해결적인 임상적인 해설이 특히 유용하다는 것을 알게 될 것이다. 게다가, 수많은 운동이 PRT 방법론을 실험하여 "직접 해보는" 방법으로 이들 사용에 대한 역학(mechanics)에 익숙해지는 기회를 제공할 것이다. 따라서 메커니즘(mechanisms), 지침 및 운동은 이 책의 본문 도처에 있는 우수한 참고문헌에 의해서 뒷받침되는 다양한 방법론의 안전한 임상적용을 위한 포괄적인 기반을 제공하고 있다.

이 책의 초판이 간행된 이후 18년이 지났다. 세월이 흘렀음에도 불구하고 이 책은 아직도 복잡하지 않고 충분히 삽화가 들어가 있으며 이해하기 쉬운 방식으로 정보의 균형을 유지하고 있기 때문에 열성적인 학생에게 도전의식을 북돋울 뿐만이 아니라, PRTs에 대한 이해를 심화시키거나 확장하기를 원하는 현역 치료사를 위한 훌륭한 참고문헌을 제공하고 있다.

입원중인 환자, 수술 후의 환자, 또는 자리보전하고 있는 환자를 포함하는 많은 유형의 환자(동물은 물론)에서 신체기능장애의 정상화하는 것의 이점에 초점을 맞춘 다양한 조직 및 임상조건에 대처하는 PRTs의 원리, 적용방법 및 메커니즘을 잇달아 강조하고 있다. 이 범위를 실현하기 위해 기법을 명백하고 간략하게 서술하였고 또한 그림으로 직접 묘사하고 있다.

게다가, 이제까지의 판(edition)의 광범위한 내용이 업데이트되고 다듬어진 한편, 이 제4판은 PRTs가 몇 가지 방법으로 안전하게 시술될 수 있는가 뿐만 아니라 "어떻게" 이들 방법이 효과적일 수 있는가를 추구하기 위해 독자가 PRTs의 일반적인 적용을 예견하는 것을 도우려고 시도하고 있다. 이것은 전통적인 개념을 현대적인 실행의 혁신적인 관점 안으로 가져오는 최근의 증거와 연구를 제공함으로써 달성되고 호기심 많은 독자에게 개별 환자의 상황 속에서 PRTs의 개별적인 측면을 더 탐구하고 PRTs와 관련된 임상적 의사결정을 알릴 수 있는 기회를 제공한다.

마지막으로, 이 제4판에는 새롭고 흥미 있는 장이 추가되었다.

- Ray Hruby(DO)에 의한 균형 잡힌 인대장력 기법에 관한 장
- Edward Goering(DO)에 의한 내장의 상태를 위한 카운터스트레인에 관한 장
- Christopher Kevin Wong(PT)에 의한 PRTs를 뒷받침하는 연구증거에 관한 장
- 새로운 개념의 도입. 예를 들어, 특히 근막과 관련된 증상의 관리에서의 PRTs의 이용 가능성.

기존의 장에 관해서, 또한 이들 새로운 장에 관해서도 흥미 있는 개념과 임상 접근 모델의 흥미로운 개요를 균형 있게 제공할 뿐만 아니라 서면과 시각적 구성요소를 통합하는 데 상당한 주의를 기울였다. 이 책은 경험이 풍부한 진료의(practitioner)는 물론 초보자에게도 이 분야의 최신 정보를 제공하고 있다.

결론적으로 이 책은 도수치료의 교사, 학생 및 진료의가 PRTs를 용이하게 학습하도록 만들어져 있다. 이것은 PRTs의 다양한 양식과 각각의 메커니즘에 대한 진료의의 인식을 높일 뿐만 아니라, 인간이나 동물의 신체에 대한 안전하고 효과적인 임상 적용을 위한 PRTs의 개념적 이해를 얻기 위해 필요한 개념적 이해를 얻는 데 필요한 구성요소를 제공함으로써 귀중한 자원을 제공한다.

2015년 이탈리아 로마에서

Paolo Tozzi ; MSc, Ost, DO, PT

참고문헌

Jones, L.H., 1964. Spontaneous release by positioning. Doctor of Osteopathy 4, 109–116.

제3판에 대한 서문

자세이완기법(PRT)의 방법론에 스며드는 아이디어는 그렇게 하도록 강요하는 것이 아니라 변화를 "가능케 하는" 비침습적, 비중재적, 수동적인 동시에 온화한 접근법과 동일시될 수 있다. 겉보기에는 PRT 법이 일반적인 성질을 갖고 있는 것처럼 보임에도 불구하고 정골요법 전문직 내의 임상경험에서는 이들이 매우 실현 가능하고 특이적일 수 있다는 것을 보여주고 있다.

두 가지 주요 테마는 원래 형태의 PRT에서부터 나온다. 스트레인/카운터스트레인 접근법은 정골요법 의사(osteopathic physician)인 Lawrence Jones의 원저작물에서 유래하고 있다. 이 접근법은 최적의 위치(즉, 통증이 모니터링 지점에서 더 이상 느껴지지 않을 때)를 찾아내기 위해 통증 모니터를 사용한다. 기능적 기법도 또한 정골의료(osteopathic medicine)에서 나오고 있다. 이 PRT 접근법은 통증을 지침으로 사용하지 않고 최대한의 편안함 또는 풀림을 얻을 수 있도록 관련된 조직을 감지 또는 촉진하는(palpating) 동안의 위치결정에 기초하고 있다.

PRT 적용에 관련되는 기저에 있는 개념에 대한 감각을 얻기 위해서는 신체의 자기조정 메커니즘이 항상 어떤 형태의 치료중재에 뒤따라서 무엇이 일어나는지에 대한 최종 결정요인이라는 것을 받아들일 필요가 있다. 예를 들어, 고속, 낮은 진폭의 추진력 조정(HVLA) 또는 근육에너지 기법(MET) 또는 근막이완술(MFR), 또는 대부분의 다른 방법은 변화의 촉매로서 역할을 한다. 치료가 적절하다면 신체는 강화된 기능과 치료적 이득을 가능케 할 적응반응을 만들어낸다. 적응반응은 치료 후에 이득이 뒤따르는지 아닌지의 열쇠가 된다. 과도한 적응 요구는 단지 그 시스템에 더 무겁게 부하를 가하여 증상을 더 악화시킬 개연성이 있는 한편, 불충분한 치료적 자극이 있다면 운동을 해도 거의 효과가 없다. 위에서 언급한 방법들(HVLA, MET 및 MFR)은 모두 "직접적"이다. 다시 말해서, 하나의 장벽(또는 몇몇 장벽들)은 확인되었을 것이고 치료적 목표는 제한된 관절을 가동화하거나 또는 단축된 근막구조(예를 들어)를 연장하기 위해 장벽을 밀어 되돌리는 것일 것이다.

제한 문제에 대처하는 또 다른 방법 – 간접적인 방법에 대해서 생각해보자. 장벽이 해제된다면, 기능장애가 정상화하는(골절의 수복, 조직의 치유) 자연스런 경향에서 보여주는 정상성(normality)에 대한 내재적 경향이 (예로서) HVLA, MET 및 MFR이 적용되고 있는 기능장애의 유형에 대한 기능성을 회복할 수 있는지를 반영하고 있다.

기능장애 조직에 대한 부하가 일시적으로 완화되었을 때 자기조절, 항상성 유지 메커니즘이 작동하도록 권장하는 것이 가능한가?

- 제한된 관절이 힘을 가하지 않고도 이완될 수 있는가?
- 과도하게 긴장된 근육상태가 자연스럽게 이완될 수 있는가?
- 그리고 통증이 때로는 통증이 있는 조직을 단지 "풀림"의 자세로 유지하는 것에 의해 완화할 수 있는가?

임상 PRT의 증거는 이들 모든 질문에 대해서 때로는 긍정적인 답이 나올 수 있다는 것을 보여주고 있다. 관절이든 연부조직이든, 제한이 과다긴장과 상대적인 혈액순환 결손(허혈 등)을 동반하고 있다면, 긴장을 경감하고 조직을 통한 강화된 혈액순환을 가능케 하는(일시적이지만) 방법으로 이들 동일한 제한된 조직을 유지함으로써 자발적인 변화가 일어날 기회나 신경 재설정(고유수용기 및 통각수용기가 관여한다)이 일어날 기회가 가능한 것인가?

PRT 방법론은 이것이 사실이라는 것을 시사하고 있으며, 예를 들어, HVT와 MET의 경우처럼 "변화를 강요하는 것"과는 별개의 것으로서 "변화를 위한 기회를 제공한다"라는 개념을 포함시키는 많은 변형이 유발되었다.

심한 통증, 최근의 외상(예를 들어, 편타성 손상, 또는 스포츠 또는 매일의 긴장 직후), 수술 후, 심한 취약성(예를 들어, 진행성 골다공증)에서와 같이 PRT가 아마도 첫 번째로 선택하는 치료가 되는 특정 설정과 상황이 있다. 게다가, PRT는 매우 다양하고 수많은 변화를 갖고 있기 때문에, 예를 들어, HVLA 적용 전후 또는 후와 같은 다른 중재를 포함하는 시퀀스의 일부로서, 또는 통증유발점 불활성화(deactivation)에서 MET와 신경근육 기법을 포함하는 시퀀스의 일부로서, 또는 마사지요법 치료 중에 과다긴장성(hypertonicity)을 완화하는 수단으로서 유용하다.

PRT를 뒷받침하는 이 아이디어는 또한 머리-엉치 방법론(craniosacral methodology)에서도 볼 수 있는데, 이 방법론에서는 제한을 해제하고 제한장벽을 멀리하는 것이 일반적인 접근법이다.

정골요법(osteopathy)의 방법론에 기초한 자세이완의 변형(variation)은 제1장에서부터 제7장까지에 상세히 기재하고 있고 첨부한 DVD에서 그 실례를 보여주고 있다.

이 제3판에서 특히 흥미가 있는 것은 수많은 물리치료에서 파생된 시스템(Mulligan의 움직임을 이용한 가동화, 부하제거 테이핑, 및 Mckenzie형 운동) 그리고 기저에 있는 PRT의 개념과 강력한 관련성이 있는 카이로프랙틱의 방법론(엉치뼈-뒤통수뼈 기법: SOT)에 대해서 논의하는 장을 포함한다는 것이다.

Robert Cooperstein은 제8장에서 엉치뼈-뒤통수뼈 기법(SOT)에 사용된 유용한 "자세이완" 개념과 방법에 대한 개요를 설명하고 삽화를 넣었다. SOT는 Major delamette에서 유래되었으며 머리뼈 정골요법의 선구자인 Sutherland와의 초기 연구는 20세기 초에서부터 중반까지에 진화한 정골요법 및 카이로프랙틱의 사상과 방법이 얼마나 많은 공통점을 갖고 있었는지를 보여주고 있다.

Anthony Lisi는 제9장에서 핵심적인 McKenzie법의 일부를 제시하였다. "선호하는 움직임 방향"에 유도되어 채택되는 이 운동의 개념은 상당히 독특하고 원래의 방법으로 사용되지만 순수한 자세이완이다.

제10장에서는 Ed Wilson이 혁신적인 뉴질랜드 물리치료사인 Brian Mulligan의 저작물의 이들 측면에 대한 서술을 제시하고 있으며 그의 움직임을 이용한 가동화(MWM) 개념은 물리치료 장면에서 아주 널리 사용되고 있다. PRT 개념과 밀접한 유사성을 갖고 있는 MWM 내에는 특정 변형(variation)이 있으며 Wilson은 방법에 대한 설명을 넘어 기저에 있는 메커니즘의 평가로 이동한다는 귀중한 과제를 수행하였다.

기능장애가 있는 관절과 조직의 부하를 "고유감각성으로 제거하고" 그 다음에 그 조직구조를 "풀림"의 상태"가 되도록 몇 시간에서 며칠 동안 테이핑을 하는 세련된 접근법은 제11장에서 Dylan Morrissey에 의해 설명되고 있으며, 이것은 정골요법의 PRT 방법으로 사용되는 몇 분간의 "풀림"과는 대조적이다.

마지막으로, 제12장에서 Julia Brooks와 Anthony Pusey는 개와 말을 포함하는 동물치료에서 정골요법적 자세이완의 매우 성공적인 사용을 그림으로 보여주고 있다. 이러한 가장 온화한 방법의 진정한 유용성에 대한 더 명확한 예는 제시할 수 없다.

정골요법, 물리치료법과 아이디어의 통합에 의해 예시되는 상호교류(cross-fertilization)와 학제적 가능성은 장벽과 경쟁상대가 모두의 이익을 위해 협동, 공동작업, 그리고 최종적으로는 통합에 자리를 내주기 때문에 미래의 잠재력을 강조하고 있다.

서문

이 제4판을 개정하고 확장하기 위한 준비를 하면서 내가 지향하고 있는 것은 정확성과 명확성을 확인하기 위해 문장의 모든 줄을 수정하는 것만이 아니라, 새로운 문장, 일러스트, 및 장(chapter)을 추가하고 도수에 의한 자세이완 접근법의 가능성과 다양성을 확장하는 것을 확실히 하는 것이었다.

이전의 판에서부터 있었던 모든 원래의 장은 업데이트되고 개정되었으며 적절하다고 생각되는 부분은 결합되었다.

이 책의 내용은 다음과 같이 구성된다.

위치결정에 의한 자연스런 이완(제1장) – 조직(사람 전체)을 "풀림의 위치"로 완화하는 것의 치료적 이익의 가능성에 대한 서론.

신체 기능장애와 자세이완(제2장)은 기능장애와 통증으로 이어지는 적응과 보상부전의 과정, 그리고 자세이완 방법이 임상 케어에 적합할지도 모르는 장소를 탐구함에 따라 이들 아이디어를 확장한다.

이것은 *스트레인/카운터스트레인 연구*에 관한 Dr. Christopher Kevin Wong에 의한 멋진 제3장으로 이어지고 여기서는 모든 자세이완 기법 중에서 가장 널리 사용되는 것과 관련되는 현재의 증거를 검토한다.

제4장은 *자세이완의 카운터스트레인 모델*에 대한 상세한 적용에 초점을 맞추고 한편,

제5장은 *머리뼈요법을 포함하는 기능적이고 촉진된 자세이완 접근법*에 대한 검토를 한다.

제6장은 *특수상황에서의 자세이완 방법*의 사용에 대해서 통찰한다. 예를 들어, 자리보전을 하는 환자를 치료할 때이다.

이 화제에 대한 관심의 증가에 대응하여, 나는 제7장 *자세이완과 근막*에 초점을 맞춰 편찬하였다.

Raymond J. Hruby, DO(제8장)는 *균형 잡힌 인대장력 기법*에 대한 고도로 삽화가 들어간 장을 제공하였다(질이 높은 비디오를 보여주는 것으로 뒷받침하고 있다).

Edward Goering, DO는 매우 유용한 장(제9장)에 기여하였다: *내장의 자세이완: 카운터스트레인 모델*.

Anthony J. Lisi, DC는 Dr. Dylan Morrissery가 그의 장(제11장) *통증을 경감하고 움직임을 촉진하기* 위한 "부하제거" 테이핑에서 확장한 것처럼 그의 장 *Mckenzie법의 개요*(제10장)를 확장하였다.

Julia Brooks, DO와 작고한 Anthony Pusey, DO에 의한 매력적인 *동물치료에서의 자세이완기법의 적용*(제12장)을 포함하는 모든 장은 개정되고 개선되었으며 삽화는 다시 그렸고 많은 새로운 비디오가 추가되었다.

이 신판이 도수치료를 학습하는 학생 또는 치료사에게 통증과 기능장애에 대한 가장 유용한 도수적인 접근법에 관한 가장 명쾌하고 동시에 최신의 정보를 제공할 것을 바라고 있으며 또한 그렇게 믿고 있다.

2015년 6월 그리스의 Corfu에서
Leon Chaitow

감사의 글

이 책의 각 장을 집필해준 모든 임상의/저자에게 심심한 감사를 드린다. 그들은 Julia Brooks, Edward Goering, Raymond J. Hruby, Anthony J. Lisi, Dylan Morrissery, 작고한 Anthony Pusey, Christopher Kevin Wong이다. 이 분들의 기여로 내용이 매우 풍부해졌다.

나는 또한 장기간의 생산과정 동안에 우호적인 지원을 해주신 Elsevier 팀에게도 감사드린다.

나의 아주 멋진 아내 Alkmini에게, … 내가 집필하는 것이 힘든 일이 아니라 즐거움이 되게 한 따뜻하고 사랑스런 환경을 만들어준 그녀의 능력에 언제까지라도 감사한다.

역자 서문

제3판이 나온 해는 2010년으로 만 10년에 4판이 출간되었다.

4판에서 수정된 것은 내용과 설명에 있어서 훨씬 정확성과 명확성을 보강하면서, 제목별로 된 구성에서 새롭게 장(chapter)으로 나누고, 자세이완의 접근법의 다양성과 기능성 등을 추가하여 체계를 더 갖추게 되었다. 제9장의 내용은 Mulligan기법의 내용이 내장의 자세이완기법을 카운터스트레인 모델로 설명되어 있다.

자세이완기법(positional release technique, PRT) 장점은 통증에 대한 신경근 작용의 변화를 강제로 일으키는 것이 아니고 변화를 '저절로 일어나도록' 환경을 조절하는 비침습적이면서 '수동적인 부드러운 기법이다'라고 할 수 있다. 그래서 PRT기법은 조직의 촉진과 관찰을 통하여 자세조절을 가장 편안하고 풀린자세를 찾는 것이다. 그래서 인체를 '자기 조절기전'의 인식이 절대 필요하며, HVLA, MET, MFR, 등은 좀 더 직접적인 해결을 하는 방법이라면, 새로운 기능과 적응을 다루는 간접적(indirect) 기법이라 할 수 있다. 그래서 자세조절을 위한 자발적 치료라 하기도 한다. 도수치료기법에서 뇌신경계를 조절하는 지렛대로 쓰이는 것이 피부와 근육으로 조절하기도 하고 피부와 근육이 나타내는 다양한 변화와 반응을 분석하여 치료에 응용하기도 한다. 또한 최근 세계 물리치료사들이 동물물리치료에 관심을 높이고 있는데 여기에서도 동물을 대상으로 하는 자세이완요법을 소개하고 있는데, 사람은 자기 몸상태를 말로서 표현을 하지만 동물들은 그렇지 못하기 때문에 이학적 검사로 명확하게 나타나는 증상외에는 다른 치료방법이 어려울 것이다. 하지만 자세이완요법은 부작용 없이 큰 효과를 낼 수 있는 유일한 방법이 되어 적용도 용이하다.

많은 삽화와 그림으로 이해를 돕고 쉬운 방법과 설명으로 자세이완기법을 공부하고자 하는 도수치료사, 임상교수, 임상인들을 위해 "어떻게" 효과적일 수 있을까? 하는 독자 질문을 심화시키고 확상시켜 최근 증거와 연구자료를 제공하고 참고문헌을 소개하고 있다. 도수치료의 영역을 관절에서 근육 그리고 근막을 확장시키는 요법으로 자세이완기법을 배우는 기회가 되길 바란다.

김 명 준 교수
경동대학교 물리치료학과

약어

A

AA: atlantoaxial – 고리중쇠뼈(환축추)

AIIS: anterior inferior iliac spine – 앞아래엉덩뼈 가시(하전장골극)

AK: applied kinesiology – 응용운동학

ASIS: nterior superior iliac spine – 앞위엉덩뼈 가시(상전장골극)

B

BLT: balanced ligamentous tension – 균형 잡힌 인대장력

BMT: balanced membranous tension – 균형 잡힌 막성 장력

C

CABG: coronary artery bypass graft – 관상동맥 우회이식술

CCP: common compensatory pattern – 흔히 있는 보상패턴

CMP: chronic myofascial pain – 만성 근육근막통증

CMRT: chiropractic manipulative reflex technique – 지압요법의 도수적인 반사기법

CNS: central nervous system – 중추신경계

CRI: cranial rhythmic impulse – 머리뼈의 율동적 임펄스

CS: central sensitization – 중추성 감작

CS: counterstrain – 카운터스트레인

CSRM: cranial–sacral respiratory mechanism – 머리뼈–엉치뼈 호흡 메커니즘

CT: cervicothoracic – 목–가슴(경흉부)

D

DTP: dominant tender points – 우위의 압통점

E

EMG: electromyographic – 근전도

ENOS: endothelial nitrous oxide synthetase – 내피의 아산화질소 합성효소

F

FMS: fibromyalgia syndrome – 섬유근육통증후군

FPR: facilitated positional release – 촉진 자세이완

FT: functional technique – 기능적 기법

FuPR: functional positional release – 기능적 자세 이완

G

GERD: gastroesophageal reflux disease – 위식도 역류질환

H

HVLA: high–velocity low amplitude – 고속, 낮은 진폭

I

IL: interleukin – 인터류킨

INIT: integrated neuromuscular inhibition technique – 통합 신경근육억제기법

ITBFS: iliotibial band friction syndrome – 엉덩정강인대(장경인대) 마찰증후군

L

LAS: ligamentous articular strain – 인대성 관절 스트레인

LS: lumbosacral – 허리엉치(요천)의

M

MET: muscle energy technique – 근육에너지 기법

MFR: myofascial release – 근육근막 이완

MIS: medial intramuscular septum – 안쪽 근육 내 중격

MPS: myofascial pain syndrome – 근육근막통증후군

MPT: myofascial trigger points – 근육근막통증유발점

MRI: magnetic resonance imaging – 자기공명영상법

MWM: mobilization with movement – 움직임을 동반하는 가동화

N

NAGs: natural apophyseal glides – 자연스런 골단 활주

NMT: neuromuscular technique – 신경근육 기법

O

OA: occipitoatlantal – 뒤통수고리뼈(후두경추)의

OMT: osteopathic manipulative therapy – 정골학적 도수치료

P

PFP: patellofemoral pain – 무릎넓적다리통증(슬개대퇴통)

PI: posterior, inferior – 뒤쪽, 아래쪽

PNF: proprioceptive neuromuscular facilitation – 고유수용성신경근육촉진법

PPI: proton pump inhibitor – 양성자펌프억제제

PRT: positional release technique - 자세이완기법

PSIS: posterior superior iliac spine – 위뒤엉덩뼈가시(상후장골극)

Q

QL: quadratus lumborum – 허리네모근(요방형근)

R

REST: restricted environmental stimulation technique – 환경자극 제한기법

S

SBIS: silicone-gel breast implant syndrome – 실리콘겔유방삽입증후군

SCS: strain and counterstrain – 스트레인/카운터스트레인

SD: somatic dysfunction – 신체기능장애

SE: scanning evaluation – 스캐닝 평가

SIJ: sacroiliac joint – 엉치엉덩관절(천장관절)

SMWLM: spinal mobilization with limb movement – 팔다리 움직임을 동반하는 척주 가동화

SNAGs: sustained natural apophyseal glides – 지속적 자연스런 골단 활주

SOT: sacro-occipital technique – 엉치뼈-뒤통수뼈(천골후두골) 기법

SRC: static resisted contraction – 정적인 저항수축

T

TART: texture, asymmetry, range of motion, tenderness – 질감, 비대칭, 가동범위, 압통

TARTT: texture, symmetry, range of motion, tenderness, temperature – 질감, 대칭, 가동범위, 압통, 온도

TeP: tender point – 압통점

TFL: tensor fascia lata – 넙다리근막긴장근(대퇴근막장근)

TL: thoracolumbar – 등허리(흉요)의

TMJ: temporomandibular joint – 턱관절

TP: tender point – 압통점

TPPS: tender point palpation scale – 압통점 촉진 척도

TrP: trigger point – 통증유발점

V

VMO: vastus medialis oblique – 안쪽넓은근(내측광근)

제1장 | 1 |

위치결정에 의한 자연스런 이완

Spontaneous release by positioning

제1장의 목차

자세이완기법(PRT)

POSITIONAL RELEASE TECHNIQUES (PRT)

자세이완기법(PRT)은 통증과 생체역학적인 기능장애를 관리하는 실질적인 방법을 제공한다. 이 기법은 지적으로 만족스럽다. 그 이유는 기능장애가 있는 조직에 그 해결책을 부과하지 않고 그 대신에 이 기법은 통증, 연축(spasm), 근육긴장항진 및 제한에 대한 자연스런 해소를 위한 기회를 제공하기 때문이다.

PRT의 주요 유형의 하나: 스트레인/카운터스트레인(SCS, 또는 단순히 카운터스트레인 CS)은 처음에 "위치결정에 의한 자연스런 이완으로서 알려졌었다(Jones 1964).

PRT의 모든 유형의 본질은 자연스럽고 유익한 변화("이완")가 일어날 때까지 조직을 "편안함 또는 풀림"의 위치로 점진적으로 지지하는 것이다. 다양한 유형의 PRT 사이의 차이는 "풀림"이 성취될지도 모르는 방법의 다양성을 반영하고 있다.

자세이완 방법론의 다른 모델은 물론 SCS는 이 책의 후반에서 상세히 서술되며, 한편 이 장에서는 치료에 사용될 수 있는 자세이완기법의 실제적인 적용을 하는 다양한 방법에 대해서 광범위한 서술적 개요를 설명하고 있다.

이 기법의 배후에 있는 개념은 그 프로토콜의 몇 가지가 이러한 것처럼 자기적용(self-application)을 위해 환자에게 가르칠 수 있을 정도로 단순하다(4장 참조). 그러나 더 자주, 임상진료에서의 PRT는 인내심, 기술 및 섬세한 터치를 필요로 한다.

통증을 동반하는 사례

증상이 있는 환자에서는 조직의 과도한 긴장, 경화, 긴장항진, 단축 또는 수축을 보이며, 아마도 대부분의 경우 통증이 있어 치료목표에는 자유로운 움직임 장애의 제거 또는 경감만이 아니라, 통증 경감이 포함될 개연성이 있다. 물론 긴장항진 또는 연축이 적절히 보호될지도 모를 때가 있으며, 이러한 경우(예컨대, 골다공증과 같은 근본적인 병리가 있는 부위) 자세이완 또는 그밖에 다른 것에 의해서 보호용 지지물을 제거하려고 시도해서는 안 된다.

연부조직 제한 또는 관절기능장애에 직면한 경우의 많은 치료적 접근법은 직접적인 성격의 방법을 채택하고 있다. 즉, 장벽이 어떤 방식으로든 개입되어 이러한 것들이 어쩔 수 없이 제거되도록 하는 것이다. 문제가 되는 연부조직에는 “근육에너지 기법” 또는 “수동적 스트레칭”(예로서)과 같은 많은 완벽하게 적절한 기법 중의 어느 것인가를 사용하여 스트레칭, 마사지, 가동화 또는 도수조작이 시술될지도 모른다. 그러나 조직이 연축, 염증 또는 외상 등으로 통증이 있거나 또는 직접적인 도수기법이 불쾌감을 야기한다면 대체할 접근법을 필요로 한다.

관절제한을 예를 들어, 정골의사, 물리치료사 또는 카이로프랙터가 동작을 정상화하기 위해 고속, 낮은 진폭(HVLA) 추진력(thrust) 기법을 도입할지도 모른다. 특수 상황에서 HVLA법은 골다공증 상태에서와 같이 그 범위가 환자의 선호도에서부터 안전성에 이르기까지 어떤 이유에서든 부적절하다고 생각될지도 모른다. 그러나 흔히 효율적인 대체 선택은 관절을 통증이 없고 균형이 잡히고 스트레스가 없는 위치로 배치하고 유지하는(아마도 몇 분간) 것이 포함되는 자세이완기법을 사용하는 것일지도 모른다.

이전에 제한이 있었던 관절의 향상된 통증 없는 움직임이 어떻게 자세이완기법에 의해 성취되는지 그 방법과 이유에 대한 서술은 후의 장에서 상세히 설명된다.

긴장이 항진되고 수축된 연부조직의 치료에 대한 자세이완 접근법은 연장 또는 스트레칭 방법을 포함하지 않을 것이지만, 이들 조직에 대한 “변화의 기회”를 제공하는 방법(어느 PRT 변형을 선택하여 사용하였는가에 따라)을 찾아내려고 시도할 것이다. 이것은 일반적으로 장벽으로부터의 벗어남 및 긴장이 항진되고 수축된 조직을 통증이 없지만 한층 더 단축된 상태로 유지 또는 지지하는 것을 포함하며 자연발생적인 변화가 일어나도록 유인한다.

이 책에서 설명되고 있는 *자세이완기법들*(PRTs)로 함께 그룹화가 될 수 있는 일군의 방법들은 바로 이러한 기능장애 조직(연부조직) 또는 관절에서의 *긍정적인 변화*를 촉진할 수 있는 가능성을 제공한다(특히, 4~6장 및 8장을 참조할 것).

이들 변화가 일어나는 메커니즘은 고통스러운 영역이 가장 편안하고 가장 “용이”하며 가장 통증이 없는 자세로 놓일 때 일어나는 신경학적 및 순환의 변화의 조합이 동반되는 것처럼 생각된다.

PRT 방법의 주요 변형에 대해서는 아래에서 설명한다. 이들 중 많은 부분이 각각의 방법론을 탐구하는 데 여러 장에서 할애되고 있다.

몇 가지 PRT의 변형

명백해질 것이지만, 간접적이고 매우 점진적 방법을 치료 프로토콜에 도입시키는 여러 가지 방법이 있다. 정골의학(osteopathic medicine)은 다음의 것을 포함하는 주요 자세이완 접근법에 기여해왔다.

- 스트레인/카운터스트레인(SCS) (Jones 1964; Wong et al. 2013) (이 강력한 치료도구의 상세에 대해서는 3장 및 4장을 참조할 것).
- 기능적 기법(FT) – 및 그 변이형 – "촉진 자세이완(FPR)(Jonestone 1997; McPartland & Zigler 1993; Schiowitz 1990) 및 간접 근육근막이완"은 모두 5장에서 서술하고 있다.
- 균형 잡힌 인대장력(BLT)은 기저에 있는 기능장애의 개선 또는 해소를 촉진하기 위해 인대장력이 균등하게 균형을 이루는 위치까지 기능장애가 있는 관절구조를 완화하기 위해 숙련된 촉진을 사용하는 PRT의 변이형이다(8장 참조).
- 내장에 대한 기법은 기관(organs)의 기능개선을 돕는 것을 목적으로 하는 벗어남(disengagement)의 같은 원리를 동반하고 있다. 상세한 설명은 9장을 참조할 것.

물리치료는 또한 기능장애에 대한 간접적인 접근법에도 기여하고 있다.

- 재활방법이 이러한 것처럼 쾌적하고 통증이 없는 자세로의 움직임을 촉진하는 것을 동반하는 McKenzie의 중요한 작업(예를 들어, 허리통증의 관리)은 분명히 자세이완과 관련되어 있고 10장에서 설명되어 있다.
- 물리치료는 또한 연부조직과 관절의 부하를 제거하는 수많은 혁신적인 개념과 방법을 만들어 내었으며, 그리고 이것은 11장에서 언급한 것처럼 테이핑에 의해 연부조직과 관절을 부하가 제거된 상태로 지지한다.
- 이들 방법의 조합은 동물에(가장 효율적으로는 말의 치료에서) 성공적으로 적용되어 왔으며 말(horse)의 자세이완 방법은 12장에서 논의된다.

(계속 증가하고 있는) 이 변형 목록이 시사하고 있는 것처럼 신체의 한 부위 또는 전신의 위치결정을 동반하는 많은 서로 다른 방법이 있으며 이 위치결정은 근골격계 기능장애의 해결을 도울 수 있는(증거가 말해주고 있다) 치료적으로 중요한 생리학적 반응을 유발하는 방식으로 이루어진다. SCS의 임상 효능에 대한 커져가는 증거는 3장에서 제시하고 있으며 이 제안된 메커니즘도 또한 검토되고 있다. 이들 방법과 정의에 대한 요약은 8장 표 8.1을 참조하기 바란다.

자극을 경감시키는 것에 의한 치료적 이득은?

전적으로 상이한 상황에서 환경 자극의 경감은 치료적 이득을 제공할 가능성이 있다는 것을 보여주고 있다.

부유 탱크(flotation tank)에 넣어지는 효과의 이용("환경자극 재한기법[REST]으로서 기술되고 있다)은 만성통증으로 고통을 받고 있는 사람들의 불안과 우울증의 치료에 사용되어 왔다.

이러한 치료는 개개인이 부력을 증가시키기 위해 매우 고농도이고 중성온도(즉, 체온)의 소금물로 채워진 탱크에 몸을 담그고 시간을 보내는 것이 포함된다. 한 연구에서는 만성 통증으로 고통을 받고 있는 37명의 환자(남자 14명, 여자 23명)가 대조군

(17명의 참여자) 또는 실험군(20명의 참여자)의 어느 쪽인가에 무작위로 배정되었다. 실험군은 3주간의 기간에 걸쳐서 9회의 부유(flotation)(REST) 치료를 받았다. 그 결과는 가장 심하게 지각된 통증 강도는 유의미하게 감소하였으나 한편, 낮게 지각된 통증강도는 영향을 받지 않았다는 것을 보여주었다. 부유(REST) 치료는 참여자의 기분을 낙관적으로 만들었고 불안과 우울의 정도를 경감시켰으며 수면 패턴도 개선하였다.

자연스런 변화로 이어지는 이 자극 경감의 예는 주의 깊게 쾌적한/풀림의 자세로 놓이는 고통스러운 신체조직에 적용할 때의(부유 탱크 없이) 동등한 것을 탐구할 때 명심해야 한다.

다양한 형태의 자세이완의 효과를 설명하려고 시도하는 추가적인 이론적 모델은 4장~9장에서 개요를 서술하고 있다.

용어 – "풀림"과 "묶임"

Terminology – 'ease' and 'bind'

이 장과 후에 나오는 장(특히 3장)에서 조직이 균형 잡힌 상태에 놓일 때 일어나는 자연스런 생리적 반응에 대한 설명과 서술을 할 때 "풀림(ease)"과 "묶임(bind)"이라는 용어가 극단적인 제한(묶임)과 자유로운 움직임(풀림)을 서술하기 위해 흔히 사용된다.

"동적인 중립(dynamic neutral)"이라는 용어는 "최대로 풀림"과 교체할 수 있는 것이라 생각될지도 모른다. 자연스런 자세이완의 주요 방법 중의 하나인 기능적 기법(functional technique)(5장)의 개발자 Hoover(1969)는 구조적으로 교란된 관절 또는 부위와 연관성이 있는 조직이 쾌적한 또는 "풀림" 상태로 놓이기 때문에 "동적인 중립"이라는 용어를 사용하여 무엇을 목표로 하고 있는지를 설명하였다.

Bowles(1969)도 또한 이 현상을 다음과 같이 언급하면서 논의하였다.

> *동적인 중립은 조직이 수행하는 구조의 움직임이 자유롭고 제한되지 않으며 정상적인 생리적 한계 범위 내에 있을 때에 조직이 스스로 발견하는 상태를 말한다. … 동적인 중립은 정적인 상태가 아니다.… 이것은 생활동작을 하는 동안, 생활 활동을 하는 동안의 연속적인 상태이다.… 이것은 기능장애 부위로 회복되는 상태이다.*

"풀림의" 장벽을 찾아내다

정상적인 조직에는 가동범위 중간에 조직이 최소 긴장상태에 있는 "풀림" 또는 "균형"의 영역이 존재한다. 그러나 조직의 정상적인 가동범위에 제한이 있을 때 원인이 뼈에 의한 것이든 연부조직에 의한

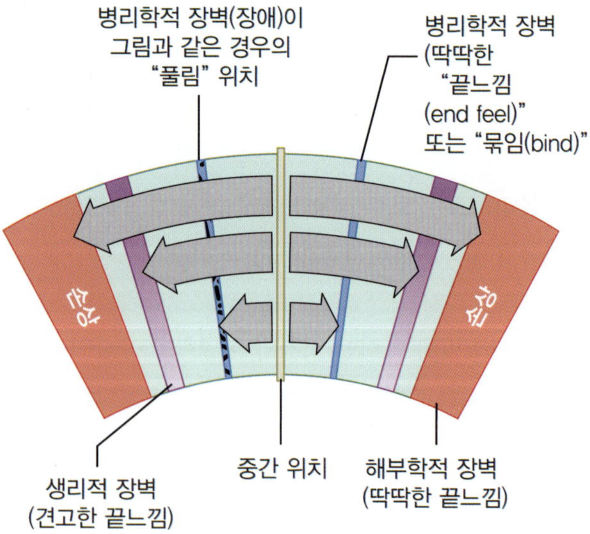

그림 1.1 기능장애 조직에서의 가동범위 끝 사이의 중간 범위를 그림으로 나타내고 있다.

것이든, 현재 제한되어 있는 범위는 거의 항상 한 방향의 새로운 제한과 다른 방향의 생리적 장벽 사이의 어딘가에 놓여있는 위치, 순간, 최대한의 쾌적함 또는 풀림의 지점을 가질 것이다.

이 "균형을 이루는 점"을 찾는 것은 PRT 적용에서 핵심 요소이다. 그리고 이러한 "풀림"의 상태를 적절한 시간 동안 유지하는 것(아래를 참조할 것)이 제한을 풀거나 정상화할 기회를 제공할 수도 있다는 것을 시사하고 있다(그림 1.1).

고통 받는 조직을 치료사가 3차원적 쾌적한 또는 "풀림"의 위치로 위치결정을 하는 과정은 자기조절적인 변화가 일어나도록 유도되는 동안 고유감각 자극(proprioceptive stimulus)이 감소되는 환경을 만들어낸다. 따라서 "치료" 그 자체는 조직이 풀림의 위치로 지시되는 것에 반응하기 때문에 조직에 의해서 자기 생성되는 것으로 볼 수 있다. 필연적으로, 어느 정도의 신경학적-고유감각성-되먹임만이 아니라 순환계 및 기계적 에너지변환(mechanotransduction)(7장 참조) 관련 변화도 위치결정 과정에 대한 반응에 관여할 가능성이 있다. 스트레인/카운터스트레인으로서 알려지게 된 것에 대한 Jones가 붙인 원래의 이름은 "위치결정(positioning)에 의한 자연스런 이완"이었다(Greenman 1996).

Jones가 기여한 것 Jones's contribution

이러한 가장 기본적이고 비친숙적인 접근법을 제멋대로 하는 방식이 아니라 일관성 있는 방식으로 사용하는 것에 대한 추진력은 신체 기능장애에 대한 접근법(Jones 1981)을 개발한 Lawrence Jones, DO의 연구에 있으며 그는 이것을 "스트레인과 카운터스트레인"이라 호칭하였다(상세한 것은 3장과 4장에 상세히 설명하였다).

Walther(1988)는 이 발견의 순간을 다음과 같은 말로 서술하고 있다.

> *Jones가 카운터스트레인의 효과성을 처음으로 관찰한 것은 치료에 반응하지 않는 환자에 대해서였다. 환자는 통증 때문에 잠을 잘 수 없었다. Jones는 환자가 잠자는 것을 돕기 위해 쾌적한 자세를 발견하려고 시도하였다. 20분간의 시행착오 후에 마침내 환자의 통증이 완화되는 자세를 이룰 수 있었다. 환자가 이 자세를 잠시 동안 취하게 한 후, Johns는 환자가 이 자세에서부터 벗어나 편안하게 똑바른 선 자세를 취한 것을 보고 놀랐다. 통증완화는 지속되었고 환자는 순조롭게 회복되었다.*

Jones가 이 환자에 대해서 확인한 "풀림"의 자세는 연축(spasm)이 그를 유지하고 있는 자세가 연출된 것이며 이러한 것은 Jones에게 동반되는 가능한 메커니즘에 대한 통찰력을 제공하였다.

환자의 비틀림을 연출한 자세가 연축과 긴장항진의 이완을 위한 기회를 제공할 수 있을지도 모른다는 것을 Jones가 최초로 관찰한 이래 수년 간, 이 기본적 테마에 대한 많은 변형이 알려졌고 일부는 그 첫 번째 통찰력을 논리적으로 구축했고 일부는 새로운 방향으로 이동하였다.

Upledge와 Vredevoogd(1983)는 치료의 간접적인 방법, 특히 머리뼈 치료법(cranial therapy)과 관련된 것(5장 참조) 같은 방법에 대한 실질적인 설명을 하였다. 제한된 부위를 풀림의 방향으로 이동한다는 발상은 이른바 '일종의 "빗장을 끄르는" 원리이다. 흔히 빗장을 열기 위해 우리는 먼저 폐쇄(closure)를 언급해야 한다'.

이 장에서 간략히 서술한 PRT의 테마에 대한 대부분의 변형은 이 책의 후반의 장에서 매우 상세하게 논의된다.

"압통점"이란 무엇인가?
What are 'tender points'?

Jones(1981)는 고통스러워 하고 기능장애가 있는 조직과 연관성이 있는 국소부위를 "압통점(tender points)"으로 묘사하였다. 검사 또는 촉진을 하는 동안 특이한 압통이 있는 부위를 확인할 때 혼란이 발생할 가능성이 있다. 섬유근육통(fibromyalgia)의 진단에 사용될 뿐만 아니라 자세이완에 사용되는 압통점의 특징, 그리고 이들과 근육근막 통증유발점 사이의 유사점과 차이점은 상자 글 1.1에서 논의된다.

공통된 기준 Common basis

이 장의 후반에 요약되는 자세이완 방법은 집필할 때 가능한 한 포괄적으로 하였다. 그러나 새로운 변이형이 자주 나타나 저자는 모든 버전을 철저히 열거하는 것은 불가능하다는 것을 시인하고 있다.

상자 글 1.1 자세이완의 상황과 기타의 상태에서의 압통점

조직은 연령, 과다사용, 오용, 불사용 등(2장의 연부조직 기능장애 진행에 관한 논의를 참조할 것)의 영향 때문에 적응하고 수정하기 때문에 허혈성, 민감화 조직의 국소 부위가 나타난다.

다양한 생체역학적, 생화학적, 신경학적, 혈액순환 및 심리적 영향은 이러한 변화와 연관성이 있으며, 이것은 서서히 불편함에 대한 민감성에서부터 진전되어 결국 통증으로 진행된다(Mense & Simons 2001).

이러한 조직에 응용할 수 있는 일반적인 조직은 어떤 수준의 기능장애가 일어나든, "통각과민(hyperalgesia)"이다. Lewit(1999)은 이 현상을 "통각과민성 피부영역"이라 기술하였다. 더 단순하고 더 사용자-친화적 단어는 "압통점(tender point)"이다(Jones 1964).

이러한 국소영역("점")이 초기의 형성단계이든, 활동적인 근육근막 통증유발점의 특성을 나타내는 상태에 도달했든(2장 참조), 그 부위는 틀림없이 민감하거나 "압통"이 있을 것이며, 이것은 SCS 방법론에서 사용되는 용어이고 평가와 치료 프로토콜의 주요 특징으로서 사용된다(4장을 참조할 것).

근육근막 통증유발점은 그 정의에 따라 꽉 눌렀을 때 통증이 있고, 활동적일 때 방사통증 또는 연관통증이 일어날 수 있는 중요한 특징을 나타낼 뿐만 아니라 환자에게 익숙한 증상을 재현하면서 인접한 조직 또는 멀리 떨어진 조직에 다른 감각을 나타낸다.

섬유근육통이 있다고 의심되는 사람의 평가에 관련되는 진단절차에서 "압통점"이라는 용어를 사용하는 데는 혼란이 있을 가능성이 있다.

1990년에 미국 류마티스학회는 18개의 규정된 촉진부위 중 적어도 11개소에서 압통이 확인된 것을 포함하는 섬유근육통 진단 기준을 발표하였다(Wolfe et al. 1990). 이들 압통영역은 단순히 압통일지도 모르고 근육근막 통증유발점이 확산되는 특징을 나타내지 않을지도 모른다. 그러나 이 구분은 쉽게 이루어질지도 모르는데, 그 이유는 섬유근육통이 널리 퍼지는 확산통증, 섬유근육통이 있는 누군가가 그 사람에게 익숙한 통증을 쉽사리 재현할지도 모르는 압통점에 대한 압력을 동반하기 때문이다.

다시 말해서, 압통점은 활동적 통증유발점일 수도 있고 통증유발점에는 항상 압통이 있을 것이다. 그러나 일반적으로 PRT, 그리고 특히 스트레인/카운터스트레인 상황에서는 압통점은 보통 증상을 연관시키거나 방사시킬 능력없이 단순한 압통으로서 설명된다.

또 하나의 주요 차이점은 통증유발점이 도수치료, 또는 천자(needling) 또는 레이저 치료의 대상이 되는 한편, 섬유근육통 평가에서의 "압통점"은 "풀림의 자세"의 확인을 위해 치료사를 유도하는 데 있어 핵심요소로서 사용되는 PRT에서의 압통점과 비교하여 순수하게 진단목적으로 사용된다는 것이다.

그럼에도 불구하고 뒤에 나오는 장에서 명백해지는 것처럼, 모든 압통 또는 통증 영역은 이들이 활동적인 통증유발점인지 아닌지에 관계없이, 그리고 이들이 섬유근육통을 평가하는 동안에 확인된 "압통점"인지 아닌지에 관계없이 SCS 치료에 뒤따를 때 사용될지도 모른다.

서로 다른 임상장면은 (예를 들어) 외래예약을 하여 진료받기에 적합한 사람에서부터 자리보전을 하고 있는 아마도 입원환자, 그리고 부상으로 트랙 곁에 누워있는 운동선수까지 다양한 치료 접근법의 이용 가능성을 필요로 하기 때문에 PRT 변형이 존재할 필요성은 분명하다.

PRT 접근법은 광범위한 공통점을 갖고 있지만, 제한적이고 불편하며 저항성 장벽("묶임")을 벗어나 증가된 쾌적하고 "풀림"의 자세 쪽으로 환자 또는 이환된 조직의 수동적 움직임을 동반한다는 점에서 미묘한 차이가 뚜렷한 대조적인 장면에서 이들의 사용을 가능케 한다.

뒤에 나오는 장에서 더 상세히 설명하는 자세이완 방법의 예는 병상을 떠나지 않고 현재의 통증과 불편함을 치료하는 심하게 아픈 환자, 수술 전과 수술 후 환자, 자리보전하는 환자(6장 참조)의 케어에서 사용되는 방법의 개요를 포함한다. 이러한 환경에서 절차의 엄격한 적용은 고수할 수 없으며, 유연성은 동일한 목적(즉, 기능 향상 및 통증 감소)을 달성하기 위한 일련의 기술을 이용 가능한 치료사에 의해 가장 잘 달성될 수 있다(Schwrtz 1986; O-Uurvati et al.2005).

1회의 치료 세션 동안에 선택된 간접적 및 직접적 치료양식의 사용은 마사지, 물리치료, 카이로프랙틱 및 정골요법을 포함하는 모든 도수치료에 공통적이다. 실제의 임상환경에서 하나의 치료 세션 동안에 선택된 서로 다른 치료 접근법이 사용될 때 어느 방법이 어떤 특정 효과를 갖고 있다고 말할 수 없다는 것은 명백하다. 사실상, 여러 방법의 조합을 채택했을 때에만 최대의 이득을 경험할 수 있을지도 모른다.

환자가 언어에 의한 의사소통을 할 수 없다면 어떻게 될까?

가장 광범위하게 연구된 PRT의 형태는 SCS이며 그 가치에 대한 많은 증거는 3장에서 설명된다. SCS는 하나의 모니터로서 사용되고 있는 "압통점"의 민감도에 관한 환자로부터의 구두에 의한 되먹임을 필요로 하며 그리고 조직의 긴장이 감소되고 불편함이 최소화된다고 알려진 풀림의 자세를 찾아내려고 시도하는 동안 치료사는 촉진(palpation)을 하고 있다. 통증 유발이 의도적으로 회피되고 있는 경우(또는 환자가 통증수준의 변화를 치료사에게 알릴 수 없는 경우에) 조직 내의 촉진된 긴장감을 사용하여 최대의 쾌적함/풀림의 위치를 확인할 수 있다.

예를 들어, 언어에 의한 의사소통을 하는 능력을 상실한 사람의 경우, 또는 치료사와 동일한 언어로 말하지 않는 사람의 경우, 또는 너무 어리거나 너무 아파서 언어에 의한 구두 되먹임을 할 수 없는 사람의 경우, 또는 동물인 경우와 같은 상황을 상상해볼 수 있다. 이러한 경우, 치료사가 언어에 의한 의사소통 없이 동일한 목표를 달성하는("풀림"의 자세를 달성하는) 것을 가능케 하는 방법이 필요한 것은 분명하다.

입증된 바와 같이, 이것은 치료사가 촉진(palpation)만으로 최대로 풀림의 자세를 확인하고 조직에서의 "풀림"의 상태를 평가하는 것을 포함하는 "기능적" 방법 또는 촉진된 자세이완 접근법의 어느 것인가를 사용하여 가능하다. SCS 파생물, 신체 골격 불균형을 치료하는 비외과적인 신체 요법(Ortho-Bionomy)에 대한 몇 가지 방법론을 진행적으로 보여주는 이 접근법에 대한 더 상세한 것은 5장을 참조하기 바라며 이것은 이 장의 후반에 간략히 설명하고 있다.

서로 다른 임상환경에서의 결과

PRT 방법이 만성적으로 경화되거나 섬유화된 조직에 적용된다면, 결과는 긴장항진의 감소를 만들어 낼 것으로 예측되지만, 섬유증(fibrosis)과 같은 조직의 구조변화의 어떤 감소를 야기하지는 않을 것이다.

따라서 이러한 경우에는 통증완화 또는 가동성 개선은 단지 일시적이거나 부분적인 것이다. 이것은 만성 상황에서의 PRT의 유용성을 무가치하게 만들지는 않지만, 하나의 통합된 접근법의 일부로서 이러한 방법을 사용할 필요성을 강조하고 있다.

통합된 방법은 통합 신경근육억제기법(INTT: Integrated Neuromuscular Inhibition Technique)으로서 알려진 순서로 도수적인 방법의 조합을 사용하여 근육근막 통증유발점의 비활성화에서 특히 가치가 있는 것으로 간주될 것이다(아래의 것을 참조할 것. 더 상세한 것은 5장 참조).

임상적으로 고려할 사항

Clinical considerations

비틀림의 연출

이미 존재하는 비틀림(distortion)의 정도를 연출하는 것에 대한 개념은 PRT/SCS 방법론에서의 임상적 추론의 공통된 측면이다. 허리근(요근) 연축/허리통증으로 몸을 앞으로 굽히는 사람의 예를 들자. 이것은 누군가에게 상당한 불쾌감 또는 통증을 겪게 하는데, 이 사람은 자세가 비틀려 있어, 회전 및 옆굽힘과 함께 몸을 앞으로 구부리고 있다. 사람(또는 치료사)이 생리학적으로 더 정상적인 자세를 향해 똑바르게 하려고 시도하면 통증 증가와 상당한 저항을 만나게 될 것이다. 따라서 저항 장벽을 향한 이동 또는 저항 장벽에 대한 관여는 이상적인 첫 번째 선택은 아닐 것이다.

그러나 이러한 상황에서 제한 장벽으로부터 영역을 이동시키는 것은 일반적으로 문제가 되지 않는다. 임상경험에 따르면, 이러한 상태에 있는 누군가가 "풀림"의 자세를 찾는 데에 필요한 자세는 일반적으로 통증 없이 그리고 대개 수동적으로 표시되는 비틀림의 정도를 증가시키고 사람을(주어진 예에서는) 통증이 경감되거나 또는 해소될 때까지 앞굽힘(체중부하가 아니라 반듯이 누운 자세 또는 옆으로 누운 자세로 되어있는 동안 —4장의 예를 참조할 것)에 기초한 어떤 변형으로 둔다는 것을 보여주고 있다.

이 "풀림의 자세"를 60−90초 유지한 후, 천천히 중간 자세로 되돌려질 것이고 이론적으로, 그리고 보통 실제로는 환자는 얼마간 또는 완전히 통증과 연축이 완화될 것이다.

스트레인 자세의 반복

이것은 PRT/SCS 임상추론의 또 다른 특징이다. 예를 들어, 누군가가 짐을 들어올리기 위해 구부릴 때 짐이 이동함에 따라 긴급 안정화가 요구되는 이 과정 동안에 이 문제의 시작을 출발(starting)로서 기술한다고 가정하자(4장의 SCS에 관련된 메커니즘 참조). 그 다음에 환자는 이전의 몇몇 단락에서 기술한 것처럼 "허리통증 같은" 진통성 연축(antalgic spasm)과 비틀림의 자세로 갇히게 된다.

일반적으로 PRT와 특히 SCS가 시사하고 있는 것처럼 풀림의 자세가 일반적으로 스트레인의 자세와 동일하다면, 환자는 모니터링이 된 압통점에서부터 압통이 사라질 때까지, 또는 풀림의 감각이 이전에 과다한 긴장으로 단축된 조직에서 지각될 때까지 지지되고 수동적이며 느린 동작으로 굽힘으로 되돌려질 필요가 있다. 굽힘에 의해서 완성된 초기의 풀림의 자세에 작은 "미세조정" 위치결정을 더하면 통증을 최대로 경감할 수 있는 상황이 달성된다.

이 자세는 환자를 천천히 중간위치로 되돌리기 전에 60-90초 동안 유지하고 이때 위의 예에서와 같이 과다 긴장성, 연축 및 통증의 부분적 또는 전체적 해소가 발생할지도 모른다.

방금 설명한 것처럼 스트레인의 자세가 비틀림이 연출된 자세의 중복이 될 것이라는 것은 명백하다.

SCS의 이 두 가지 요소인 "기존의 비틀림의 연출"과 "스트레인 자세의 반복"은 예로서만 기술하였는데, 그 이유는 환자가 그들의 증상이 진행되는 방법을 좀처럼 정확히 설명할 수 없기 때문이다. 기운목(사경; torticollis) 또는 급성 진통성 연축("허리통증")과 같은 명백한 연축이 표준은 아니지만, 석응적인 단축 및 밀집(crowding)이 여러 해에 걸쳐서 발생했을지도 모르는 만성적인 비틀림 패턴에 주의를 기울일 것을 강력히 권장한다. 만성 유지패턴에 적용된 PRT는 환자관리에 있어서 중요한 접근법일 수 있다. 이러한 패턴의 발전은 2장에서 논의되는 특징이다.

제한되거나 통증이 있는 방향보다는 자유롭고 용이한(비교적) 방향으로 움직이는 McKenzie법(10장)이 "연출" 또는 "스트레인 반복"을 기능장애의 관리에 통합시킬 때 출현하는 자세의 반향(echo)을 전달하고 있다. 조직을 "용이한" 연출된 비틀림(11장)으로 유지하기 위한 지지용 테이핑을 추가하면 아래에서 기술하는 것처럼 SCS 또는 기능적 기법에서 도수적으로 제공되는 접근법의 확대로 보일 수 있다.

자세이완의 수정법
POSITIONAL RELEASE VARIATIONS

(8장, 표 8.1도 참조할 것)

1. 기능적 자세이완(FuPR)

Functional positional release (FuPR)

(Bowles 1981; Hoover 1969)

정골요법의 기능적 기법은 풀림의 자세의 지침으로서 통증을 무시하고 신체(또는 부위)가 서로 다른 힘의 벡터 사용을 동반하는 3차원적 "풀림"의 쪽으로 자세가 잡히거나 미세조정이 될 때 스트레스를 받은(긴장항진이 있는, 연축된, 제한된) 조직에서의 촉진된 긴장의 감소에 의존한다.

촉진된 풀림의 자세는 5장에서 더 상세히 설명되고 서술되는 "적층" 순서("stacking" sequence)로서 알려진 것을 사용하여 달성된다.

한쪽 손은 침습성 압력을 가하지 않고 이환된 조직을 촉진한다. 이것은 "청취하는 손(listening hand)"으로서 설명되는데 그 이유는 이것이 치료사가 풀림을 향상시키고 묶임(bind)을 경감하는 것을 목표로 하는 일련의 자세를 통해 환자(또는 그 일부)를 유도할 때의 긴장(tone) 변화를 평가하기 때문이다.

이전의 평가 동안에 확립된 최대 풀림의 점, 또는 다수의 이전 평가와 관련되는 조합된 자세에서 시작하는 각각의 새로운 움직임을 포함하여 움직임(굽힘/폄, 왼쪽회전 및 오른쪽회전, 신연, 압축 등)의 서로 다른 방향/벡터를 포함하는 일련의 평가가 수행된다. 이렇게 하여 움직임의 모든 방향이 풀림에 대해서 평가되고 이들의 조합된 자세가 최종 "풀림의 자세"에 통합될 때까지 하나의 풀림의 자세는 또 다른 자세 위에 "포개어 쌓여진다."

기능적 허리의 접근법

앞에서 언급한 것처럼, 허리에 문제가 있는 사람이 기능적 기법을 사용하여 치료되고 있었다면 허리의 긴장된 조직이 촉진된 조직이었을 것이다.

환자가 앉아 있거나 옆으로 누워 있는 상태에서, 각 방향으로의 굽힘/폄, 옆굽힘 및 회전, 좌우 이동, 전후 이동 및 압축/신연을 포함하는 일련의 지지된 수동적 움직임(그래서 그 부위의 움직임의 모든 이용 가능한 방향을 포함한다)에 따라 최대로 풀림의 자세에 도달할 것이다. 그 다음에 "포개어 쌓인" 풀림의 자세가 30–90초간 유지되어 긴장항진의 이완 또는 통증의 경감이 초래될 수 있다.

동작의 다양한 방향이 평가되는 정확한 순서는 모든 가능성이 포함되는 한 상관이 없는 것처럼 보인다.

이론적으로(그리고 대개는 실제로) 고통스러운 조직에서 촉진된 최대 풀림(긴장 감소)의 자세가 통증이 지침으로서 사용되고 있었는지, 또는 더 기초적인 "비틀림의 연출" 또는 "스트레인 자세의 반복"이 위치결정의 지침으로서 사용되고 있었는지 확인되었을 것인 자세와 일치해야 한다.

기능적 "횡격막 이완"

간단한 기능적 운동("풀림"의 한쪽 방향만을 사용한다) (Noll et al. 2008)에 대해서는 그림 1.2를 참조하기 바란다.

1. 환자는 바듯이 누운 자세가 된다.
2. 치료사의 한쪽 손은 등허리 이행부의 높이에서 환자의 등 밑에 놓는다.

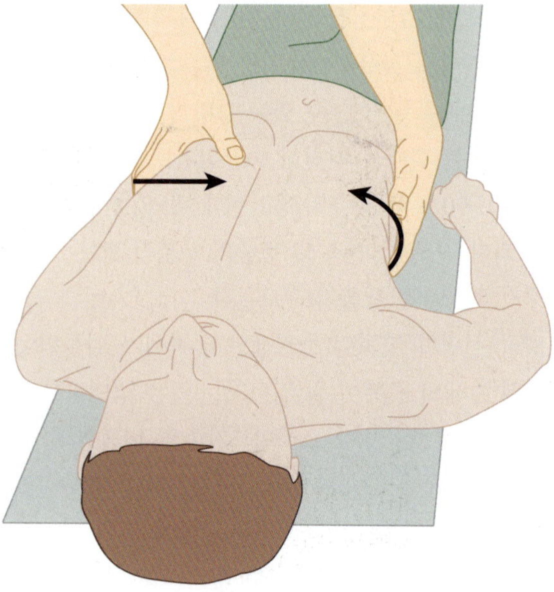

그림 1.2 하부 흉곽/횡격막 부위의 기능적 치료.

3. 다른 쪽 손은 복부의 명치부위에 놓는다.
4. 치료사는 조직을 한 쪽으로 회전시키고 그 다음에 다른 쪽으로 회전시켜 가장 자유로운 움직임 방향을 결정한다.
5. 그 다음에 조직은 최대 자유도의 방향을 향해서 최소의 긴장이 인지되는 "균형"의 점까지 회전되고 이완이 촉진될 때까지 그곳에 유지하여 양방향으로의 더 대칭적인 회전을 가능케 한다.
6. 이 자세가 유지됨에 따라 환자는 전체 호흡주기를 만들어내도록 요청받을지도 모르며 환자에게 (쾌적할 수 있는 동안) 그 주기에서 치료사가 더욱 "이완되는" 조직을 결정하는 자세를 유지하도록 요구되어야 한다.

호흡주기의 "풀림" 단계의 유지는 어쩌면 이 이완 과정에 영향을 미친다고 생각된다.

기능적 기법의 사용에서 최대의 풀림을 결정하는 더 복잡한 포개쌓기 절차는 7장에서 서술된다.

기능적 기법의 변형: 통합된 신경근육 이완

(Danto 2003)

통합된 신경근육 이완은 근육, 근막 및 신경의 불균형을 바로잡는 것을 목표로 하는 분절적, 앞뒤 접근법을 포함하는 FuPR의 한 형태이다. "정골요법의 도수치료는 의도적이든 아니든, 근막의 도수조작과 관계가 있다"(Danto 2003).

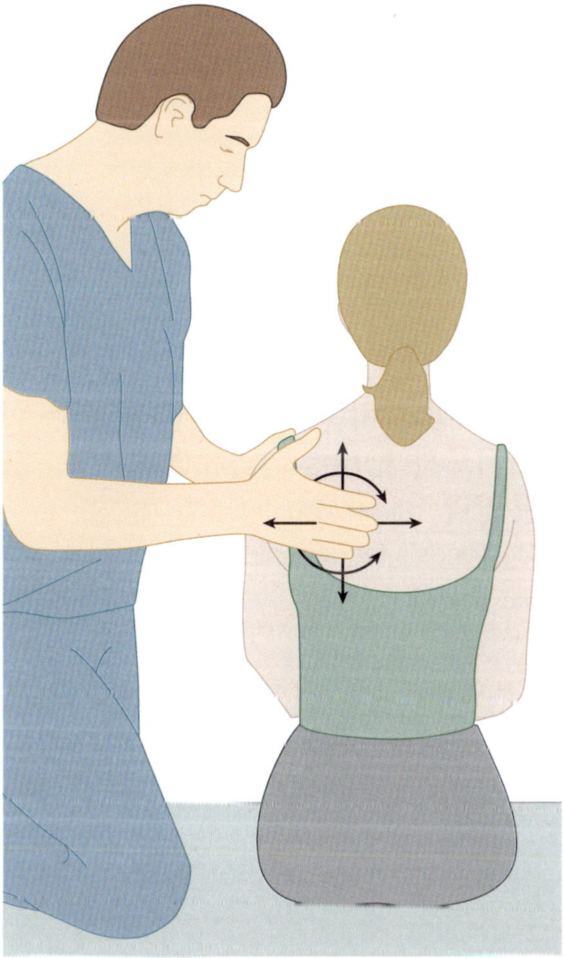

그림 1.3 모든 방향이 "풀림"에 대해서 평가되므로 각각의 손은 독립적으로 풀림의 자세를 서로 포개어 쌓는다. 풀림의 이 최종적으로 조합된 자세는 90초 동안 유지되며 이 동안에 혈액순환, 고유감각 및 점탄성 효과가 자기조정 과정을 시작하는 것으로 생각된다.

- 환자가 앉은 상태에서 치료사의 양손을 앞과 뒤로 각각 놓는데 그 부위에서 선호하는 방향의 평가를 시행한다(그림 1.3).
- 각 방향 순서는 동일한 질문을 하고 있다.
  - 조직은 어느 방향으로 가장 자유롭게 움직이는가?
  - 방향이 바뀔 때마다 이전에 확인된 풀림의 자세로부터 시작되는가?
- 위쪽인가/아래쪽인가?
- 왼쪽의 가쪽인가/오른쪽의 가쪽인가?
- 시계방향인가/반시계방향인가?
- 이와 같이하여, 촉진된 조직은 조합된 "풀림"의 자세로 향해서 그들이 선호하는 운동방향으로 가져가지고 이때 압축이 가해진다. 이것은 60–90초 동안 유지되거나, 또는 느린 이완 전에 조직의 변화(박동, 율동적 운동 등)가 감지되어 있는 경우는 더 오래 유지된다.

2. 촉진된 자세이완(FPR)

Facilitated positional release (FPR)

(Schiowitz 1990)

기능적 방법의 테마에 대한 이 변형은 전체적인 신체위치에 관해서 "중립" 위치에서부터 시작하여 고통스러운 부위를 최대로 자유로운 움직임의 방향으로 위치결정을 하는 것을 포함한다.

우선, 자리에 앉아있는 환자의 시상면 자세가 신체 또는 부위(예를 들어, 목)를 더 "중립" 위치(굽힘과 폄의 균형)가 되게 하도록 수정될지도 모르며, 이것에 뒤이어서 촉진력(보통은 조직의 밀집)의 적용이 도입될 것이다. FPR에서 통증 모니터가 사용되는 것이 아니라 촉진하는(palpating)/청취하는(listening) 손이 적용되며(기능적 기법에서와 같이), 이것은 신체/

부위가 신중하게 배치 또는 재배치됨에 따라 고통스러운 조직에서의 풀림과 묶임의 변화를 감지한다.

그 개발자에 따르면, 국소적인 긴장의 "완화"를 조장하기 위한 조직의 마지막 밀집은 그 과정의 촉진적인 측면이다. 이 "밀집"은 팔다리의 장축을 통해, 또는 머리뼈에 가해진 압력 또는 이러한 변형을 통해 척주를 통해 직접적으로 아래쪽으로 가해지는 압축을 동반할 수도 있다.

일단 촉진력이 "풀림"의 위치결정에 더해지면 풀림의 자세를 유지하는 시간은 보통 약 ≤5초라 시사되고 있다. 표층이든 심층이든, 바뀐 조직 질감은 이렇게 하여 성공적으로 치료될 수 있다(Schiowitz 1990).

FPR은 5장에서 아주 상세하게 평가되고 논의된다. 이것은 또한 SCS 방법론의 일부로서 채택될 수 있다(이것은 "Ortho-Bionomy(비외과적인 신체요법)"와 아주 유사하고 아래의 6항을 참조할 것).

촉진 자세이완운동: 오른손 안쪽 손목관절 근육에 긴장항진이 있다.

1. 치료사는 오른손으로 환자의 손을 잡는다 (그림 1.4).
2. 치료사의 왼손은 환자의 손목을 잡고, 한편 그 손의 엄지손가락은 긴장항진의 정도를 촉진한다.
3. 치료사는 촉진된 조직의 긴장 감소를 평가하면서, 양손을 접근시킴으로써 손목을 밀어붙인다.
4. 최적의 이완 정도가 인지되었을 때, 추가적으로 긴장이 감소가 인지될 때까지 손목을 노쪽 편위(radial deviation)와 약간의 엎침(pronation; 회내)의 상태가 되게 한다.
5. 이것은 5초 동안까지 유지한 후에 이완과 재평가를 해야 한다.
6. 주: 손목 근육조직의 서로 다른 측면은 손목의 편위, 회전 및 압축의 정도를 필요로 할 것이고 이것은 항상 긴장의 최대 감소를 추구하고 있다.

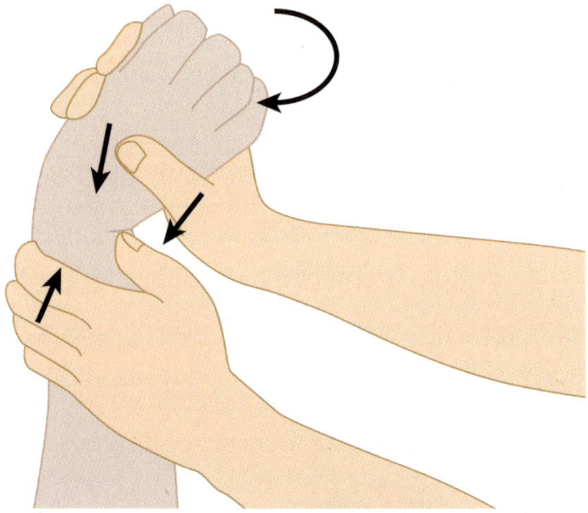

그림 1.4 긴장이 항진된 안쪽 손목 근육조직에 대해 촉진된 자세이완.

3. 스트레인/카운터스트레인(SCS): 모니터로서 Jones의 압통점을 사용한다. Strain/counterstrain (SCS): using Jones's tender points as monitors *(Jones 1981)*

오랜 세월에 걸친 임상경험으로 Jones는 신체의 대부분의 관절과 근육을 포함하는 생각할 수 있는 모든 스트레인과 관련되는 특정 통증점 영역의 도표와 일람표를 작성하였다(그림 1.5).

이들은 그의 "입증된"(임상경험에 의해서) 점이다. 그가 설명한 압통점은 일반적으로 신장된 조직이 아니라 스트레인 시점에 단축된 상태(또는 만성적으로 단축된)와 시간이 경과함에 따라 만성적으로 단축된 조직에서 발견된다.

Jones의 일람표와 도표 이외의 새로운 압통점은

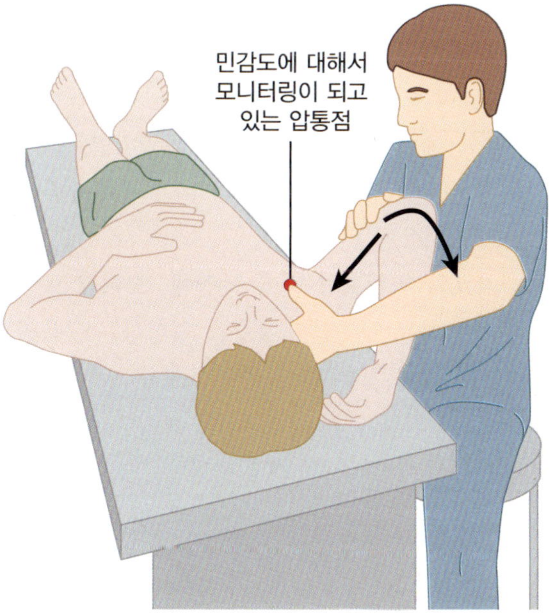

그림 1.5 민감도를 감소시키기 위해 필을 "풀림"의 위치로 함에 따라 앞쪽 측면에 대한 압통점을 사용하는 어깨에 대한 스트레인/카운터스트레인.

- 어느 부위에 증상이 있는 추가적인 통증은 없다.
- 모니터링이 된 점에서의 통증은 적어도 70% 감소한다.

그 다음에 이 풀림의 자세는 적절한 시간 동안 유지되는데 Jones에 따르면 그 시간은 90초이다. 그러나 자세 이완의 방법론에서 이용 가능한 많은 변수에 대한 논의에서 명백해지는 것처럼, 조직이 풀림의 자세로 유지될 필요가 있는 제한된 시간의 길이에는 현저한 차이가 있다.

급성 허리통증이 있는 사람의 예에서(굽힘으로 고정되어 있다) 압통점은 보통 복부의 앞쪽 표면 위에 위치하고 있으며 스트레인(환자가 굽힘 자세로 있을 때)의 시점에 단축된 근육구조와 이러한 압통점에서 압통을 제거하는 자세에서는 이전의 예에서처럼 보통 굽힘과 회전 또는 옆굽힘을 포함하는 약간의 미세조정을 필요로 할 것이다.

문헌에서 정기적으로 보고되고 있다. 예를 들어, 엉치엉덩관절(천장관절)의 스트레인과 관련되는 일군의 엉치뼈구멍(sacral foramen; 천골공) 주위의 점들은 Ramirez 등(1989)에 의해 확인되고 서술되었다. 4장을 참조할 것.

Jones와 그 지지자들은 촉진되는 어떤 압통점에서의 풀림(보통 압통점이 있는 조직의 "접힘(folding)" 또는 "밀집(crowding)"을 동반하는 풀림의 자세)을 달성하기 위한 엄격한 가이드라인을 규정하였고 조기에 논의된 것처럼 이것은 "비틀림의 연출"에 대한 개념을 거의 포함하고 있는데 그 이유는 이미 짧은 것을 더 짧게 하기 때문이다.

이 방법은 4장에서 상세히 설명되며 모니터링이 된 압통점에 대한 압력을 유지하는 것과 이것을 정기적으로 조사하는 것이 포함된다. 그리고 자세라는 것은 다음과 같은 것에서 달성된다.

4. Goodheart의 SCS에의 접근법: 정형화되고 규범적인 접근법을 피하다.

Goodheart's approach to SCS: avoiding formulaic and prescriptive approaches

(Goodheart 1985; Walther 1988)

Jones의 정형화된 접근법에 문제가 있다면, 특정한 점에 대해 권장되는 풀림의 자세에 대해서 흔히 올바르지만 그는 때로는 잘못되어 있다는 것이다. 또는 바꿔 말하면, 치료사가 직면하는 특성 스트레인의 메커니즘은 Jones의 가이드라인과 일치하지 않을지도 모른다.

Jones의 "메뉴" 또는 방식에 오로지 의존하는 치료사는 규정된 압통점의 사용, 및 "풀림"을 달성하기 위한 규정된 방향이 소망하는 결과를 만들어내지 못하는 상황을 다루는 데에 어려움이 있다는 것을 알게 될 수 있다. 따라서 점과 위치에 대한 Jones의 메뉴에 의존하는 것은 치료사가 이들에 의존하게 되는 것으로 이어질 수 있으며, 촉진기술의 사용과 Jones의 원래의 관찰에 대한 다른 변형은 스트레인과 통증을 처리하기 위한 더 원숙한 접근법을 제공한다.

다행히도, Goodheart 등은 규정(prescription)을 피하면서 자세이완 메커니즘을 사용하여 작업하는 덜 경직된 틀을 제공하고 있다. Goodheart(1985)는 환자가 나타내는 개개의 특성에 더 의존하고 Jones의 접근법에서 사용된 것처럼 경직된 방식에는 덜 의존하는 거의 일반적으로 적용할 수 있는 방식을 서술하였다.

Goodheart는 통증이나 제한이 인지되었을 때 활동하고 있는 조직에 길항하는 조직에서 적절한 압통점을 추구할 것을 제안한다. 예를 들어, 어떤 특정한 움직임에 통증 또는 제한을 호소하거나 명백하다면, 통증이 인지될 때에 작동되는 근육(작용근)에 대한 대항근은 압통점을 수용하는 근육이 될 것이다.

이와 같이, 예를 들어, 목을 왼쪽으로 돌렸을 때에 일어나는 통증(어디서 경험하든)은 압통점이 머리를 오른쪽으로 돌릴 근육에 위치해야 할 것을 필요로 할 것이다. 그리고 모두가 모니터로서 사용하는 것이 동등하게 적절한 다수의 국소적으로 민감한 부위가 있을지도 모른다.

급성 통증과 연축으로 앞굽힘으로 고정된 사람에 대한 초기의 예에서, Goodheart의 접근법이 사용되고 있었다면, 통증과 제한은 강요된 앞굽힘의 자세에서부터 똑바르게 하려고(즉, 폄으로 이동하려고) 시도하는 사람으로서 경험할 것이다.

똑바르게 하는 행동은 거의 확실하게 등(back)에 통증을 야기할 것이다. 그러나 어디에 통증이 인지되는지에 관계없이, 압통점은 통증을 경험할 때 작용하는 근육에 대항하는 근육에서 찾을 수 있을 것이다. 즉, 허리근(요근) 또는 배곧은근(복직근)과 같은 굽힘근에 존재할 것이다. 일단 확인되면, 이것은 모든 SCS 프로토콜에서와 같이 치료 중의 모니터로서 사용될 것이다.

주: 치료의 위치결정 단계 동안에 "모니터"로서 사용하려고 하는 압통점은 통증을 경험하는 근육의 반대쪽 근육에서 찾는 것이 아니라 통증 또는 제한이 인지될 때 환자 또는 신체부위를 움직이는 데 능동적으로 관여하는 근육과 길항적인 근육에서 찾게 된다.

5. SCS를 위한 출발점으로서의 몇몇 통증점

Any painful point as a starting place for SCS
(McPartland & Zigler 1993)

통증을 동반하는 것으로서 촉진되는 모든 영역은 급성 스트레인 또는 만성적 적응을 동반할 수 있는 어느 정도의 불균형, 기능장애 또는 반사활동에 반응하거나 이와 연관성이 있다. 그러나 기능장애에 원인이 있는 복잡한 스트레인 패턴을 항상 확인할 수 있는 것은 아니다.

Jones의 접근법은 특정 스트레인 패턴(외반발목, 허리 굽힘 스트레인, 기운목 등)과 관련된 가능성 있는 압통점의 위치를 확인하고 있다.

그러나 연부조직의 평가, 마사지 또는 촉진(통증유발점의 검색을 포함)을 하는 동안에 확인된 몇몇 통증이 있는 점은 *어떤 스트레인이 이것을 만들어냈는지를 우리가 알고 있는지의 여부, 그리고 문제가 급성인지 만성인지의 여부*에 관계없이 자세이완에 의해 치료될 수 있다는 것을 고려하는 것도 충분히 일리가 있다.

경험과 단순 논리는 만성적으로 섬유화된 영역의 자세이완에 대한 반응이 연축상태 또는 긴장항진 상태에 있는 조직보다는 덜 인상적일 것이라고 우리에게 말해주고 있다. 그럼에도 불구하고, 만성 상황에서조차 어느 정도의 이완 및 풀림을 만들어낼 수 있어 더 심부에 있는 섬유화에 더 용이하게 접근할 수 있게 한다.

자세이완을 사용하여 어떤 통증 조직을 치료할 수 있는 이 접근법은 통증이 환자로부터의 되먹임을 통해 모니터링이 되든(하나의 지침 즉, 스트레인/카운터스트레인으로서 촉진된 점에서의 통증수준을 감소시키는 것을 사용하여) 또는 촉진에 의해 조직의 긴장 감소를 평가하는 기능적 기법 개념이 사용되고 있든 유효하다.

비록 몇몇 사람 [Schiowitz(1990)과 같은 사람; 위에서의 FPR에 대한 논의를 참조하고 아래의 Ortho-Bionomy(비외과적인 신체요법)에 주목할 것]은 시간을 매우 많이 감소시키는 것이 때로는 그만큼 효율적일지는 몰라도 최대로 풀림의 자세를 유지하는 시간으로서 60-90초 동안이 권장되고 있다.

6. Ortho-Bionomy

영국의 정골의사(osteopath)인 Arthur Pauls는 위치결정(positioning)을 하는 동안 하나의 모니터로 "압통점"을 사용하는 것이 확인된 풀림의 자세에 대한 촉진력을 더함으로써 Jones의 SCS 접근법을 수정하였나. 그는 이 방법을 "Ortho-Bionomy"라 불렀나.

밀집(crowding) 또는 신연(distraction)을 추가하는 것은 위에서 설명한 Schiowitz에 의해 개발된 촉진된 자세이완(FPR)에서 공식화된 접근법과 유사하며, 이러한 추가적인 힘은 기능적으로 달성된 풀림의 위치결정에 추가된다(위에서의 기능적 기법에 대한 논의를 참조할 것).

앞쪽 어깨에 압통점을 동반하는 SCS를 나타내는 그림 1.3은 위팔뼈의 장축 압축을 동반하는 것으로 볼 수 있으며 따라서 촉진된 자세이완(FPR) 프로토콜은 물론 Ortho-Bionomy와도 일치하는 것으로 볼 수 있다.

이 책에서는 더 이상 Ortho-Bionomy를 탐구하고 있지 않기 때문에, 관심을 자진 사람들은 이 주제에 대한 Pauls의 2002 책을 읽어야 한다.

7. 통합된 신경근육 억제기법(INIT)

Integrated neuromuscular inhibition technique (INIT)

INIT(Chaitow 1994)는 불활성화를 위한 순서의 일부로서 하나의 통증유발점을 수용하는 조직을 포함하는 "풀림의 자세"를 사용한다("통증유발점 이완") (Mense & Simons 2001).

주: 상세한 INIT 프로토콜은 6장에 미루고 아래의 개요는 기본적 틀을 서술한다.

- 순서는 압통/통증/통증유발점의 확인으로 시작한다.
- 이것에는 허혈성 압축이 뒤따른다(이것은 선택적이며 통증이 너무 심하거나 또는 환자가 너무 허약하거나 또는 민감하다면 피한다).
- 간헐적 또는 끊임없는 압력이 가해지는 기간 후에 조직의 자세이완이 도입된다(위에서 언급한 SCS 방법론처럼).
- 조직이 "풀림"으로 유지되는 적절한 시간의 길이 후 환자에게 침해된 조직에 등척성 수축을(근육

에너지 기법) 약 5초 동안 도입하도록 지시한다.

- 수축 후 통증유발점을 에워싸고 있는 국소 조직을 30초 동안까지 스트레칭을 한다.
- 전체 근육이 동반되는 등척성 수축과 스트레칭은 그 다음에 수행된다. 한 번 더 30초 동안까지 스트레칭을 한다.
- 그 다음에 침해된 근육에 대한 대항근의 활성화를 촉진하는 방법을 도입한다.

많은 연구에서 INIT법을 입증하고 있다.
예를 들어, Nagrale et al. (2010)이 입증하였다.

8. 고유감각 테이핑

Proprioceptive taping

완전히 다른 접근법(그 실제 측면은 11장에서 개요를 서술할 것이다)은 "부하를 제거하는" 테이핑이다: PRT의 물리치료 수정법이다(그림 1.6).

이것은 PRT와 연관성이 있는 많은 원리를 도입시키는 방법이다.

최근에, 예를 들어, 물리치료사는 보통 무릎 또는 어깨의 기능장애를 동반하는 특정 상태를 치료하였는데 이 치료는 침해된 관절의 "부하 제거"를 지지용 테이핑을 적용하는 것이다(때로는 척추의 부하 제거도 사용된다. Morressey(2000)는 다음과 같이 설명하고 있다:

> *고유감각(proprioception)은 병적이고 피로한 어깨에서 확인된 유의미한 결손과 협응된 어깨 움직임의 중요한 구성요소이다(Carpenter 1998). 이들 고유감각 결손을 최소화하거나 반전시키려고 시도하는 것은 재활 프로그램의 하나의 필수적인 부분이다. 테이핑은 팔이음뼈에 대한 완전히 통증 없는 움직임을 회복시키는 것을 지향한 환자 특이적 통합된 치료 접근법에 유용한 부속물이다. 테이핑은 어깨가슴관절(견갑흉곽관절), 오목위팔관절(견갑와상관관절) 및 봉우리빗장관절(견쇄관절)에서의 움직임 장애에 대처하는 데 특히 유용하다. 어깨 테이핑이 효과적인 정확한 메커니즘은 아직 명확하지 않지만, 그 효과는 고유감각과 역학의 양쪽에 있다는 것을 시사하고 있다.*

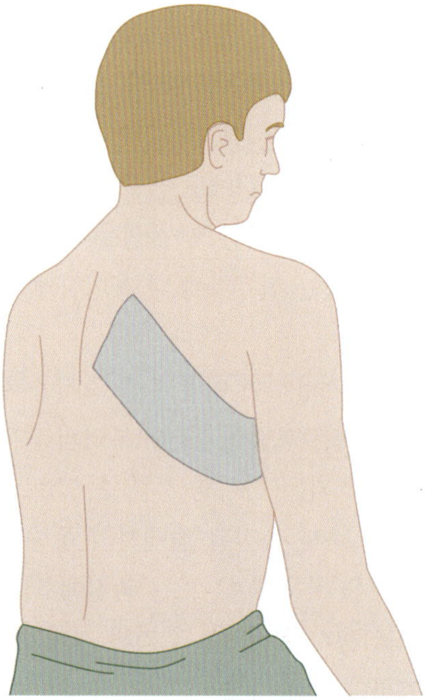

그림 1.6 앞톱니근(전거근) 촉진과 어깨뼈 아래각 외전(abduction)을 위한 고유감각 테이핑(proprioceptive taping).

테이핑에서 사용되는 몇 가지 방법은 몇 시간 또는 심지어 며칠 동안 고통스러운 관절과 조직을 풀림의 위치에 배치한다는 것에 주목하는 것은 흥미롭다.
이 접근법에 관한 추가적인 정보는 11장에서 볼 수 있다.

9. McKenzie법 McKenzie's method

McKenzie법은 서로 다른 움직임과 자세가 기존의 통증(보통 척추의 폄을 동반하는)에 미치는 영향에 대한 주의 깊은 평가에 의해서 통증을 효과적으로 집중시키는 것을 확인하려고 시도한다(그림 1.7).

말초 또는 팔다리 증상을 집중시키는 이들 움직임 또는 자세는 자가 치료(self-treatment)로서 처방된다(McKenzie 1990). 예를 들어, 궁둥신경통(좌골신경통; sciatica)(척추의 S1 신경뿌리에서부터 오는 다리의 연관증상)이 있는 환자에서 움직임 또는 위치는 허리를 향해 증상을 "집중시키는" 것들을 찾기를 바라면서 탐구된다. 증상 집중화는 양성 예후징후라 생각된다(Timm 1994).

McKenzie 개념은 10장에서 충분히 설명된다.

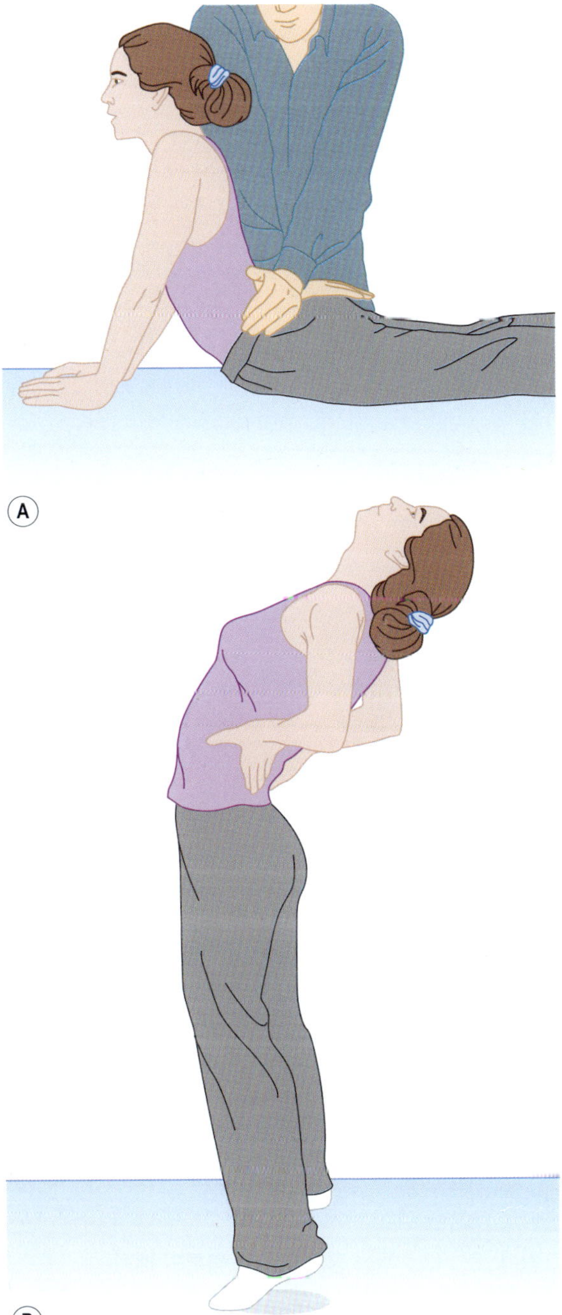

그림 1.7(A) 치료사가 과도한 압박을 가한 McKenzie의 폄 자세. (B) 환자가 폄을 스스로 적용하고 있다.

10. 엉치뼈-뒤통수뼈 "블로킹" 기법(SOT)

Sacro-occipital 'blocking' technique (SOT)

1964년, DeJarmette(1967)는 골반 또는 척추의 점진적인 자세조정(repositioning)을 가능케 하기 위해 골반 쐐기(pelvic wedge)(폼 또는 목재로 만든 패드를 넣은 블록)의 사용을 도입하였다.

이 방법은 카이로프랙틱에서 주로 사용되고 있다. 누워있는 환자(바듯이 누운 자세, 엎드려 누운 자세 – 치료되는 기능장애의 "범주"의 확립에 기초하여 결정된다)는 자세가 결정되고 변화가 자연스럽게 일어나는 것을 가능케 하기 위해 그리고 증상의 변화를 평가하기 위해 블록 또는 쐐기로 지지된다(그림 1.8).

DeJarmette는 "테이블 보드가 블록의 기초를 제공하였기 때문에 환자가 호흡할 때 이 에너지가 불완전탈구 기능장애의 교정을 위한 운동에 전달될 수 있다"라고 말한 것으로 알려지고 있다(Heese 1991).

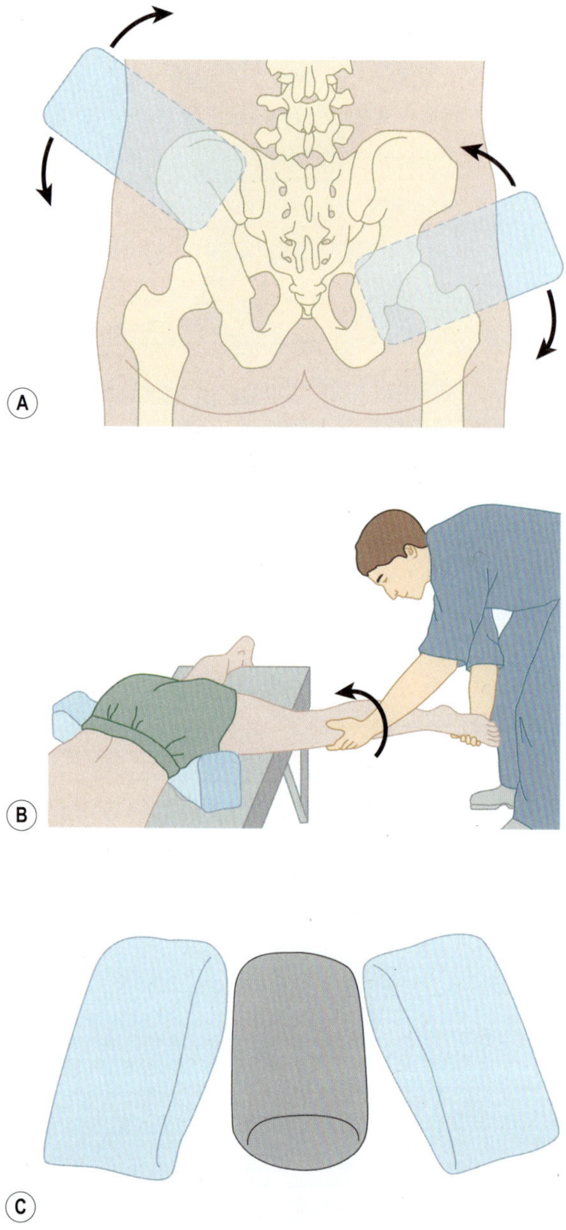

그림 1.8 (A) 특정 평가를 위한 블록의 배치.
(B) 블록으로 자세가 고정된 상태에서의 치료 또는 평가.
(C) 여러 가지 전형적으로 만들어진 고체 및 공기를 넣은 블록.

Cooperstein(2000)은 그가 "유발시험"이라 일컫는 패드를 넣은 쐐기의 사용에 대해서 서술하였다. 하나의 절차(방법)에는 예를 들어, 허리에서 압통 또는 통증이 있는 모니터링 점을 확인하고 그 다음에 받침점(지렛목)으로서 작용하는 다양한 위치에 있는 블록에 환자를 두는 것이 포함되며 호소된 통증 또는 압통의 변화에 주목함으로써 서로 다른 힘 벡터의 영향을 평가한다.

더 단순한 접근법이 또한 Cooperstein(2007)에 의해 서술되었는데, 여기서 그가 제안하는 것은 임상진료에 공헌하고 있다. 압통 또는 통증이 있는 모니터링 점에서 보고된 변화를 평가하는 대신에 어느 자세가 더 쾌적한지, 다른 사람에게 어느 것이 선호되는지, 그리고 언제 블록의 서로 다른 패턴이 사용되는지(예를 들어, 대각선 패턴인지 또는 시상 패턴인지)를 결정하도록 요청받는다. SOT법은 이 책에서는 더 상세히 서술하지 않는다.

11. 균형 잡힌 인대장력(BLT)

Balanced ligamentous tension (BLT)

Tozzi(2014)는 균형 잡힌 인대장력(BLT)을 다음과 같이 서술하고 있다.

> *BLT는 정골요법 전문직에서 비침습적이고 안전하고 상당히 일반적인 기법이다(Sleszynski and Glonek, 2005). BLT 원리에 따르면, 신체에 있는 모든 관절은 외상, 감염, 기계적 응력(mechanical stress) 후 바뀔지도 모르는 균형 잡힌 인대관절 구조이다. 따라서 BLT는 원래 관절 스트레인에 대처하는 하나의 간접 기법이라 생각되었다. 이것은 처음에 조직의 보호 위치에서부터 풀어주고 그 다음에 기능장애 패턴을 인대긴장의 타협이 달성되는 시점까지 풀림의 방향으로 연출하는 것을 필요로 하였으며, 거기에서 긴장된 인대의 균형이 달성되고 이완이 느껴진다. 관절장애에 대해서 구체적으로 제안되어 있으나, 동일한 원리가 막, 체액의 흐름, 근막 및 내장의 기능장애에 적용되어 있다.*

균형 잡힌 인대긴장은 8장에서 상세히 서술된다.

12. 내장 기법 Visceral techniques

(9장을 참조할 것)

관절, 근육 및 근막 구조를 포함하는 신체의 기능 상애에 대한 지료와 마잔가지로 기관/내장 기능장애에 적용할 수 있는 간접적인 자세이완 방법이 있다. 기능적 접근법과 FPR과 같은 접근법 양쪽 모두가 긴장과 조직 장력이 평가되는 곳 또는 "압통"영역이 하나의 모니터로서 사용되는 곳에서 사용된다.

내장 기법은 9장에서 상세히 서술한다.

내장 기법은 카운터스트레인 관점으로부터 8장에서 상세히 서술한다.

기타 접근법 OTHER APPROACHES

위에서 열거한 어떤 범주에도 잘 맞지 않는 자세이완을 동반하는 여러 가지의 방법이 있다. 이들은 그 범위가 머리뼈 정골요법의 창시자인 W. G. Sutherland에 의해 고안되었고 P. E. Kimberley (1980)에 의해 기술된 갈비뼈이완 기법에서부터 Upledger & Vredevoogd(1983) 등에 의해 기술된 다양한 머리뼈 기법, 그리고 Dickey(1989)에 의해 기술된 근막제한 기법 및 George Goodheart(Walther 1988) 등에 의해 수정된 근육근막이완 기법의 변형에 이르기까지 다양하다.

이완자세가 유지되는 시간의 단축

Reducing the time the position of ease is held

Goodheart(Walther 1988)는 90초 이상 동안 유지되는 것에 의해 잠재적으로 제공되는 치료 상의 이점을 상실함이 없이 "풀림의 자세"가 유지되는 시간의 길이를 단축하는 것이 가능하다고 제안하고 있다.

Goodheart가 제안한 접근법에는 두 가지 요소가 있다:

1. 풀림의 자세를 찾아냈을 때, "호흡보조"가 추가된다. 사용된 호흡전략의 종류는 압통점의 위치에 따라 달라진다. 그 위치가 신체의 앞쪽 표면에 있다면 들숨(inhalation)이 사용되고, 뒤쪽 면에 있다면 날숨(exhalation)이 사용된다. 이 호흡의 단계는 쾌적한 동안 유지되고 그 시간 동안에 치료사는 다음의 요소를 추가한다.
2. 촉진되는(압통점) 조직의 스트레칭은 조직에 펼치는 치료사의 손가락에 의해 시행된다 (그림 1.9).

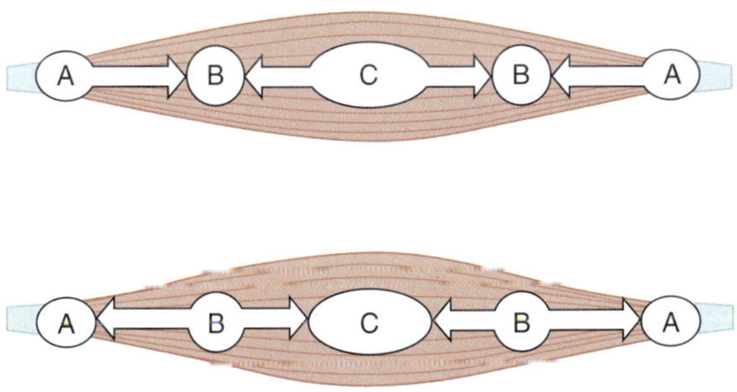

그림 1.9 근육의 고유감각 도수조작. 위: 골지힘줄기관의 영역(A)에서부터 근복(belly of muscle)(B)을 지향한 압력은 긴장효과 즉, 이것을 "강화하는" 효과를 만들어낸다. 근육방추(C)에서부터 근복(B)으로 향한 압력은 또한 이것을 강화한다. 아래: 근복(B)에서부터 골지힘줄기관(A)으로 향한 압력은 또한 근육의 이완을 만들어낸다. 근복(B)에서부터 근육방추(C)로 향한 압력도 또한 근육을 약화시킨다.

Walther는 이 접근법을 다음과 같이 설명한다.

환자는 심호흡을 하고 [압통점의 위치가 앞쪽인지 또는 뒤쪽인지에 따라 들숨 또는 날숨 단계가 유지된다] 치료사가 손가락을 이전에 있었던 압통점 위에 펼치는 동안 심호흡을 유지한다. 환자는 보조 요인 없이 소요되는 90초와는 대조적으로 치료사의 손가락을 압통점 위에 펼쳐서 30초 동안 호흡 보조를 하여 "미세 조정된" 풀림의 자세로 유지된다. 완료되면 환자는 천천히 그리고 수동적으로 중립위치로 되돌아간다.

Goodheart의 "호흡 보조" 지시가 지나치게 단순한가?

생리적으로 일어날 수 있는 것을 이해하기 위해서는 임상 경험이 종종 카운터스트레인법을 적용할 때의 Goodheart의 호흡 지침을 뒷받침한다는 사실을 조금 벗어나서 살펴볼 필요가 있다.

Gummings와 Howell(1990)은 호흡이 근막장력에 미치는 영향을 입증하였고, 호흡이 안정 시의 근막조직에 대한 기계적 효과가 있음을 보여주고 있다(평가대상 조직으로서 팔꿈치 굽힘근을 사용). 그들은 예를 들어, 위팔두갈래근(상완이두근), 넓다리네갈래근(대퇴사두근) 및 장딴지근(비복근)의 안정 시 EMG 활동이 "자전거 에르고미터 운동 후에 호흡으로 순환되고 이와 같이 하여 비호흡근육이 호흡중추에서부터 입력을 받는다는 것을 실증한" Kisselkova와 Georgiev(1976)의 연구결과를 인용하고 있다.

결론은 다음과 같았다.

이들 연구는 근막조직에 의해 생성된 긴장에 대한 기계적 및 신경학적으로 중재된 영향을 문서화하고 이것은 호흡이 근골격계에 미치는 임상적으로 관찰된 영향에 대한 객관적 검증과 도수치료에서의 잠재적 역할에 대한 검증을 제공한다.

그러나 그 역할은 무엇인가?

Levit(1999)는 "들숨은 노력을 높이고" "날숨은 움직임을 향상시킨다는" 것에 대한 단순한 그림을 세분화하는 것을 도왔다.

Levit가 확인한 연관성 중에는 다음의 것이 있다 :

- 허리뼈(요추)와 목뼈(경추)를 굽히는 것은 날숨이 보조하고, 그리고
- 허리뼈와 목뼈를 펴는 것은 들숨이 보조하며, 반면에
- 등뼈(흉추)를 펴는 것은 날숨이 보조하고, 한편
- 등뼈를 굽히는 것은 들숨에 의해 강화된다.

따라서 호흡이 폄근과 굽힘근의 긴장에 미치는 영향은 Goodheart의 의견보다 다소 더 복잡한 것처럼 생각되는데, 그의 의견은 날숨 동안에 등뼈의 폄근에서 긴장의 증가가 명백하고, 한편 동시에 목뼈와 허리뼈의 굽힘근도 또한 긴장된다는 것을 보여주고 있다.

마찬가지로, 들숨은 등뼈의 굽힘근과 목뼈 및 허리뼈의 폄근 영역의 긴장을 증가시킨다.

따라서 SCS를 적용하는 동안에 Goodheart가 제안한 호흡 패턴은 치료되는 조직의 일부에 긴장을 증가시키지만, 한편 그 대항근은 억제한다.

또한 SCS 동안에 그가 제창하는 "손가락 펼치기"는 치료되는 조직의 힘/긴장을 증가시키기 때문에 숨 참기를 사용하는 것은 굽힘근을 치료할 때의 들숨 동안과 폄근을 치료할 때의 날숨 동안에 숨을 멈추도록 하는 단순한 명령보다 더 많은 차별을 필요로 하는 것처럼 보일 것이다.

손가락 펼치기는 무엇을 하는가?

SCS법은 근육 도처에 존재하는 근육방추에 작용하는데, 그 밀도는 근복(belly) 주변의 중추에서 가장 크다(Gowitzke & Milner 1980).

근육방추는 안정시키는 자세(긴장) 기능을 가진 근육보다 활동적인(위상성) 기능을 가진 근육에 더 많이 분포하고 있다.

근육방추(근육방추내섬유와 근육방추외섬유 사이의 복잡한 상호작용에 기초하여)는 길이 비교측정기로서의 역할만이 아니라 변화율에 관한 정보를 중추신경계에 제공하는 수단으로서의 역할을 한다(그림 1.10). 근육방추는 또한 근력에 영향을 미치는데 이것은 응용운동학(AK)에서 사용되는 현상이며 Goodheart는 이것을 기운터스트레인 방법론에 도입시켰다.

근육방추 밀도는 균일하지 않다; 예를 들어, 목 부위의 근육은 근육방추의 밀도가 높은데 특히 심부의 뒤통수밑근육에서 그러하다.

Peck 등(1984)은 다음과 같이 보고하고 있다.

- 작은뒤머리곧은근(소후두직근)에는 고유감각기(proprioceptor)이 풍부하게 있고 근육 1그램당 평균 36개의 방추가 들어있다.
- 큰뒤머리곧은근(대후두직근)에는 근육 1그램당 평균 30.5개의 방추가 들어있다.
- 이와는 대조적으로 머리널판근(두판상근)에는 근육 1그램당 평균 7.6개의 방추가 들어있다.
- 큰볼기근(대둔근)에는 근육 1그램당 0.8개만의 방추가 들어있다.

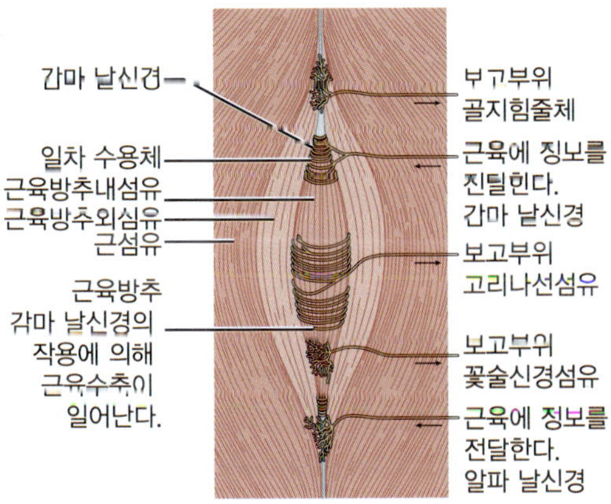

그림 1.10 근육방추의 그림. 이들 보고부위로 가는 그리고 보고부위로부터의 골지힘줄기관과 신경전도로.

근육방추를 도수조작하다

치료사의 엄지손가락이 근육방추가 가장 밀집되어 있는 장소인 근복 위로 약 5cm 떨어져 놓여 있고 서로를 향해 밀음으로써 압력이 가해지는 경우(문제가 되는 근육의 섬유와 평행하게), 근육이 이전에 검사되고 현재 다시 검사된다면 약화효과가 인지될 것이다(그림 1.9).

Walther(1988)가 설명하는 것처럼 그 해명은 신경학에 있다.

> *손가락에 의한 조작은 근육방추내 근섬유에서 압력을 제거하는 것 같으며 들신경 임펄스의 감소를 야기하고 결국 근육방추외 근섬유의 일시적인(기껏해야 몇 분) 억제를 야기한다.*

이 근육을 "약화시키는" 효과는 근육방추에 대한 정확히 반대되는 도수조작에 의해 반전될 수 있으며, 이 조작에서는 조지에 압력을 가하는 두 엄지손가락은 서로 떨어진다. 이것은 저긴장성 또는 억제된, 약한 근육을 "강화할" 뿐일 것이고 이미 강한 근육이 근력은 높이지 않을 것이다.

방추가 놓여있는 조직이 풀림의 자세로 유지되어 있는 동안에 방추세포 위에 손가락을 펼치는 것을 도입하는 것은 근육을 강화하고 그 근육에 대한 대항근을 억제한다. 시사되고 있는 영향의 조합은 신경근육 기능의 균형을 잡고 방추를 "재설정"하는 데 필요한 시간을 단축시키는 과정을 강화한다.

공통점, 차이 그리고 타이밍
COMMONALITIES, DIFFERENCES - AND TIMING

PRT방법의 다수는 치료되고 있는 기능장애와 연관성이 있는 고통스러운 조직 긴장의 경감에 대한 목표를 공통적으로 갖고 있다.

이것이 달성되는 방법은 서로 다르다. 일부(스트레인/카운터스트레인)는 쾌적함과 풀림의 자세에 대한 지침으로서 경감된 통증수준을 사용하고, 나머지는 촉진된 변화(기능적이고 촉진된 자세이완법)에 대한 변형을 사용한다.

일부 방법은 전적으로 수동적이고(SCS, 기능적, FPR, SOT 블록, 테이핑), 한편 일부는 능동적이며(McKenzie법) 그리고 몇몇은 능동적 및 수동적 활동의 조합을 동반한다.

적용방법의 변형은 별개로 하고 다양한 방법들 사이의 프로토콜 차이는 다음과 같은 가이드라인 타이밍을 포함하여 풀림의 자세를 얼마나 오래 유지해야 하는지에 관한 세부사항과 흔히 관련이 있다.

- 5초 미만의 촉진된 자세이완(PR)
- 90초의 스트레인/카운터스트레인 및 기능적 기법
- 3분 이상의 신경학적 장애의 치료(Weiselfish 1993)
- 20분까지의 자세이완 치료의 일부 측면(D'Ambrogio & Roth 1997)
- 몇 시간 또는 며칠간의 테이핑

임상환경의 타이밍은 후의 장에서 탐구한다. 2장에서는 기능장애가 적응(실패한 또는 실패하고 있는)의 과정으로서 진화하는 방법과 자세이완법이 몇 가지 해결책을 제공할지도 모르는 방법에 대한 개요를 제공하고 있다.

이 장

이 장은 "위치결정에 의한 자연스런 이완"에 대한 역사 및 개념의 몇 가지 그리고 PRT의 다양한 버전의 다수를 소개하였다.

다음 장

국소 및 전신의 기능장애가 실패한 또는 실패하고 있는 적응의 배경에서 나오는 방법의 개요를 설명하고 있으며, PRT를 포함하는 중재의 치료적 기회를 제공한다.

참고문헌

Bowles, C., 1969. 'Dynamic neutral' – a bridge. Academy of Applied Osteopathy Yearbook, Colorado Springs, pp. 1–2.

Bowles, C., 1981. Functional technique – a modern perspective. The Journal of the American Osteopathic Association 80, 326–331.

Carpenter, J., 1998. The effects of muscle fatigue on shoulder joint position sense. The American Journal of Sports Medicine 26, 262–265.

Chaitow, L., 1994. Integrated neuromuscular inhibition technique. British Journal of Osteopathy 13, 17–20.

Cooperstein, R., 2000. Padded wedges for lumbopelvic mechanical analysis. Journal of American Chiropractic Association 37, 24–26.

Cooperstein, R., 2007. Sacro-occipital technique. In: Chaitow, L. (Ed.), Positional Release Techniques. Elsevier, Edinburgh.

Cummings, J., Howell, J., 1990. The role of respiration in the tension production of myofascial tissues. The Journal of the American Osteopathic Association 90 (9), 842.

D'Ambrogio, K., Roth, G., 1997. Positional Release Therapy. Mosby, St Louis.

Danto, J.B., 2003. Review of integrated neuromusculoskeletal release and the novel application of a segmental anterior/posterior approach in the thoracic, lumbar, and sacral regions. The Journal of the American Osteopathic Association 103, 583–596.

DeJarnette, M.B., 1967. The Philosophy, Art and Science of Sacral Occipital Technic. Self-published, Nebraska City, NE, p. 72.

Dickey, J., 1989. Postoperative osteopathic manipulative management of median sternotomy patients. The Journal of the American Osteopathic Association 89, 1309–1322.

Goodheart, G., 1985. Applied Kinesiology Workshop Procedure Manual, twenty-first ed. Privately published, Detroit.

Gowitzke, B., Milner, M., 1980. Understanding the Scientific Bases of Human Movement. Williams & Wilkins, Baltimore.

Greenman, P., 1996. Principles of Manual Medicine, second ed. Williams & Wilkins, Baltimore.

Heese, N., 1991. Major Bertrand DeJarnette: six decades of sacro occipital research, 1924–1984. Chiropractic History: The Archives and Journal of the Association for the History of Chiropractic 11, 13–15.

Hoover, H.V., 1969. Collected papers. Academy of Applied Osteopathy Year Book, Colorado Springs.

Johnstone, W.L., 1997. Functional technique. In: Ward, R. (Ed.), Foundations for Osteopathic Medicine. Williams & Wilkins, Baltimore.

Jones, L., 1981. Strain and counterstrain. Academy of Applied Osteopathy, Colorado Springs.

Jones, L.H., 1964. Spontaneous release by positioning. The DO 1, 109–116.

Kimberley, P. (Ed.), 1980. Outline of Osteopathic Manipulative Procedures. Kirksville College of Osteopathic Medicine, Kirksville.

Kisselkova, G., Georgiev, V., 1976. Effects of training on post-exercise limb muscle EMG synchronous to respiration (Jun). Journal of Applied Physiology 46 (6), 1093–1095.

Lewit, K., 1999. Manipulation in Rehabilitation of the Locomotor System. Butterworth Heinemann, London.

McKenzie, R., 1990. The Cervical and Thoracic Spine: Mechanical Diagnosis and Therapy. Spinal Publications, Waikanae, New Zealand.

McPartland, J.H., Zigler, M., 1993. Strain-Counterstrain Course Syllabus, second ed. St Lawrence Institute of Higher Learning, East Lansing.

Mense, S., Simons, D.G., 2001. Muscle Pain. Understanding Its Nature, Diagnosis, and Treatment. Lippincott Williams & Wilkins, Baltimore.

Morrissey, D., 2000. Proprioceptive shoulder taping. Journal of Bodywork and Movement Therapies 4, 189–194.

Nagrale, A.V., Glynn, P., Joshi, A., et al., 2010. Efficacy of an integrated neuromuscular inhibition technique on upper trapezius trigger points in subjects with non-specific neck pain. Journal of Manual and Manipulative Therapy 18, 37–43.

Noll, D.R., Degenhardt, B.F., Johnson, J.C., et al., 2008. Immediate effects of osteopathic manipulative treatment in elderly patients with chronic obstructive pulmonary disease. The Journal of the American Osteopathic Association 108, 251–259.

O-Yurvati, A.H., Carnes, M.S., Clearfield, M.B., et al., 2005. Hemodynamic effects of osteopathic manipulative treatment immediately after coronary artery bypass graft surgery. The Journal of the American Osteopathic Association 105, 475–481.

Pauls, A.L., 2002. The Philosophy and History of Ortho-Bionomy. ALP Publishing, Rossland, Canada.

Peck, D., Buxton, D.F., Nitz, A., 1984. Comparison of spindle concentrations in large and small muscles acting in parallel combinations. Journal of Morphology 180, 243–252.

Ramirez, M.A., Haman, J., Worth, L., 1989. Low back pain – diagnosis by six newly discovered sacral tender points and treatment with counterstrain technique. The Journal of the American Osteopathic Association 89, 905–913.

Schiowitz, S., 1990. Facilitated positional release. The Journal of the American Osteopathic Association 90, 145–156.

Schwartz, H., 1986. The use of counterstrain in an acutely ill in-hospital population. The Journal of the American Osteopathic Association 86, 433–442.

Sleszynski, S.L., Glonek, T., 2005. Outpatient osteopathic SOAP note form: preliminary results in osteopathic outcomes-based research. The Journal of the American Osteopathic Association 105, 181–205.

Timm, K., 1994. A randomized control study of active and passive treatments for chronic low back pain following L5 laminectomy. The Journal of Orthopaedic and Sports Physical Therapy 20, 276–286.

Tozzi, P., 2014. Balanced ligamentous tension. In: Chaitow, L. (Ed.), Fascial

Dysfunction: Manual Therapy Approaches. Handspring, Edinburgh.

Upledger, J., Vredevoogd, J., 1983. Craniosacral Therapy. Eastland Press, Seattle.

Walther, D., 1988. Applied Kinesiology Synopsis. Systems DC, Pueblo, CO.

Weiselfish, S., 1993. Manual Therapy for Orthopedic and Neurologic Patients. Regional Physical Therapy, Hartford.

Wolfe, F., Smythe, H.A., Yunus, M.B., et al., 1990. The American College of Rheumatology. 1990. Criteria for the classification of fibromyalgia. Report of the Multicenter Criteria Committee. Arthritis and Rheumatism 3333, 160–172.

Wong, C.K., Abraham, T., Karimi, P., et al., 2013. Strain counterstrain technique to decrease tender point palpation pain compared to a control condition: a systematic review with meta-analysis. Journal of Bodywork and Movement Therapies 18, 165–173.

제2장 | 2 |

신체 기능장애와 자세이완

Somatic dysfunction and positional release

제2장의 목차

도수치료사와 상담하는 대다수의 사람은 통증 또는 근골격계 제한 때문에 상담을 한다.

실제의 병리가 없을 때에 이러한 통증과 제한에 대한 배경을 설명하는 유용한 비특이적인 용어는 "신체 기능장애"이다. 이 장의 주된 목적은 발표된 증거에 기초하여 자세이완 기법(PRT)에 중점을 두고 신체 기능장애를 개선 또는 정상화하는 수단(방법)을 제안하는 것이다

국소 기능장애(카운터스트레인[SCS]과 같은 자세이완의 몇 가지 형태에서의 필요조건)를 확인하는 것을 돕는 촉진 및 평가방법은 이 장의 후반에 상세하게 서술하고 이 책의 다른 장에서도 서술한다.

"신체 기능장애"와 연관성이 있는 문제들은 치료 중재의 목표이기 때문에 그 용어는 정의를 필요로 한다(상자 글 2.1).

실패한 또는 실패하고 있는 적응 및 신체 기능장애

FAILED OR FAILING ADAPTATION AND SOMATIC DYSFUNCTION

신체 기능장애는 거의 항상 실패한 또는 실패하고 있는 생체역학적인 적응을 동반하며, 다음의 것을 포함한다.

상자 글 2.1 신체 기능장애의 정의(AACOM 2011)

신체 기능장애는 신체계(신체의 틀)의 관련된 구성요소의 장애된 또는 바뀐 기능을 포함하는데, 이 신체계는 골격구조, 관절구조 및 근막구조와 관련된 혈관계, 림프계, 신경계 요소이다.

일반적으로 신체 기능장애가 논의될 때 병리가 없는 것으로 한다. 다시 말해서, 기능장애는 질병이 아니다. 오히려, 병리적 변화가 없는 상태에서 제한, 불편함 또는 통증과 같은 증상을 초래할지도 모르는 기능성(functionality)이 달라진 상태이다.

따라서 급성이든 만성이든 신체 기능장애는 도수치료법을 사용해서 수정 가능한 것이다.

- 급성 신체 기능장애의 특징은 압통, 동작 또는 상대적 위치의 비대칭, 가동범위의 감소, 조직 질감의 변화, 아마도 체온의 변화(염증이 있으면 주변조직보다 체온이 높다)를 포함할지도 모른다.
- 만성 신체 기능장애의 특징은 압통, 섬유증, 감각이상 및 조직 수축, 운동제한 그리고 체온의 변화(허혈성이면 주변 조직보다 체온이 낮다)를 포함할지도 모른다.

신체 기능장애의 자세 및 운동 측면은 다음의 3개 변수 중 적어도 하나를 사용하여 가장 잘 설명할 수 있다.

1. 인접하는 규정된 구조에 관하여 촉진으로 결정되는 신체부위의 위치. 예를 들어, 제4허리뼈(요추) 분절은 제5허리뼈 분절에 관하여 왼쪽으로 회전된다.
2. 예를 들어, 이 동일한 상황에서 운동이 더 자유로운 방향. "제4허리뼈 분절은 왼쪽 회전에서 더 큰 자유도를 나타내어 보여준다".
3. 예를 들어, 이 동일한 상황에서 움직임이 더 제한되는 방향. 제4허리뼈 분절은 오른쪽으로의 회전에서 더 큰 제한을 나타내어 보여준다.

신체 기능장애의 이들 본질적인 의미를 규정하는 특성은 운동의 더 큰 자유도를 회복하고 통증을 경감하기 위해 임상적으로 목표로 할 필요가 있을지도 모르는(자세이완에 의하든 또는 기타 방법론에 의하든) 필수적인 특성을 확인하는 것을 돕는다.

- 불안정(과도한 운동)이 요인일지도 모르는 상태를 제외하고 신체 기능장애의 대부분의 예는 연부조직이든 관절과 관련된 것이든 상관없이 자유로운 운동의 감소인 부분적 또는 전체적 제한을 동반한다(Wolf 1970).
- 관절염과 같은 관절의 병리학적 변화 등 그 제한이 구조적 장애물이 아닌 한, 통증 없이 넘어갈 수 없는 장벽이 존재하는 경우, 연부조직은 추가적인 움직임을 방해하고 있을 가능성이 있다(그림 1.1 참조).
- Kappler와 Jones(2003)는 다음과 같이 설명하고 있다. "장벽"이라는 단어가 밀어서 극복해야 할 벽 또는 단단한 장애물이라 해석된다면 오해를 가져올지도 모른다. 관절이 제한 장벽에 도달할 경우, 딱딱한 근육 및 근막의 형태의 제한은 추가적인 운동을 억제하는 결과를 가져온다. 우리는 일부 해부학적 구조에 대항해서 밀기보다는 제한에 대항해서 당기고 있는 것이다.
- 제5허리뼈(L5)에 관하여 왼쪽으로 회전되는 제5허리뼈 분절의 예에서, 오른쪽으로 향한 자유로운 움직임에 대한 장벽이 관절 내(예를 들어, 실제의 관절염 변화)에 있을 가능성이 있다. 그러나 연부조직 특성이 자유로운 운동을 방해할 가능성이 더 높다.

자유로운 운동에 대한 이들의 제한을 이완(release), 이완(relax), 및 수정(modify)할 필요가 있다. 증거로 명백한 것처럼(3장 참조) PRT/SCS법은 이러한 효과를 성취하거나 돕도록 효율적으로 고안되고 있다.

이 장의 후반에서 그 개요를 설명하는 촉진/평가방법에는(TARTT의 항을 참조) 하나의 주된 목적으로서 운동 자유도의 감소를 확인하는 것이 있다.

- 과도사용, 예를 들어, 반복되는 스트레인
- 오용, 예를 들어, 불량한 자세
- 불충분한 사용 및 불사용, 예를 들어, 운동부족
- 남용, 예를 들어, 외상 또는 수술

다양한 생화학적(영양, 독성, 호르몬 등) 요인 및 심리사회적(만성 우울증, 불안, 분노, 공포 등) 요인이 그러할지도 모르는 것처럼 노화, 염증, 섬유증 및 유착, 아울러서 병리(예들 들어, 관절염의 변화) 모두가 신체 기능장애의 진화 또는 유지에 관여하고 있을지도 모른다.

Selye(1956)은 우리 삶의 공통적인 특성에 대한 우리의 이해를 돕는 국소적 및 전신의 적응 모델 양쪽을 설명하였다. “신체에 부과된 어떤 요구에 대한 신체의 비특이적 반응”은 Selye에 의해 “스트레스”라는 단어로 요약되었다.

“스트레스”의 구성요소에는 생체역학적, 생화학적 또는 심리사회적 특성의 어떤 조합(개인의 독특한 유전적 및 후천적 특성과 상호 작용을 하는)이 포함될지도 모르며, 이들은 고통의 보상패턴을 포함할지도 모른다(상자 글 2.2).

Selye는 스트레스(신체가 어쩔 수 없이 적응해야

상자 글 2.2 흔히 있는 보상 패턴(Zink & Lawson 1979)

근막의 보상은 예를 들어, 짧은 다리나 과도 사용과 같은 이상 현상의 결과로서 근골격계의 일부에 대한 유용하고 유익하며 무엇보다도 기능적인(즉, 명백한 증상은 일어나지 않는다) 반응으로 간주된다.

보상부전은 적응성 변화가 기능장애라 볼 수 있고 항상성 메커니즘의 장애(즉, 적응과 자기수복)를 입증하는 동일한 현상을 만들어낸다.

Zink와 Lawson(1979)은 근막 보상부전으로의 진행에서부터 생기는 자세 정형화의 모델을 설명하였다.

서로 다른 영역에서 조직의 “우선 경향(preference)”(긴장-이완)을 검사함으로써 Zink와 Lawson은 임상적으로 유용한 방법으로 패턴을 분류할 수 있다는 것을 주장하고 있다.

- 이상적인 패턴(결과적으로 적응적 부하가 다른 부위로 안전하게 이동된다).
- 잘 보상된 패턴. 하나의 척추 이행부위에서부터 다음 부위로(예를 들어, 고리뼈 – 뒤통수뼈 – 목뼈 · 등뼈 – 등뼈 · 허리뼈 – 허리뼈 엉치뼈) 큰 움직임의 방향에서 번갈아 나오며, 이것은 사실상 일반적으로 적응되고 있다.
- 보상되지 않은 패턴. 하나의 척추 이행부위에서부터 다음 부위로 큰 움직임의 방향에서 번갈아 나오지 않으며, 이것은 외상, 선천적 이상 또는 실패한 적응의 결과로서 일어날 것이다.

Zink와 Lawson은 근막긴장 패턴이 회전 및 옆굽힘 우선 경향에 대해서 가장 용이하게 평가될 수 있는 4개의 이행 교차부위(transitional crossover sites)에 대해서 설명하였다:

1. 뒤통수뼈–고리뼈(OA) – 소뇌천막과 관련이 있다.

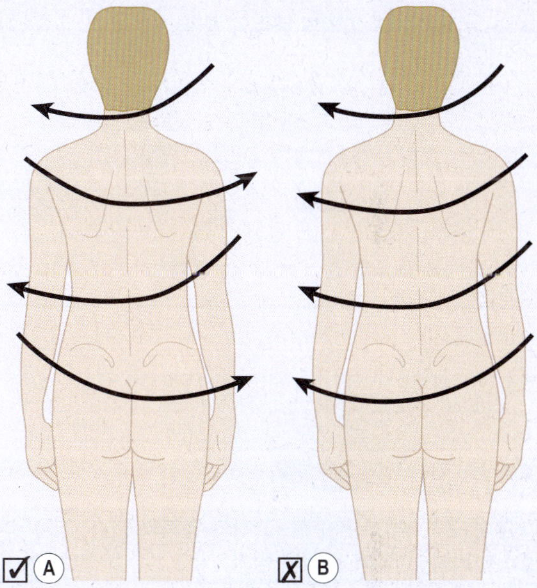

그림 2.1 (A, B)일반적인 보상패턴(CCP).

2. 목뼈–등뼈(CT) – 흉곽출구와 관련이 있다.
3. 등뼈–허리뼈(TL) – 횡격막과 관련이 있다.
4. 허리뼈–엉치뼈(LS) – 골반미닥과 관련이 있다.

그들의 연구에서는 대부분의 사람들이 회전 우선경향(preference)이 번갈아 일어나는 패턴을 나타내는데 약 80%의 사람들이 L-R-L-R(“일반적인 보상패턴” 또는 CCP라 일컫는다)을 보여주고 있다(그림 2.1A).

1,000명 이상의 입원환자에 대한 평가에서 Zink와 Lawson은 보상패턴이 번갈아 일어나지 않는(그림 2.1B) 사람의 20%가 최악의 건강이력을 가졌다는 것을 알게 되었다.

상자 글 2.2 흔히 있는 보상 패턴(Zink & Lawson 1979)-계속

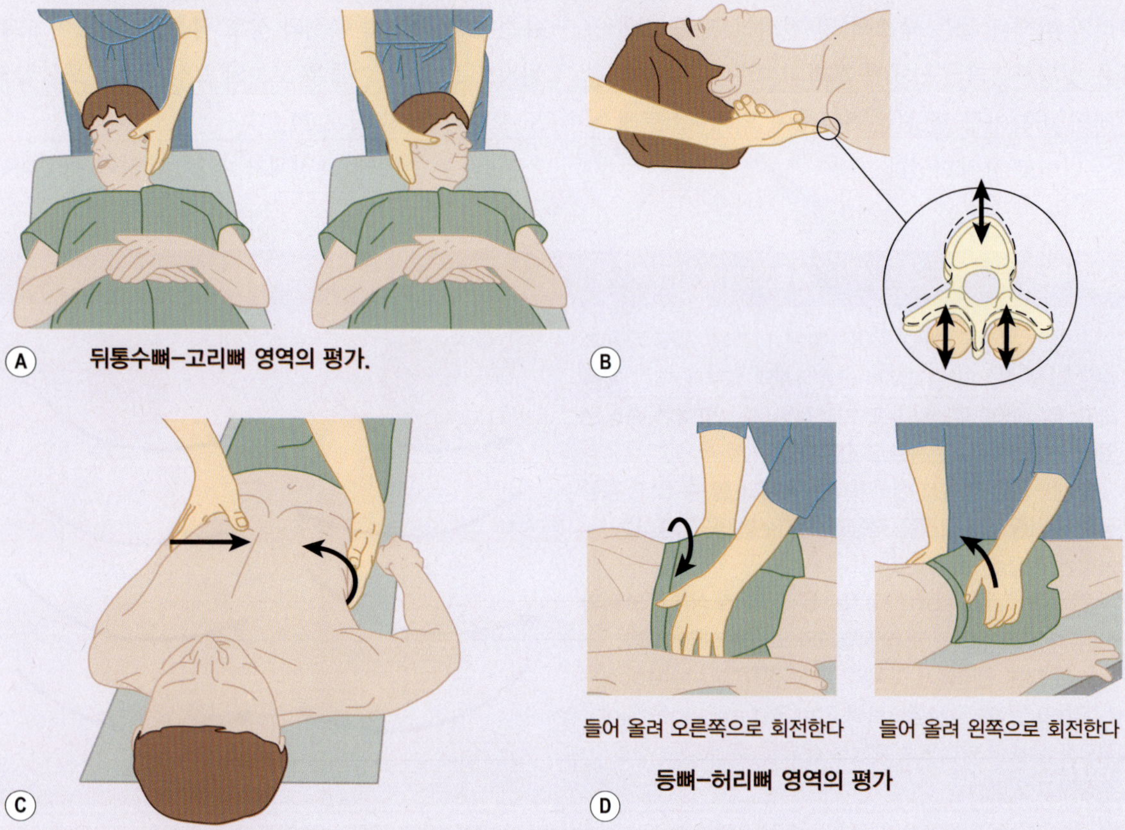

그림 2.2 (A) 뒤통수뼈-고리뼈 영역의 평가. (B) 상부등뼈 탄성검사(spring test). (C) 등뼈-허리뼈 영역. (D) 허리뼈-엉치뼈 영역의 평가.

CCP 또는 비보상성 근막 패턴의 치료에는 가능한 한 중요한 이행 교차부위에서 대칭적인 회전운동을 만들어내려고 시도하는 목적이 있다. 대칭운동을 달성하기 위해 사용된 방법들은 그 범위가 직접적인 근육 에너지 접근법에서부터 간접적인 자세이완 기법까지에 이르고 있다.

일반적인 근막보상패턴의 기원은 아마도 출산과정만이 아니라 자궁에서의 위치와 관련되는 태아기의 스트레스의 결과일지도 모른다. Pope(2003)는 “태아의 근막 바이어스(bias)와 성인의 일반적인 보상패턴 사이의 유사성이 관찰될 수 있다는” 것에 주목하고 있다.

Davis 등(2007)은 다양한 청소년 집단, 예를 들어, 중이염만이 아니라 뇌성마비를 가진 어린이에서 CCP 평가의 임상 관련성을 확인하고 있다.

Zink와 Lawson 연쇄(sequence)에서의 조직 우선 경향의 평가

뒤통수뼈-고리뼈 부위(그림 2.2A)

- 환자는 반듯이 누운 자세로 한다.
- 치료사는 테이블의 머리 쪽에 서거나 앉는다.
- 머리는 뒤통수에서 지지하고 목을 완전히 굽혀 회전이 C1/C2에만 제한되도록 한다.
- 목을 좌우로 온화하게 회전시켜 더 자유롭게 움직이는 쪽을 평가한다.

목뼈-등뼈 부위(그림 2.2B)

- 환자를 반듯이 누운 자세가 되게 하고 제1등뼈 분절은 치료사가 검사한다(테이블의 머리쪽에 앉거나 선다).
- 한쪽 손의 손가락을 상부등뼈 가로돌기(횡돌기)가 그

상자 글 2.2 흔히 있는 보상 패턴(Zink & Lawson 1979)-계속

손의 집게손가락과 가운데손가락의 바닥면에 오도록 놓고 또 한쪽의 손으로 환자의 목을 지지한다.
- 좌우의 가로돌기에 앞쪽 압축력을 개별적으로 가하여 (그림 2.2B) "되튀어 오름(springing)"에 대한 반응을 평가하며, 이것은 어느 한쪽으로 더 자유로이 회전하는가의 우선경향(preference)을 평가하기 위해서이다.
- 이 영역에 대한 선택 가능한 평가는 첨부하는 비디오에 나타내고 있다.

등뼈-허리뼈 영역(그림 2.2C)
- 환자를 반듯이 누운 자세가 되게 하고 치료사는 허리높이에서 머리 쪽을 향하며, 양손을 하부등뼈 구조에 놓고 손가락은 하부갈비뼈 가쪽에 곁들인다.
- 촉진되는 구조를 원기둥처럼 다루고 손은 이것이 한 방향으로 그 다음에 다른 방향으로 그 중심축을 중심으로 회전해야 하는 우선경향을 검사한다.
- 추가적인 평가로서 일단 이것이 확립되면 한 방향 또는 다른 방향으로의 옆굽힘에 대한 우선경향을 평가하여, 풀림(ease) 또는 묶임(bind)의 조합된 (포개어 쌓은) 자세가 확립되도록 한다.
- 조직을 "느슨한" 또는 풀림의 위치로 유지함으로써 (또는 조직을 "단단함" 또는 "묶임" 위치로 유지하고, 그리고 등척성 수축을 도입함으로써, 또는 단지 이완을 기다림으로써) 변화가 조장될 수 있다(비디오 1, 1장: 횡격막 이완을 참조할 것. 치료적으로 사용되는 이 평가를 참조할 것).

허리뼈-엉치뼈 영역(그림 2.2D)
- 환자를 반듯이 누운 자세가 되게 하고 치료사는 허리높이보다 낮은 위치에 서서 머리 쪽을 향하며, 양손을 좌우 엉덩뼈에 놓고, 이들의 접촉을 "자동차 핸들"처럼 사용하여 골반이 그 중심축을 중심으로 회전할 때의 조직의 우선경향을 평가하고 그 "경직-이완"(위를 참조)에 대한 정보를 추구한다.
- 일단 이것이 확립되면 하나의 방향 또는 다른 방향으로의 옆굽힘에 대한 우선경향을 평가하여 조합된(포개어 쌓은) 풀림 또는 묶임의 자세가 확립될 수 있도록 한다.
- 조직을 "느슨한" 또는 풀린 자세로 유지함으로써(또는 조직을 "경직" 또는 "묶인" 자세로 유지하고, 그리고 등척성 수축을 도입함으로써, 또는 단지 이완을 기다림으로써) 변화가 조장될 수 있다.
- 보상과 이완되거나 경직된 조직을 동반하는 전반적 적응 패턴의 증거를 추구하는 이들 일반적 평가 접근법은 기능장애와 연관성이 있는 구조적 특성을 바꿈으로써 재활을 시작하는 광범위한 수단을 제공한다.

하는 어떠한 것)는 결과적으로 각 개인에게 독특한 적응 패턴이 된다는 것을 나타내어 보였다.

각 개인의 독특한 유전적 및 후천적인 생화학적 상태만이 아니라 정서적 고통과 심리적 고통의 영향과 조합된 일생동안 반복된 자세와 외상성 손상의 결과는 흔히 긴장된, 수축된, 단단해진, 피로해진 그리고 궁극적으로는 섬유조직이 된 혼란스러운 패턴을 나타낼 것이다.

세한 또는 통증의 증상은 급성, 아급성, 만성인 특성 또는 만성 변화의 급성 악화와 관련된 특성을 동반할지도 모른다.

이들 범주 내에서 임상 중재는 건강교육과 재활만이 아니라 직접적 및 간접적 방법(자세이완과 같은)의 변형을 필요로 하는 것 같다. 이 책에서 우리는 분명히 간접적인 방법에 초점을 맞추고 있다.

환자의 CCP 상태에 대한 인식이 자세이완 방법론의 채택을 고려하는데 유용한 이유

Why awareness of the patient's CCP status can be useful in considering employment of positional release methodology

개인의 적응 가능성이 쇠진됨에 따라, 어느 시점에서 스트레스(적응 요구)가 변함이 없거나 증가한다면, 증상이 나타날 것이다. 신축성 있는 고무 밴드가 너무 많이 늘어나면 툭하고 끊어지는 것과 같다.

개인, 또는 특정 부위, 관절 또는 영역이 "탄성" 한계에 도달하였을 때에 치료사는 어떻게 하여 그것을 아는가?

CCP와 같은 겹쳐 있는 적응 패턴은 노화와 더불어 그리고 어떠한 독특한 적응적 변화가 획득되었거나 또는 현재 상태(과도 사용, 오용, 불사용, 외상)가 어떠하든 필연적으로 전신의 또는 국소적인 조직장애 및 증상으로 이어진다.

보상부전 패턴을 나타내는 사람(상세한 것은 상자 글 2.2, 특히 그림 2.1B를 참조할 것)에 대한 잠재적인 영향은 간접적인 치료(자세이완) 선택의 사용과 관련하여 직접적인 영향을 가질지도 모른다.

Zink와 Lawson의 연구결과들은 1,000명을 훨씬 넘는 사람들의 건강상태를 평가한 후의 연구결과에 부분적으로 기초하고 있었다. 그들은 좋지 못한(비교호성의) 보상 패턴을 좋지 못한 전신 건강과 관련시킬 수 있었다. 임상경험에서는 이들은 예를 들어, 고속 도수치료 또는 수동적 스트레칭 방법이 채택되는 경우, 변화가 강제적으로 유도되는 도수치료에 기인하는 적응적 요구에 대해서 반응이 좋지 못할 가능성이 있는 사람들과 동일한 사람이라는 것을 시사하고 있다.

한편, 1장, 상자 글 1.1에서 개요를 서술한 것처럼 간접 양식(modalities)이 사용되는 경우, 기능장애가 있는 조직은 *강제로 수정되지 않고, 반응이 요구되는 것이 아니라 일으키는 경우*, 부정적인 적응 요구가 최소화되는 것처럼 보인다.

주: 따라서 임상적 의미는 보상부전 패턴이 존재하면 신체 기능장애를 수정하려고 시도할 때 자세이완 기법을 첫째로 선택해야 한다.

결론과 임상적 의미

개인에 대한 기능장애가 많을수록, 적응적 부담이 커질수록 신체 시스템에 추가적 적응 요구가 최소한이기 때문에 더 적절한 간접적 자세이완 기법이 된다.

PRT: 변화를 요구하는 것이 아니라 자초하는 것이다

PRE: INVITING CHANGE RATHER THAN DEMANDING IT

도수치료, 화학치료, 심리치료 등, 모든 형태의 치료가 다른 것보다도 조금 더 강제적으로 반응을 일으킨다는 것을 인식하는 것은 유용하다.

즉, 모든 치료는 부과된 스트레스의 한 형태이다.

개인의 자기조절 기능, 항상성 기능이 이러한 치료적 요구에 긍정적으로 반응할 때, 사용된 방법은 개인의 적응 잠재력과 일치하고 있다는 것을 알 수 있다.

결과가 좋지 못한 경우, 사용된 치료방법은 신체계에 남아있는 회복력의 정도(긍정적으로 반응하는 능력)를 잘못 판단했을지도 모르고 또는 단순히 상황에 부적절한 것인지도 모른다.

도수치료에서, 1장에서 서술한 것 같은 간접 자세이완 방법들(장벽의 논의에 대한 아래의 것을 참조할 것)은 유익한 반응의 *기회*를 제공한다. 즉, 이들은 변화를 강요하는 것이 아니라 변화를 제공하는 것이다. 즉, 간접 자세이완 방법들은 스스로의 변화를 위한 환경("풀림의 자세")을 제공하여 반응을 강제하는 것을 회피하기 때문에 남아있는 국소 또는 전신의 적응 능력을 웃돌 수는 없는 것이다.

이와는 대조적으로, 고속 도수조작 또는 근육에너지 기법 그리고 수동적 또는 능동적 스트레칭과 같은 간접 방법들은 때로는 유익하고 때로는 그렇지 않은 요구를 강요한다.

이것은 모든 상황에서 직접적인 방법을 부적절하게 만드는 것은 아니지만, 모든 상황에서 간접적인 방법은 스트레스를 덜 받고 자주 성공하게 만든다.

급성/만성 스펙트럼

The acute/chronic spectrum

치료중재는 이들 변수를 고려해야 하는데, 그 이유는 만성적으로 경화된 조직에 적합할지도 모르는 급성으로 자극된 조직에 적용하는 것은 분명히 바람직하지 않기 때문이다.

- "급성"은 얼마간의 염증이 동반되는 최근에 생긴 통증 또는 기능장애로 정의될 수 있다.
- "급성"은 또한 이미 존재하는 만성 기능장애의 악화와 관련시킬 수 있다.

뒤에 나오는 장에서 명백해지는 것처럼, PRT/SCS 기법들이 급성과 만성 기능장애 상태에서 어쩌면 임상적으로 유용할 수는 있지만, PRT/SCS의 가치가 특히 급성 장면에서 소중할지도 모른다는 것을 시사하고 있는 다량의 증거(특히 3장을 참조)가 있다.

즉, PRT 변형은 급성 통증이 있는 상태에서, 또는 덜 심각한 만성 상황에서보다 허약하고 민감하며 반응성이 낮은 사람을 치료할 때 임상적 가치가 가장 큰 것처럼 생각된다.

용어 Terminology

장벽, 묶임, 풀림, 단단함, 느슨함

정골요법의 자세이완 방법론(스트레인/카운터스트레인, 기능적 기법 등)에서 "묶임(bind)"과 "풀림(ease)"이라는 용어는 지나치게 "단단해(tight)" 지거나 너무 "느슨해진(loose)" 것으로서 언급되는 것을 설명할 때 흔히 사용된다(Jones 1981).

일반적으로 도수의학에서는 관절과 연부조직의 "끝느낌(end-feel)"을 평가할 때, 아래의 TARTT에 관한 주석에 기술된 촉진/평가 결과의 스펙트럼의 주된 특징의 하나인 비대칭성을 확인하여 양쪽을 비교함으로써 이러한 소견을 이해하는 것이 일반적이다.

부드럽거나 딱딱한 끝느낌을 갖고 있는; 또는 "단단하거나 느슨한"; 또는 풀림 또는 묶임의 느낌을 나타내고 있는 것으로서 기술되는 특징을 묘사하는 것은 어느 치료 접근법을 도입하고 어떤 순서로 하는가에 대한 하나의 결정요인일지도 모른다 (Kaltenborn 1985).

이들 소견(단단함-느슨함, 풀림-묶임 등)은 장벽의 개념과 밀접한 관계를 갖고 있으며, 이것은 직접적인 치료법(즉, 행동을 제한 장벽, 묶임, 단단함으로 강제로 향하게 하는) 또는 간접적인 기법(변화가 일어나는 것을 가능케 하기 위해 행동이 제한의 장벽으로부터 떨어진, 풀림, 느슨함 및 편안함을 지향한 움직임을 동반하는)에 대비해서 확인될 필요가 있다.

Ward(1977)는 "단단함은 속박되는 것을 시사하고 반면에 느슨함은 신경억제가 있거나 또는 없는 상태에서 관절 또는 연부조직의 이완(laxity)을 시사한다고" 언급하였다.

더 단단한 쪽이 더 정상적인 쪽일지도 모르며 또

한 임상적으로는 어느 정도의 보호적 이익이 제공되는 경우에 상황에 따라서는 제한 장벽이 가장 영향을 받지 않을 가능성이 있다는 것은 재강조할 가치가 있다(그림 1.1을 참조할 것).

치료방식 A therapeutic formula

실패한 또는 실패하고 있는 적응의 배경에서 출현하는 급성 또는 만성 증상에 직면했을 때에 관리를 위해 제안된 방식은 다음과 같이 요약된다.

- 과도한 추가적인 적응 부하를 가함이 없이 적응 요구를 감소시키거나 제거한다.
- 아마도 더 탄력적인 적응 잠재력을 조장함으로써 적응 요구가 더 잘 처리되도록 기능성을 높인다 (아래를 참조).
- 증상을 치료한다, 예를 들어, 어떤 다른 선택도 불가능한 상황에서 통증을 조정한다.

촉진의 판별능력: "TARTT"의 도입

PALPATORY LITERACY: INTRODUCING 'TART'

자세이완 방법론의 적용에는 고도의 촉진기술(*촉진의 판별능력*)을 필요로 하며, 그 이유는 위치결정에 대한 조직의 반응을 "판독하는" 능력은 특히 기능적 방법론의 적용에서 중요하기 때문이다.

숙련된 촉진은 기능장애의 다양한 상태 및 단계 사이의 식별을 어느 정도 정확하게 할 수 있게 한다.

신체 기능장애를 촉진하면, 보통 다수의 특징적인 질을 확인할 수 있다.

이러한 특징을 기억하기 위해 STAR, ARTT 또는 TART에서 다양한 결과로 발생하는 민감도(또는 압통), 조직의 질감 변화, 비대칭 및 가동범위와 같은 키워드의 첫 글자를 포함하는 다양한 머리글자(acronyms)가 제안되고 있다. 다섯 번째 요소인 체온을 추가함으로써 우리는 결국 머리글자, TARTT를 선호하게 된다.

T = 조직의 질감 변화. 조직의 질감 변화를 확인하는 것은 신체 기능장애를 진단하는 데에 중요하다. 촉진할 수 있는 변화는 표층, 중간층 및 심층 조직에서 인지될지도 모른다. 임상의가 정상 조직과 비정상 조직을 구별할 수 있는 것은 중요하다(Fryer & Johnson 2005).

A = 비대칭성. DiGiovanna(1991)는 비대칭성의 기준을 "척추뼈 또는 다른 뼈의 위치가 비대칭"이라고 언급하는 위치적 초점과 관련시키고 있다. Greenman(1996)은 구조적인 비대칭에 더하여 기능적인 비대칭을 포함시킴으로써 비대칭성의 개념을 넓혔다.

R = 가동범위의 제한. 가동범위의 변경은 단일관절, 몇몇 관절 또는 하나의 근골격계 영역에 적용할 수 있다. 비정상은 제한 또는 가동성 증가의 어느 것인가와 관련될지도 모르며 움직임의 질과 "끝느낌"에 대한 평가를 포함하고 있다.

T = 촉진 압력에 대한 압통. 과도한 조직의 압통은 명백할지도 모른다. 이러한 민감성의 국소영역은 "통각과민성 피부영역"이라 일컬어지고 있다(Lewit 1999). 통증 유발과 익숙한 증상의 재현은 신체 기능장애 위치를 알아내기 위해 흔히 사용된다.

T = 체온 변화. (급성이면 더 따뜻하고, 만성이면 더 차가울 것이다)

이러한 특징 모두가 항상 신체 기능장애의 촉진으로 분명해지는 것은 아니지만, 조직 질감과 가동범위 변화는 거의 항상 분명하다(Gibbons & Tehan 2009).

TARTT의 지름길: 끌면서 촉진하기

A TARTT shortcut: drag palpation

체코의 물리치료 선구자인 Karel Lewit(1999)은 다음과 같이 제안하고 있다.

- "끌기(drag)"의 감각을 만들어내는(겉보기에 가수분해가 증가한 결과) 피부의 가벼운 스트로킹(stroking)은 국소 기능장애의 위치결정에 한치의 오차도 없는 정확도를 제공할지도 모른다. 필요로 하는 압력의 정도는 최소한으로 한다. 즉, 피부와 피부가 접촉하는 것만이 필요하고 "깃털과 같이 가벼운 터치"이다. 손목시계와 팔찌를 벗기고 그 다음에 인접한 피부 위만이 아니라 손가락을 벨트 밑에 있었던 피부를 가로질러 가볍게 미끄러뜨린다. 마찰/저항이 증가한 결과로서 "끌기"가 즉각 명백해질 것이다.
- 반사발생의 활동(reflexogenic activity)이 관련될지도 모르며 이는 근육근막 통증유발점과 같은 기능장애와 관련이 있을 가능성이 있는 "통각과민성 피부영역"의 존재 가능성을 나타낸다.
- 통각과민성 피부영역("압통점 영역")의 그 밖의 특징에는 피부 탄력성의 국소적 상실만이 아니라 피부 아래에 있는 조직으로 이동함에 따라 피부의 원활한 활주에 대한 저항도 포함된다. 이러한 촉진방법을 사용하여 기저에 있는 기능장애를 반영할지도 모르는 압통점의 위치 확인을 개선할 수 있다.
- 그리고 물론 이들은 TARTT의 주요 요소인 질감의 변화, 비대칭성, 압통 및 가동범위의 감소를 포함한다.

주: TARTT 촉진 운동은 비디오에서 함께 6장에서 찾아볼 수 있다.

SCS 촉진법을 표준방법과 비교하다

COMPARING SCS PALPATION WITH STAN DARD METHODS

McPartland와 Goodridge(1997)는 특히 Jones의 스트레인/카운터스트레인 방법론을 사용하여 자세이완 촉진의 정확성을 평가하기 위해 정골요법의 촉진방법(머리글자 STAR 또는 ARTT, TART의 수정)의 가치를 검사하였다.

이 연구는 다섯 가지 질문을 다루고 있다.

1. 스트레인/카운터스트레인 기법에서 사용되는 진단검사의 검사자간 신뢰도는 어떠한가?
2. 이것은 전통적인 정골요법의 검사("TARTT" 검사)의 신뢰도와 어떻게 비교하는가?
3. TARTT 검사의 다른 측면은 얼마나 신뢰할 수 있는가?
4. Jones의 압통점의 양성소견은 척추 기능장애의 양성소견과 관련성이 있는가?
5. SCS를 사용할 때 정골요법을 학습하는 학생이 TARTT 검사를 신뢰할 수 있다고 생각하는가?

이 연구에서 검사자들은 제1~제3 목뼈분절(그림 2.3)에 대해 Jones(1981)가 열거한 압통점에 대응하는 압통점을 촉진하였다(또한 4장 그림 4.4도

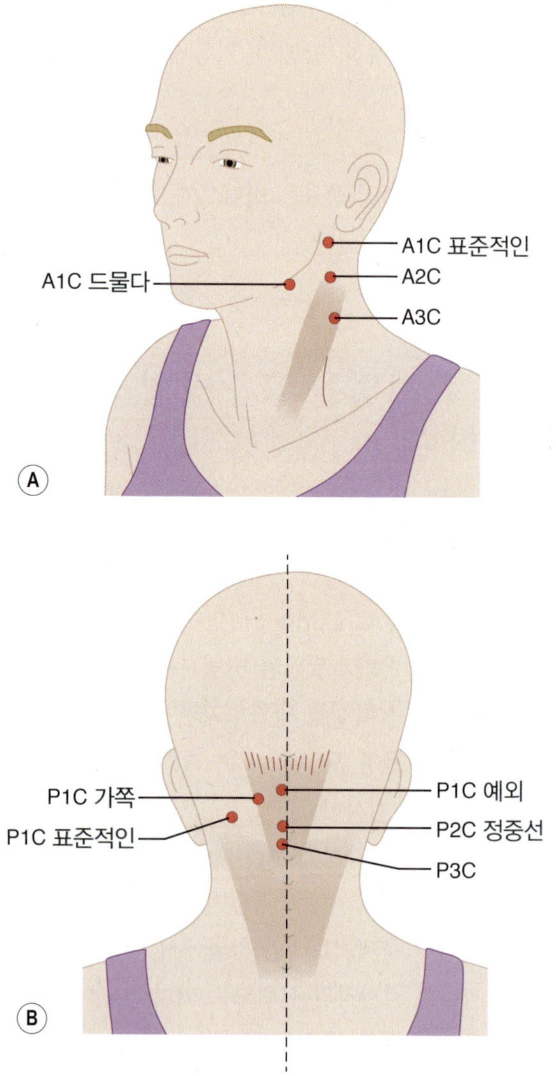

그림 2.3 (A, B) 왼쪽 압통점의 위치. 오른쪽 Jones의 압통점은 경상(mirror image) 위치에 위치하고 있다. A = 앞쪽, P = 뒤쪽

참조할 것).

이들 압통점은 Jones의 스트레인/카운터스트레인 교과서 원서에 기술된 해부학적 위치에 의해 위치부여가 되었고 "단단한" 결절 근육근막 조직이 있는 영역으로서 특징지어졌다.

TART 검사에서는 체온을 촉진하지 않았지만 다음의 것에 대한 평가로 이루어졌다.

- 압통이 있는 척주옆 근육
- 관절의 비대칭성
- 가동범위 제한
- 조직 질감의 비정상

이들 중에서 관절돌기사이관절의 압통과 조직질감 변화는 가장 정확하였다.

Jones의 방법론에서 압통점의 위치는 기능장애의 성질을 정의하는 것을 의도하고 있다.

그러나 McPartland와 Goodridge는 "*아마도 그들이 나타내는 것으로 추정되는 목뼈 관절과 잘 연관되어 있는 Jones의 압통점은 거의 없다는 것*"을 알게 되었다. 그럼에도 불구하고, 그들은 Jones의 압통점을 전반적으로 사용하는 것(즉, 연부조직 압통을 찾는 것)은 TARTT 검사에서 관절압통 평가를 사용하는 것보다 증상이 있는 환자의 기능장애를 국소화하는 더 정확한 방법이며, "*학생들은 TARTT 진단보다 SCS 진단에서 훨씬 더 잘 수행했다*"는 것을 발견했다.

Paulet와 Fryer(2009)는 압통을 호소한 환자의 TARTT 검사에서 척주옆 조직 질감의 변화에 대한 촉진의 신뢰도를 평가하였고 치료사들 사이의 합의가 "공정"하다는 것을 알게 되었다.

치료사와 치료사는 유연한 근육조직, 가동성 있는 관절구조 및 건전한 호흡기능이 명백한 정상적인 사람과 조직을 평가하고 촉진하는 기회가 있어야 하고 그렇게 함으로써 기능장애의 예가 평가될 때 이들을 더 쉽게 확인할 수 있다고 제안하고 있다.

표준 기능검사는 별개로 하고, 치료사와 치료사가 관찰과 터치에 의해 평가하는 능력을 획득하고 "기술수준이 낮은" 구세대 의료인에게 잘 알려진 기술을 재학습하는 것은 중요하다.

기능장애의 국소 징후와 특징은 무엇인가?
WHAT ARE THE LOCAL SIGNS AND FEATURES OF DYSFUNCTION?

관찰, 촉진 및 평가에 의한 전반적인 전신 패턴의 평가는 다음의 증거를 추구해야 한다.

- 무엇이 짧은가?
- 무엇이 경직되어 있는가?
- 무엇이 수축되어 있는가?
- 무엇이 제한되어 있는가?
- 무엇이 약한가?
- 무엇이 균형을 잃었는가?
- 발화순서가 비정상인가?
- 기능장애를 조장 또는 유지하기 위해 무엇이 일어났는가(과다사용, 오용, 외상[학대], 불사용)?
- 환자는 이들 변화를 악화시키는 무엇을 하고 있고, 또는 무엇을 하고 있지 않은가?
- 이들 변화를 개선하거나 정상화하기 위해 무엇을 할 수 있는가?

왜 조직이 *"기능적으로, 구조적으로 그리고 3차원적으로 비대칭"*이 되는가에 대한 질문은 약간의 고려를 필요로 한다. 그 이유는 신체 기능장애가 발생하는 이유 중에서 가능한 치료 및 재활 전략이 나오기 때문이다.

치료 목적에는 신체의 구조에 요구하고 있는 적응적 부담을 줄이는 동시에 관련된 구조와 조직이 일상적으로 받는 남용과 오용을 더 잘 처리할 수 있도록 기능적 완전성을 강화하려고 시도할 필요성이 포함된다.

일단 평가와 촉진 증거가 이용 가능하면 최적의 치료 접근법에, 특히 자세이완 기법이 환자의 요구에 적절한지를 판단하기 위해 증거와 경험의 조합에 기초하여 임상추론의 적용을 필요로 한다.

전신의 신체 기능장애를 확인하다
Identifying general somatic dysfunction

국소 기능장애의 확인(TARTT 접근법을 이용하여)에 대해서 서술하여 왔는데, 그 이유는 SCS의 성공적인 사용에 대한 핵심 요소에는 조직 압통의 국소화된 부적절한 영역(압통점)에 대한 확인과 모니터링이 동반되기 때문이다.

경우에 따라서는, 개개의 관절을 그 가동범위에 대해서, 그리고 개개의 근육과 근육군을 근막 통증 유발점의 존재 여부에 대해서는 물론 유연성, 근력, 스태미나, 짧음에 대해서 평가하는 것이 필요하고 유용할지도 모른다.

전신의 신체 기능장애에 대한 본질 및 특성을 조사하는 것은 이 책의 특징이 아니다. 그 이유는 치료사와 그들이 자주 직면하는 다양한 형태의 근골격계 고통을 확인하고 구별하기 위해 필요한 기술에 숙달해왔을 것이기 때문이다.

임상적으로 관련되는 증상에 관해서 이미지를 사용하는 것만이 아니라 관찰, 촉진, 기능평가 및 검사는 임상적인 모습을 그리는 증거를 제공한다.

이러한 평가의 모두는 특정 상황에서 필요하지만, Zink 시퀀스(상자 글 2.2)와 함께 현재의 기능수준을 나타내며, 상자 글 2.3에서 그 개요를 설명한 것처럼 시간이 경과함에 따라 그 진행상황을 평가하기 위해 반복될 수 있는 다수의 더 일반적인 선별검사 도구를 갖는 것도 또한 유용하다.

상자 글 2.3 전신의 기능장애 지표

이 절에서는 기능/기능장애에 대한 신속하고 임상적으로 유용한 징조를 제공하는 세 가지 전신의 지표에 대한 개요를 간략하게 설명한다.

- 교차증후군 패턴 – 전형적인 기능평가와 함께 상대적 자세정렬(Janda 1983)의 지표.
- 눈을 뜬 경우와 눈을 감은 경우의 한쪽다리로 선 자세의 균형 – 내외 수용기, 중추처리 효율 및 운동조절 사이의 신경학적 통합의 지표(Bohannon et al. 1984).
- 코어 안정성의 평가 – 척추를 보호하는 코어 근육의 상대적 효율의 지표.

교차증후군 패턴

상부 교차증후군(그림 2.4)

이 패턴은 다음의 특징에 의해 특징지어진다.

- 큰가슴근(대흉근)과 작은가슴근(소흉근), 상부 등세모근(승모근), 어깨올림근(견갑거근), 목뼈세움근(경부척추기립근) 및 뒤통수밑근육(후두하근)의 짧음과 단단함, 그리고
- 목의 심부 굽힘근, 중부 하부 등세모근의 길어짐과 약해짐.

결과적으로 다음의 특징이 발생한다.

1. 뒤통수와 C1/2는 머리가 앞쪽으로 밀쳐져 과도하게 펴지게(젖혀지게) 된다("턱이 돌출한다").
2. 결과적으로 하부목뼈에서부터 제4등뼈까지 자세에 스트레스가 걸리게 된다.
3. 어깨가 회전하고 외전된다.
4. 이것은 관절오목 축의 방향을 변경하여 가시위근(극상근)의 추가적인 활동과 함께 어깨올림근과 상부등세모근의 추가적인 활동에 의해 위팔뼈를 안정화시킬 필요가 있다.

이러한 변화의 결과는 더 큰 목뼈부위의 스트레인(strain)에 더하여 흉부, 어깨 및 팔에 대한 연관통증을 가져온다. 협심증과 유사한 통증은 호흡효율의 저하와 함께 나타날지도 모른다.

Janda에 따르면, 해결책은 단축된 구조를 식별하고 이들을 풀어준(스트레칭 및 이완) 다음에 더 적절한 기능을 향한 재교육을 하는 것이다. 자세이완을 대체 가능한 것은 뒤에 나오는 장에서 설명한다.

하부 교차증후군(그림 2.4)

이 패턴은 다음의 특징에 의해 특징지어진다.

- 허리네모근(요방형근), 허리근(요근), 허리뼈세움근(요부척추기립근), 뒤넙다리근(hamstring), 넙다리근막긴장근(대퇴근막장근) 그리고 궁둥구멍근(이상근)이 단축하고 단단하다. 또한
- 볼기근육과 복부근육이 길어지고 약화된다.

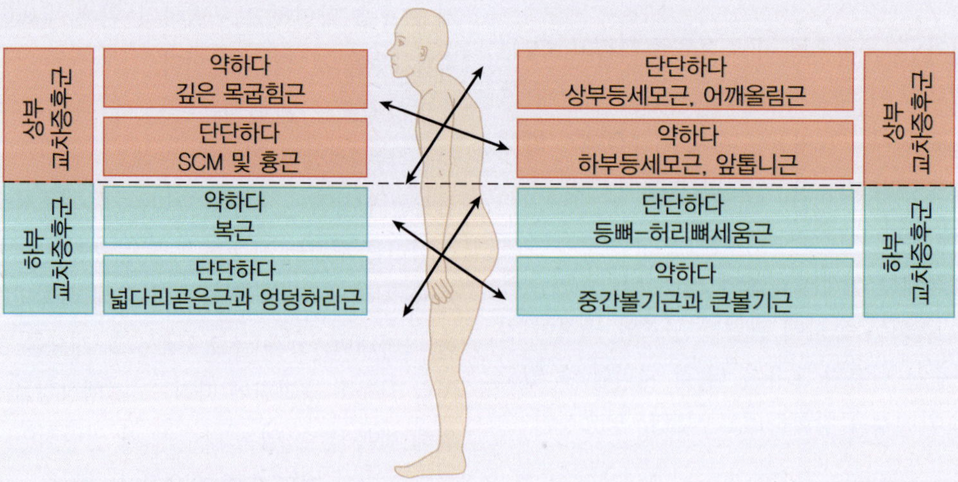

그림 2.4 상부 및 하부 교차증후군.

상자 글 2.3 전신의 기능장애 지표-계속

이러한 변화의 결과는 골반이 이마면에서 앞으로 기울어져 엉덩관절을 굽히고 허리뼈 전만과 통증 및 자극을 동반하는 L5-S1에서 스트레스를 발생시킨다는 것이다.

추가적인 스트레스가 일반적으로 시상면에 나타나 골반이 높이 올라간 상태로 유지되게 하며 보행 시에 강조되어 시상면에 L5-S1 스트레스를 야기한다. 이 결과의 하나가 허리통증이다. 설명되어 있는 결합된 스트레스는 기껏해야 불안정한 전환점인 등뼈/허리뼈 접합부에서 불안정성을 발생시킨다.

이와 같은 너무 일반적인 패턴에 대한 해결책의 일부는 단축된 구조를 식별하고 이들을 풀어준 다음에 자세와 사용법을 재교육하는 것이다. 자세이완 접근법은 이후에 나오는 장에서 설명된다.

상부 및 하부 교차증후군

특정 기능평가

엉덩관절 외전검사(Janda 1983) (그림 2.5)

관찰평가 또는 촉진평가가 이용될지도 모른다.

관찰:

- 환자는 옆으로 눕는다. 이상적으로는 머리를 쿠션 위에 올려놓고, 위쪽 다리를 똑바르게 하고 아래쪽 다리는 균형을 위해 엉덩관절과 무릎관절에서 굽힌다.
- 촉진하는 것이 아니라 관찰하는 치료사는 환자 앞에서 테이블의 머리 끝 쪽을 향해 선다.

엉덩관절 높이에서 일어나는 "경첩작용(hinging)"으로 45°까지 순수한 엉덩관절 외전을 나타내는 것이 정상이다.

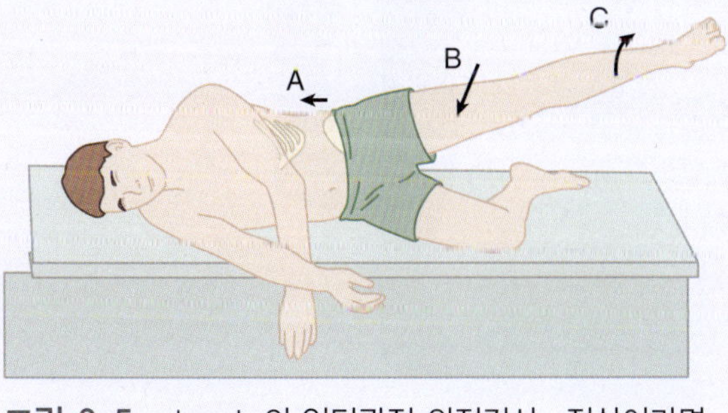

그림 2.5 Janda의 엉덩관절 외전검사. 정상이라면, A. "엉덩관절 올라감(hip hike)", B. 엉덩관절 굽힘 또는 C. 엉덩관절 가쪽회전을 동반하지 않는다.

허리 높이에서 일어나는 경첩작용 또는 아래의 것을 나타내는 것은 비정상이다.

- 넙다리근막긴장근(TFL) 단축을 시사하는 외전 중의 엉덩관절 굽힘.
- 궁둥구멍근의 단축을 시사하는 외전 중에 다리가 바깥쪽으로 회전.
- 허리네모근의 단축(그리고 중간볼기근의 약화)을 시사하는 "엉덩관절 올라감(hip-hiking)".
- 짧은 길항적인 엉덩관절 내전근(adductor)을 시사하는 뒤쪽으로의 골반회전.

촉진:

- 치료사는 옆으로 누운 환자 뒤에 서서, L3의 가시돌기의 약 2인치(5cm) 가쪽에 있는 허리네모근(QL) 위에 있는 조직에 머리 쪽 손의 1개 또는 2개의 손가락 끝 바닥(finger pad)을 댄다.
- 꼬리 쪽 손은 손바닥의 불룩한 부분이 중간볼기근 위에 오고 손가락 끝 바닥부분이 넙다리근막긴장근(TFL) 위에 오도록 놓는다.
- 이 근육의 발화순서는 엉덩관절을 벌리는(외전하는) 동안에 평가한다.
- 허리네모근(QL)이 먼저 발화한다면(촉진하는 손가락에 대한 강력한 수축 또는 "점프"로 표시된다) 이것은 지나치게 활동적이고 짧다는 것이다.
- 이상적인 순서는 넙다리근막긴장근(TFL)이 먼저 수축하고 그 다음에 중간볼기근이 수축하며 마지막으로 허리네모근(QL)이 수축하는 것이다(다리의 외전이 약 20°-25°가 되기까지는 수축하지 않는다).
- TFL 또는 QL의 어느 것인가가 과다활동성이면(순서를 벗어나서 발화하면) 이들은 단축되고 중간볼기근은 억제되고 약화될 것이다(Janda 1986).

엉덩관절 폄 검사(그림 2.6)

- 환자는 엎드려 누운 자세가 되고 치료사는 허리 수준에서 그 곁에 서서 머리 쪽 손으로 하부 허리근육을 감싸고 좌우 척주세움근의 활동을 평가한다(그림 2.6).
- 꼬리 쪽 손은 손바닥의 불룩한 부분이 볼기근육 위에 오고 손가락 끝이 같은 쪽 뒤넙다리근 위에 오도록 놓는다.
- 치료사가 발화순서를 평가할 때 환자에게 다리를 올려서 펴도록 지시한다.

상자 글 2.3 전신의 기능장애 지표-계속

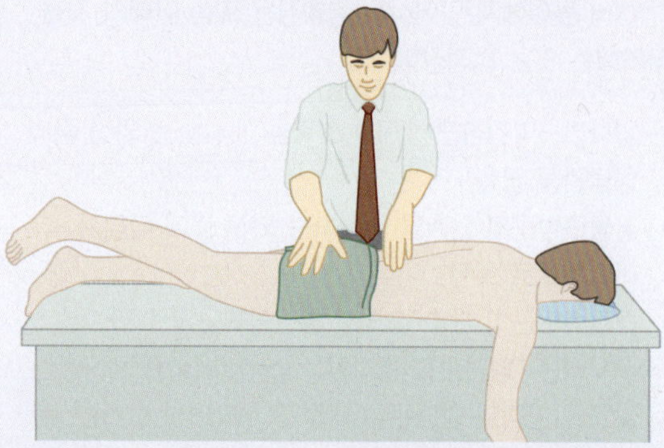

그림 2.6 Janda의 엉덩관절 폄 검사. 정상적인 활성화 순서는 큰볼기근, 뒤넙다리근, 반대쪽 척주세움근, 같은 쪽 척주세움근이 된다고 생각된다(Janda 1986).

- 어느 근육이 먼저 발화(수축)하는가?
- 정상적인 활성화 순서는: (1) 큰볼기근, (2) 뒤넙다리근, 이어서 (3) 반대쪽 척주세움근, 그리고 다음에 (4) 같은 쪽 척주세움근이 된다.
- *주:* 모든 임상의가 이 순서가 옳다고 동의하는 것은 아니다. 일부 임상의는 뒤넙다리근이 먼저 발화해야 하거나, 또는 뒤넙다리근과 큰볼기근이 동시에 수축해야 한다고 믿고 있다. 그러나 모든 임상의는 척주세움근이 먼저 수축해서는 안 된다는 것에 동의하고 있다.
- 어느 쪽인가의 척주세움근이 먼저 발화(수축)하고 주작용근이 다리를 펴는 과제를 수행할 때 큰볼기근의 역할을 맡는다면, 이들 근육은 단축하여 큰볼기근을 더 한층 억제하고 약화시킬 것이다.
- Janda 등(1996)은 다음과 같이 관찰하였다. *"가장 좋지 않은 패턴은 같은 쪽에 있는 척주세움근 또는 팔이음뼈 근육조차도 움직임을 시작하여 큰볼기근의 활성화가 약화되고 상당히 지연될 때 발생하며… 다리를 올리는 것은 골반을 앞쪽으로 기울이는 것과 허리뼈의 과다전만(hyperlordosis)에 의해 성취되며, 이것은 의심할 여지없이 이 영역에 스트레스를 가한다."*
- 다리를 펼 때에 엉덩관절이 아니라 허리에서 경첩작용이 일어나는 경우, 이것은 불균형 반응을 나타내고 있는 것으로 간주된다.

균형의 평가

균형과 신경계(내수용, 고유수용 및 외수용 메커니즘과 함께) 사이의 매우 복잡한 관계도 또한 다양한 신체 및 내장 운동출력신경로를 포함한다(Charney & Deutsch 1996). 신체의 균형과 평형을 유지하는 것은 기능적으로 조정된 근육의 주요 역할이며, 과제 특이적 패턴에 작용하고 이것은 정상적인 운동조절에 좌우된다(Winters & Crago 2000).

한쪽다리로 선 자세의 균형검사(Bohannon 등. 1984)

이것은 신경학적 통합과 효율에 관한 것만이 아니라 취약성과 안정성에 관한 정보를 얻기 위한 신뢰할 수 있는 방법이다(그림 2.7).

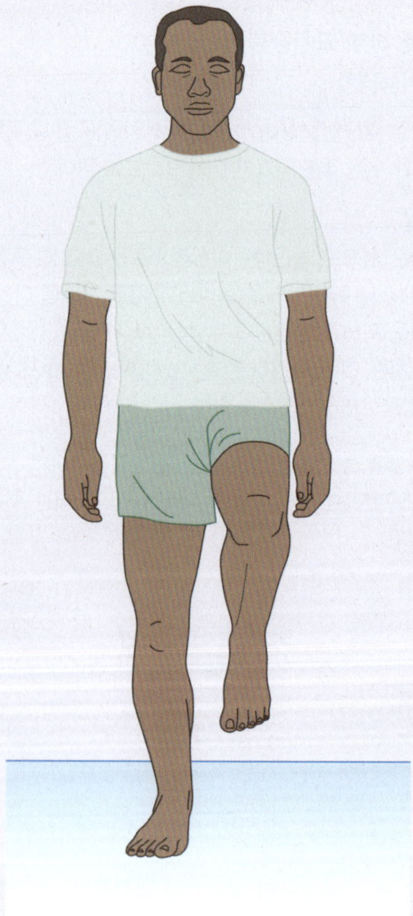

그림 2.7 균형평가를 위한 한쪽다리로 선 자세.

상자 글 2.3 전신의 기능장애 지표-계속

방법:

- 맨발의 환자에게 지지하고 있는 다리에 접촉하지 않고 한쪽 발을 들어 올리도록 지시한다.
- 무릎은 안락한 높이까지 올려도 된다.
- 환자에게 눈을 뜬 상태에서 30초 동안까지 균형을 잡도록 지시힌다.
- 한쪽다리로 선 자세를 검사한 후 다른 쪽 다리도 검사해야 한다.
- 눈을 뜨고 한쪽다리로 선 자세를 30초 동안 유지할 수 있는 경우, 환자에게 다음의 것을 하도록 지시한다:
  - 맞은 편의 무언가를 확인한 다음에 눈을 감고 그 점을 마음속에 그려본다.
  - 30초 동안 균형을 유지하도록 시도해야 한다.

득점: 다음의 어느 것인가 일어날 때 시간을 기록한다.

- 올린 빌이 바닥에 접촉하거나 다른 쪽 다리에 꽉 닿았을 때.
- 입각 쪽 발이 위치를 바꾸거나(이동하거나) 발가락이 올라갔을 때.
- 입각 쪽 다리가 도약하였을 때.
- 환자 자신의 몸 이외의 무언가에 손이 접촉했을 때.

이 균형운동을 규칙적으로(매일) 연습함으로써, 눈을 감은 상태에서 균형을 잡고 있는 시간이 증가한다.

불안정한 판(wobble boards)이나 균형 샌들(balance sandal)을 사용하는 것을 포함하여 더 어려운 균형운동도 도입할 수 있다.

대항근군 사이의 상대적 불균형이 정상화됨에 따라("단단한-느슨함"), 고유감각 입력과 해석에 의존하는 함수로서의 눈을 감은 상태에서의 균형은 자연스럽게 개선되어야 한다. 자세이완 기법은 이 과정에서 도움이 될 수 있다.

코어 안정성 평가

코어 안정화 평가 및 연습

복부근육 및 몸통 폄근은 모두 척추에 안정성을 제공하는 데 중요하다(Cholewicki & McGill 1996).

배가로근(복횡근), 배빗근(복사근), 가로막(횡격막), 척주세움근, 뭇갈래근(다열근) 등과 같은 허리뼈를 에워싸고, 안정시키고, 어느 정도까지 움직이는 근육의 코르셋을 포함하는 코어 안정성을 달성하기 위해 여러 가지의 운동이 개발되었다(Liebenson 2004).

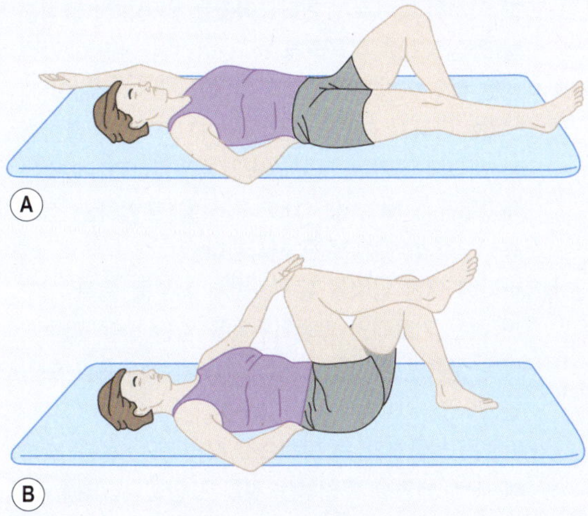

그림 2.8 (A, B)코어 안정성을 검사하고 강화하기 위한 기초적인 "dead-bug" 운동.

현재의 안정화 효율을 평가하기 위해 다음의 방법이 사용될 수 있다(코어 안정성이 부족한 경우, 이것은 또한 훈련운동으로 전환될 수 있다).

기초적인 "dead-bug" 운동/검사

다양한 부하를 거는 동안 동안에 허리뼈를 정상상태(steady state)로 유지하는 환자의 능력을 평가하는 데 도움이 되는 하나의 "협응" 검사가 Hodges & Richardson(1999)에 의해 개발되었다.

이 "dead-bug(죽은 벌레)" 운동은 규칙적으로 반복된다면 용이하게 코어 안정성 운동이 될 수 있다.

- 환자는 반듯이 누워 무릎을 세운 자세를 취한다(그림 2.8).
- 환자의 한쪽 손을 등허리에 넣어 환자가 등에서부터 바닥에 걸리는 압력을 끊임없이 의식할 수 있도록 해도 된다. 이것은 운동의 중요한 측면이다.
- 환자에게 등이 쑥 들어가게(움푹 꺼지게) 하고 배꼽을 척추/바닥으로 눌식이도록 지시하여 배가로근과 뭇갈래근의 동시수축을 시작하고 다음의 어느 것인가에 의해 가해지는 부하의 정도가 증가함에 따라 이 자세를 유지하도록 한다.

  a. 발꿈치를 바닥을 따라 미끄러뜨림으로써 한쪽 다리

상자 글 2.3 전신의 기능장애 지표-계속

를 서서히 똑바르게 한다. 이것은 엉덩관절 굽힘근을 원심적으로 작용하게 하고 이것이 골반의 안정성을 압도하면(안정성보다 우위에 서면) 골반이 기운다. 따라서 다리가 완전히 펴지기 전에 골반경사/허리뼈 전만이 관찰되거나 촉진된다면, 이것은 배가로근과 배속빗근(내복사근)을 포함하는 *심부 복부근육의 기능부전*을 시사한다.

b. 바닥에 대한 압력을 유지하면서 복부를 움푹 꺼지게 하는 기초적인 안정화운동을 일단 숨을 멈추지 않고 실행할 수 있게 되면 심화 안정화운동을 도입할 수 있다.

c. 이들은 등급화가 된 방식으로 다리 또는 몸통 부하에 대한 변형을 도입하는 것을 포함한다. 예를 들어, 한쪽 다리를 바닥에서 들어 올리고, 그 다음에 이것이 용이하게 달성되면 양다리를 들어 올리며, 그 다음에 이것이 용이하게 달성되면 양다리를 더 올려서 "자전거타기 운동(cycling)"을 한다. 그 동안 내내 정상적으로 호흡을 하면서 허리뼈가 바닥을 향해 눌린 상태(관찰에 의해 확인한다)에서 코어 복부영역을 유지한다.

복부근육의 긴장과 안정성에 더하여 폄근 기능이 최적이 되고 복부근육과 협응이 되도록 조장할 필요가 있다.

이들의 모든 조정하고 안정화시키는 활동은 교차증후군 패턴(위)에서 나타낸 불균형을 정상화함으로써 강화되고 자세이완 방법론은 이들 과정에서 핵심 요소가 될 수 있다.

추천하는 추가 참고도서 목록;

Cook G. 2010. Movement: functional movement systems: screening, assessment, corrective strategies. Lotus Publishing, Chichester, UK.
Johnson J. 2012. Postural assessment. Human Kinetics, Champaign, IL.
Key J. 2010. Back pain – a movement problem: a clinical approach incorporating relevant research and practice. Elsevier, Edinburgh.
Myers T. 2008. Anatomy trains: myofascial meridians for manual and movement therapists, 2nd edn. Elsevier, Edinburgh.
Page P, Frank C, Lardner R. 2012. Assessment and treatment of muscle imbalance. Human Kinetics, Champaign, IL.

근육근막 통증유발점 평가
Myofascial trigger point assessment

이들 평가에 더하여 연부조직 내의 근육근막 통증유발점과 같은 국소의 기능장애가 존재하면, 예를 들어, TARTT 접근법을 사용하여 확인할 필요가 있다. "압통점"과 "통증유발점" 사이의 유사점과 차이점에 대한 의문이 생기는데 이것은 상자 글 2.4에서 논의된다.

일반적인 치료 선택
GENERAL TREATMENT OPTION

PRT 및 광범위한 치료 접근법
PRT and a broad therapeutic approach

Ward(1997)는 *"3차원적으로 패턴화한 기능적 대칭성"*의 회복을 위한 방법들을 서술하였다.

특정 신체영역 또는 신체 전체에서 풀림-묶임 또는 느슨함-단단함의 패턴에 대한 확인은 근육단축 및 제한, 촉진의 순차적인 평가 또는 신체 연부조직의 상황에 대한 어떤 포괄적인 평가로부터 나와야 한다.

상자 글 2.4 통증유발점과 압통점의 유사점과 차이점

압통점과 근육근막 통증유발점(MTP)의 가장 기초적인 비교는 다음의 것일 수 있다.

- 통증유발점에는 항상 압통이 있다.
- 압통점은 항상 통증유발점은 아니다.

SCS를 치료적으로 사용함에 있어서 압통점은 관련 조직의 위치결정을 하는 동안 하나의 모니터로서 이용되는데 이것은 "풀림의 자세"를 확인하기 위해 지각되는 불편함을 70% 이상 감소시키려고 시도하는 것이다.

이러한 상황에서 압통점이 통증유발점인지 아닌지의 여부는 관련이 없다.

MTP가 통증 생성의 주요 요인이라 생각되는 근육근막 통증 치료의 상황에서 압박하거나 신장하였을 때, 그 점의 통증 또는 압통 수준은 어떠한 형태를 취하든 치료 전후의 통증수준을 설정하는 하나의 수단으로서 사용될지도 모른다.

경우에 따라서는 통증유발점의 불활성화를 시도하기 위해 SCS를 단독으로 사용한다. 제6장에서 SCS를 포함하는 도수치료의 통합된 순서에 대해서 설명한다(INIT: Integrated Neuromuscular Inhibition Technique, 통합 신경근육억제기법).

여러 가지의 다른 도수치료 및 기기 보조에 의한 방법도 MPT의 치료에서 사용된다.

Simons 등(1999)은 직접 압력에서부터 다양한 스트레칭 가능성 범위에 이르기까지 그들이 "통증유발점 이완" *절차(방법)라 일컫는 다양한 것에 대해서 논의하였고 이들 논의에는 그들이 "간접 기법"이라 부르는 PRT 루틴(SCS 등)이 포함되었다.* 그들은 통증유발점의 치료에서 PRT를 가장 성공적으로 사용하는 것은 근복에서 발견되는 유발점보다는 근육 부착부 가까이에 있는 통증유발점일 가능성이 있으며, 이에 대해서 Simons와 Travell은 더 강력한 치료법이 효과적일 가능성이 있다고 시사하고 있다.

일반적인 자세이완 및 특히 SCS 및 통증유발점 현상에 대한 더 상세한 것에 대해서는 6장에서 개요를 설명한다.

- 단단함, 제한 또는 속박되었다고 확인된 영역의 이완을 위한 적절한 방법은 근육근막 이완(MFR)(직접 또는 간접적인); 근육에너지 기법(MET); 신경근육 기법(NMT); 단독 또는 조합한 자세이완 기법(PRT), 또한 다른 효과적인 도수 접근법과 같은 연부조직 도수조작 방법이 유용하게 포함될지도 모른다.
- 이들 연부조직 구조 내에 들어있는 근육근막 통증유발점의 확인과 적절한 불활성화는 우선되어야 한다(상자 글 2.4).
- 관절이 연부조직 가동화에 적절히 반응하지 못할 경우, 개인의 상태(연령, 구조적 완전성, 염증상태, 통증수준 등)에 따라 적절하게 관절/가동화 또는 고속 추진력(thrust) 방법의 사용이 도입될지도 모른다.
- 그러나 민감한 또는 급성 상황에서 자세이완 방법은 상태를 악화시키는 위험성이 거의 없거나 전혀 없는 유용한 최상의 치료를 제공한다고 시사하고 있다.
- 가능한 한 기능적 완전성을 회복하고 재발을 예방하기 위해, 자세, 호흡 및 사용하는 패턴(집안일을 포함한다)을 재교육하고 재활한다.
- 컴플라이언스(compliance)가 달성되기 위해서는 운동(집안일)에 초점을 맞추고 시간 효율적이고 환자가 쉽게 이해하고 수행할 수 있는 범위 내이어야 한다.

자세이완 기법을 사용하는 것의 가능성 있는 이점을 분명히 보여주는 연구가 2013년에 Barnes 등에 의해 이루어졌고 이것은 상자 글 2.5에서 서술된다.

이 연구에서 우리가 학습할 수 있는 것

상자 글 2.5에서 상세히 언급하는 이 연구는 몇 가지 중요한 점을 강조하고 있다. 첫 번째로, 신체 기능장애의 촉진이 임상적으로 정확하고 관련성이

상자 글 2.5 Barnes의 연구

도수치료 방법에 대한 가능성을 평가하는 한 가지 방법은 변화를 평가하기 위해 치료 전후에 "조직의 강직(stiffness)"의 정도를 측정하는 것이다. 조직의 강직이 증가하든 감소하든, 치료 또는 활동 후에 이어지는 어떤 변화는 이력현상(hysteresis)이라 일컬어진다. 서로 다른 도수치료 방법에 대응하여 이력현상(근막 강직의 수정)을 측정하는 연구를 Barnes 등(2013)이 착수하였다.

이 프로토콜은 다음과 같았다.

1. 목뼈관절의 신체 기능장애(SD)는 이 장의 초반에 서술한 것처럼 TART(T) 촉진 프로토콜을 포함하는 신중하게 통제된 촉진평가 방법을 사용하여 240명에서 확인되었다.
2. 일단 SD가 확인되고 치료(또는 거짓치료)가 적용되기 전에 조직의 강직은 그 목적을 위해 설계된 기기(경도계)를 사용하여 측정되었다.
3. 네 가지 서로 다른 기법이 사용되었다(8장에서 서술한 균형 잡힌 인대긴장; 간접 방법을 다루는 이 책에서는 논의되지 않는 근육에너지 기법; 역시 이 책에서는 논의되지 않는 고속 도수조작; 그리고 3~4장의 스트레인/카운터스트레인이다). 이들 네 가지 방법과 거짓 기법은 이 연구의 참여자에게 확인된 신체 기능장애가 가장 심한 영역에 무작위로 적용되었으며(한 번),그 후(치료 10분 후) 경도계를 사용하여 조직의 "강직"(즉, 이력현상)의 변화가 측정되었다.
4. 각각의 목뼈분절 위에 가로놓인 근육근막 구조의 경도계에 의한 측정에서는(치료 전과 후) 단일의 일관된 압전기 임펄스(piezoelectric impulse)를 사용하였다. 이것은 "저항"과 가동범위를 포함하여, 고정, 가동성, 빈도 및 운동성("*분절의 전체적인 변화의 정도*"라 서술됨)의 네 가지 서로 다른 특징을 확인하는 데에 도움이 되었다. 간단히 말해서, 이 측정은 가동성과 강직의 변화를 확인하였다.
5. 네 가지(또는 거짓의) 방법 중 하나를 1회 사용하기 전과 후에 어느 정도 제한/강직이 존재하는 경우, 결과는 스트레인/카운터스트레인(특히, 3장 및 4장을 참조)이 사용된 다른 방법 또는 거짓 치료와 비교하여 가장 큰 변화를 초래하였다는 것으로 나타났다.

이 연구의 결과는 제한된 관절(이 경우에는 목 관절)과 관계가 있는 연부조직의 거동이 검사된 *네 가지 방법의 어느 것인가를 사용하여 신속하게 수정(덜 강직이 되는)될 수 있다는 것을 시사하고 있으며 스트레인/카운터스트레인 시행 후에 가장 큰 효과가 관찰되었다.*

이 연구에서의 연구자의 맺음말의 몇 가지는 흥미가 있다.

- *"많은 경우에 확인된 하나의 중요 기능장애를 치료하면 때로는 다른 기저에 있는 또는 이것에 인접하는 신체 기능장애를 수정한다는 것이 명백해졌다".*
- 그 결과는 "서로 다른 목뼈 수준이 특정 치료에 대해 더 잘 반응한다는" 것을 시사하고 있는 것 같았다.
- *기능장애를 "급성"(표면상으로는 조직에 더 많은 액체를 함유하고 있다) 또는 "만성"(표면상으로는 조직이 더 강직해진다)으로 분류하는 것은 … 변화의 하위분류 및 더 나은 해석으로 이어질지도 모른다.*

있을 수 있다는 것, 그리고 연부조직 변화의 정도에 대한 정량화가 (이 경우에는) 경도계(durometer)와 같은 현대 기술의 사용에 의해 향상될지도 모른다는 것을 강조하고 있고, 두 번째로, 아마도 반직관적으로 가장 적은 침습적인 접근법, 간접 카운터스트레인 방법이 기능장애가 있는 조직에서 딱딱함의 가장 즉각적인 변화를 일으켰다는 것을 강조하고 있다.

그러나 딱딱한 조직의 이러한 중요한 변화가 어떻게 짧은 기간 동안 단순히 긴장이 저하한 위치에 놓이기만 하는 "치료를 하지 않는" 것으로부터 생길 수 있는가?

일련의 조사연구에 대해서 상자 글 2.6 및 3장에서 논의되며, 이 연구에서는 카운터스트레인 및 간접 근육근막 이완과 같은 간접적인 방법이 임상적으로 사용될 때 동반되는 메커니즘에 대한 가능성 있는 설명을 제공하고 있다.

이 두 가지 자세이완 수정법 및 기타의 방법은

4장에서 서술하고 있다.

예방조치 Precautions

SCS와 같은 자세이완 방법은 다음의 것이 동반되는 경우에 신중하게 사용되어야 한다.

- 열린 상처
- 최근에 봉합된 상처
- 치유 중인 골절
- 혈종
- 과민성 피부
- 전신성 국소 감염
- 연부조직의 경직 및 극단적인 강직은 허약한 구조를 보호하는 방패를 상징할지도 모른다.

이 장

이 장에서는 국소 및 전신적으로 일어나는 패턴을 확인하기 위한 옵션과 함께, 신체 기능장애로 이어지는 중요한 요소의 일부에 대한 개요를 설명하는 데 초점을 맞춰왔다.

치료적 옵션은 자세이완 방법론이 단독으로 또는 다른 방법과 조합하여 광범위한 상태와 상황에서 고려되어야 한다는 증거를 가진 이러한 배경에서 나온 것인데, 그 이유는 이들 방법이 이미 보상부전(decompensation)을 일으킨 조직 또는 시스템에 최소로 적응부하가 가해지기 때문이다.

다음 장

카이로프랙터인 Kevin Wong은 스트레인/카운터스트레인 기법의 사용을 뒷받침하는 연구 증거에 내한 상세한 평기를 한다.

상자 글 2.6 SCS의 효과를 이해하다

다양한 설명이 일반적으로 자세이완의 임상적인 효과 그리고 특히 SCS의 효과를 해명할지도 모른다.

예를 들어, 다음과 같다.

- 신경학적 변화는 근육, 근막 및 관절 기계수용기(루피니소체, 골지힘줄기관, 근육방추와 같은)(Jones 1995) 및 통각수용기(Howell et al. 2006)를 동반할지도 모른다. 다양한 지속기간 동안 부하 적용의 변경은 신경기능을 수정하는 것으로 나타났다(Collins 2007; Peters et al. 2013). PRT/SCS를 적용하는 동안 이러한 기능이 어느 정도까지 작동하는지는 더 확실하게 확립되어 있다.
- 고유감각 이론은 아마도 SCS의 효용성에 대한 가장 일반적으로 논의되는 설명일 것이다. 스트레인 후 근육과 그 대항근 사이에 혼란스러운 관계가 존재할 때, 이들 조직을 비부하, 풀림의 위치로 두는 것은 근육방추의 재설정과 부적절한 운동장애의 부분적 또는 전체적인 해결을 가능케 할지도 모른다. 이 개념에 대한 추가적인 논의에 대해서는 3장을 참조하기 바란다(Huijing & Baar 2008; Kreulen et al. 2003).
- 섬유모세포 반응의 변화-기계적 에너지 변환(mechanotransduction)(부하의 서로 다른 정도와 형태에 대한 세포의 반응)에 의해 세포의 형태 및 구조가 변화하면 염증의 감소로 이어질 수 있다. Meltzer 등(2010)은 외상을 입은 근막은 신체의 정상적인 기능을 저해하여 근육근막 통증을 야기하고 가동범위를 감소시킨다는 것을 관찰하였다. 그들은 결과적으로 초래된 염증 반응(섬유모세포가 관여한다)이 카운터스트레인 또는 근육근막 이완의 어느 것인가에 의해 제공된 조직에 대한 부하의 변화에 의해 반전될 수 있고, 이러한 변화는 60초라는 짧은 시간에 나타난다는 것을 발견하였다. 2007년에 Standley와 Meltzer는 "섬유모세포의 증식 그리고 염증성 및 항염증성 인터류킨의 발현 및 분비는 SCS와 같은 간접 정골요법의 도수적인 기법의 임상적 효용성"에 기여할지도 모른다는 것을

상자 글 2.6 SCS의 효과를 이해하다-계속

관찰하였다. Standley와 Meltzer(2008)는 "스트레인의 방향, 빈도 및 지속기간이 통증, 염증 및 가동범위를 중재한다고 알려진 중요한 섬유모세포의 생리학적 기능에 영향을 미친다는 것은 분명하다"라고 보고하였다.

- 인대반사 – Solomonow(2009)는 인대의 기능을 여러 해에 걸쳐서 조사하였다. 그는 관련된 근육에 대한 억제효과를 가진 감각 잠재력과 주요 인대근육반사를 확인하였다. 그는 "여러분이 관절에 대한 느긋한 압박을 60-90초간만 적용한다면 … 근육은 1시간 이상 이완이 일어날지도 모른다. 이것은 인대에서만이 아니라 관절주머니와 힘줄에서부터도 비롯될지도 모른다" 라고 언급하고 있다(개인 서신 2009).
  - 이 인대 특성의 가능한 임상 적용은 관절 밀집(crowding)이 촉진된 자세이완 또는 스트레인/카운터스트레인 프로토콜의 일부로서 유발될 때 볼 수 있을지도 모른다. 이러한 효과는 일시적일(20-30분) 것이지만, 이전에 제한된 구조를 가동화시키거나 운동을 시키는 능력을 향상시키는 것을 가능케 하기에 충분한 시간일 것이다.
  - Wong(2012)은 인대근육반사와 SCS에 관한 현재의 사고를 요약하고 있다: 인대성 스트레인은 인대를 보호하기 위해 스트레인을 증가시키는 근육 수축을 억제하거나 또는 스트레인을 감소시키는 근육을 자극한다는 것이다(Krogsgaard et al. 2002). 예를 들어, 앞십자인대 스트레인은 앞정강근(전경골근) 신연(distraction)을 감소시키기 위해 넙다리네갈래근을 억제하고 뒤넙다리근 수축을 자극한다(Dyhre-Poulsen & Krogsgaard 2000). 인대반사 활성화는 또한 간접적으로 관절에 영향을 미치는 국소 근육반응을 끌어낸다 (Solomonow & Lewis 2002). 연구에서는 SCS가 보호적 인대근육반사를 바꿔서 관절인대 또는 협동근 단축에 의한 기능장애를 감소시키는지 어떤지를 탐구할 필요가 있다(Chaitow 2009).
- 물과 SCS – 우연하게도 연부조직의 밀집(압축)은 근막의 수분함량에 영향을 미쳐 일시적인(또한 20-30분) 근막구조 강직의 감소로 이어질 것이고 이 시간 동안에 가동성도 마찬가지로 높아질 것이다 (Klingler & Schleip 2004).

참고문헌

AACOM, 2011. Glossary of Osteopathic Terminology. American Association of Colleges of Osteopathic Medicine, Chevy Chase, MD. Online. Available: <http://www.aacom.org>.

Barnes, P., Laboy, F., Noto-Bell, L., et al., 2013. A comparative study of cervical hysteresis characteristics after various osteopathic manipulative treatment (OMT) modalities. Journal of Bodywork and Movement Therapies 17, 89–94.

Bohannon, R., Larkin, P., Cook, A., et al., 1984. Decrease in timed balance test scores with aging. Physical Therapy 64, 1067–1070.

Chaitow, L., 2009. Editorial. Journal of Bodywork and Movement Therapies 13, 115–116.

Charney, D., Deutsch, A., 1996. A functional neuroanatomy of anxiety and fear: implications for the pathophysiology and treatment of anxiety disorders. Critical Reviews in Neurobiology 10, 419–446.

Cholewicki, J., McGill, S., 1996. Mechanical stability of the in vivo lumbar spine: implications for injury and chronic low back pain. Clinical Biomechanics 11, 1–15.

Collins, C.K., 2007. Physical therapy management of complex regional pain syndrome I in a 14-year-old patient using strain counterstrain: a case report. Journal of Manual and Manipulative Therapy 15, 25–41.

Davis, M.F., Worden, K., Clawson, D., et al., 2007. Confirmatory factor analysis in osteopathic medicine: fascial and spinal motion restrictions as correlates of muscle spasticity in children with cerebral palsy. Journal of the American Osteopathic Association 107, 226–232.

DiGiovanna, E., 1991. Somatic dysfunction. In: DiGiovanna, E., Schiowitz, S. (Eds.), An Osteopathic

Approach to Diagnosis and Treatment. Lippincott, Philadelphia, pp. 6–12.

Dyhre-Poulsen, P., Krogsgaard, M.R., 2000. Muscular reflexes elicited by electrical stimulation of the anterior cruciate ligament in humans. Journal of Applied Physiology 89, 2191–2195.

Fryer, G., Johnson, J., 2005. Dissection of thoracic paraspinal region – implications for osteopathic palpatory diagnosis. International Journal of Osteopathic Medicine 8, 69–74.

Gibbons, P., Tehan, P., 2009. Manipulation of the Spine, Thorax and Pelvis, with DVD: An Osteopathic Perspective, third ed. Churchill Livingstone, Oxford.

Greenman, P., 1996. Principles of Manual Medicine, second ed. Williams & Wilkins, Baltimore.

Hodges, P., Richardson, C., 1999. Altered trunk muscle recruitment in people with LBP with upper limb movement at different speeds. Archives of Physical Medicine Rehabilitation 80, 1005 1012.

Howell, J.N., Cabell, K.S., Chila, A.G., et al., 2006. Stretch reflex and Hoffmann reflex responses to osteopathic manipulative treatment in subjects with Achilles tendinitis. Journal of the American Osteopathic Association 106, 537–545.

Huijing, P.A., Baar, G., 2008. Myofascial force transmission via extramuscular pathways occurs between antagonistic muscles. Cells, Tissues, Organs 188, 400–414.

Janda, V., 1983. Muscle Function Testing. Butterworth, London.

Janda, V., 1986. Muscle weakness and inhibition in back pain syndromes. In: Grieve, G. (Ed.), Modern Manual Therapy of the Vertebral Column. Churchill Livingstone, Edinburgh.

Janda, V., Frank, C., Liebenson, C., 1996. Evaluation of muscular imbalance. In: Liebenson, C. (Ed.), Rehabilitation of the Spine: A Practitioner's Manual. Williams & Wilkins, Baltimore.

Jones, L., 1981. Strain and Counterstrain. Academy of Applied Osteopathy, Colorado Springs.

Jones, L.H., 1995. Strain-Counterstrain. Jones Strain-Counterstrain Inc., Indianapolis, IN.

Kaltenborn, F., 1985. Mobilization of the Extremity Joints. Olaf Norlis Bokhandel, Oslo, Norway.

Kappler, R.E., Jones, J.M., 2003. Thrust (high-velocity/low-amplitude) techniques. In: Ward, R.C. (Ed.), Foundations for Osteopathic Medicine, second ed. Lippincott, Williams & Wilkins, Philadelphia, pp. 852–880.

Klingler W, Schleip R. 2004. European Fascia Research Project report 2005. Paper presented at the 5th World Congress on Low Back and Pelvic Pain, Melbourne Australia, 10–16 November.

Kreulen, M., Smeulders, M., Hage, J., et al., 2003. Biomechanical effects of dissecting flexor carpi ulnaris. Journal of Bone and Joint Surgery 85, 856–859.

Krogsgaard, M.R., Dyhre-Poulsen, P., Fischer-Rasmussen, T., 2002. Cruciate ligament reflexes. Journal of Electromyography and Kinesiology 12, 177–182.

Lewit, K., 1999. Manipulative Therapy in Rehabilitation of the Locomotor System, third ed. Butterworths, London.

Liebenson, C., 2004. Spinal stabilization – an update. Part 2 – Functional assessment. Journal of Bodywork and Movement Therapies 8, 199–210.

McPartland, J., Goodridge, J., 1997. Counterstrain and traditional osteopathic examination of the cervical spine compared. Journal of Bodywork and Movement Therapies 1, 173–178.

Meltzer, K.R., Cao, T.V., Schad, J.F., et al., 2010. In vitro modeling of repetitive motion injury and myofascial release. Journal of Bodywork and Movement Therapies 14, 162–171

Norris, C., 2000. Back Stability. Human Kinetics, Champaign, IL.

Paulet, T., Fryer, G., 2009. Inter-examiner reliability of palpation for tissue texture abnormality in the thoracic paraspinal region. International Journal of Osteopathic Medicine 12, 92–96.

Peters, T., MacDonald, R., Leach, C., 2013. Counterstrain manipulation in the treatment of restless legs syndrome: a pilot single-blind randomized controlled trial; the CARL Trial. International Musculoskeletal Medicine 34, 136–140.

Pope, R.E., 2003. The common compensatory pattern: its origin and relationship to the postural model. American Academy of Osteopathy Journal 14, 19–40.

Selye, H., 1956. The Stress of Life. McGraw Hill, New York.

Simons, D., Travell, J., Simons, L., 1999. Myofascial Pain and Dysfunction: The Trigger Point Manual, second ed. Williams & Wilkins, Baltimore.

Solomonow, M., 2009. Ligaments: a source of musculoskeletal disorders. Journal of Bodywork and Movement Therapies 13, 136–154.

Solomonow, M., Lewis, J., 2002. Reflex from the ankle ligaments of the feline. Journal of Electromyography and Kinesiology 12, 193–198.

Standley, P., Meltzer, K., 2007. Modeled repetitive motion strain and indirect osteopathic manipulative techniques in regulation of human fibroblast proliferation and interleukin secretion. Journal of the American Osteopathic Association 107, 527–536.

Standley, P., Meltzer, K., 2008. In vitro modeling of repetitive motion strain and manual medicine treatments: potential roles for pro- and anti-inflammatory cytokines. Journal of Bodywork and Movement Therapies 12, 201–203.

Ward, R., 1997. Foundations for Osteopathic Medicine. Williams & Wilkins, Baltimore.

Winters, J., Crago, P. (Eds.), 2000. Biomechanics and Neural Control of Posture and Movement. Springer, New York.

Wolf, A.H., 1970. Osteopathic manipulative procedure in disorders of the eye. In: American Academy of Osteopathy Year Book. Colorado Springs, CO, pp. 71–75.

Wong, C.K., 2012. Strain counterstrain: current concepts and clinical evidence. Manual Therapy 17, 2–8.

Zink, G., Lawson, W., 1979. Osteopathic structural examination and functional interpretation of the soma. Osteopathic Annals 7, 433–440.

제3장 | 3 |

스트레인/카운터스트레인 연구

Strain/counterstrain research

제3장의 목차

서론 INTRODUCTION

스트레인/카운터스트레인은 60년 이상 전에 Lawrence Jones의 임상경험에 기초하여 최초의 효과가 서술된 이래 증거에 기초한 정골요법 도수치료로 나타났다(Jones 1964). 스트레인/카운터스트레인의 개발은 Jone 박사의 경험에 의거한 임상 관찰에 의해 강력하게 영향을 받아왔다(Jones 1995).

환자에 대한 개별 치료의 성공은 사려 깊은 임상의가 그들이 관찰한 임상현상을 설명하기 위한 이치에 맞는 이론을 개발하는 것으로 이어졌다. 임상 이론을 액면 그대로 받아들이는 사람도 있는가 하면, 호기심 많은 임상의는 기존 이론을 확인하거나 부정하기 위해 가설을 제기하여 검증하고 있다.

스트레인/카운터스트레인의 생리학적 효과를 알아내려고 추구하는 임상 연구자들은 스트레인/카운터스트레인의 복수의 측면에 대한 이해를 증진시키기 위해 다양한 연구방법을 사용하였다. 궁극적으로, 기능, 장애 및 건강의 국제 분류(WHO 2001)에서 정의한 바와 같이, 기능 능력과 참여 제한 결과를 측정하는 증상을 보이는 환자에 미치는 스트레

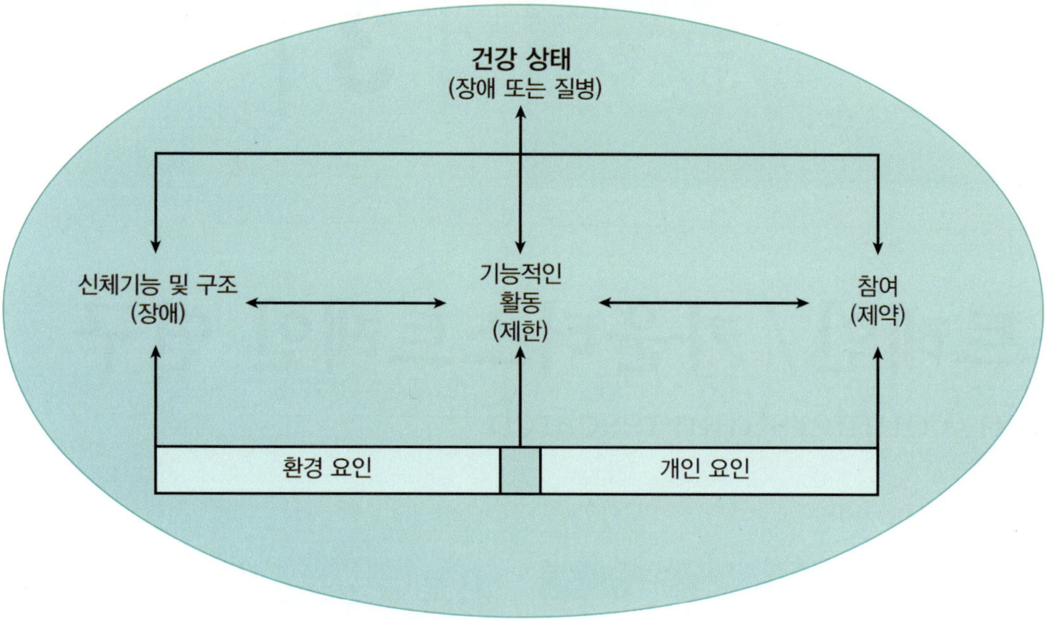

그림 3.1 기능, 장애 및 건강의 국제 분류(세계보건기구에서 변경).

인/카운터스트레인의 영향에 대한 더 많은 연구는 헬스케어에서 이것을 사용하기 위한 타당한 근거를 제공하도록 해야 한다(그림 3.1).

스트레인/카운터스트레인에 대한 초기단계에서부터 증거에 기초한 임상 의료까지의 발견의 경로는 모든 의료 혁신과 동일하다. 이 장에서는 증거에 기초한 진료를 정의하고 이용 가능한 다양한 수준의 증거를 설명하며 개별 환자의 상황에서 스트레인/카운터스트레인과 관련된 임상적 의사결정 정보를 알려주는 이용 가능한 과학문헌을 검토한다.

증거에 기초한 진료
EVIDENCE-BASED PRACTICE

증거에 기초한 의료는 "개개의 환자 진료에 대한 의사결정을 함에 있어서 현재의 최상의 증거를 양심적이고 명확하고 신중하게 사용하는" 것으로서 서술되어 왔다(Sackett et al. 1996). 증거에 기초한 의료는 개개 환자의 요구와 선호의 상황에서 최상의 이용 가능한 연구 증거와 각 치료사의 임상적 전문지식을 통합하는 것을 필요로 한다. 치료사는 개개

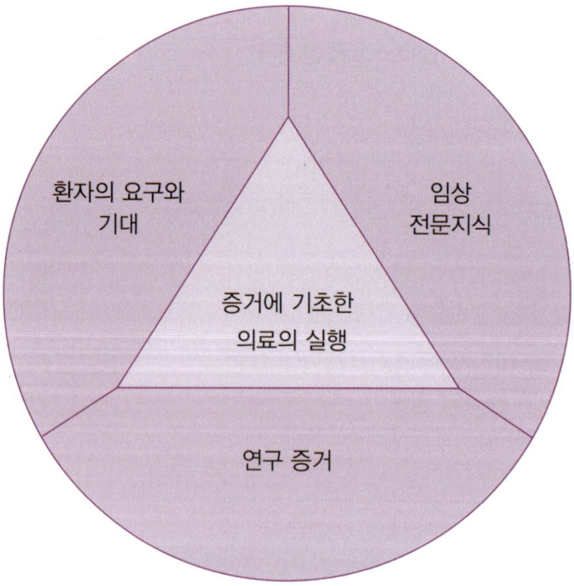

그림 3.2 증거에 기초한 진료의 모델(the Oxford Center of Evidence-Based Medicine에서 변경).

의 환자에 대한 최상의 임상적 결정에 관한 판단을 내릴 때 각 사례와 관련된 사실을 전문적으로 분석할 필요가 있다(그림 3.2).

임상 상호작용 The clinical interaction

각각의 임상 상호작용은 각개 환자가 진료를 추구하는 것으로 시작한다. 환자의 진료소 방문은 전형적으로 건강문제에 의해 촉발된다. 그러나 각 건강문제는 흔히 확인된 병리학적 질환단위(pathological entity)처럼 단순하지 않다. 주된 의료 문제는 일단 의료 위기에서 한숨 돌리면 명백해지는 1차 진단을 넘어서는 다른 시스템이 관여하는 것으로 이어질 수 있다. 예를 들어:

- 심근경색은 허파(폐) 및 소화기계에 영향을 주는 불활성으로 이어질지도 모른다.
- 다양한 신체계의 병리는 남아있는 근골격계 기능장애로 이어질 수 있다.
  - 관상동맥 우회로조성술을 위한 개흉 수술은 후에 어깨 기능에 영향을 줄지도 모른다.
  - 뇌졸중은 신경학적 기능이 회복된 후에서조차도 지속되는 관절구축으로 이어질 수 있다.
  - 자가면역질환은 결합조직과 관질 치유의 지연으로 이어질 수 있다.
- 마찬가지로 근골격계 문제는 다른 생리학적 체계의 기능에 영향을 미칠 수 있다.
  - 예를 들어, 만성 비특이적 요통의 일반적 문제는 활동 감소, 빈약한 심장건강 및 우울증으로 이어질 수 있다(Waddell 1998).

환자의 요구와 기대 Patient needs and expectations

악화하는 건강문제를 넘어 환자는 개인과 문화적 특성과 관련된 그들 자신의 건강과 헬스케어 기대를 모든 헬스케어 상호작용에 가져다준다. 환자는 그들의 배경, 선호도 및 치료를 받은 장면에 따라 다르게 반응할지도 모른다. 통증의 내성, 개인적 선호 및 개인의 참여목표는 케어를 받는 유형에 영향을 줄지도 모른다.

임상 전문지식 Clinical expertise

각 임상 치료사는 환자 특유의 사회문화적인 배경에 대한 다양한 수준의 풍부한 전문지식, 기술역량 및 공감을 제공한다. 치료사의 학력, 임상진료 및 인생경험이 그들의 전문적인 능력을 형성한다. 각 치료사가 이러한 자산을 사용하여 임상결정을 내리는 방법은 다양하다.

임상 의사결정

교육 회진 중에 임상 결정은 임상 가설을 입증하거나 반증할 수 있고 궁극적으로 논리적인 임상 결정을 초래할 수 있는 분석을 위한 임상 데이터의 수집을 포함하는 가상의 연역적 과정을 통해 도달할 수 있다(Rothstein 2003). 바쁜 진료실에서는 임상적 결정은 친숙한 임상패턴의 인식(Croskerry 2009), 경험이 풍부한 임상의가 이전에 시행한 것을 보아온 것(Tichelaar 2010), 학구적 시행착오에 의한 문제해결(Hicks & Kluemper 2011) 또는 기타의 직감에 의한 과정에 기초하여 신중한 방식으로 이루어질지도 모른다.

때로는 우리의 의사결정 과정에 영향을 미칠 수 있는 많은 미묘한 편견이 탐구되지 않은 채로 있는 경우가 있다. 임상의의 인격(Dumphy 2009), 개인의 선호도와 기술(Hicks & Kluemper 2011) 및 사회적 편견(Greenberger et al. 2012; Poon & Tarrant 2009; Steed 2010)은 모두가 특별히 관심을 갖는 배려 없이 우리의 임상 결정에 영향을 미칠지도 모른다.

이러한 편견은 외부 전문가의 의견이나 협력이 없을 때에 치료에 영향을 미칠지도 모르는데 이것은 검증되지 않은 경험이 기존의 관점을 강화시킬 수 있기 때문이다. 결과적으로 오로지 한 사람의 임상 전문지식에 기초하여 임상적 결정을 하는 것은 본질적으로 편견에 의해 더럽혀진다. 비록 우리는 임상적인 성공을 모두 개별적으로 열거할 수는 있지만, 이러한 성공을 시간이 지남에 따라 자연치유 과정과 같은 우리의 편견과 통제되지 않는 변수로부터 분리하는 것은 불가능하다.

치료가 성공하였을 때에도, 우리는 그것이 어째서 성공하였는지를 정말 알고 있는 것일까? 그리고 넓은 관점에서 한 사람의 치료사가 치료법을 성공적으로 사용한 경우에도, 다른 치료사에게는 효과적임을 보여줄 수 없다면 이 치료법을 가르쳐야 하는가?

연구 증거 Research evidence

어느 경우에도 특유하지 않고 임상 경험과는 별개이지만, 연구에서 도출된 증거는 전문 치료사의 임상 의사결정에 중요한 요소를 제공한다(Tichelaar 2010). 최상의 이용 가능한 연구 증거는 외부의 전문적인 정보 소스라 생각될 수 있다.

연구는 다양한 환자의 시나리오에 대한 임상적 의사결정에 들어가는 많은 요소에 관한 추가적인 통찰력을 제공한다. 스트레인/카운터스트레인에 대한 연구결과는 임상 판단의 기초가 되는 이론적 가정, 임상 검사의 신뢰성과 타당성, 그리고 실험대상자, 환경 및 치료사에 걸쳐 고려된 특정 상태에 대한 치료의 효과성으로부터의 문제를 다루고 있다.

임상 의사결정에서 연구 증거를 사용하는 것은 연구결과가 어떤 개별 환자에 대한 행동방침을 규정하지는 않지만, 환자-임상의 상호작용에서의 자연적인 편견의 일부를 개선할지도 모른다. 가능한 최상의 임상 결정을 판단하기 위해 개별 환자의 요구와 선호를 임상 프레젠테이션에 대한 사려 깊고 경험이 풍부한 분석 및 이용 가능한 연구 증거에 대한 배려를 통합하는 것은 증거에 기초한 의료의 기초이다.

연구 증거의 수준
LEVELS OF RESEARCH EVIDENCE

표 3.1에 있는 연구 증거의 수준은 다양한 조사연구 설계에서 나온 다양한 수준의 증거를 묘사하고 증거에서부터 끌어낼 수 있는 결론의 유형을 보여준다. 각 수준의 증거는 특히 스트레인/카운터스트레인과 같은 비교적 새로운 치료방법에 대해 가치가 있다.

- 생리학적 반응을 검사하는 **실험실적 연구**는 스트레인/카운터스트레인이 기초로 하고 있는 기본 이론의 개발을 위한 근거를 제공한다.
- **방법론적 연구**는 결과를 평가하는 데 사용되는 방법의 타당성과 신뢰성에 대한 통찰력을 제공한다.
- 사례의 유무에 관계없이 **사례연구와 전문가 의견**은 치료 적용이 가능한 범위와 이것이 기초하고 있는 이론을 서술하고 있다. 이 수준에는 다른

표 3.1 연구증거의 수준

증거의 수준	종합	단일 연구	연구 없음	권장 등급	가능한 결론
I	SRs 및 RCTs의 메타-분석	RCTs		A	~라는 것을 보여주고 있다.
II	코호트 연구의 SRs	코호트 연구. 질이 낮은 RCTs		B	~할 것 같다.
III	사례대조 연구의 SRs	사례대조 연구		B	~할 가능성이 있다.
IV	사례 시리즈, 작거나 질이 낮은 코호트 연구	단일 사례	증거수준 II – III의 추정 결과	C	~의 징후가 있다.
V	임상진료의 가이드라인	방법론적 및 실험실 연구	전문가 의견	D	전문가는 ~라고 생각한다.

SR, Systematic Review = 체계적 검토. RCT, Randomized Control Trials = 무작위화 대조시험

연구 설계에서부터 추정한 부수적인 연구결과가 포함된다.

- 사례대조 연구 및 코호트 연구와 같은 **준실험 설계**는 실험대상자 집단에 적용되는 이론에 대한 예비 검사이다. 준실험 연구가 원인과 결과에 관한 확고한 결론을 끌어낼 것을 필요로 하지만, 이러한 연구는 추가적인 연구를 위한 이론과 응용을 만들어 내거나 개선시킬 수 있는 잠재적인 효과를 보여준다(Portney & Watkins 2009).
- **실험적 연구**는 더 엄격한 편견 통제(주로 무작위화, 비교집단 및 맹검)를 통해 치료의 원인과 효과를 밝히고 있다.
- 특히 결과가 메타-분석을 통해 소합되고 분석될 때, 다양한 연구에 대한 **체계적 검토**는 서로 다른 연구자가 다양한 실험대상 집단에서 시행한 다양한 환경에서의 복수의 시험에서부터 치료의 원인과 효과에 대한 편집된 증거의 강도를 보여준다.

광범위하지는 않지만, 스트레인/카운터스트레인에 대한 이용 가능한 증거는 모든 수준의 증거를 나타낸다.

질적 연구방법론

Quality research methodology

연구 설계 이상으로 다른 양질의 연구의 기본적 교의(tenet)는 스트레인/카운터스트레인 연구에 적용된다. 연구는 검사하는 목적과 가설을 명확하게 규정해야 한다. 이 연구는 또 다른 목적을 위해 의도되고 설계되었으며 부수적인 결과에 영향을 줄 가능성이 있는 요인은 통제되지 않았을지도 모르기 때문에 1차 연구로부터 추정된 부수적 결과는 신뢰할 수 없다. 실험적 치료, 결과의 평가 및 데이터 분석을 포함하여 연구의 복제가 가능하도록 연구방법을 명백하게 기술하여야 한다. 이 연구방법은 공동중재에 의한 결과의 혼란(confounding)을 피하기 위해

실험적 치료를 분리해야 한다.

치료와 관찰된 효과 사이의 인과관계에 대한 가장 강력한 증거를 제공하기 위해 분리된 치료의 효과는 구성요소가 유사한 실험대상 집단을 포함하는 비교치료와 비교되어야 한다(Portney & Watkins 2009).

일부 치료법에 대한 연구는 동조를 벗어난 초음파(detuned ultrasound) 등, 플라시보 치료와 효과적으로 비교될 수 있지만, 스트레인/카운터스트레인을 포함하는 도수치료 기법에 대한 가장 엄격한 연구에서는 거짓의(sham) 도수치료를 사용한다. 거짓의 도수치료는 단순한 인간 접촉이 측정된 결과에 미치는 잠재적인 긍정적 영향을 설명한다. 가장 임상적으로 잘 적용되기 위해서는, 실험대상자는 임상 치료사에 의해 흔히 볼 수 있는 환자와 유사한 특징과 증상 상태를 가져야 한다.

잘 설계되고 철저하게 보고된 연구는 스트레인/카운터스트레인의 이론적 기반과 임상 효과에 대해 더 잘 이해할 수 있도록 촉진한다. 이용 가능한 증거의 질과 핵심 연구결과에 대한 지식은 치료사의 임상경험 및 환자의 요구에 대한 이해와 조합되었을 때, 타당한 임상 판단에 기여한다.

이 장의 나머지 부분에서는 기초적인 수준에서부터 시작하여 임상 연구를 통해 증거의 최상위 수준으로 계속되는 이용 가능한 스트레인/카운터스트레인 연구를 요약하며, 스트레인/카운터스트레인 기법의 임상 적용에 대한 잠재적 연결성과 관련된 연구 설계 및 방법에 주목하고 있다.

스트레인/카운터스트레인 연구

STRAIN/COUNTERSTRAIN RESEARCH

이론적 기초 Theoretical foundations

스트레인/카운터스트레인에 대한 많은 이론적 기초는 스트레인/카운터스트레인과 기타 도수치료의 효과를 설명하기 위해 동작의 잠재적 메커니즘을 기술한 Korr(1975)의 저작물에 기초하고 있다. 신경생리학적 연구에 대한 그의 분석과 설명은 고유감각기, 특히 근육방추와 근골격계 기능장애 사이의 제안된 이론적 연결로 이어졌다(Korr 1975).

Korr의 기초적 저작물은 스트레인/카운터스트레인의 고유수용기 및 통각수용기 이론의 기초를 형성하였다(D'Ambrogio & Roth 1997). 더 최근의 연구에서는 실험실 연구에서 생리학적 반응을 측정함으로써 스트레인/카운터스트레인의 이론적 기반을 검사하려고 시도하고 있다.

신경생리학적 반사

인간의 생리학적 검사를 사용하는 연구는 스트레인/카운터스트레인이 신경생리학적 반사에 미치는

상자 글 3.1 측정을 위한 신장반사 및 H-반사 자극

신장반사
- 발목관절 굽힘 5°에의 신속한 움직임에 의해 유발된다.

H-반사
- 다리오금(슬와)에서 정강신경(경골신경) 자극에 의해 유발된다.

영향을 탐구하고 있다. 근육방추의 역할과 심부힘줄 단시냅스성 신장반사의 민감도가 가동범위 제한의 원인이 된다는 가설을 탐구하기 위해 Howell 등 (2006)은 스트레인/카운터스트레인 치료 전후의 신장반사 및 H-반사의 잠복시간과 진폭을 측정하였다(상자 글 3.1).

1. 아킬레스힘줄염

표준화된 치료는 특히 아킬레스힘줄염이 있는 사람들의 아킬레스 근육힘줄 복합체를 목표로 하였고 사례대조연구 디자인을 사용하여 무증상 대조실험대상자에 대한 거짓 스트레인/카운터스트레인 치료와 비교하였다.

대조집단은 변화가 없었다. 치료집단에서는 장딴지근(비복근)과 가자미근의 신장반사 진폭이 18~26% 감소하였다. 이것은 H-반사의 어떠한 명백한 변화 없이 발생하였다. H-반사는 오금에서 직접 자극되고 근육방추의 신장자극을 거치지 않고 측정된다. 그 결과는 스트레인/카운터스트레인 치료는 힘줄염의 존재에 의해 높아진다고 생각되는 근육방추의 민감도에 영향을 미친다는 것을 시사하고 있다 (Howell et al. 2006).

신장반사고리에서의 H-반사의 역할에 대한 질문과 이 사례대조 연구에서의 비등가 집단(non-equivalent groups) 사이의 비교는 확고한 결론을 도출하지 못하였다. 무증상 대조실험대상자는 처음에 정상적인 반사 진폭을 갖고 있었을 가능성이 있으며, 이로 인해 치료효과가 거의 없을 것이다.

2. 발바닥근막염

같은 연구실에서의 유사한 연구가 스트레인/카운터스트레인이 신장반사 진폭을 감소시킨다는 연구결과를 확인하려고 하였다. 발바닥근막염을 가진 실험대상자가 발, 발목 및 다리에 대한 스트레인/카운터스트레인을 받았으나 아킬레스힘줄에 대한 것과 같은 효과를 경험하지 못하였다(Wynn et al. 2006).

이들 두 연구는 상충되는 것 같지만, Wynn 등 (2006)에 의한 연구는 특정 치료를 표준화하거나 기술하지 않았고 아킬레스 근육힘줄 단위는 스트레인/카운터스트레인 치료에 의해 일관성 있게 목표로 되지 않았을 수도 있다.

특히 문제의 조직을 지향한 표준화된 스트레인/카운터스트레인 치료가 없으면, 목표로 하는 조직의 신경생리학적 반사효과는(이 경우 아킬레스 힘줄) 없을 것 같다.

Howell 등(2006)의 연구결과는 신장반사에 대한 스트레인/카운터스트레인 효과의 현재까지의 가장 강력한 증거이지만, 추가적인 잘 조절된 연구를 통한 확인을 필요로 한다.

근육 흥분성과 신장반사

근육 흥분성의 한 척도로서 스트레인/카운터스트레인이 신장반사 진폭에 영향을 줄 수 있는 가능성을 탐구하는 다른 연구에서는 스트레인/카운터스트레인을 포함하는 비-추진력(non-thrust) 도수치료의 조합이 진폭과 좌우 비대칭성을 감소시킬 수 있다는 것을 보여준다(Goss et al. 2012).

공동 중재가 존재하면 이 연구로부터 결론을 내리는 것을 불가능하게 한다. 스트레인/카운터스트레인 후의 신경근육 반사활동 또는 근육 흥분성의 잠재적 변화는 연축(spasm)의 감소가 통증-연축 주기를 방해할 수 있다는 개념을 뒷받침한다. 그러나 순환하는 통증-연축 주기에 대한 개념을 뒷받침하는 증거가 부족하기 때문에 그 이론은 최근에 의문시되고 있다. 의식하고 있는 사람의 근육과 피하조직에 유해한 자극을 자극하는 연구에서는 일반적으로 근육방추 활동을 감소시키고 연축과 일치하는 근육활동을 증가키지 않았다(Birznieks et al. 2008). 통증은 국소 자극 이상의 것에 의해 영향을 받은 복합적 실체(complex entity)이며 이 연구는 기존의 연축과 관련된 통증이 근육 흥분성의 감소에 의해 감소될 수 있는지 어떤지에 대한 검토를 하지 않았다.

스트레인/카운터스트레인의 순환효과 이론

또 다른 일련의 조사에서는 스트레인/카운터스트레인 순환이론의 이론적 기반을 탐구하였다(D'Ambrigio & Roth 1997).

가장 자주 인용된 연구에서는 어깨 회전근개의 혈관구조에 주입된 염료가 어깨를 중립위치에 두었을 때는 고정된 상태였으나 굽힘-외전-가쪽회전(즉, 회전근개의 스트레인/카운터스트레인 이완의 위치)에 두었을 때는 자유롭게 순환하였다(Rathbun & Macnab 1970).

그러나 이 연구결과는 이 연구가 스트레인/카운터스트레인의 순환이론을 시험하는 것이 아니라 회전근개의 순환과 치유 및 손상에 미치는 영향을 탐구하려고 의도하였기 때문에 하나의 부수적인 연구결과였다.

순환효과와 관련될 가능성이 있는 다른 연구에서는 서모그래피(thermography)로 측정된 체온이 스트레인/카운터스트레인을 포함하는 세 가지 정골요법 기법의 혼합 중재 후의 압통점에서 저하하였다는 것이 판명되었다(Walko & Sanouschek 1994). 이 연구결과는 또한 공동 중재의 존재 때문에 스트레인/카운터스트레인 덕분으로 여겨질 수 없고 저하한 조직의 온도가 치유에 미치는 영향은 여전히 분명하지 않다.

세포성 염증과 치유

손상과 치유의 세포성 효과와 관련된 연구가 대조조직과 비교하여 스트레인에 노출되어 있었던 조직의 섬유모세포에 대해서 수행되었다(Dodd et al. 2006). 10% 이상의 스트레인 조건은 인터류킨(IL6) 농도와 세포 증식을 증가시켰으며, 이것은 비스트레인 조절 조건에서의 손상에 대한 세포 치유를 나타낸다. 스트레인 조건이 30% 증가할 때 세포 생존능력과 대사반응은 급격하게 감소하였다(Dodd et al. 2006). 스트레인/카운터스트레인이 순환효과를 통해 조직에 이득을 제공할지에 대해서 세포수준에서 검토되어 왔다. Meltzer와 Standley(2007)는 스트레인/카운터스트레인이 조직 치유에 영향을 줄 수 있는 염증성 인터류킨에 미칠 가능성 있는 영향을 평가하려고 하였다. 이 실험실적 연구는 조직 시료(sample)의 만성 반복성 스트레인의 조건을 모방하고 그 조직에 적용된 스트레인/카운터스트레인 치료와 유사한 조직 단축의 효과를 탐구하려고 시도하였다.

반복적 스트레인에 노출된 세포는 염증 유발성 인터류킨의 분비 증가와 세포 증식의 감소에 의해 측정된 염증반응을 나타내어 보였다. 그 후 긴장된 세포가 스트레인/카운터스트레인의 임상 효과에 접근하도록 고안된 조직 단축으로 치료되었을 때, 그 세포는 IL6를 포함하는 염증 유발성 인터류킨을 적게 분비하였고 반복적 스트레인과 회복조건만을 가진 조건과 비교하여 세포 증식이 증가하였다(Meltzer& Standley 2007).

연구결과는 조직 단축, 스트레인/카운터스트레인 치료의 특징은 염증이 과도하고 반복적 스트레인 후에 일어나는 세포 증식의 감소를 반전시킬 때 일부 염증성 전달물질(mediator)을 감소시킬 수 있다는 것을 시사하고 있다. 연구결과는 스트레인/카운터스트레인이 긴장된 조직에 대한 치유환경을 촉진할 수 있다는 가설을 뒷받침하지만, 추가적인 연구를 통한 확인을 필요로 한다. 이러한 종류의 실험실적 연구는 스트레인/카운터스트레인의 이론적 기반을 검토하고 잠재적으로 확인하는 데 중요하며 결과적으로 발생하는 생물생리학적 과정에 대한 통찰력을 제공한다.

압통점 현상

스트레인/카운터스트레인의 치료는 정의된 압통점의 촉진압통(만졌을 때 느끼는 압통)에 대한 국소적인 확인과 평가에 크게 좌우된다. 기저에 있는 가정은 압통점이 다른 조직과 정량적으로 다르다는 것이다. 이러한 압통점이 존재한다면, 이들의 치료도 또한 압통점이 유효하게 그리고 확실하게 평가될 수 있다는 가정에 기초하고 있다.

압통점의 독특성이 건강한 조직과 비교하여 탐구되어 왔다. Lewis 등(2010b)은 전기적(electrical), 온도 및 압력의 통증 문턱값만이 아니라 전기적, 온도 및 진동 검출 문턱값도 검토하였다. 단일의 검사자는 요통이 있는 15명의 실험대상자와 증상이 없는 15명의 대조군에 대한 허리–골반 영역의 미리 정한 압통점 집단을 평가하였다.

대응하는 증상이 없는 반대쪽 압통점과 비교하여 요통이 있는 대상자의 증상이 있는 압통점에 대해서 유의미하게 낮은 전기적 검출 및 통증 문턱값이 발견되었다. 모든 압통점에서 일관되어 있는 것은 아니지만, 무증상의 반대쪽 압통점과 비교하여 요통이 있는 실험대상자에 대해 유의미하게 낮은 압통점 열통(thermal pain) 문턱값이 발견되었다(Lewis et al. 2010b). 이 단일 연구의 결과에 기초하여 압통점은 주위조직, 무증상 실험대상자에 대한 대응점 또는 비압통 대측성(반대쪽) 점과는 다른 것처럼 보인다.

방법론적 연구 Methodological research

압통점이 식별 가능한 실체(entity)로서 존재한다고 가정하면, 압통점 촉진의 신뢰성 및 타당성도 확립되어야 한다. 방법론적 연구는 중요한 역할을 수행하고 있는데 그 이유는 스트레인/카운터스트레인이 기초로 되어있는 이론을 테스트하기 위해서는 타당하고 신뢰할 수 있는 측정방법을 필요로 하기 때문이다. 아마도 가장 중심이 되는 가정은 스트레인/카운터스트레인 치료에서 일반적으로 사용되는 촉진방법의 타당성일 것이다. 대부분의 SCS 치료사와 교재(D'Ambrogio & Roth 1997; Jones 1995)는 압통점이 환자의 반응에 기초하여 평가되는 통증유발점을 사용한 Travell의 작업으로부터 얻어진 압통점 촉진통증 평가를 설명하고 있다.

"점프 징후(jump sign)" 또는 회피반응(withdrawal reaction)은 유의미한 압통을 나타낸다(Simons et al. 1999). 그러나 환자의 반응은 개인의 특성과 문화에 따라 다르다(Green 2006). 스트레인/카운터스트레인 치료사가 일반적으로 식별한 도수에 의한 압통점 촉진압통을 실험대상자가 보고한 통증의 시각적 아날로그 척도와 비교한 경우 일반적으로 사용된 압통점 촉진기법은 압통점 촉진압통을 결정하기 위한 시각적 아날로그 척도만큼 신뢰성이 없었다(Wong & Schauer 2004).

그러나 임상 진료에서는 치료되는 각 압통점에 대해 반복되어야 할 시각적 아날로그 척도는 너무 다루기 어려워 실용적이 아닐지도 모른다고 언급되었다.

압통점 식별시험

압통점을 확실하게 식별하는 능력은 증상을 보이는 실험대상자 및 증상이 없는 실험대상자 양쪽을 경험이 풍부한 임상의가 검사하는 연구에서 시험되었다(McPartland & Goodridge 1997). 2명의 검사자는 증상을 보이는 실험대상자에 대한 Cohen의 카파 값 $\kappa = 0.45$에 중간 정도의 일치를 나타냈다. 증상이 없는 실험대상자에 대한 $\kappa = 0.19$에 대해서는 낮은 일치를 나타냈다.

증상이 없는 실험대상자와 증상을 보이는 실험대상자에 대한 일치율은 각각 59%와 73%였으나 카파(kappa) 통계를 사용하는 우연의 일치(chance agreement)를 조정하면 카파 값을 압통점 촉진의 신뢰성에 대한 더 현실적인 묘사가 되게 한다. 실질적인 일치는 카파 값 > 0.6으로 표시되고 우수한 일치는 카파 값 > 0.8로 표시될 것이다(Portney & Watkins 2009).

일치는 단지 중간 정도였으나, 스트레인/카운터스트레인의 식별은 전통적인 TART 검사 시스템(조직의 질감 T; 비대칭 A; 관절 가동범위 제한 R; 압통 T;, 2장을 참조할 것)을 사용하는 신체 기능장애의 식별보다 더 신뢰성이 있었으며, 이것은 타당한 동의만을 나타내어 보였다(McPartland & Goodridge 1997).

정골요법 교육에서의 압통점

서로 다른 압통점을 식별하기 위한 치료사의 교육도 확립되어야 한다. 5개의 정골요법 학교에 대한 최근의 다중 기관 연구에서는 정골의학 학생 사이에서 대부분의 시간에 압통이 있었던 스트레인/카운터스트레인 점을 확인하였다. 이러한 특이성이 높은 스트레인/카운터스트레인 점은 전문가의 의견에 기초하여 유용한 것으로 간주되는 다른 점들과 마찬가지로 정골요법의 박사과정에서 가르치기 위한 스트레인/카운터스트레인 점의 권장으로 정리되었다(Snider et al, 2013).

이 연구의 흥미 있는 결과는 증상이 없는 학생의 표본에서 다수의 압통점이 양성으로 판명되었다는 것이다. 조사된 78개 압통점 집단 중 총 40개가 50% 이상의 학생에서 적어도 하나의 양성 압통점을 갖고 있었다. 스트레인/카운터스트레인 교육의 효과성은 조사되지 않았다.

사례보고 및 전문가 의견

Case reports and expert opinions

발표된 사례보고와 전문가 의견 및 권고는 스트레인/카운터스트레인에 대한 가능성 있는 적응 예를 제공한다. 어떤 의미에서는 전문가 의견 및 사례보고를 읽어보는 것은 대규모 포럼에서 다른 임상의의 경험을 공유하는 것과 같다.

임상경험은 큰 표면적 타당성(face validity)을 갖고 있는데 그 이유는 이들 임상경험이 실생활 경험이고 무작위화 대조연구에서는 할 수 없는 방식으로 임상진료의 복잡성을 포착하고 있기 때문이다. 결과는 단일 또는 복수의 집단연구에서 보고된 것처럼 개별적인 것이지 평균적인 집단 결과는 아니다. 그러나 사례연구는 암묵적인 편견을 갖고 있다. 저자들은 성공한 결과만을 보고하는 경향이 있으며, 학술지는 실패한 사례에 대한 보고를 발표하지 않는 경향이 있다. 게다가, 대부분의 경우의 행위는 엄격하게 통제되지 않을 것이다.

결과에 관계없이, 스트레인/카운터스트레인을 단독으로 사용하는 복수의 실험대상자 사이에서 통제된 비교가 없이는 원인과 결과에 관해서 어떤 결론도 이끌어낼 수 없다. 이것에 관해서는 실험적 정골요법의 도수치료(OMT)의 하나의 구분되지 않는 측면으로서 스트레인/카운터스트레인을 사용하는 연구에서는 사례연구와 동일한 정보를 제공한다(상자 글 3.2).

> **상자 글 3.2 정골요법의 도수치료**
>
> 정골요법의 도수치료(OMT)는 전형적으로 골격, 관절, 근막 및 연관된 혈관, 림프 그리고 신경 구조를 포함하는 신체구조 틀 내의 기능장애를 완화하기 위해 정골요법 임상의에 의해 수행되는 도수기법을 가리킨다. OMT에 포함되는 가장 일반적인 기법은 연부조직 기법, 고속 저진폭 추진력(high-velocity low-amplitude thrust) 기법, 근육에너지 기법, 카운터스트레인 기법, 근막이완 기법이지만, 이들 기법의 범위에는 머리뼈-엉치뼈도 포함된다(Johnson & Kurtz 2003).
>
> 물리치료사, 카이로프랙터를 포함하는 다른 임상가도 유사한 기법을 사용한다. 전문직 사이의 다양한 명명법과 의도된 효과는 학문분야
> 사이의 비교 또는 연구결과의 체계적 통합을 어렵게 할 수 있다(Licciardone et al, 2005).
>
> 전문직에 관계없이 단일 치료에서 복수의 기법을 조합하는 것은 공동중재 사이의 혼란을 초래하고 어떤 특정 기법의 효과에 관한 결론을 불가능하게 한다. 마찬가지로 기법 또는 기법의 조합을 한 실험대상자에서 다른 실험대상자로 바꾸면 실험대상자 사이에서 혼란을 야기한다. 임상 환경에서 각 개인의 특성에 대처하는 것은 이해할 수 있지만, 연구 대상자 사이의 치료를 바꾸면 결과를 혼란시키고 연구방법의 독립된 재현을 통한 결과의 확인을 방해한다.
>
> 2장에서 서술한 것처럼 정골임상의는 네 가지 TART 기준에 기초하여 진단한다. 그 기준은 조직 질감의 비정상, 비대칭, 가동범위 제한 또는 압통이다(Licciardone & Kearns 2012).

이 절에서는 이용 가능한 공표된 동료 심사를 받은 사례보고를 요약하고 있으며 이렇게 하여 논설 및 임상상의 권장사항, 교재, 그리고 기타의 동료 심사를 받지 않은 저서를 피하고 있다. 더 많은 OMT의 한 측면으로서 스트레인/카운터스트레인이 적용된 연구도 포함되어 있다. 결합된 보고서는 복수의 신체분절을 포함하고 다양한 기간과 빈도를 사용하여 서로 다른 진단과 중증도의 표시를 위해 다양한 의료 환경에서 가능성 있는 적용에 대한 통찰력을 제공한다.

급성질환, 입원환자

대부분의 스트레인/카운터스트레인 치료는 외래환자 장면에서 적용되지만, 혼합된 중재를 이용한 연구에서는 스트레인/카운터스트레인의 사용이 보고되었다. 스트레인/카운터스트레인은 췌장염과 같은 내장 문제가 있는 경우에 다른 치료와 조합하여 사용되어 왔다(Radjieski et al. 1998).

전체로서 15명의 췌장염이 있는 환가가 무작위로 표준 의료 또는 표준 간병과 스트레인/카운터스트레인을 포함하는 매일의 OMT를 받도록 배정되었다. 담당 임상의에게는 할당된 집단을 알 수 없게 하였다. 스트레인/카운터스트레인 집단은 대조 집단보다 평균하여 3.5일 적은 일수로 퇴원하였다(Radjieski et al. 1998). 스트레인/카운터스트레인이 급성질환이 있는 환자에게 이용할 수 있다는 제안은 Schwartz(1986)의 의견으로 조기에 언급되었고, 다른 스트레인/카운터스트레인 치료사에 의해 임상적
으로 탐구되어 있다.

보고된 입원환자의 병원에 기반을 둔 케어에 대한 비교적 적은 사례에서 스트레인/카운터스트레인이 외래환자 장면에서 가장 흔히 이용되는 것처럼 생각된다. 하반신 및 상반신 양쪽에 영향을 미치는 다양한 중증도의 근골격계 진단이 내려진 환자 사례가 보고되어 있다.

발과 발목의 복합부위 통증증후군

스트레인/카운터스트레인이 외래환자 장면에서 발과 발목의 복합부위 통증증후군 사례의 청소년에게 적용되었다(Collins 2007). 복합부위 통증증후

군은 근골격계의 결손을 나타내지만 신경학적 기원을 갖고 있다. 이 경우, 실험대상자는 통증, 가동범위, 균형 및 보행기능에서 관찰되는 이점으로 6개월에 걸쳐 일주일에 1회 또는 2회 치료를 받았다. Collins(2007)에서 사용된 발과 발목 기법에 대한 설명은 Jones(1973)에 의해 처음으로 공표되었다.

엉덩정강근막띠 마찰증후군

Pedowitz(2005)는 2주일 동안에 5회, 성공적으로 시행한 물리치료, 운동, 보조 장구 및 투약 등을 포함하는 포괄적인 치료계획 내에서 스트레인/카운터스트레인으로 치료된 엉덩정강근막띠 마찰증후군(iliotibial band friction syndrome)에 기인하는 가쪽 무릎통증을 가진 한 남자 운동선수의 사례를 설명하였다.

요통

Lewis와 Flynn(2001)은 요통을 성공적으로 치료하기 위해 1주일에 걸쳐 3회의 스트레인/카운터스트레인을 받은 재활부의 외래환자에서 본 4개의 사례를 보고하였다. 스트레인/카운터스트레인 치료기간 동안에 다른 치료는 시행되지 않았지만, 전체적인 진료에는 관절 도수조작 및 연부조직 가동화, 운동 및 인체공학적 훈련도 포함되었다. 치료된 엉치뼈 점(sacral point)은 Ramirez 등(1989)과 협력한 Cislo 등(1991)에 의한 이전의 전문가 의견에 대한 주제였다.

목과 턱의 통증

상반신에서는 통증이 경감된 근골격성 기운목(사경)의 네 가지 사례에 대해서 목 부위에 대한 스트레인/카운터스트레인이 3회의 세션에서 사용되었고 스트레인/카운터스트레인 후 가동범위와 기능이 향상되었다(Baker 2013). 턱의 통증을 경감시키고 입의 벌림을 증가시키기 위해 스트레인/카운터스트레인을 목과 상부 전흉부에 대한 마사지와 조합시켰다(Eisensmith 2007).

긴장형 두통

긴장형 두통을 가진 사람에 대한 또 하나의 단일 사례보고서도 공통의 목 통증유발점(등세모근 상부, 가시근, 목빗근 및 뒤통수밑근육)에 대처하기 위해 3회의 세션에 걸쳐 적용된 스트레인/카운터스트레인과 유사한 수동적 위치결정(positioning) 치료에서부터 이득을 얻었다(Mohamadi et al. 2012). 이 연구에서 주로 근육조직에 있는 통증유발점을 치료하기 위해 수동적 위치결정에 중점을 두는 것은 흔히 뼈병증성 구조(osteopathic structure)에 위치하는 스트레인/카운터스트레인 압통점의 범위를 포착하지 못할지도 모르지만 그럼에도 스트레인/카운터스트레인 적용의 예를 제공한다.

섬유근육통

더 일반화된 통증의 관리는 조기 입원을 포함시킬 만큼 중증의 섬유근육통으로 진행된 근육근막통증 증후군의 사례에서 다루어졌다(Dardzinski et al. 2000).

23주간에 걸쳐서 매주 관찰된 섬유근막통이 있는 사람들에 대한 또 다른 연구에서 혼합 OMT, OMT 및 교습, 습열 플라시보 또는 현재의 약물치료만을 포함하여 무작위로 할당된 4개의 그룹이 있다. OMT 치료는 카운터스트레인과 연부조직 가동화, 근막이완, 머리뼈-엉치뼈 치료 또는 근육에너지 기법의 임의의 조합으로 구성된다. 통증과 매일의 기능의 결과는 스트레인/카운터스트레인 집단을 지지하였다(Gamber et al. 2002). 두 스트레인/카운터스트레인 집단에 제공된 개개의 실천적인 주의는 결과에 대한 강력한 편향효과를 가질 개연성이 있지만, 이 연구는 광범위한 근골격계 통증이 있는 환자가 스트레인/카운터스트레인으로 치료될 수 있다는 것을 보여주고 있다.

균형 장애

근골격계 기능장애 이외에 외래환자 환경에서 신경학적 기능장애에 스트레인/카운터스트레인이 사용되고 있다. 안뜰기능장애를 가진 40명의 고령 지역사회 거주자의 균형 장애가 비무작위화 대조시험에서 정골요법 치료의 조합으로 치료되었다. 실험집단의 대상자에 대해서 근막이완, 카운터스트레인 및 머리뼈–엉치뼈 기법을 포함하는 4시간 반의 치료를 시행한 후, 앞뒤(AP) 흔들림의 유의미한 감소가 관찰되었다(Lopez et al. 2011).

대체적으로 보아 스트레인/카운터스트레인은 외래환자 환경에서 의학적으로 덜 취약한 사람만이 아니라 입원환자 환경에서 급성질환이 있는 사람의 사례에 적용되고 있다. 환자의 증상 출현은 정형외과적인 원인인 것 같은 통증이 있는 젊은이에서부터 고령자까지, 신경학적 병발의 가능성이 있는 복잡한 사례까지 다양했으며, 그리고 광범위한 근골격계에 대한 호소에 국한되는 것까지 다양했다. 그리고 이들 성공적인 사례에서의 치료는 6개월의 기간에 걸쳐 한 번의 세션에서부터 여러 번의 세션까지 다양했다.

준실험적인 설계: 사례대조연구 또는 코호트 연구
Quasi-experimental designs: case–control or cohort studies

새로운 치료 접근법에 대한 임상연구 과정은 흔히 공표된 사례보고서를 통해 공유한 개개의 치료사의 임상진료에서 성공한 사례로부터 시작한다. 스트레인/카운터스트레인에 대한 이론적 원리가 이 장의 처음에 제시되었으나 기본적인 이론에 대한 연구는 흔히 사례보고로부터의 임상관찰에 의해 촉진되었다. 성공적인 사례보고가 문서화된 후, 다음 단계는 관찰이 독특하였거나 반복될 수 있는지를 판단하는 것이다.

연구결과의 재현성은 사례보고의 결과가 개개의 환자, 치료사 또는 임상 시나리오에 독특할 수 있기 때문에 확립하는 것이 중요하다. 결과는 예외적이거나 분석에 편차가 있을지도 모른다.

코호트 연구와 같은 준실험적인 설계는 사전에 이론을 검증하고 반복사례의 보고를 통해 단일 사례의 결과를 강화할 수 있다. 코호트 연구는 동일한 방식으로 치료된 다양한 사례에 대한 결과를 제공할 수 있다. 코호트 연구는 실험대상자 집단에 대한 후향적 관찰 또는 전향적인 측정일 수 있다.

일반적인 형태는 치료 전후에 평가된 단일 집단, 단순한 치료 전 및 치료 후의 설계이다. 일부 코호트 연구에서는 후속 대책과 같은 치료 전 또는 치료 후의 다양한 대책이 보고될 것이다. 아킬레스힘줄반사 변화에 대한 기초 연구(Howell et al. 2006) 이외에, 실험적 코호트와 비교하여 무작위화되지 않은 비등가 비교집단을 사용하는 사례 대조설계는 스트레인/카운터스트레인 연구에서 특이하였다.

근육근막통과 섬유근육통

섬유근육통이 있었던 20명 중 14명을 포함하는 근육근막통증후군을 가진 사람들에 대한 후향적 코호트 연구에서 3회의 스트레인/카운터스트레인 세션이 20명의 실험대상자 중 19명과 6개월의 후속조치 후 20명 중의 15명에서 적어도 50%의 증상을 개선하는 데 효과적이었다.(Dardzinski et al. 2000).

위관절융기통증(상과통증)

포괄적인 물리치료의 케어계획에서 스트레인/카운터스트레인을 사용하는 가쪽위관절융기통증(외측상과통증)이 있는 10명에 대한 전향적 코호트 연구도 또한 통증을 크게 줄이고 손목의 가동범위와 강도를 증가시키는 데 효과적이라는 것이 밝혀졌다(Benjamin et al. 1999).

단일 사례연구보다 더 강력한 증거를 제공하지만, 실험대상자의 수는 통계를 실행하고 평균 결과를 생성할 만큼 충분히 크기 때문에, 이들 연구 중의 어느 것도 스트레인/카운터스트레인의 영향에 대한 강력한 원인이 되는 정보를 만들어내지 못한다. 이것은 첫 번째 연구에서의 혼합 실험대상자 집단, 후기 연구에서의 치료에 적용된 조절의 결여 및 두 연구에서의 비교집단의 결여에 기인한다.

요약하면, 이들 연구는 통증, 가동범위, 근력 및 기능과 같은 미래의 연구에서 측정하는 가능성 있는 결과효과를 강조한다.

실험 설계:대조시험

Experimental designs: control trials

실험 설계 연구의 요소

대조시험은 스트레인/카운터스트레인의 원인과 결과를 더 자신감 있게 설명할 수 있게 하는 조절된 환경을 제공한다.

대조시험의 주요 요소의 하나는 대상이 되는 치료를 받는 실험집단과 비교하기 위해 대조집단을 사용하는 것이다. 또 다른 주요 요소는 대조집단과 실험집단에게 실험대상자를 무작위로 균등하게 할당하는 것이다.

무작위로 할당된 실험집단과 대조집단 사이의 비교(고전적 무작위화 대조시험)는 다양한 조건의 영향을 자신감 있게 비교하여 인과관계를 판단할 수 있게 한다. 연구 설계의 여러 가지 요소가 무작위화 대조시험에서 유도된 어떤 궁극적인 결과의 강도에 영향을 준다. 비교집단에 제공된 이 치료는 하나의 중요한 요소이다.

- **비치료** 대조조건은 일반적이며 비치료와 실험 치료 사이의 차이를 보여주고 있다. 그러나 치료를 받지 않으면, 대조실험 대상자가 자기들이 치료를 받지 않았다는 것을 쉽사리 인식할지도 모르기 때문에 실험대상자의 경험을 실험 치료 쪽으로 긍정적으로 편향시킬 수 있다.
- **플라시보 치료**는 이 효과를 개선하기 위해 사용될 수 있다. 불활성 알약, 저성능화한 초음파 장치 또는 교육용 비디오는 하나의 치료를 받은 일이 있는 실험대상자에게 제안하도록 고안된 플라시보 치료의 모든 예이다. 그러나 플라시보 치료는 실험 치료가 스트레인/카운터스트레인과 같은 하나의 실천적인 도수치료일 때 편향되기

쉽다. 터치하는 단순한 인간의 행동은 특정 치료 효과에 관계없이 따뜻함, 상냥함 또는 다른 유익한 효과를 가져다준다.

- **거짓치료**(sham treatment)는 통제 또는 플라시보 조건 대신에 또는 더해서 인간의 터치를 포함시킴으로써 도수치료 연구에서의 이 편향의 원인에 대치하기 위해 사용될 수 있다. 이리하여 도수치료 효과는 단순한 인간 터치의 효과와 구별될 수 있다.

거짓치료 비교로서의 스트레인/카운터스트레인

비교조건에 관계없이, 예를 들어, 실험대상자를 조사함으로써 시험 내내 그룹 할당이 맹검으로 남아 있는지를 판단하는 것은 연구결과의 검증에 도움이 되는 매우 엄격한 방법론이다. 맹검 거짓 비교 치료는 무작위화 대조시험을 검토할 때에 주의해야 할 연구 설계 요소이다.

한 연구에서는 촉진, 위치결정 및 90초 유지시간을 포함하는 시뮬레이션이 된 스트레인/카운터스트레인 치료가 실험대상자 또는 평가자가 그룹 할당을 감지함이 없이 하나의 거짓으로 사용할 수 있는지 여부를 구체적으로 검토하였다(Brose et al. 2013). 이 무작위화 대조시험은 통증수준에 따라 계층화하였고, 이들은 거짓 치료 또는 스트레인/카운터스트레인 치료 집단에 무작위로 할당하였다. 26명의 실험대상자는 통증 경감이 실제의 스트레인/카운터스트레인 치료를 받는 것과 연관성이 있었음에도 불구하고 어느 집단에 자기들이 할당되었는지를 감지할 수 없었다. 게다가, 맹검 평가자는 실험대상자와의 상호작용에 기초하여 집단 할당을 감지할 수 없었다(Brose et al. 2013). 이들 결과는 스트레인/카운터스트레인이 효과적으로 시뮬레이션이 될 수 있고 도수치료 연구에서 하나의 거짓 치료로서 사용될 수 있다는 것을 시사하고 있다.

방법론적 연구의 품질기준

연구 설계의 다른 측면은 연구 설계의 질과 결과의 최종적인 해석에도 크게 좌우된다. 연구 방법론적 질은 많은 저널의 출판과정에서 자주 다루어지는 표준적인 기준(표 3.2)을 사용하여 연구의 비판적 검토에서 평가될 수 있다. 무작위화 집단의 할당에 관련되는 것은 실험집단 또는 대조집단에 대한 할당이 실험대상자와 평가자에게 숨겨져 있는지의 여부이다. 위약 알약을 사용하는 연구에서는 가능하지만 의료 제공자에게 도수치료 연구를 알지 못하게 하는 것은 불가능하다고 생각된다.

1. 완전한 실험대상자 데이터

데이터의 완전성은 또한 연구결과를 편향시키지 않는 데에 중요하다. 즉, 연구에 참여하는 실험대상자에 대한 동원율과 연구를 완료하지 않은 실험대상자의 수를 추적하는 것은 중요하다. 실험대장사는 그들이 개선을 거의 인식하지 못할 때 연구를 완료하지 못할지도 모르며, 따라서 치료를 받으려고 했던 이 집단이 배제된 분석은 그 결과를 편향시킬지도 모른다. 서로 다른 집단에 동원된 실험대상자는 비교를 위해 특성이 유사해야 한다.

2. 독립된 치료에 대한 완전한 설명

거짓 치료 또는 카운터스트레인을 막론하고 모든 치료 조건은 재현될 만큼 충분한 특이성을 갖고 보고되어야 한다. 한 치료의 효과가 어떠하였는지를 분명히 이해하기 위해, 치료 연구는 다른 공동 중재와 독립되어야 한다. 한 치료를 다른 치료로부터 분리하는 것은 임상진료에서 일반적이지 않고 문헌 내의 연구치료 프로토콜에서도 일어난다. 그러나 이러한 혼합 중재에서부터 생긴 어떠한 연구결과도 어떤 특정 치료에 적용될 수 없다. 치료 프로토콜은 일관되게 지켜지고 결과는 일관되게 평가되어야 한다.

3. 모든 결과에 대한 완전한 설명

놓친 치료 세션, 가정운동(home exercise) 준수 및 후속조치(follow-up) 시간의 변동에 대한 정보의 결여는 실험대상자의 행동이 연구자의 통제 밖에 있기 때문에 모두 임상 연구자를 괴롭힐 수 있는 연구 설계 요소이다. 그러나 계획된 모든 결과를 보고하는 것은 연구자의 책임이며, 다른 결과는 보고하지 않으면서 일부 결과를 선택적으로 보고하는 것은 연구의 소비자가 연구결과에 대한 완전한 이해를 부정한다.

표 3.2 방법론적 연구 품질 확인 도구

방법론적 연구기준	네 – 불명 – 아니요
집단은 무작위로 할당되었다.	
치료집단 할당은 숨겨져 있었다.	
실험대상자에게는 치료의 할당을 알리지 않았다(맹검).	
치료 제공자에게는 치료의 할당을 알리지 않았다(맹검).	
결과 평가자에게는 치료의 할당을 알리지 않았다(맹검).	
동원과 탈락률이 보고되었다.	
연구를 시작한 모든 실험대상자로부터의 데이터가 분석되었다.	
집단은 기준선에서 유사하였다.	
치료는 공동중재/분쟁을 피하는 것을 명확히 기술하였다.	
모든 집단에서 받아들일 수 있는 치료 조건에 따른다.	
결과평가 타이밍은 모든 집단에서 유사하다.	
모든 계획된 결과가 보고되었다.	
충족된 기준의 수(네)	

방법론적 연구기준의 요약은 연구방법의 중요한 요소를 일관되게 기록하기 위해 Cochrane Back Review Group(Furlan et al. 2009)에 의해 사용된 것 같은 다양한 표준화된 평가도구로 문서화될 수 있다(표 3.2).

전체로서, 무작위화 대조시험은 실험적 치료가 규정된 측정 가능한 실험대상자의 결과에 미치는 영향과 관련된 특정 가설을 검증하지만, 한편 가능한 많은 다른 측면을 통제한다. 통제된 연구 환경은 측정된 효과로 이어지는 원인요소에 대한 결론을 얻는 것을 가능케 한다.

그러나 동질적 실험대상자 집단에 대한 평균 결과는 무작위화 대조시험 설계에 대해 전형적으로 보고되기 때문에 그 연구결과는 독특한 특성을 가진 개별 임상사례에 적용되지 않을지도 모른다. 스트레인/카운터스트레인을 조사하는 실험적 연구에서 나오는 결과에는 통증, 조직의 질감, 가동범위, 근력 및 기능척도가 포함된다.

통증

근골격계 통증은 주치의의 치료를 추구하는 환자의 가장 빈번한 호소의 하나이다(Jordan et al. 2010). 스트레인/카운터스트레인이 통증이 있는 근골격 상태에 미치는 영향은 비교적 드물게 보고되어 있다.

1. 목의 통증과 상부등세모근의 통증유발점

하나의 예는 비특이적인 목의 통증과 맹검의 평가

자에 의한 상부등세모근 통증유발점을 가진 사람들에 대한 무작위화 대조시험이다(Nagrale et al. 2010). 실험대상자들은 수축-이완 스트레칭으로 묘사되는 근육에너지 기법 또는 통합 신경근육억제기법 치료를 받은 대조집단에 무작위로 할당되었다. 통합 신경근육억제기법에는 허혈성 압박에 기인하는 불편함을 경감하기 위해 3~5회 반복하여 20~30초 동안 스트레인/카운터스트레인이 적용된 후에 적용된 동일한 근육에너지 기법이 포함되었다. 60명의 실험대상자가 4주간에 걸쳐서 12회의 치료를 받았다. 통증과 목의 기능장애 지수 득점은 모두 근육에너지 기법 치료 단독과 비교하여 큰 효과로 유의미하게 개선되었다(Nagrale et al. 2010).

2. 상부등세모근 통증 및 연축

통합 신경근육억제기법 후의 감소된 목통증에 대한 연구결과는 또 다른 무작위화 대조시험의 연구결과와 대조가 된다. Perreault 등(2009)은 자기 보고된 상부등세모근 통증 및 연축이 있는 20명의 실험대상자를 연구하였는데 이들은 단일 스트레인/카운터스트레인 치료 또는 거짓 터치 치료를 받도록 할당되었다.

스트레인/카운터스트레인 치료를 받는 실험대상자는 치료직후의 효과 크기가 큰 안정시 통증의 유의미한 감소가 있었다. 그러나 이 변화는 거짓 방법(sham procedure)과 다르지 않았으며 이것은 또한 치료 후 24시간에서 큰 효과 크기의 통증 감소도 있었다(Perreault et al. 2009). 거짓 절차가 상부등세모근에 대한 위치와 틀림없이 달랐다 해도 단일 회진으로 목의 위치결정을 하는 것은 목 부위에서의 통증에 영향을 줄 수 있는 다른 목의 압통점에 영향을 줄 수 있다.

두 연구 모두 목에 통증이 있는 사람들이 포함되었으나 Nagrale 등(2010)의 연구를 위한 포함기준은 더 엄격했다. Nagrale 등(2010)의 연구에서 기준 통증(baseline pain)은 10점 만점에 8점 이상의 시각적 아날로크 척도로 평가되었으나 Perreault 등(2009)의 기준 통증은 10점 만점에 1점이었다. 시각적 아날로그 척도의 낮은 통증 등급은 본질적으로 무증상 모집단이 개선될 여지가 거의 없다는 것을 시사하고 있다(Perreault et al. 2009).

3. 목의 통증

향후의 연구에 사용하기 위한 거짓으로서의 모의 실험을 한 스트레인/카운터스트레인 위치의 실현 가능성을 조사하는 26명의 실험대상자에 의한 파일럿 무작위화 대조시험 연구에서부터 추정된 연구결과에서는 거짓 조건과 비교하여 스트레인/카운터스트레인 치료 후 목의 통증이 감소되었다. 연구결과의 부수적인 특성과 사용된 수치적 통증등급 평가의 불완전한 설명은 이 연구에서는 확고한 결론을 내릴 수 없게 했다(Brose et al. 2013).

요통

하나의 다른 연구에서는 실험집단 및 대조집단 양쪽에 대한 시각적 아날로그 척도에서 10점 만점에 3점과 4점 사이로 평가된 요통을 가진 사람들이 포함되었다. 2주간에 걸친 4회의 치료가 복근강화, 무릎에서부터 흉부 및 몸통으로의 말아 올리기 스트레칭(roll stretching)을 포함하는 운동을 수행하는 대조집단과 운동과 조합된 스트레인/카운터스트레인을 받는 실험집단에게 제공되었다. 스트레인/카운터스트레인은 0수에서부터 28수까지의 4개의 시점에서의 운동 단독과 비교했을 때 통증수준에 유의미한 영향을 미치지 않았다(Lewis et al. 2010a).

전체적으로 보아, 독립된 스트레인/카운터스트레인 치료 후 통증상태에 있는 실험대상자에 대한 전반적인 또는 국소적인 통증을 문서로 입증하는 증거는 제한되어 있다. 만성 발목 불안정성을 가진 사람들에 대한 무작위화 대조시험에서 Collins(2014)에 의해 보고된 변화의 전체적 평가에서의 개선은 통증 감소라 해석될 수 있지만, 이와 같이 정의되지는 않았다. 압통점 촉진시 통증의 감소는 더 자주 보고되고 있으며 메타분석을 수행하기 위한 충분한 연구가 있었기 때문에 체계적 검토의 절에서 논의될 것이다(Wong et al. 2014).

조직의 질감

스트레인/카운터스트레인 치료에서의 압통점은 압통점이 주위조직과는 다른 조직 질감을 갖고 있다는 인식으로 촉진에 의해 확인된다. 조직 질감은 가해진 힘, 대응하는 조직저항 및 조직반응 시간을 고려한 이력현상을 측정할 수 있는 경도계로 정량화할 수 있다.

Baker 등(2013)에 의한 맹검 실험대상자 및 평가자를 이용한 무작위화 대조시험에서는 하나의 거짓 치료와 네 가지 정골요법의 도수조작 치료를 비교하였다. 스트레인/카운터스트레인은 중앙값의 비교에 기초하여 다른 치료 이상으로 이력현상이 유의미하게 증가하는 것 같았다. 불확실한 동원 포함기준, 일관성 없는 무작위화 방법, 각 치료집단에 대한 특정되지 않은 조건 및 불완전한 통계분석은 이 연구 결과를 약화시킨다(Baker et al. 2013).

관절가동범위

관절가동범위는 통증과 압통보다 스트레인/카운터스트레인의 결과로서 자주 측정되지는 않았다.

1. 뒤넙다리근 유연성

스트레인/카운터스트레인이 관절가동범위에 미치는 영향을 조사하는 최초의 연구는 반듯이 누운 자세에서 엉덩관절 90°의 위치에서부터 무릎의 능동적 폄에서 측정된 뒤넙다리근(hamstrings)의 유연성에 미치는 영향을 연구하기 위해 교차설계(cross-over design)를 사용하는 무작위화 대조시험이었다. 실험집단과 대조집단 사이의 유의미한 차이는 없었으며, 이들은 거짓 도수적 위치결정 치료를 받았다(Birmingham et al. 2004).

이 연구결과는 스트레인/카운터스트레인이 뒤넙다리근 유연성에 영향을 미치지 않았다는 것이지만, 33명의 증상이 없는 사람들에 대한 이 연구는 결과에 영향을 미쳤을 것인 연구 설계의 결함이 있었다.

- 첫째, 증상이 없는 사람들은 적어도 10°의 움직임이 없었던 경우 포함되었다. 즉, 근골격계 기능장애를 나타내는 사람에서 더 큰 개선의 가능성을 제공하지 못할 수 있는 작은 제한이 있는 경우이다.
- 둘째, 일부 연구자가 분석된 표본 크기를 증가시키기 위해 사용한 교차설계는 두 집단의 실험대상자에게 같은 치료를 받게 한다. 연구 치료가 지속적인 변화를 일으킬 것으로 예상될 수 있는 경우, 교차 연구 설계의 결과는 다른 치료조건의 공동 중재에 의해 혼란될 수 있다. 가령 이 연구가 두 치료 사이의 일주일간의 치료 휴지기간(wash-out period)을 채택했다 하여도, 이전에 논의되었던 사례보고와 코호트에서부터의 증거는 스트레인/카운터스트레인의 유익한 효과는 6개월 동안 지속될 수 있다는 것을 시사하고 있다(Dardzinski et al. 2000).
- 셋째, 선택된 스트레인/카운터스트레인은 가쪽뒤넙다리근에만 대처하였고, 따라서 치료되지 않은 안쪽뒤넙다리근과 관련된 운동장애가 있는 실험대상자는 별로 영향을 받지 않았다.

2. 엉덩관절 굽힘근 유연성

스트레인/카운터스트레인이 다리근육 유연성에 미치는 영향도 또한 요통 또는 다리 기능장애를 가진 증상을 보이는 사람들로 무작위화 대조시험 설계를 사용한 공표되지 않은 논문에서도 조사되었다. 이 연구에서 대조집단은 도수에 의한 엉덩관절 굽힘근의 스트레칭을 받았으며, 반면에 실험집단은 스트레인/카운터스트레인을 받았다.

스트레인/카운터스트레인 집단은 대조집단보다 유의미하게 엉덩관절 유연성이 더 높았고 그 평균 차이는 10°이상이었다(Dempsey 2001). 더 엄격한 연구 설계에도 불구하고 이 연구가 결코 공표된 일이 없었다는 사실과 조합되어 이질적인 표현을 가진 실험대상자를 이용하는 것은 연구결과를 전문가 의견 수준으로 격하시킨다.

3. 비신경학적인 목의 통증에서의 목의 가동성

Klein 등(2013)은 비신경학적인 목의 통증과 적어도 하나의 목뼈 수준의 정상적인 관절의 움직임을 제한하는 목 관절 블록(block)이 있는 61명의 실험대상자에 대한 연구결과를 보고하였다. 실험대상자는 설명되지 않은 단일의 개별적인 스트레인/카운터스트레인 치료, 또는 다른 정골요법적 치료가 시행되기 전의 거짓치료에 무작위로 할당되었다.

목의 회전각도계로 측정된 목의 가동범위는 스트레인/카운터스트레인 집단에서 회전 가동범위가 2% 증가하였으나, 도수에 의한 거짓 집단에서는 불과 0.6% 증가하였다는 것을 알게 되었다. 개별화된 정골요법 치료 후, 두 집단은 약 5%의 가동범위를 얻었으며 실험집단에 대해서는 유의미한 차이가 없었다(Klein et al, 2013).

이 연구에서는 관절의 제한으로 인해 목의 가동범위가 감소하여 있다고 확인되었을 때 실험대상자를 포함시켰다. Klein 등(2013)에서의 치료의 명확한 설명이 없이는, 스트레인/카운터스트레인 치료가 관절 제한 또는 근육 긴장을 지향한 것인지의 여부는 알려지지 않았다. Nagrale 등(2010)에 의한 통증의 절에서 초기에 설명된 연구에서는 근육을 치료대상으로 하였고 목의 가쪽굽힘 가동범위로 평가된 상부등세모근 유연성의 큰 효과 크기의 증가를 초래하였다.

스트레인/카운터스트레인 치료는 이론적으로 상부등세모근과 같은 근육 또는 뒤쪽 목의 이완위치를 사용하여 특정 목 수준에서의 관절제한을 지향하고 있기 때문에 Klein 등(2013)에서 사용된 치료에 대한 명확한 설명이 없이는 결과의 의미를 분석하는 것은 어렵고 그 치료 또는 연구방법을 독립적으로 재현하는 것은 불가능하다.

4. 깨물근 통증유발점과 능동적 입의 벌림

여러 공저자와의 연구 협력으로 이루어진 두 가지 스트레인/카운터스트레인 연구에서는 깨물근 통증유발점을 가진 사람들의 능동적 입의 벌림에 의해 측정된 가동범위를 조사하였다.

이들 첫 번째 연구에서는 스트레인/카운터스트레인, 반복적인 수축-이완 깨물근 스트레칭을 받은 또는 치료가 없었던 3개 집단으로 무작위로 나눈 90명의 실험대상자를 사용하였다(Blanco et al. 2006). 치료가 없었던 집단과 비교하여 스트레인/카운터스트레인이 능동적 입 벌림에 미치는 유의미한 영향은 없었다는 것을 알게 되었다. 단일 치료 직후에 측정되었을 때 반복적인 수축-이완 스트레칭은 다른 집단과 비교하여 입 벌림의 유의미하고 큰 효과 크기의 변화를 가져왔다(Blanco et al. 2006).

두 번째 연구에서는 수축-이완 스트레칭 대신에 깨물근의 세로방향 스트로킹으로 구성된 연부조직 가동화 기법을 사용하는 71명의 실험대상자를 사용하였다. 그 결과는 스트레인/카운터스트레인 및 스트로킹에 의한 연부조직 가동화 기법의 양쪽 모두가 대조집단과 비교하여 능동적 입 벌림의 유의미하고 큰 효과 크기의 변화를 가져왔다는 것을 보여주었다(Ibáñez-Garcia et al. 2009).

두 번째 연구에서는 1주일에 한 번씩 예정된 세션을 활용했고 마지막 세션 1주일 후에 결과가 평가되었다. 이 두 번째 연구에서의 반복된 스트레인/카운터스트레인 치료는 능동적 입 벌림 가동범위가 4㎜ 증가하였고 이것은 첫 번째 연구의 단일 세션 결과(2㎜)와 비교하면 더 효과적이라 생각할 수 있다. 두 가지 연구결과로부터 추정된 이 관찰은 직접적인 비교는 아니다. 스트레인/카운터스트레인 치료 적용에 대한 실험적 연구는 보고되지 않았다.

스트레인/카운터스트레인 연구에서의 관절 및 근육 가동성 효과의 구별

가동범위 결과측정은 일반적으로 관절 가동성 및 근육 유연성을 구별하지 않지만, 동일한 실체(entities)는 아니다. Birmingham 등(2004)의 연구는 무릎관절의 완전한 폄이 엉덩관절 굽힘 자세에서부터 무릎의 폄을 동반하는 뒤넙다리근 유연성을 평가하기 전에 이용 가능하다는 것을 확인하였다. 2관절 근육인 뒤넙다리근은 분명히 엉덩관절 가동범위 내에 들어가 있거나 떨어져 있었다.

근육 긴장이 없는 상태에서 이용 가능한 관절운동을 확인하는 것은 능동적 턱의 벌림(입의 벌림)에 대한 연구에서는 불가능하였다. Blanco 등(2006)과 Ibáñez-Garcia 등(2009)은 깨물근 통증유발점의 포함기준에 의해 특정된 대로 근육조직에 대한 치료를 지향하였으나 깨물근에 대한 스트레인/카운터스트레인 위치결정은 턱관절에서의 아래턱뼈의 가쪽 활주(glide)를 동반한다.

이 사례에서 스트레인/카운터스트레인은 관절 정렬과 가동성을 통해 가동범위를 증가시킬지도 모르는데, 그 이유는 가쪽 활주를 동반하는 관절 가동화도 관절 가동범위를 증가시킨다고 보고되어 있기 때문이다(Mulligan 2010).

근력

가동범위가 보고된 것처럼, 근력은 스트레인/카운터스트레인 치료 후 결과측정으로 자주 보고되지는 않았다.

1. 엉덩관절 근력

휴대용 악력계(dynamometer)에 대해 생성된 최대 수의적 등척성 수축으로 평가된 근력효과를 측정하기 위해 스트레인/카운터스트레인을 사용한 실험설계를 채택한 첫 번째 연구에는 운동만의 대조집단, 스트레인/카운터스트레인 집단 및 스트레인/카운터스트레인에 운동을 더한 집단에 무작위로 할당된 49명의 실험대상자가 포함되었다.

실험대상자는 통증이 있는 엉덩관절 내전근(adductor) 및 외전근(abductor) 압통점에 대한 스트레인/카운터스트레인을 받았고 모든 실험대상자의 결과는 치료 2-4주 후에 측정되었다(Wong & Schauer-Alvarez 2004).

운동만의 집단은 두 번째 세션에 의해 근력을 얻은 반면, 운동 유무에 관계없이 스트레인/카운터스트레인을 받는 집단은 첫 번째 세션 후에 유의미한 집단 내 근력 증가가 있었다. 스트레인/카운터스트레인 집단에서의 근력 증가는 연구하는 동안 내내 운동집단보다 유의미하게 컸다. 후속조치에서의 총 근력증가는 그 범위가 운동집단에 대해 22%에서 40%, 스트레인/카운터스트레인을 받는 집단의 50%에서 73%까지에 이르렀다(Wong & Schauer-Alvarez, 2004).

거짓 도수치료의 결여 및 부정확하게 표준화된 근육검사 및 평가자 맹검의 결여는 연구결과의 강점을 제한하였다.

2. 팔의 근력

아래팔의 뒤침근(회외근) 및 엎침근(회내근) 점에서의 촉진에 대한 압통이 있었던 12명의 사람들에 대한 작은 연구에서는 더 보통 정도의 연구결과가 있었다. 같은 저자에 의한 이 무작위화 대조시험에서 이전의 연구에서 신뢰성과 유효성이 모두 입증된 표준화 근력검사 프로토콜을 사용한 한 실험대상자 및 평가자의 맹검 환경에서 스트레인/카운터스트레인을 거짓 도수치료 조건과 비교하였다(Wong & Moskowitz 2010).

3주간에 걸친 엎침근과 뒤침근에 대한 3회의 스트레인/카운터스트레인 세션 후, 스트레인/카운터스트레인 후의 집단 엎침근 근력 증가 사이에서 유의미한 집단 내 근력의 증가가 명백하였다(Wong et al. 2011).

뒤침근 근력에 대한 일관성 없는 결과, 개개의 아래팔을 서로 다른 집단에 할당하는 것, 단측 t-검사에 의한 분석은 이 연구의 결과를 약화시켰다. 게다가, 이들 연구의 어느 것에서도 스트레인/카운터스트레인이 증상이 있는 상태와는 다르게 반응할지도 모르는 증상을 가진 사람들에 미치는 영향을 검토하지 않았다.

3. 발목관절 근력

스트레인/카운터스트레인 치료 후 근력을 평가하는 또 다른 연구는 만성 발목 불안정성과 발목 염좌의 기왕력이 있는 사람을 위한 치료에 대한 스트레인/카운터스트레인 접근법의 하나의 무작위화 대조시험이었다(Collins 2014). 27명의 연구 실험대상자는 4주간에 걸친 4회의 치료 세션을 위해 스트레인/카운터스트레인 또는 거짓 치료 집단에 무작위로 할당되었다. 특정 스트레인/카운터스트레인 치료는 상세히 열거되지 않았다.

기능적 균형검사에 대한 유의미한 개선에도 불구하고 유의미한 근력의 증가는 인지되지 않았다(Collins 2014). 치료는 개인의 상태에 따라 달라지기 때문에 특정 스트레인/카운터스트레인 치료가 근력이 검사된 발목 내반근(invertor muscle) 및 외반근(evertor muscle)을 일관성 있게 지향되고 있는지 아닌지는 알려져 있지 않다.

4. 손목관절 근력

스트레인/카운터스트레인을 아래팔 손목에 적용한 연구에서는 위관절융기통증을 가진 환자에서 팔목 폄 근력이 40% 증가하였다는 것을 알게 되었다(Benjamin et al. 1999). 그러나 이 연구에서 스트레인/카운터스트레인의 효과는 물리치료, 운동 및 마사지를 포함하는 다른 치료법에 의해 혼란스럽게 하였다. 따라서 스트레인/카운터스트레인은 치료가 특별히 평가될 근육에 지향될 때 근력에 영향을 미쳤을지도 모르지만, 신중하게 설계된 연구에 의한 독자적인 확인은 결여되어 있다.

스트레인/카운터스트레인 연구에서의 근력효과의 평가

Collins(2014)에 의해 보고된 일반화된 스트레인/카운터스트레인 치료 후 스트레인/카운터스트레인이 내반근 및 외반근 기능에 영향을 미칠 것인지 어떤지에 대한 결론을 내리는 것은 치료가 특정된 근육을 지향하지 않았을지도 모르기 때문에 불가능하였다.

이것은 또한 발과 발목 주위에 일반적이고 정의되

지 않은 스트레인/카운터스트레인 치료를 한 후 아킬레스힘줄반사 진폭에 변화가 없음이 인지된 Wynn 등(2006)의 경우와 마찬가지였다.

스트레인/카운터스트레인에 기인하는 근육수축에 미치는 특정 영향은 특정 근육을 지향한 독립된 치료를 필요로 하는 것 같다. 연구에서 치료와 치료된 근육의 평가는 관찰된 효과에 대한 결론을 끌어내기 위해 재현될 수 있는 충분한 상세사항을 설명해야 한다.

기능적 결과

통증이 가장 빈번한 호소라면 기능적 결과는 기능장애와 참여제한에 가장 큰 영향을 미친다(WHO 2001).

1. 균형과 발목 불안정성

Collins(2014)는 신체적 수행능력의 개선이 자기 보고된 발과 발목 능력척도(Foot Ankle Ability Measure)에 의해 측정된 주관적 능력수준과 일치하지 않았지만, 스트레인/카운터스트레인 후 발목 불안정성이 있는 실험대상자의 기능적 균형 수행 능력의 증가를 보여주었다.

기능적 균형 수행능력은 침해된 다리로 균형을 유지하는 것이 동반되는 Star Excursion Balance Test로 측정되었고, 한편 다른 쪽 발을 원 주위의 8개 방향으로 가능한 한 멀리 뻗는 것이었다. 거짓치료와 비교하여 스트레인/카운터스트레인 후 8개 방향 중 7개 방향에서 유의미한 개선이 이루어졌다. 실험대상자는 전체적인 변화율이 스트레인/카운터스트레인 후 더 커질 것으로 판단하였지만, 일상생활활동(ADL) 또는 발과 발목 능력척도의 스포츠 항목의 어느 것에서도 변화가 인지되지 않았다(Collins 2014).

2. 전체적 평가

유사한 결과가 요통이 있는 89명의 사람에 대한 무작위화 대조시험에서 발견되었다. 실험대상자들은 운동만을 받았거나 또는 운동을 더한 스트레인/카운터스트레인을 받았다. 변화에 대한 전체적 평가의 유의미한 차이(환자 상태의 전체적인 개선 또는 악화에 대해 환자가 평가한 판단)는 스트레인/카운터스트레인 집단을 지지하였다. 그러나 오스웨스트리 기능장애 지수(Oswestry Disability Index)에 대한 기능적 이득은 보고되지 않았다(Lewis et al. 2010a).

변화에 대한 전체적 평가와 기능적 제한 또는 능력에 대한 자기보고 사이의 명백한 충돌은 잠재적인 실험대상자 편견에 의해 설명될지도 모른다. 어느 연구(Collins 2014; Lewis et al. 2010a)도 실험대상자 또는 평가자의 맹검화(blinding)를 보고하지 않았기 때문에 실험대상자가 변화의 전체적 평가에 대해 스트레인/카운터스트레인 치료에 유리하게 편향되어 있을 가능성이 있다. 변화에 대한 전체적 평가는 기능적 변화의 측정과 부적절하게 상관성이 있다는 것을 보여주고 있다(Schmitt & Abbott 2015).

3. 목의 기능장애 지수

통합 신경근육억제기법에 대응하는 비특이성 목의 통증 및 상부등세모근 통증유발점을 가진 환자에 대한 한 연구에서는 보통 목의 통증과 연관성이 있는 일상 활동에서 불편함을 덜 나타내는 목의 기능장애 지수 득점의 유의미한 개선을 보여주었다(Nagrale et al, 2010).

요약하면, 증상이 있는 환자에 대한 기능적 활동 및 참여제한 결과(WHO 2001)를 평가하는 조사는 드물게 보고되었다. 주로 스트레인/카운터스트레인을 사용하는 치료는 이용 가능한 연구에서 더 자주 특정 장애를 개선한다는 것으로 밝혀졌다.

개념적으로 관련된 장애수준 결과에 대한 특정 스트레인/카운터스트레인 치료를 조사하는 대조연구는 여전히 스트레인/카운터스트레인이 신체 구조와 기능에 어떻게 영향을 미치는가를 깊이 이해할 필요가 있다. 환자에 대한 일반적인 기능 및 참여 이득의 임상적 개선은 분리된 스트레인/카운터스트레인 치료보다 더 포괄적인 접근법이 필요할지도 모른다.

체계적 검토와 메타분석

Systematic reviews and meta-analyses

체계적 검토는 연구의 편집이다. 연구를 함께 분석하며 단일 사례가 아니라 실험대상자 코호트에서 데이터를 수집하는 것과는 달리 복수의 연구 결과를 조합함으로써 단일 연구의 독특한 또는 예외적인 연구결과의 영향을 감소시킨다. 복수의 연구결과가 충분한 세부사항이 있는 유사한 데이터를 제시할 때, 연구결과는 메타분석에서 편집되고 데이터가 종합될 수 있다.

체계적 검토에서 도출된 결론의 질은 검토된 연구의 질에 좌우된다. 따라서 코호트 연구에 대한 검토는 결코 최고 수준의 증거가 되지 못한다(표 3.1).

메타분석을 사용한 하나의 체계적 검토는 스트레인/카운터스트레인이 압통점 촉진압통에 영향을 미쳤는지의 여부에 대한 한정된 문제를 조사하였다(Wong et al. 2014). 2002년에서 2012년까지 10년간에 걸친 이 검토에는 시각적 아날로그 척도로 측정된 압통점 촉진압통에 대한 분리된 스트레인/카운터스트레인 치료효과를 조사하는 실험적 연구만이 포함되었다.

이 기준을 충족한 다섯 가지 연구는 작은 것(0.14)에서 큰 것(1.15)까지의 효과 크기로 유의미한 통합된 압통점 촉진통증 감소가 있다는 것을 입증하였다(Ibáñez-Garcia et al. 2009; Lewis et al. 2010a; Meseguer et al. 2006; Perreault et al. 2009; Wong & Schauer 2004).

이 다섯 가지 연구에 포함된 283명의 조합된 실험대상자에 대한 메타분석은 10㎝ 시각적 아날로그 척도에 대해 대략 1/2㎝의 통증 감소의 통합효과를 보여주었다.

이 메타분석에는 증상이 없는 실험대상자(Ibáñez-Garcia et al. 2009; Perreault et al. 2009; Wong & Schauer 2004) 및 턱관절(Ibáñez-Garcia et al. 2009), 상부등세모근(Meseguer et al. 2006; Perreault et al. 2009), 허리(Lewis et al. 2010a) 및 엉덩관절(Wong & Schauer 2004)에 압통점이 있는 증상을 보이는 실험대상자(Lewis et al. 2010a; Meseguer et al. 2006)가 포함되었다.

검사된 신체부위, 증상이 없는 실험대상자와 증상을 보이는 실험대상자의 혼합체, 및 전체 실험대상자 중의 소수와 관련된 연구 사이의 이질성은 무작위화 대조시험의 체계적 검토에 대한 평가를 위한 코크레인 공동계획(Cochrane Collaboration)의 권고에 따라, 조합된 무작위 대조시험 증거를 낮은 품질로 격하시키는 것으로 이어졌다(Higgins & Green 2011).

먼저 압통점을 촉진하기 위한 적절한 신뢰성만의 한계를 고려할 때(McPartland & Goodridge 1997), 대조조건과 비교한 스트레인/카운터스트레인에 의한 압통점 촉진압통의 감소에 관한 작은 통합된 연구결과(Wong et al. 2014)는 연구자들이 미래의 스트레인/카운터스트레인 연구에서의 촉진통증보다 더 객관적인 결과측정을 채용하도록 유도한다.

스트레인/카운터스트레인에 대한 연구 권고의 강도
STRENGTH OF RESEARCH RECOMMENDATIONS FOR STRAIN/COUNTERSTRAIN

스트레인/카운터스트레인 연구는 초기 단계에 있다. 스트레인/카운터스트레인에 대한 지원이 권장되어온 적용의 어느 것인가에서 관찰된 효과의 원인으로서 결정적인 것은 아니지만, 이것은 일반적으로 도수치료에서 드문 일은 아니다. 스트레인/카운터스트레인이 통증, 관절가동범위, 근력 및 기능적 결과를 포함하는 측정 가능한 결과의 변화의 원인일 수 있다는 것을 증거가 시사하고 있다.

증상을 보이는 상태, 연구 방법론의 결함 및 상충되는 결과를 동반하는 연구에 포함된 소수의 실험대상자는 확고한 결론을 내리는 것을 불가능하게 한다. 스트레인/카운터스트레인에 대한 이해를 심화시키고 헬스케어에서의 증거에 기초한 적용의 개요를 설명할 고품질의 연구를 설계하고 시행하는 책임은 여전히 도수치료 임상연구자들에게 있다.

연구증거를 위한 권장 등급
Recommendation grades for research evidence

증거에 기초한 의료를 위한 옥스퍼드 센터(The Oxford Center for Evidence-Based Medicine)(OCEBM 2009)는 헬스케어 치료를 뒷받침하는 이용 가능한 증거를 위한 권장 등급을 제안하고 있다.

- A 등급은 증거가 Level Ⅰ 무작위화 대조시험 연구에서 일관되게 얻어질 때 주어진다.
- B 등급은 낮은 품질의 무작위화 대조시험만이 아니라 코호트 및 사례-대조 연구도 포함하는 Level Ⅱ-Ⅲ 연구에서 일관되게 얻어질 때 정당한 것으로 인정된다.
- C 등급은 사례연구와 Level Ⅱ-Ⅲ 연구로부터의 추론된 연구결과와 같은 Level Ⅳ에 주어진다.
- D 등급은 전문가 의견, 기본적인 실험실 연구, 벤치 연구에서 발전된 이론 및 기타 Level Ⅴ 증거에 대해 주어지고, 또는 이용 가능한 증거가 일관성이 없고, 결정적이지 못하며, 또는 고질적인 증거의 결함이 있을 때 주어진다.

어떠한 권장도 이용 가능한 증거의 제한된 또는 조합된 증거 내의 약점으로 인해서 등급이 격하될(-) 수 있다.

설계상의 결함에는 다른 임상의와 연구자가 중재를 재현할 수 있도록 공동 중재를 배제하여 중재를 명확히 정의하고 설명함으로써 독립된 중재를 채택하는 것 같은 우수한 실험연구의 기본적 원리가 포함된다.

많은 스트레인/카운터스트레인 연구에서는 연구를 재현하기에 충분한 특이성을 가진 치료 프로토콜 또는 개개의 임상사례 조차도 설명하지 않았다. 이러한 구별되지 않은 치료 설명은 모든 연구결과를 제한한다. 제한은 관련되는 압통점이 불활성이라고 알려진 거짓 치료 중에 치료되었을 수 있었는지의 여부 등, 치료 중에 발생한 것의 분석적 해석으로까지 이른다.

많은 연구는 스트레인/카운터스트레인을 다른 공동 중재에 포함시켜 스트레인/카운터스트레인의 효과를 불명확하게 하였다. 이러한 접근법은 임상연구 시나리오를 위해 사용된 특정 프로토콜을 뒷받침하지만, 실행 목적을 위해 이들 연구결과를 사용하려고 시도하는 임상의는 어느 치료가 이득이 되거나 필요한지를 구별할 수 없을 것이다.

스트레인/카운터스트레인 연구의 전체적인 질

Overall quality of strain/counterstrain research

스트레인/카운터스트레인에 관한 연구의 전체적인 질은 낮고 무작위화 대조시험은 거의 포함되지 않는다. 무작위화 대조시험의 수는 최초의 연구가 공표된 2004년 이래 꾸준히 증가하였으나 다수의 방법론적 질의 기준은 일관되게 충족하지 않았다.

예를 들어, 집단 할당의 숨김, 참여자의 효과성 및 평가자 맹검화는 일상적으로 보고되지 않았다(표 3.2). 또 다른 잠재적 편견의 원인은 자기 의뢰된 또는 동원된 압통점을 가진 실험대상자에 대한 엄격하게 규정된 포함기준의 결여와 동원 비율 보고의 결여였다.

진단된 병리를 가진 증상을 보이는 참여자의 포함에 대한 신중한 보고는 이들 문제를 완화할 것이다. 그러나 거짓 치료가 스트레인/카운터스트레인 연구에서 일반적으로 사용되었다는 것은 매우 고무적이었다. 도수치료에서 거짓 치료조건이 없이는 단순 터치의 능력과 비교하여 도수치료 효과는 구별될 수 없었다.

실험 연구의 부족과 평가된 결과의 수의 제한만이 아니라 연구 설계 요소를 제한하는 것은 노출해낼 수 있는 가능성 있는 결론을 제한한다.

- B 권장은 압통점 촉진압통의 완화를 위한 스트레인/카운터스트레인의 사용에 대해서만 이용 가능한 증거에 의해 뒷받침될 수 있다.
- 스트레인/카운터스트레인이 가동범위 또는 특정 목표로 하는 근육의 근력을 증가시키고 일부 기능적 척도를 개선한다는 것을 시사하는 증거가 있지만, 이용 가능한 증거는 C- 등급만을 보증한다.
- 이용 가능한 사례연구에서 보고되고 지속적인 교육과정에서 제안된 스트레인/카운터스트레인에 대한 많은 대체 적용은 D 등급 권장만을 받을 수 있다.

스트레인/카운터스트레인에 대한 제한된 이용 가능한 증거에서 유도된 등급 권장은 임상 치료사를 위한 경고성 말의 역할을 할 뿐만 아니라 연구자를 위한 기회를 제공하기도 한다.

스트레인/카운터스트레인의 효과에 대한 최초의 실험연구는 10년 전 문헌에만 나온 이래 임상 연구 결과와 사용된 연구방법의 질의 양쪽 모두에 관해서 유의미한 진전을 보여 왔다. 더욱 진전이 되고 스트레인/카운터스트레인과 관련된 유의미한 발견이 앞으로 수십 년 동안 이루어질 것이다.

향후의 연구에 대한 우선순위

PRIORITIES FOR FUTURE STUDY

증거에 기초한 의료는 우리 환자의 케어에서 최상의 임상판단을 내리기 위해, 임상경험, 이용 가능한 증거에 대한 지식과 환자 개인의 요구에 대한 개별적 판단을 사용하는 것에 기초하고 있다.

스트레인/카운터스트레인은 비록 이것이 단지 15%의 정골 임상의(osteopath)에 의해서만 때때로 사용되고 있지만, 네 번째로 가장 빈번하게 사용된 정골요법의 도수기법이다(Johnson & Kurtz 2003). 스트레인/카운터스트레인의 사용은 뒷받침하는 증거의 부족으로 방해될지도 모른다. 조직 질감 반응을 객관적으로 평가하기 위해 경도계를 사용하는 최근의 증거는 새로운 연구 평가방법을 제공하면서 다른 일반적인 정골요법의 기법 이상으로 조직의 이력현상에 영향을 미친다는 것이 판명되었다(Barnes 2013). 스트레인/카운터스트레인에 대한 미래의 연구는 스트레인/카운터스트레인에 대한 기본적인 메커니즘의 이론적 기반을 계속해서 탐구해야 한다. 이 장에서 논의된 메커니즘에 더해서 스트레인/카운터스트레인이 관절인대의 협동기능과 관련된 근육수축을 협응시키는 인대와 근육에 관련된 반사에 미치는 영향에 대한 향후의 탐구는 관련된 지식을 만들어낼지도 모른다(Chaitow 2009).

증상을 보이는 병리학적 상태를 가진 사람들에 초점을 맞춘 향후의 스트레인/카운터스트레인 연구는 통증과 장애수준 결과를 포함할 수 있는 객관적 결과척도를 사용해야 하지만 기능적 능력과 참여제약 수준의 결과도 사용해야 한다(WHO 2001).

이 장

이 장은 자세이완 기법, 특히 스트레인/카운터스트레인(SCS)에 관련된 현 시점에서의 이해에 대한 평가를 제공하고 있다.

다음 장

다음 장은 수많은 운동 및 연부조직과 관절 기능장애에 대한 치료에서의 그 적용의 임상사례와 함께 스트레인/카운터스트레인에 대한 방법론을 더 깊이 연구한다.

참고문헌

Baker, R.T., Nasypany, A., Seegmiller, J.G., et al., 2013. Treatment of acute torticollis using positional release therapy: Part 2. International Journal of Athletic Therapy & Training 18, 38–43.

Barnes, P.L., Laboy, F. III, Noto-Bell, L., et al., 2013. A comparative study of cervical hysteresis characteristics after various osteopathic manipulative treatment (OMT) modalities. Journal of Bodywork Movement Therapies 17, 89–94.

Benjamin, S.J., Williams, D.A., Kalbfleisch, J.H., et al., 1999. Normalized forces and active range of motion in unilateral radial epicondylalgia. Journal of Orthopedic and Sports Physical Therapy 29, 668–676.

Birmingham, T.B., Kramer, J., Lumsden, J., et al., 2004. Effect of a positional release therapy technique on hamstring flexibility. Physiotherapy Canada 56, 165–170.

Birznieks, I., Burton, A.R., Macefield, V.G., 2008. The effects of experimental muscle and skin pain on the static stretch sensitivity of human muscle spindles in relaxed leg muscles. Journal of Physiology 586, 2713–2723.

Blanco, C.R., de las Penas, C., Xumet, J.E., et al., 2006. Changes in active mouth opening following a single treatment of latent myofascial trigger points in the masseter muscle involving post-isometric relaxation or strain-counterstrain. Journal of Bodywork and Movement Therapies 10, 197–205.

Brose, S.W., Jennings, D.C., Kwok, J., et al., 2013. Sham manual medicine protocol for cervical strain-counterstrain research. PM&R 5, 400–407.

Chaitow, L., 2009. Ligaments and positional release techniques? Journal of Bodywork and Movement Therapies 13, 115–116.

Cislo, S., Ramirez, M.A., Schwartz, H.R., 1991. Low back pain: treatment of forward and backward sacral torsions using counterstrain techniques. Journal of the American Osteopathic Association 91, 255–259.

Collins, C.K., 2007. Physical therapy management of complex regional pain syndrome in a 14-year-old patient using strain counterstrain: a case report. Journal of Manual and Manipulative Therapy 15, 25–41.

Collins, C.K., Masaracchio, M., Cleland, J.A., 2014. The effectiveness of strain counterstrain in the treatment of patients with chronic ankle instability: a randomized clinical trial. Journal of Manual and Manipulative Therapy 22, 119–128.

Croskerry, P., 2009. Clinical cognition and diagnostic error: applications of a dual process model of reasoning. Advances in Health Science Education 14, 27–35.

D'Ambrogio, K.J., Roth, G.B., 1997. Positional Release Therapy: Assessment and Treatment of Musculoskeletal Dysfunction, Mosby, St Louis.

Dardzinski, J.A., Ostrov, B.E., Hamann, L.S., 2000. Myofascial pain unresponsive to standard treatment: successful use of a strain and counterstrain technique with physical therapy. Journal of Clinical Rheumatology 6, 169–174.

Dempsey, A.V., 2001. The effect of strain/counterstrain on the flexibility of restricted hip flexors. Proquest Dissertations and Theses, Ann Arbor, MI, UMI 1401893.

Dodd, J.G., Good, M.M., Nguyen, T.L., et al., 2006. In vitro biophysical strain model for understanding mechanisms of osteopathic manipulative treatment. Journal of the American Osteopathic Association 106, 157–166.

Dunphy, B.C., Cantwell, R., Bourke, S., et al., 2009. Cognitive elements in clinical decision-making: toward a cognitive model for medical education and understanding clinical reasoning. Advances in Health Science Education 15, 229–250.

Eisensmith, L.P., 2007. Massage therapy decreases frequency and intensity of symptoms related to temporomandibular joint syndrome in one case study. Journal of Bodywork Movement Therapies 11, 223–230.

Furlan, A.D., Pennick, V., Bombardier, C., et al., 2009. Updated method guidelines for systematic reviews in the Cochrane back review group. Spine 34, 1929–1941.

Gamber, R.G., Shores, J.H., Russo, D.P., et al., 2002. Osteopathic manipulative treatment in conjunction with medication relieves pain associated with fibromyalgia syndrome: results of a randomized clinical pilot project. Journal of the American Osteopathic Association 102, 321–325.

Goss, D.A., Thomas, J.S., Walkowski, S., et al., 2012. Non-thrust manual therapy reduces erector spinae short-latency stretch reflex asymmetries in patients with chronic low back pain. Journal of Electromyography and Kinesiology 22, 663–669.

Green, C.R., 2006. Assessing and managing pain. In: Satcher, D., Pamies, R.J. (Eds.), Multicultural Medicine and Health Disparities, McGraw Hill, New York.

Greenberger, H.B., Beissner, K., Jewell, D.V., 2012. Patient age is related to the types of physical therapy interventions provided for chronic low back pain: an observational study. Journal of Orthopaedic and Sports Physical Therapy 42, 902–911.

Hicks, E.P., Kluemper, G.T., 2011. Heuristic reasoning and cognitive biases: are they hindrances to judgments and decision making in orthodontics? American Journal of Orthodontics and Dentofacial Orthopedics 139, 297–304.

Higgins, J.P.T., Green, S. (Eds.), 2011. Cochrane Handbook for Systematic Reviews of Interventions, version 5.1.0 [updated March 2011], The Cochrane Collaboration. Online. Available: <http://www.cochrane-handbook.org> (Accessed 1 September 2012).

Howell, J.N., Cabell, K.S., Chila, A.G., et al., 2006. Stretch reflex and Hoffman reflex responses to osteopathic manipulative treatment in subjects with Achilles tendonitis. Journal of the American Osteopathic Association 106, 537–545.

Ibáñez-García, J., Alburquerque Sendín, F., Rodríguez-Blanco, C., et al., 2009. Changes in masseter muscle trigger points following strain-counterstrain or neuro-muscular technique. Journal of Bodywork and Movement Therapies 13, 2–10.

Johnson, S.M., Kurtz, M.E., 2003. Osteopathic manipulative treatment techniques preferred by contemporary osteopathic physicians. Journal of the American Osteopathic Association 103, 219–224.

Jones, L.H., 1964. Spontaneous release by positioning. Doctor of Osteopathy 4, 109–116.

Jones, L.H., 1973. Foot treatment without hand trauma. Journal of the American Osteopathic Association 72, 481–489.

Jones, L.H., 1995. Strain-counterstrain. Jones Strain-Counterstrain Inc., Indianapolis, IN.

Jordan, K.P., Kadam, U.T., Hayward, R., et al., 2010. Annual consultation prevalence of regional musculoskeletal problems in primary care: an observational study. BMC Musculoskeletal Disorders 11, 144.

Klein, R., Barels, A., Schneider, A., et al., 2013. Strain-counterstrain to treat restrictions of the mobility of the cervical spine in patients with neck pain – a sham-controlled randomized trial. Complementary Therapies in Medicine 21, 1–7.

Korr, I.M., 1975. Proprioceptors and somatic dysfunction. Journal of American Osteopathic Association 74, 638–650.

Lewis, C., Flynn, T., 2001. The use of strain counterstrain in the treatment of patients with low back pain. Journal of Manual and Manipulative Therapy 9, 92–98.

Lewis, C., Khan, A., Souvlis, T., et al., 2010a. A randomised controlled study examining the short-term effects of strain-counterstrain treatment on quantitative sensory measures at digitally tender points in the low back. Manual Therapy 15, 536–541.

Lewis, C., Souvlis, T., Sterling, M., 2010b. Sensory characteristics of tender points in the lower back. Manual Therapy 15, 451–456.

Licciardone, J.C., Brimhall, A.K., King, L.N., 2005. Osteopathic manipulative treatment for low back pain: a systematic review and meta-analysis of randomized controlled trials. BMC Musculoskeletal Disorders 6, 43.

Licciardone, J.C., Kearns, C.M., 2012. Somatic dysfunction and its association with chronic low back pain, back-specific functioning, and general health: results from the OSTEOPATHIC trial. Journal of the American Osteopathic Association 112, 420–428.

Lopez, D., King, H., Knebl, J.A., et al., 2011. Effects of comprehensive osteopathic manipulative treatment on balance in elderly patients: a pilot study. Journal of the American Osteopathic Association 11, 382–388.

McPartland, J.M., Goodridge, J.P., 1997. Counterstrain and traditional osteopathic examination of the cervical spine compared. Journal of Bodywork and Movement Therapies 1, 173–178.

Meltzer, K.R., Standley, P.R., 2007. Modeled repetitive motion strain and indirect osteopathic manipulative techniques on regulation of human fibroblast proliferation and interleukin secretion. Journal of the American Osteopathic Association 107, 527–536.

Meseguer, A., Fernandez-de-las-Penas, C., Navarro-Poza, J.L., et al., 2006. Immediate effects of the strain-counterstrain technique in local pain evoked by tender points in the upper trapezius muscle. Clinical Chiropractic 9, 112–118.

Mohamadi, M., Ghanbari, A., Jaberi, A.R., 2012. Tension-type-headache treated by positional release therapy: a case report. Manual Therapy 17, 456–458.

Mulligan, B.R., 2010. Manual Therapy: 'NAGS', 'SNAGS', and 'MWMS' etc, sixth ed. Plane View Services Ltd., Wellington, NZ.

Nagrale, A.V., Glynn, P., Joshi, A., et al., 2010. The efficacy of an integrated neuromuscular inhibition technique on upper trapezius trigger points in subjects with non-specific neck pain: a randomized controlled trial. Journal of Manual and Manipulative Therapy 18, 37–43.

OCEBM Levels of Evidence Working Group, 2001. Levels of Evidence [updated March 2009]. Oxford Centre for Evidence-Based Medicine. Online. Available: <http://www.cebm.net/index.aspx?o=1025> (Accessed 1 January 2014).

Pedowitz, R.N., 2005. Use of osteopathic manipulative treatment for iliotibial band friction syndrome. Journal of the American Osteopathic Association 105, 563–567.

Perreault, A., Kelln, B., Hertel, J., et al., 2009. Short-term effects of strain counterstrain in reducing pain in upper trapezius tender points. Athletic Training and Sports Health Care 1, 214–221.

Poon, M.Y., Tarrant, M., 2009. Obesity: attitudes of undergraduate student nurses and registered nurses. Journal of Clinical Nursing 18, 2355–2365.

Portney, L.G., Watkins, M.P., 2009. Foundations of Clinical Research: Applications to Research, third ed. Pearson Prentice Hall, Upper Saddle River, NJ.

Radjieski, J.M., Lumley, M.A., Cantieri, M.S., 1998. Effect of osteopathic manipulative treatment on length of stay for pancreatitis: a randomized pilot study. Journal of the American Osteopathic Association 98, 264–272.

Ramirez, M.A., Haman, J.L., Worth, L., 1989. Low back pain: diagnosis by six newly discovered sacral tender points and treatment with counterstrain. Journal of the American Osteopathic Association 89, 905–913.

Rathbun, J., Macnab, I., 1970. Microvascular pattern at the rotator cuff. Journal of Bone and Joint Surgery [Am] 52, 540–553.

Rothstein, J.M., Echternach, J.L., Riddle, D.L., 2003. The hypothesis-oriented algorithm for clinicians II (HOAC II): a guide for patient management. Physical Therapy 83, 455–470.

Sackett, D.L., Rosenberg, W.M., Gray, J.A., et al., 1996. Evidence based medicine: what it is and what it isn't. British Medical Journal 312, 71–72.

Schmitt, J., Abbott, J.H., 2015. Global ratings of change do not accurately reflect functional change over time in clinical practice. Journal of Orthopedic Sports Physical Therapy 45 (2), 106–111.

Schwartz, H.R., 1986. The use of counterstrain in an acutely ill in-hospital population. Journal of the American Osteopathic Association 86, 433–442.

Simons, D.G., Travell, J.G., Simons, L.S., 1999. Myofascial Pain and Dysfunction: The Trigger Point Manual, vol. 1. Williams & Wilkins, Baltimore, p. 70.

Snider, K.T., Glover, J.C., Rennie, P.R., et al., 2013. Frequency of counterstrain tender points in osteopathic medical students. Journal of the American Osteopathic Association 113, 690–702.

Steed, R., 2010. Attitudes and beliefs of occupational therapists participating in a cultural competency workshop. Occupational Therapy International 17, 142–151.

Tichelaar, J., Rachir, M., Avis, H.J., et al., 2010. Do medical students copy the drug treatment choices of their teachers or do they think for themselves? European Journal of Clinical Pharmacology 66, 407–412.

Waddell, G., 1998. The Back Pain Revolution. Churchill Livingstone, Edinburgh.

Walko, E.J., Janouschek, C., 1994. Effects of osteopathic manipulative treatment in patients with cervicothoracic pain: pilot study in thermography. Journal of the American Osteopathic Association 94, 135–141.

Wong, C.K., Abraham, T., Karimi, P., et al., 2014. Strain counterstrain technique to decrease tender point palpation pain compared to a control condition: a systematic review with meta-analysis. Journal of Bodywork Movement Therapies 18, 165–173.

Wong, C.K., Moskowitz, N., 2010. New assessment of forearm strength: reliability and validity. American Journal of Occupational Therapy 64, 809–813.

Wong, C.K., Moskowitz, N., Fabillar, R., 2011. Effect of strain counterstrain on forearm strength compared to placebo positioning. International Journal of Osteopathic Medicine 14, 86–95.

Wong, C.K., Schauer, C.S., 2004. Reliability, validity, and effectiveness of strain counterstrain techniques. Journal of Manual and Manipulative Therapy 12, 107–112.

Wong, C.K., Schauer-Alvarez, C.S., 2004. The effect of strain counterstrain on pain and strength. Journal of Manual and Manipulative Therapy 12, 215–224.

World Health Organization (WHO), 2001. International Classification of Functioning, Disability and Health (ICF). Online. Available: <http://www.who.int/classifications/icf/en/index.html> (Accessed 1 January 2014).

Wynn, M.W., Burns, J.M., Eland, D.C., et al., 2006. Effect of counterstrain on stretch reflexes, Hoffman reflexes and clinical outcomes in subjects with plantar fasciitis. Journal of the American Osteopathic Association 106, 547–556.

제4장 | 4 |

자세이완의 카운터스트레인 모델

Counterstrain models of positional release

제4장의 목차

가장 잘 알려지고 가장 널리 사용된 자세이완 수정법은 Laurence Jones의 임상 연구인 스트레인/카운터스트레인(SCS)에서부터 발전된 방법이다. 이 발전하는 SCS의 선구자적 연구는 최고로 온화한 관절 및 연부조직 기능장애의 치료방법으로 진화하였다(Jones 1981).

저자와 다른 사람들, 특히 고 George Goodheart DC에 의한 Jones의 원래의 카운터스트레인 방법의 수정에 대해서는 이 장에서 상세히 설명되고 있으며 자세이완 치료(D'Ambrogio & Roth 1997)로서 알려진 또 다른 수정법도 포함되어 있다(이 장 뒷부분의 스캐닝 및 매핑 참조).

SCS를 사용하는 효용성에 대한 증거는 이전의 장에서 포괄적으로 상세히 열거하고 논의하였다. 9장, 내장의 자세이완: 카운터스트레인 모델에서는 비근골격계 장면에서의 카운터스트레인에 대한 개요를 설명한다.

SCS는 어떻게 작용하는가?
HOW DOES SCS WORK?

일반적으로 자세이완이, 그리고 특히 카운터스트레인(SCS)이 어떻게 그 효과를 달성하는가에 대한 다양한 이론이 대체로 가설로 남아 있다는 것을 처음에 언급하는 것은 중요하다. 그 이론적 모델에 대한 어떠한 증거가 있는가를 이 장에서 개요를 설명한다.

아래에 논의된 가설을 검증하기 위해 많은 기초적인 과학적 연구가 여전히 결론이 나지 않은 채로 남아 있기 때문에 독자는 설명된 메커니즘을 평가하려고 시도하는 한편, 작동할지도 모르는 강력한 비판적 사고의 틀을 채택할 것을 권고 받고 있다.

만들어진 일부 가설은 동물 모델에 기초하고 있다(12장 참조). 또한 일부 가설은 임상 증거에 기초한 추정과 연역, 그리고 기초생리학과 경험에 대한 이해로부터 나오고 있다.

자세이완 방법이 안전하고 효과적이라는 현실을 제외하고는 사실에 의거한 확실성은 거의 없다(3장 참조). 이들이 어떻게 이득을 성취하는가는 앞으로의 연구과제로 남아있다.

이론적 모델
THEORETICAL MODELS

SCS가 어떻게 작용하는가에 대한 Jones(1981)의 개념은 특정한 상황에서, 무엇보다도 특히 급성 또는 만성 스트레인과 관련해서 예측 가능한 근육의 생리학적 반응에 기초하고 있다. 그는 균형 잡힌 상태에서 관절을 지지하는 다양한 근육의 고유감각 기능이 어떻게 이들 근육 및 힘줄에 있는 신경 수용체로부터 나온 정보의 흐름을 고위 중추로 전달하는지를 설명하고 있다.

예를 들어, 골지힘줄기관은 긴장을 알리는 한편, 근육방추에 있는 다양한 수용체는 안정 시 길이와 그 길이에서 일어날지도 모르는 어떤 변화에 관한 정보의 끊임없는 흐름(조직에 부과되는 요구에 따라 천천히 또는 빠르게)을 발화시킬 것이다.

기능장애의 상태에서(아래의 신경학적 개념을 참조할 것) 부적절하게 과도한 정도의 긴장은 지속되어 작용근, 대항근 및 관련된 근육 사이의 만성적인 불균형으로 이어질지도 모른다. 일부 사례에서는 과도한 긴장은 어느 정도 분절 또는 국소(예: 통증 유발점)의 촉진(facilitation)과 관련될지도 모른다.

D'Ambrogio와 Roth(1997)는 다음과 같이 언급하고 있다:

> *자세이완 치료는 촉진된(facilitated) 분절 내 흥분성의 일반적 수준에 미치는 영향을 감쇠시키는 것 같다. Weiselfish(1993)는 이 PRT의 특성이 그 효과성에서 독특하고 주된 기능장애의 원인이 척추위 수준에서 발생했다해도 이 특징을 중증의 신경학적 환자를 성공적으로 치료하는 데 이용하고 있다.*

PRT의 적절한 사용 후에 관찰된 많은 결과를 특징짓는 것처럼 보이는 것은 과민성이고 스트레스를 받은 조직의 신경학적 특징(통증 수용체를 포함)에 대한 감쇠(dampening), 진정(calming)의 영향이다.

순환 및 근막의 영향도 또한 아래에서 개략적으로 설명하는 것처럼 PRT의 이득을 위한 가능성 있는 메커니즘으로 간주된다.

신경학적 개념
NEUROLOGICAL CONCEPTS

고유감각 가설
The proprioceptive hypothesis
(Korr 1947, 1975; Mathews 1981)

Jones가 처음으로 자발적 이완현상을 관찰한 것은 그가 상당한 통증이 있고 어느 정도의 보상성의 비틀림이 있는 환자를 치료테이블 위에 "우연히" 안락한("풀림") 자세로 두었을 때였다(Jones 1964).

다른 치료를 시술하고 있지 않음에도 불구하고 상대적으로 풀림의 자세로 단지 20분의 휴식을 취하게 한 후, 환자는 똑바로 설 수 있었고 통증이 없었다. Jones가 환자를 도왔던 통증이 없는 풀림의 자세는 그의 몸이 유지되어 있는 비틀림의 정도를 연출한 자세였다.

신체를 교정하거나 똑바로 하려는 어떠한 시도도 저항과 통증 양쪽에 의해 충족되었을 것이기 때문에, Jones는 환자를 "풀림"("묶임"과는 반대로) 방향으로 되게 하였다. 이와는 대조적으로 신체를 더 비틀림 방향으로 이동하는 것은 받아들여지고 용이하였으며 연축(spasm) 등의 해소에 관여하는 생리학적 과정이 작동하는 것을 가능케 한 것처럼 생각되었다. 이 풀림의 자세는 후에 스트레인/카운터스트레인으로 알려지게 된 핵심 요소이다.

예

스트레인의 순간에 일어나는 이 사건은 신경학적으로 유발된 자세이완의 메커니즘을 이해하기 위한 실마리를 제공할지도 모른다.

예를 들어, 누군가가 허리에서부터 앞으로 굽힌

아주 흔한 예를 들어보자. 그 순간, 굽힘근은 그 안정 시 길이가 부족할 것이고 굽힘근의 신경전달 구조(근육방추)는 천천히 발화할 것이며, 이것은 활동이 거의 또는 전혀 없고 길이의 변화가 일어나지 않는다는 것을 나타낸다.

동시에 대항근 집단은(이 예에서는 척주세움근 집단) 스트레칭이 되었거나 스트레칭 중에 있고 신속하게 발화될 것이다.

근육(따라서 그 근육방추)에 영향을 주는 어떠한 스트레칭도 보고하는 속도를 증가시킬 것이고, 이것은 추가적인 수축을 반사적으로 유발할 뿐만 아니라(근육 신장성 신장반사) 기능적 대항근의 즉각적인 억제(상반성 억제)와 함께 그 근육의 긴장 증가를 유발할 것이며, 따라서 대항근의 방추세포로부터의 이미 제한된 보고의 정도를 더욱 감소시킬 것이다.

중추신경계와의 이 되먹임 연결은 근육방추의 1차 들신경(구심성 신경) 반응이며 고위(뇌) 중추로부터 조절되는 감마-들신경 시스템을 동반하는 추가적인 근육방추 기능에 조정된다고 생각된다. 즉, 감마-들신경 시스템은 1차 들신경 시스템에 영향을 준다. 예를 들어, 근육이 조용한 상태에 있을 때, 근육이 1차 수용체로부터 오는 정보가 거의 없이 이완되고 짧을 때, 감마-들신경 시스템은 지속적인 정보의 흐름을 보장하기 위해 1차 들신경의 민감도를 미세 조정하거나 증가시킬("나타날")지도 모른다(Mathews 1981).

이들 신경학적 개념이 대체로 동물 연구에 기초하고 있고 이들을 입증하기 위한 확정적인 기초과학 연구가 아직 인간에서는 시행되지 않고 있다는 것을 인식하는 것은 중요하다.

위기

이 근육들이 행동을 위한 준비가 상당히 다른 상태에 놓여 있더라도, 양쪽 근육군(짧고 비교적 "조용한" 굽힘근군과 신장되고 비교적 활발하게 발화하는 폄근군)에 대한 즉각적 안정화를 요하는 갑작스런 "불안한" 상황이 발생하는 (사람이 몸을 구부리는 동안 발을 헛디디거나 들어 올리는 하중이 움직인다) 것을 상상해보자.

- 굽힘근은 하중이 제거되고, 이완하고 그리고 조절중추에 최소한의 되먹임을 제공할 것이며, 한편 척추의 폄근은 신장되어 근육방추에서 유래된 정보의 급속한 유출을 제공하고 그 중 일부는 이완된 굽힘근이 억제성 활동으로 인해 반드시 이완된 상태를 그대로 유지하게 한다.
- 중추신경계는 이때 이완된 굽힘근에 대한 최소한의 정보를 받고 있을 것이며, 안정화에 대한 요구가 일어나는 시점에서 이들 단축된/이완된 굽힘근은 이미 신장된 폄근의 균형을 잡을 길이까지 어쩔 수 없이 신속하게 신장될 것이다.
- 한편 이들 신장된 폄근은 또한 안정화를 달성하기 위해 아마도 신속하게 수축하고 있을 것이다.
- 이것이 일어남에 따라, 짧은(굽힘근) 근육에 있는 고리나선수용체(annulospiral receptors)는 한층 더 수축함으로써(신장반사) 갑작스런 신장 요구에 반응할 것이다(그림 4.1).
- 이들 단축된 근육에 있는 신경 보고 스테이션은 그 근육이 정상적인 안정 시 길이를 유지하고 있다 해도, 마치 그 근육이 신장되고 있었던 것처럼 임펄스를 발화하고 있을 것이다.
- 동시에 신장 상태에 있었고 불안한 상황에서 부득이 급속하게 단축할 수밖에 없었던 폄근은 상황을 안정화시키려고 시도할 때 정상적인 안정 시 길이보다 더 긴 상태 그대로 있을 것이다(Korr 1976).

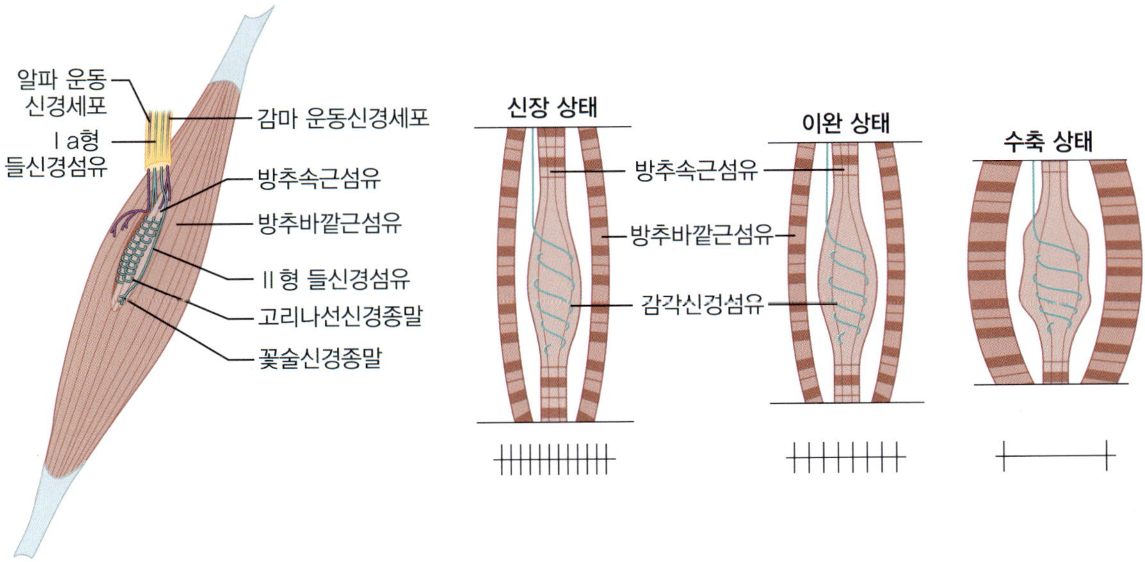

그림 4.1 고리나선수용체(annulospiral receptors). 신장수용기의 민감도는 신경 지배하는 감마 운동신경세포에 의해 조정되고 방추속근섬유는 신장(stretch)을 검출한다. 근육이 수축할 때 감마 운동신경세포는 발화하여, 근육방추가 근육 길이 변화에 대한 민감도를 유지하도록 방추속근섬유에 대한 긴장을 증가시킨다.

Korr는 이러한 상황에서 복부근육(굽힘근)에서 일어난다고 믿고 있는 것에 대해 설명하고 있다. 그는 다음과 같이 말하고 있다. 근육이 이완된 상태이고 안정 시 길이가 짧기 때문에, 이들 근육에서 근육방추의 침묵(silencing)이 일어난다. 그러나 고위중추로부터의 정보 요구 때문에, 감마 게인(gamma gain)이 반사적으로 증가하고 불안 요구를 안정화시키기 위해 근육이 신속하게 수축함에 따라 중추신경계는 그 중립적 안정 시 길이가 실제로 짧은 근육이 신장되고 있다는 정보를 받을 것이다.

사실상, 근육은 부적절한 고유감각 보고의 결과로서 제한된 자세를 취하게 된다. DiGiovanna는 다음과 같이 설명하고 있다 :

갑작스런 저항 변화에 대한 외상이나 근육의 노력, 또는 일정 기간 중력의 영향에 저항함으로써 발생하는 근육의 긴장 때문에, 관절의 하나의 근육이 긴장되고 대항근이 과도하게 단축된다. 단축된 근육이 갑자기 신장되면, 근육의 고리나선수용체가 자극을 받아 이미 단축된 근육의 반사수축을 일으킨다.
짧은 근육의 고유감각기(proprioceptor)는 단축된 근육이 신장되고 있는 것처럼 임펄스를 발사한다.
이 부적절한 고유감각기 반응이 무기한으로 유지될 수 있기 때문에 신체 기능장애가 일어나고 있다.

실제로, 2조의 대립하는 근육은 위협에 노출된 구조를 보호하기 위해 안정시키는 자세를 취할 것이며, 그렇게 함으로써 그 정상적적인 기능에 관하여 불균형의 위치로 고정될 것이다. 한 근육은 짧아질 것이고 한 근육은 정상적인 안정 시 길이보다 길어질 것이다(그림 4.2).

이때, 영역/관절을 신장하려는 어떠한 시도도 긴장으로 단축된 굽힘근 집단에 의해 강력한 저항을 받을 것이다. 사람은 앞으로 굽은 비틀림으로 고정될 것이다(이 예에서).

관련된 관절은 정상적인 생리학적 범위를 넘어서지는 않았지만, 그럼에도 불구하고 굽힘근 집단의 단축된 상태로 인해서 정상적인 범위는 이용할 수

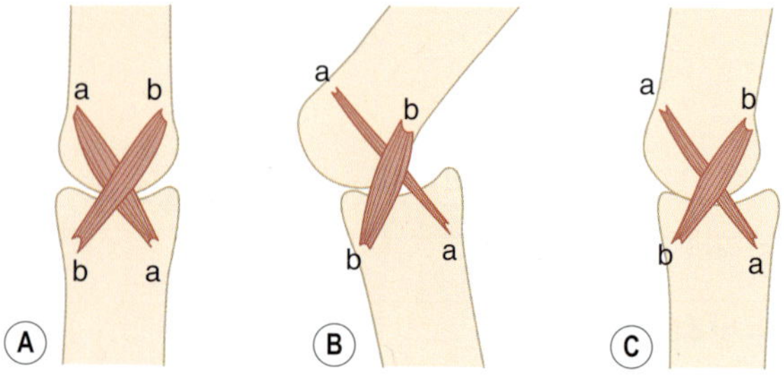

그림 4.2 (A) 근육 "a" 및 "b"가 응력(stress)이 없는 상태에서 정상적인 위치에 있는 정상적이고 스트레인(strain)이 없는 관절. (B) (C)에서 설명하는 것처럼 응력이 발생하여 스트레인을 초래하는 극단적인 위치에 있는 정상적인 관절. (C) 과도하게 신장된 근육 "a"가 부목으로 고정되고 수축되어 움직임에 저항하고, 응력 때에 짧은 근육 "b"가 약간 신장되고 부목으로 고정하지 않거나 또는 수축되지도 않은 스트레인이 있는 상태의 관절. (A)에서 설명한 것 같은 상황으로 되돌아가려고 하는 어떠한 시도도 저항에 부닥치게 될 것이며, 한편 응력(stress)의 위치로 되돌아가는 것은 (B), 용이하게 그리고 통증 없이 달성되고 과다긴장성의 자발적인 자세이완과 근육 "a"의 부목에 의한 고정을 가능케 할 수 있다.

없을 것이다(이 특정의 예에서는). 그러나 더 굽힘으로 진행해도 문제나 통증은 없다.

Walther(1988)는 이 상황을 다음과 같이 요약하고 있다.

> *고유수용기가 상충되는 정보를 보낼 때 대항근의 동시 수축이 있을지도 모르며 … 대항근 억제가 없으면 관절과 기타의 스트레인이 발생하고(그리고 이런 방식으로) 반사 패턴이 발생하여 근육 또는 다른 조직이 이 지속적인 스트레인을 유지하게 한다. 이것(스트레인 기능장애)은 흔히 적절한 적응을 허용하지 않는 급속한 변화로 인해 무리하게 사용된 근육의 고유감각기로부터의 부적절한 신호와 관련이 있다.*

이 상황은 자발적으로 스스로가 해결할 개연성이 낮으며 Jones의 SCS법의 "스트레인" 위치에 있다.

우리는 이것이 급성 요통만이 아니라 기운목의 급성 장면에 있다는 것을 인식할 수 있다. 또한, 적응과정의 일부로서 발생하는 이 유형의 근육 불균형으로 인해 관절이 제한된 그대로인 많은 유형의 만성 신체 기능장애의 특징으로서 인식될 수 있다(2장에서 논의된 것처럼).

이것은 심한 신경학적 및 고유감각 혼란의 시간이고 "스트레인"의 순간이다. SCS는 신경학적 혼란과 과도한 또는 불균형의 긴장을 진정시키는 수단을 제공한다.

통각수용기 가설

The nociceptive hypothesis

(Bailey & Dick 1992; Van Buskik 1990)

스트레인에 관련된 두 번째로 가능한 신경학적 영향을 평가하기 위해, 우리는 서로 다른 예를 필요로 한다. 자동차가 뜻하지 않게 급정차를 했을 때 누군가가 목의 스트레스와 같은 단순한 편타성손상을 겪게 된 것을 생각해보자.

- 목은 뒤쪽으로 젖혀져 과다 폄이 되어, 앞굽힘 스트레인의 근육의 굽힘근 집단과 관련되는 위에서 설명한 모든 요인을 유발할 것이다.
- 폄근 집단은 급속하게 단축하여 스트레인과 반사적 단축으로 이어지는 다양한 고유감각 변화가 일어날 것이다.
- 자동차가 급정차했을 때, 목의 굽힘근, 목갈비근(사각근) 등의 과다 폄(젖힘)이 일어날 것이며, 이것은 격렬하게 신장되어 급성 조직손상을 유발할 것이다.
- 통각반응(nociceptive response)이 일어날 것이고(이것은 고유감각 영향보다 더 강력하다) 이들 다분절 반사는 굽힘근의 활동을 중지시켜 굽힘근 집단의 긴장을 극적으로 높일 것이다
- 목은 폄근과 굽힘근 양쪽의 과다 긴장을 나타낼

것이다. 통증, 방어 및 강직이 명백해질 것이고 임상의의 역할은 이들 제한하는 영향을 층별로 제거하게 될 것이다.

- 통증이 스트레인의 한 요인인 경우, 이것은 다른 더 "정상적인" 반사작용이 작동하는 어느 것에도 우선하는 영향을 만들어내는 것으로 간주할 필요가 있다.

위에서 설명한 목 스트레인에 대한 단순한 예에서, 참된 편타성손상은 급속한 과다 폄과 과다 굽힘 양쪽을 초래하는 것만이 아니라 다수의 기능부전의 층을 초래하기 때문에 실생활에서는 문제는 훨씬 더 복잡해질 가능성이 높다는 것은 명백하다.

설명한 것보다 더 복잡하다

스트레인 생성에 관여할지도 모르는 고유감각반사(proprioceptive reflex)와 통각반사(nociceptive reflex)는 화학적으로 조정된 변화를 포함하는 다른 요인도 포함하는 것 같다.

D'Ambrogiom와 Roth(1997)은 다음과 같이 밝히고 있다.

> *자유신경종말은 뇌의 버팀질(stroma)을 제외하는 신체의 모든 결합조직에 걸쳐 분포되어 있다. 이들 수용체는 외상을 포함하는 유해한 영향을 받아 생성된 신경펩티드에 의해 자극을 받는다. … 이들 신경세포에서 발생한 임펄스는 각 신경세포의 수많은 가지(branches)를 따라 중추적으로 그리고 또한 말초적으로 확산된다. 축삭종말에서는 서브스탠스 P와 같은 펩티드 신경전달물질이 방출된다. 이리하여 이들 통증자극에 대한 근골격계의 반응은 신체 기능장애의 발생(및 지속)에서 중심적인 역할을 수행할지도 모른다.*

Bailey와 Dick(1992)는 다음과 같이 설명하고 있다.

> *아마도 순수하게 고유감각반응 또는 통각반응으로부터 발생하는 기능장애 상태는 거의 없을 것이다. 자율반응, 기타의 반사활동, 관절수용기의 반응, [생화학적 특징] 또는 정서 상태와 같은 추가적인 요인도 또한 해명되어야 한다.*

이들 문제의 복잡성에 대한 이해가 시작되는 것은 우리의 기초적인 신경학적 의식수준에서이다.

안전한 해법으로서의 PRT

PRT as a safe solution

[D'Giovanna 1991; Jones 1964, 1966]

다행히도 자세이완의 방법론은 신경학적으로 무엇이 일어나고 있는지 완전히 이해할 것을 요구하지 않는다. Jones와 그의 추종자들, 그리고 SCS의 기술을 새로운 수준의 단순성으로 발전시킨 임상의들이 보여준 것은 느리고 통증을 동반하지 않는 스트레인의 위치로 되돌아가게 함으로써 현재 스트레인이 있는 조직에 고정된 정상을 벗어난 신경활동은 관련된 메커니즘에 관계없이 흔히 스스로 해결할 수 있다는 것이다.

이 혼란스럽고 스트레스가 걸린 상황에 대한 신체의 반응은 이용 가능한 시간에 따라 달라지는 것처럼 보인다.

신중하고 조절된 반응이 가능하다면, 신장된 근육이 천천히 정상으로 되돌아오게 하면 잠재적인 문제는 기능장애가 일어남이 없이 해결될지도 모른다. 이것은 조절되고 패닉에 빠지지 않은 상태에서 중립위치로 되돌아오는 것이 달성될 때만 일어날 수 있다.

그러나 너무 자주, 상황은 거의 패닉에 가까운 반응의 하나로서, 신체가 그 영역에 대한 안정성을 회복하려고 빠르게 시도하고, 신경이 전달하는 정보가 앞뒤가 맞지 않는다는 것을 알게 된다(한 순간 복근은 "괜찮아, 우리는 이완하고 짧아져 있어요"라 말하고 그 다음에 급속히 발화하여 길어져 있으나, 한편 균형을 잡기 위해 동시에 단축하려고 시도하는 이미 신장된 척추 폄근에 가해지는 갑작스런 변화가 있다).

제한

그 결과, 단축된 근육이 정상 길이보다 짧은 위치에 "고정"되어 통증 없이는 쉽게 길어질 수 없을 개연성이 있다(그림 4.3C).

우리가 초기의 예에서 설명한 것처럼, 앞으로 굽힌 사람은 굽힘으로 고정되어 급성요통이 있게 된다. 이러한 또는 다른 유사한 신경학적으로 유발된 "스트레인"에 의해 "고정된" 조직에서 결과적으로 초래된 연축(spasm)은 연관된 과절의 고정을 야기하고 중립으로 되돌아가려는 어떠한 시도도 방해한다. 변형된 척추(이 예에서)를 그 해부학적으로 바른 자세가 되도록 강제하는 어떠한 시도도 단축된 섬유에 의해 강력한 저항을 받을 것이다.

그러나 조직/관절을 스트레인이 발생한 위치로 더 접근시키고, 연축된 섬유를 더욱더 효과적으로 단축하여 침해된 조직에 대한 긴장을 경감하고 과도한 고유감각 보고를 진정시키는 것은 어렵지 않거나 또는 정말로 통증이 없을 것이다.

"풀림"으로 유지될 때, 이전에는 긴장된 상태 및 아마도 허혈성 조직에서의 강화된 혈관 및 사이질(간질) 순환기능이 염증을 촉진하는 화학 매개체의 활동을 완화시킬 것이라 시사되고 있다. 이 모델은 예를 들어, Lewis & Flynn(2001)에 의한 요통의 치료에서 검증되고 있다.

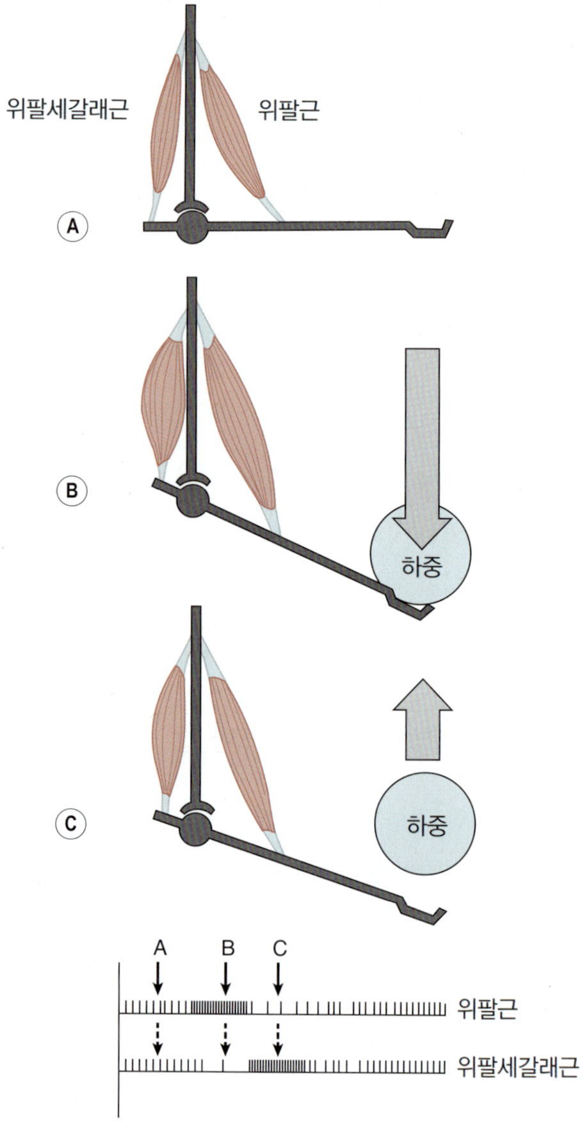

그림 4.3 가설 모델. (A) 각 근육에 대한 눈금에 나타낸 발화율(rate of firing)에 의해 보여주는 것처럼, 풀림과 정상적인 위치에 있는 팔의 굽힘근(위팔근)과 폄근(위팔세갈래근). (B) 갑작스런 힘을 가하면, 굽힘근이 신장되지만, 한편 폄근은 급속히 단축하여 관절을 보호한다. 과다 폄과 과다 단축과 관련된 발화율 눈금에 나타냈다. (C) 굽힘근 신장 수용기(stretch receptors)는 이 갑작스런 요구에 의해 흥분되어 있고 이들은 비교적 정상적 위치가 달성되었음에도 마치 신장이 계속되고 있었던 것처럼 발화를 계속한다. 굽힘근과 폄근 양쪽 모두의 발화율은 부적절하게 높은 비율로 계속 유지된다. 이것이 스트레인이 있는 관절에서 일어나는 상황이다. "이 관절은 생리학적 가동범위 내로 제한되어 있고 완전한 가동범위의 달성을 (방해받고 있다). 따라서 이것은 일반적으로 스트레인과 연관성이 있는 정적인 손상이라기보다는 활동적인 과정이다."

"풀림"으로 옮겨가다
Moving towards 'ease'

Jones는 원래의 스트레인이 일어난 위치 가까이에 관절/영역을 취함으로써 고유감각 기능이 휴식을 취하여 다시 일관성 있게 되는 기회가 주어진 흥미로운 현상이 관찰되었으며, 이때 이 영역에서 통증이 줄었다는 것을 발견했다.

이것은 이 시스템의 "카운터스트레인" 요소이다.

풀림의 자세가 일정기간 동안 유지되면(Jones는 90초를 제안하고 있다; 상자 글 4.4에 있는 "타이밍"에 대한 논의를 참조할 것), 긴장이 과도하고 단축된 조직의 연축이 보통 해결되고 이에 따라 이 행동이 매우 천천히 수행되는 한, 관절/영역을 더 정상적인 안정 위치로 되돌리는 것이 가능하다.

과다 신장되어 있었던 근육은 며칠 동안 민감한 상태로 있으나, 실제로는 관절은 다시 정상이 될 것이다.

팔다리의 작은 관절이든 또는 척추 분절이든 관절을 중립 또는 "풀림"의 위치로 조심스럽게 위치결정을 함으로써(이것은 빈번하게 신체가 그 영역을 유지하고 있는 왜곡된 위치를 연출하였거나 원래의 스트레인이 일어난 위치를 비슷하게 복제한 것이다) 연축/근육긴장항진(hypertonia)의 해소가 일어난다는 것을 Jones가 발견하였다.

Jones의 치료방법 동안에 성취되는 풀림의 위치는 원래의 스트레인의 위치와 같기 때문에, 단축된 근육은 기능에 장애가 있는 고유수용체가 근육활동을 조절할 수 있게 하는 것과 같은 방식으로 재설정된다.

자세 이완을 통해 야기된 조직의 생리학적 정상화에 대한 Korr의 설명(Korr 1976)은 다음과 같다.

> *주된 근육의 이완에도 불구하고 단축된 근육방추는 계속해서 발화하고 중추신경계는 감마 방전을 점차적으로 줄일 수 있게 되며, 그 결과 근육은 안정 시 길이에서 "풀림의 중립"으로 되돌아갈 수 있게 한다. 실제로 [치료사]는 기능장애 과정의 반복을 통해 환자를 유도하였으나 두 가지 본질적인 차이점이 있었다. 첫 번째로는 점진적인 근력에 의해 느리게 시행되는 것이며, 그리고 두 번째로, 중추신경계에 대한 놀라움은 없었다; 근육방추는 내내 계속해서 보고를 하고 있다.*

순환 및 체액의 개념과 PRT
CIRCULATORY AND FLUID CONCEPTS AND PRT

자세이완 방법이 순환의 변화를 동반하는 고통스러운 조직을 유용하게 수정할 수 있는 방법을 제안하는 다른 메커니즘이 존재한다.

Travell과 Simons(1992)는 스트레스를 받은 조직에는 상대적 허혈(산소가 공급된 혈액의 부족)이 국소화된 부위가 있을 개연성이 있고, 이것이 통증이 생성되고 근육근막 통증유발점이 나타나는 원인이 되는 조직상태 변화의 중요한 요인이 될 수 있다고 언급하였다.

사체(cadaver)에 대한 연구에서는 방사선비투과 염료를 근육에 주입하였을 때, 이 염료는 근육이 중립위치에 있을 때보다도 "카운터스트레인" 위치를 취했을 때 근육혈관 속으로 더 많이 확산되는 것 같다(Rathbun & Macnab 1970). 이것은 팔은 옆으로 유지하면서 신선한 사체의 팔에 현탁액(suspension)을 주입함으로써 입증되었다. 현탁액은 혈관에 들어가지 않았다. 방사선비투과 현탁액을 주입한 후에 다른 팔을 굽힘, 외전 및 바깥쪽회전 위치에 놓았을 때(가시위근에 대한 "풀림"의 위치), 결과적으로 혈관에 염료가 거의 완전히 채워졌다.

Jacoboson 등(1989)은 "저항 없이 동맥에 채워지는 것은 90초의 카운터스트레인 치료를 시행하는 동안에 생체조직에서 일어나는 것 같은 메커니즘일지도 모른다고 제안하였다".

아주 최근에 독일의 Ulm대학의 Schleif와 Klingler에 의한 연구에서는 연부조직 치료의 측면이 조직의 체액 함유량에 미치는 영향에 대한 인식을 확대하였다. 예를 들어, 촉진 자세이완(facilitated positional release; FPR)법을 적용하는 동안만이 아니라, 카운터스트레인에서 일어나는 것처럼 조직이 압축되거나 압박될 때, 수분이 스펀지와 같은 방식으로 근막조직에서 밀려나온다. 이것은 조직이 30분까지의 시간 동안 더 유연하게 한다(Klingler et al, 2004). 수위(water level)가 떨어짐에 따라 20-30분 후 조직에 수분이 다시 흡수될 때까지, 일시적인 이완과 움직임 범위의 증가가 가능하며, 이때 조직은 다시 경직된다(Schleip et al. 2012). 20-30분간 가동성이 더 커지면 조직이 더 자유롭게 움직이고 고유감각 기능이 정상화되는 것을 가능케 하여 사람들에게 불편함이 줄어들고 운동조절이 커지는 것을 경험하게 한다.

Wong 등(2014)은 체액과 관련된 카운터스트레인의 또 다른 효과를 설명하였다. 그들은 Standley와 Meltzer(2007)가 카운터스트레인법이 인터류킨(IL-6) 수준의 감소로 이어지고 이들은 급성 손상 후 염증 치유의 중재에 중요하다는 것을 입증한 것에 주목하였다. 이 효과는 아킬레스힘줄염 환자가 SCS 후 종창이 감소하였다고 보고한 이유를 설명해줄지도 모른다(Howell et al. 2006).

결합조직과 카운터스트레인의 개념 CONNECTIVE TISSUE AND COUNTERSTRAIN CONCEPTS

즉(자세이완 접근법과 결합조직 사이의 제안된 연결에 대한 더 많은 탐구를 위해서는 7장도 참조할 것), 몇 가지 근막의 특징과 기능은 다양한 PRT 효과에 관련된 메커니즘과 연관성이 있는 것 같다.

1. 기계적 에너지변환(mechanotransduction)은 기계적 부하의 적용에 대응하여 다양한 세포 효과를 동반한다. 특히, 흥미가 있는 것은 스트레인과 부하의 정도와 유형의 변화가 근막 구조에 풍부하게 존재하는 세포인 섬유모세포에 미치는 영향이다(Dodd et al. 2006; Standley & Meltzer 2008; Meltzer et al. 2010).
2. 인대반사는 (일시적이지만) 촉진 자세이완(FPR, 5장 참조)과 Solomonow(2009)에 따른 카운터스트레인 측면에 대한 효과의 특징일지도 모른다. Wong 등(2014)은 인대근육반사와 SCS에 관한 현재의 사고를 다음과 같이 요약하고 있다:

인대의 스트레인은 인대를 보호하기 위해 스트레인을 증가시키는 근육수축을 억제하거나 스트레인을 감소시키는 근육을 자극한다(Krogsgaard et al. 2002). 예를 들어, 앞정강근의 신연(distraction)을 감소시키기 위해 앞십자인대 스트레인은 넙다리네갈래근을 억제하고 뒤넙다리근 수축을 자극한다(Dyhre-Poulse & Krogsgaard 2000). 인대반사 활성화는 또한 간접적으로 관절에 영향을 주는 국소적 근육반응을 끌어낸다(Solomonow & Lewis 2002). SCS가 보호적인 인대근육반사를 변화시키고 이리하여 관절인대 또는 협동근육을 단축함으로써 기능장애를 감소시키는지 어떤지를 탐구할 연구가 필요하다(Chaitow 2009).

전통적인 SCS와 수정된 접근법 CONVENTIONAL SCS AND THE MODIFIED APPROACH

이 책에서 제창하는 카운터스트레인 모델은 원래 Jones(1981)가 가르친 것과 같지 않지만, Goodheart가 제안한 개선된 방법에 주로 기초한 하나의 수정법이다. 따라서 이 장은 Jones의 원래의 SCS 모델의 수정과 이것을 사용하는 방법에 초점을 맞추고 있다. 이와 같이 하기 위해 이 "압통점"의 현상은 철저히 파악할 필요가 있다.

SCS법으로서 유념할 필요가 있는 요소들을 상자 글 4.1과 4.2에 요약하였다.

Jones의 SCS 방법론을 연구하기 위한 일반적인 방법에는 촉진된 압통점에서의 불편함을 줄이기 위해 설명된 위치를 학습하고 압통점의 위치를 연습하며, 이어서 규정된 방식으로 신체/관련 부위의 위치결정(positioning)을 연습하는 것을 포함한다.

압통점의 위치를 정확히 찾아내는 것은 학습할 수 있는 촉진기술에 좌우되며, 이 연습은 국소화된 연부조직의 기능장애 부위의 매우 빠른 위치 찾기를 가능케 하는 실용적인 능력으로 개선할 수 있다.

압통점 특성을 논의하는 자세이완 및 SCS의 일부 연구자들은 보통 주위조직과 비교하여 체온의 상승 또는 하강과 연관성이 있는 주된 특징으로서 땀샘운동성 변화에 대해 말하고 있다(Lewit 1999). 긴장, 압통 그리고 흔히 부종성 압통점을 덮고 있는 피부의 창백함, 홍반 및 발한과 같은 현상은 모두 그들의 식별수단으로서 사용된다(Chaitow 2003; Jones 1964, 1981; Schwartz 1986).

상자 글 4.1 SCS/PRT 적용을 위한 이상적 환경

금기에 대해서는 상자 글 4.7을 참조하고 적응증에 대해서는 상자 글 4.8을 참조하기 바란다.

- 수술 전후의 환자의 강직(근육긴장항진)을 감소시키기 위해서.
- 근육 연축이 동반되는 경우 – 더 직접적인 방법은 용인되지 않을 것이다.
- 수축이 하나의 특징인 경우 – 근육에너지 기법 또는 다른 기법을 사용한 후 조직을 신장시키기 전에 긴장을 감소시킨다.
- 급성 및 여러 스트레인이 있는 경우 – 예를 들어, 편타성손상.
- 만성 연부조직 기능장애에 대한 어떤 치료의 일부로서.
- 통증유발점 치료에 대한 순서(INIT)의 일부로서 – NMT 후와 MET 전.
- 민감하고 허약하고 연약한 사람 또는 부위에 대한 치료에서.
- 근육긴장항진이 주된 제한요인인 관절 기능장애의 치료에서.

상자 글 4.2 SCS 적용의 가이드라인

누구나가 카운터스트레인을 효율적으로 적용할 수 있게 하는 네 가지 비결은 다음과 같다.

1. 만성 또는 급성의 특정 스트레인 기능장애와 관련된 연부조직 변화를 촉진에 의해 위치를 알아내는 능력.
2. 조직을 풀림, 편안함, 이완 및 저항이 감소된 상태로 이동할 때 조직 변화를 감지하는 능력.
3. 환자의 전신, 또는 침해된 시체부위를 최소의 힘으로 풀림의 상태로 유도하는 능력.
4. 조직의 변화를 평가할 때 최소의 촉진하는 힘을 가하는 능력.

적용 가이드라인:

1. 적절한 압통점을 찾아내어 촉진한다.
2. 최소의 힘을 사용한다.
3. 최소의 모니터링 압력을 사용한다.
4. 최대의 풀림/안락함을 성취한다.
5. 다른 어느 곳에도 추가로 통증이 생성되지 않도록 한다.

- 가장 간단한 촉진방법("끌기 촉진"; drag palpation)에는 하나의 손가락으로 피부를 가로질러 가볍게 지나가는 것이 포함되며, 이것은 손가락 또는 엄지손가락이 가수분해의 증가로 인해 피부 위를 순간적으로 느리게 지나가는 것을 느끼면서 교감신경, 땀샘운동 활동의 상승이 명백해지는 "끌기"의 감각을 추구한다(2장 "TARTT의 지름길: 끌기 촉진"이라는 제목에서 설명했다).
- 이러한 국소화된 피부 변화(Lewit 1999에 의해 "통각과민성 피부 영역"으로 설명됨) 아래의 조직에 가해지는 압력은 보통 민감도 또는 통증 정도를 증가시킨다는 것을 명확히 밝힌다.
- 연부조직 촉진의 이 형식을 사용하거나 또는 다른 형식을 사용하거나에 관계없이, Jones가 목록화한 통증유발점을 확인할 필요가 있다. Jones의 압통점은 압축되었을 때 다른 곳의 통증을 나타낼 수 있을지도 모르는 반면, 활동적인 통증유발점은 항상 다른 곳의 통증을 나타낼 수 있을지도 모르기 때문에 이들은 흔히 활동적인 근육근막 통증유발점과는 다르다.
- 이들은 일반적으로 스트레인 때에 단축되거나 또는 만성 스트레인에 반응하여 단축되어 있는 이들 조직에 놓여 있고, 드물게 환자가 이전에 통증을 지각한 부위에 있다.

SCS의 가이드라인 SCS guidelines

Jones가 이러한 압통점이 관련되는 기능장애(통증, 제한 등)를 완화하기 위해 제시하는 일반적인 가이드라인은 이들 조직의 움직임을 풀림으로 향하게 하는 것을 포함하고, 이것은 일반적으로 상자 글 4.3에 열거된 프로토콜을 사용하는 것을 포함한다.

일단 "풀림의 자세"가 되면, 이 자세를 유지해야 하는 최적의 시간에 대해서는 다양한 의견이 있다. 핵심적인 제안은 상자 글 4.4에 열거하고 있다. 이들 가이드라인을 사용하여 모델, 동료학생 자원자 또는 자기 자신에 대한 SCS를 사용하는 연습을 시작할 수 있다.

상자 글 4.3 카운터스트레인 위치결정의 가이드라인

- 신체의 앞쪽 표면에 있는 압통점에 대해서는 촉진된 점 쪽을 향해서 굽힘, 옆굽힘 및 회전을 하는 것이 가장 일반적이며, 이것에 이어서 미세 조정하여 민감도를 적어도 70% 감소시킨다.
- 신체의 뒤쪽 표면에 있는 압통점에 대해서는 촉진된 점 쪽에서 떨어져서 폄, 옆굽힘 및 회전을 하는 것이 가장 일반적이며, 이것에 이어서 미세 조정하여 민감도를 적어도 70% 감소시킨다.
- (다른 어느 곳에서 만들어지고 있는 어떤 추가적인 통증이나 불편함이 없이) 풀림과 편안함을 가져오기 위해, 압통점이 정중선에 가까울수록 보통 옆굽힘과 회전을 덜 필요로 하고 정중선에서 더 멀수록 옆굽힘과 회전을 더 필요로 할지도 모른다.
- 풀림을 찾으려고 시도할 때 옆굽힘이 도입되는 방향은 특히 신체의 뒤쪽 측면에서 발견되는 압통점과 관련하여 촉진된 통증점의 측면에서 가장 빈번하게 떨어져 있다.
- 이전에 언급하였음에도 불구하고 옆굽힘이 통증점의 방향을 향할 때 풀림이 인지되는 예가 있다.

따라서 이들 가이드라인은 가장 풀림의 가능성이 있는 방향에 관한 "제안"을 제공하며, "규칙"은 아니다. 개별 조직의 특성이 모니터링이 되고 있는 점에 대한 편안함/풀림을 달성할 이상적인 방향을 궁극적으로 결정할 것이다.

추가적인 임상 가이드라인 Further clinical guidelines

과거 40년 동안에 걸친 수천 명의 치료사들의

상자 글 4.4 타이밍과 SCS

- Jones(1981)는 풀림의 자세를 90초 동안 유지할 것을 제안하고 있다.
- Goodheart(Walther 1988)는 촉진적 밀집(crowding) 또는 근육방추의 신경근육 도수조작이 이용된다면(그림 1.9 참조), 20-30초 동안 풀림의 자세를 유지하는 것은 보통 적절하다고 제안하고 있다.
- Morrison(이 장의 후반에 설명되는 경화기법)은 풀림의 자세를 20초 유지할 것을 제안하고 있다.
- Weiselfish(1993)는 유익한 신경학적 상태를 위해 3분 이상을 권장하고 있다.
- Schiowitz(1990)는 촉진된 자세이완을 채택할 때 유지 시간을 딱 5초로 줄이고 있다(5장 참조).
- D'Ambrogio & Roth(1997)는 근막 이완을 날성하기 위해 1분에서 20분 사이가 필요할 것이란 것을 제인하고 있디.
- 기타(예: Chaitow 1996)는 위에서 권장된 시간은 기껏해야 근사치라고 제안하고 있으며, 그 이유는 조직이 개인마다 다른 복수의 요인에 따라 특유하게 반응하기 때문이다.
- 조직이 이완함에 따라, 촉진은 이러한 변화를 드러내야 하며, 이때 천천히 중립으로 복귀하는 것이 요구된다. 그러나 처음으로 이들 방법을 학습할 때, Jones의 방법론을 사용하기 위한 최소의 시간으로서 90초간 유지한다는 기본적 생각이 지지되고 있다.

타이밍에 대한 추가적인 내용이나 이것을 수정하는 방법은 이 장의 후반에서 볼 수 있다.

임상경험에서부터 불편함과 "압통"이 있는 많은 부위 중 어느 것이 주된 관심을 받아야 하는지를 선택하는 몇 가지 간단하지만 효과적인 방법에 대한 합의가 이루어졌다(McPartland & Klofat 1995). 이 조언을 상자 글 4.5에 요약하였다.

상자 글 4.5 어느 점을 먼저 치료해야 하나?

- 압통점이 가장 많이 모여 있는 신체부위 내에서 가장 통증이 심하고, 가장 안쪽에 있으며 가장 몸쪽의 압통점을 1차적 주목대상으로 선정한다.
- 압통점의 연쇄 또는 선이 확인되면, 이들의 가장 중심부위를 치료한다.
- 비교적 건장한 환자가 관련된 경우에도, 어느 한 치료 세션에서 5개 압통점 이상을 치료해서는 안 된다.
- 환자가 더 기능장애가 있고 병약하며 적응력이 소진되고(2장 Zink & Lawson의 평가를 참조할 것), 통증에 고통 받고 또는 피로할수록, 어떤 한 세션에서 치료되어야 할 압통점의 수는 적어진다(이러한 경우에는 1 세션과 3 세션 사이).

압통점을 찾는 부위

Where to look for tender points

- Jones의 "압통점 분포도"(또는 D'Ambrogio & Roth 1997)는 압통점을 촉진하는 부위를 결정하는 하나의 방법을 제공하고 있다. 이 모델은 정형화되어 있어, 개인의 독특한 특성 또는 그 기능장애를 고려하지 않는다. – 이것이 Goodheart의 모델이 지지되는 이유이다(아래를 참조할 것).
- 1장에서 간략히 설명한 것처럼, Goodheart (1985)는 카운터스트레인 방법에서 사용될 수 있는 압통부위의 위치를 확인하기 위한 환자 특이적 방식을 제안하였다.
  - 환자가 명백한 비틀림, 또는 "느슨한-단단한" 조직에 관해서 뚜렷한 불균형을 나타내는 경우, 카운터스트레인을 적용하는 동안 모니터로서 가장 유용할 것 같은 압통점은 단단한(즉, 단축된) 조직에서 발견될 것이고, 풀림의 자세는 연출되게 비틀림을 나타낼 가능성

이 높다(이 개념에 대해서는 1장을 참조). 짧은 조직은 위치결정과 "미세조정" 과정 동안에 한층 더 단축되고 밀집되지만(통증 없이), 민감도의 감소를 확인하기 위해 압통점의 모니터링을 한다.

- 환자가 통증이 있거나 제한이 있는 움직임을 나타내는 경우, Goodheart의 가이드라인은 모니터링에 가장 유용한 압통점은 통증이 있거나 제한된 움직임과 반대되는 움직임을 수행하는 근육에 위치할 것이라는 것을 시사하고 있다. 즉, 치료사는 통증 또는 제한이 보고되거나 관찰될 때 활동적인 근육에 대한 대항근에서 압통점을 찾아야 한다.
  - 예로, 머리를 오른쪽으로 돌리는 것이 통증이 있거나 제한이 있는 경우, 그 동작을 만들어내는 근육은 목의 오른쪽에 있는 근육만이 아니라 왼쪽 목빗근(흉쇄유돌근)일 것이다.
  - 따라서 오른쪽으로의 회전 제한은 목의 왼쪽에 있는 근육 또는 오른쪽 목빗근을 동반하는 단축(또는 기능장애)과 관련이 있다고 생각된다.
  - Goodheart의 가이드라인("통증 또는 제한이 인지될 때 활동적인 근육에 대한 대항근의 압통점을 찾다")에 따르면, 하나의 압통점이 발견되고 SCS 위치결정을 하는 동안에 모니터로서 사용될 수 있는 것은 이들 단축된 구조에 있다.
  - 적절한 압통점의 촉진은 머리를 왼쪽으로 돌리는 근육 즉, 목의 왼쪽에 있는 근육만이 아니라 목빗근의 오른쪽에 있는 근육에서 수행되어야 한다(이것은 머리를 왼쪽으로 돌리는 것을 돕기 때문이다).
  - 일어날 수 있는 혼란을 피하고 통증의 반대쪽 조직의 압통점을 찾지 않는 것은 매우 중요하다.
  - 적절한 압통점은 통증이 보고된 부위에 관계없이, 통증이 있는 또는 제한이 있는 움직임을 만들어내는 데 활동적인 근육에 대한 대항근에 위치할 것이다.
  - 모든 SCS 방법에서와 같이, 일단 위치가 결정되면 압통점은 모니터로서 사용될 것이다.

- 촉진을 하는 동안에 확인된 어떤 부위의 국소 압통은 어느 정도는 불균형, 만성 스트레인 또는 적응적 변화에 대한 반응을 나타낼 것이다. 이 압통점의 민감도를 제거하기 위해 국소적 또는 전신의 위치결정이 도입되는 동안 이러한 압통점을 하나의 모니터로서 사용하는 것은 비록 이것이 확인되지 않았더라도, 거의 확실히 스트레스 패턴이 야기하거나 유지하는 것을 수정하는 데 도움이 될 것이다.

압통점과 풀림의 자세
TENDER POINTS AND THE POSITION OF EASE

신체 기능장애가 촉진 가능한 압통의 관련부위를 동반하고 흔히 촉진하거나 탐색할 때만 압통이 있다는 Jones의 발견은 관절 또는 부위가 이들 점에서 압통을 완화하기 위해 적절히 배치되어 있을 때 관련되는 근육긴장항진 또는 연축은 보통 감소한다는 인식으로 이어진다.

그는 이들 점을 압통점이라 불렀다 (1장, 상자 글 1.1을 참조할 것).

Jones는 그의 방법들을 설명하기 위해 다음과 같이 언급하고 있다.

근육근막 압통점과 올바른 이완의 자세를 찾으려면, 처음에는 아마도 몇 분이 걸릴 것이다. 숙련된 임상의가 압통점을 몇 초 안에, 그리고 이완의 자세를 추가로 몇 초 안으로 찾아내는 것을 지켜보면, 초보자에게는 간단하다는 잘못된 인상을 줄지도 모른다.

처음에는 압통점을 찾는 데에 몇 분 이상 걸릴지도 모르다. 그러나 "끌기 방법"과 같은 정확한 촉진 방법을 규칙적으로 연습한다면, 보통 빨리 학습될 수 있다.

그 다음에는 무엇이 일어날까?

- 일단 위치를 찾아내면, 긴장된 압통점은 정상적인 조직에 통증을 유발하기에 충분한 압력을 가하지 않고 촉진되어야 한다.
- 통증/민감도는 임상의와 환자 양쪽에게 명백해야 한다.
- 압통점을 지속적으로 촉진하면서(또는 간헐적으로 탐색함으로써) 관절(또는 다른 조직)을 주의 깊게 유도함으로써 이상적인 중립(또는 촉진된 점에 통증이 감소되거나 없다) 위치에 대한 진행상황의 모니터링이 궁극적으로 달성된다.
- 치료사는 촉진된 조직의 장력/긴장 수준의 감소(바람직하다) 또는 증가(바람직하지 않다)만이 아니라 압통점에서의 민감도/통증의 어느 것인가가 있다는 환자의 보고를 감지하고 평가한다.
- 이들 지표는 압통점에서의 두드러진 통증 감소(이상적으로는 적어도 70%)와 함께 궁극적으로 연부조직에서 상대적인 풀림의 느낌이 있는 위치로 치료사를 유도하는("미세 조정") 데 사용된다.
- "묶임"이 없어졌나는 것 그리고 또한, 가장 중요한 것은 통증이 유의미하게 저하하여 있다는 환자의 보고는 바람직한 지표이다.

Jones(1981)는 다음과 같이 언급하고 있다.

매우 작은 호(arc) 내에서 관절 가동성의 갑작스런 증가를 동반하는 최대 이완의 점은 가동점(mobile point)이다.

그 위치를 90초 동안 유지한 후(상자 글 4.4를 참조할 것), 치료사는 그 부위를 중립 위치로 서서히 되돌린다.

압통점이란 무엇인가?

What are the tender points?

Jones는 압통점을 통증유발점(Simons et al. 1999; Travell & Simons 1992) 및 Chapman의 신경림프반사(Owens 1982)와 동일시한다. 그러나 이 비교는 신체 표면에 있는 모든 반사적으로 활동하는 점에서 어느 정도 필연적으로 겹침에도 불구하고 절대적으로 정확할 수 없다.

감촉이 다르지 않더라도 이들 서로 다른 포인트 시스템의 본질에는 차이가 있다(Kuchera & Mcpartland 1997). 예를 들어, 근육근막 통증유발점은 눌렀을 때에 대상 부위에 민감도, 통증 또는 다른 증상을 나타내며, 이것은 보통 Chapman의 (신경림프) 반사점은 그러하지 않고 Jones의 압통점과 대부분의 통증유발점이 이러한 것처럼 단 하나가 아니라 둘씩 쌍을 이루어 발견된다.

촉진 자세이완(FP, 5장을 참조)의 개발자인 Schwartz(1986)는 다음과 같이 언급하고 있다.

항상 그렇지는 않지만, 일반적으로, 압통점에 압력을 가하면 압통점 그 자체와 멀리 떨어진 부위에서 통증을 야기할 것이다.

이와 같이 설명하면 압통점만이 아니라 통증유발점과 같은 점을 정의할 수 있다. Schwartz는 다음과 같이 말하면서 이러한 점들을 치료에 사용하는 SCS

와 다른 방법들 사이의 차이점을 강조하고 있다.

> *다른 방법들은 예를 들어, 침구치료에서 침을 놓거나, 그 점에 리도카인을 주사하거나 또는 압통점을 파괴하기 위해 압력이나 초음파를 사용함으로써 그 압통점 자체를 침습한다.*

정골요법 의사인 Eileen DiGiovanna(1991)는 치료점의 중복을 다음과 같이 요약하고 있다.

> *오늘날 많은 임상의는 통증유발점, 경혈(acupuncture point) 및 Chapman 반사 사이에는 관련성이 있다고 믿고 있다. 이 관련성이 무엇인지는 정확히 알려져 있지 않다.*

그녀는 명망 높은 정골요법 개척자인 George Northrup(1941)이 다음과 같이 말한 것을 인용하고 있다.

> *겉보기에 다양해 보이는 모든 관찰[표면 "점"의 반사 패턴에 관한]이 빙산(iceberg)의 크기나 중요성의 깊이를 이해하지 않고 우리가 그 빙산의 끝을 보기 시작하고 있는 것과 같은 빙산을 바라보는 것에 지나지 않는다는 느낌을 피할 수 없다.*

서양에서 침구술을 개척한 사람 중의 한 사람인 Felix Mann은 침구술의 경락(실제로는 경혈)의 존재 유무에 대한 논쟁에 들어갔다. 압통점의 특정 도표상 위치에 침을 놓는 주안점을 바꾸려는 노력으로 그는 다음과 같이 언급하였다(Mann 1983).

> *충수염(appendicitis)에서 McBurney의 점은 규정된 위치를 갖고 있다. 실제로 이것은 왼쪽 또는 오른쪽으로 10㎝ 높거나 낮을 수 있다. 이것은 지름이 1㎝이거나 복부 전체를 차지하거나 또는 전혀 일어나지 않을지도 모른다. 경혈은 흔히 같고, 따라서 고전적인 전통 방식으로 경혈을 말하는 것은 무의미하다. 신중하게 수행된 전기저항 측정은 고전적 경혈에 부합하는 전기에 대한 피부 저항의 변화를 보여주지 않는다. 현대의 일부 서적에서 언급된 경혈은 그렇게 많지 않으며, 경혈이 아닌 피부는 남아 있지 않다. 심장병에서 통증과 압통은 팔에서 일어날지도 모른다. 그러나 이것은 팔의 다른 어느 곳보다도 심장의 경락을 따라 더 자주 일어나지는 않는다.*

따라서 경락은 존재하지 않거나, 또는 (더 혼란스러운 것은 아마도) 몸 전체가 경혈이라고 Mann은 결론을 내리는 것 같다! Mann의 논평의 타당성은 차치하고라도, Travell과 동료인 Chapman 및 Jones가 설명한 이들 점들과 함께 전통적인 및 현대적인 침술에서 설명되어 있는 수많은 점들 모두가 하나의 신체 표면 지도에 함께 놓이게 된다면, 우리 모두는 곧 신체표면의 전체가 잠재적인 경혈이라는 결론에 도달할 것이다.

일반적으로 연부조직 기능장애의 진전(느슨함–단단함의 개념) 그리고 특히 통증유발점의 진전에 대한 2장의 논의는 일부 부위가 짧아지고, 단단해지고 묶이게 되는 것으로 보이지만, 한편 다른 부위는 이완하고 신장되거나 팽창하는 것을 나타내고 있다.

이러한 상황에서 "비틀림을 연출하는" 광범위한 가이드라인(1장 참조)이 고려된다면, 이들 조직에 이완하기 위해 변화할 기회를 제공하려고 시도하는 치료접근법의 일환으로 이들 특성을 증폭하고 강화하고 유지/지원하게 함으로써 짧고 단단하고 묶인 어떤 것이든 유용할 수 있음을 시사하고 있다.

조직을 정확히 균형 잡힌 밀집, 접힘(folding) 및 압축으로 유도하기 위해 압통점을 사용하여(이것이 또한 통증유발점인지 또는 반사활동과 관련하여 일부 다른 역할을 수행하는지 아닌지에 관계없이) SCS 방법론을 간단하지만 정확하게 설명한다.

아시혈(ah-shi points)과 압통점은 같은가? Are ah-shi points and tender points the same?

침술에서 "자연스럽게 민감해지는 점"이라 알려진 현상이 있다는 것은 기억해둘만한 가치가 있다. 이들 "점"은 외상 또는 관절 기능장애에 반응하여 일어나고, 이들이 존재하는 동안 "명예의(honorary)" 경혈로 간주된다(Academy of Traditional Chinese Medicine 1975).

침구, 열, 압력, 레이저 등에 의해 치료를 받는 대부분의 경혈은 명확히 규정되고 그림으로 나타내고 있다. 이 규칙의 단 하나의 예외는 관절 문제와 연관성이 있는 자연스럽게 발생하는 아시혈(阿是穴)과 관련되며, 민감도가 지속되는 기간 중에 치료에 이용할 수 있게 된다.

앞의 본문에서(Chaitow 1991) 나는 다음과 같이 언급을 하고 있다.

> *불편한 부위에 있는 국소 압통점은 자연스런 경혈이라 간주될지도 모른다. 중국 사람은 이들을 아시혈(阿是穴)이라 일컫고 있고, 통증상태를 치료할 때, 이들을 고전적 경혈과 같은 방법으로 사용한다.*

중국의학에서는 침을 놓는 것도 경혈의 지압도 또한 적절한 치료형태라 생각되고 있다는 것은 기억해둘만한 가치가 있다.

Jones가 제시하는 압통점은 많은 점에서 같지는 않지만, 아시혈과 같은 것으로 생각된다.

근육은 약한가? 또는 강한가? Is the muscle weak or strong?

Goodheart는 카운터스트레인 방법에 대한 하나의 모니터로서 압통점이 유용하다는 것을 확인하기 위한 간단한 검사를 제안하고 있다.

- 압통점 검사를 포함하는 근육이 최대 3초의 등척성 수축 후 약하다면, 이것은 카운터스트레인의 덕을 볼 것이다(Walther 1988).
- 카운터스트레인이 성공적일 때, 이 동일한 프로토콜은 근육이 짧고 강력한 등척성 수축 후 더 이상 약화되지 않을 것이라는 것을 시사하는 것이다.

서로 다른 관점 Different focus

Jones가 카운터스트레인을 사용하는 것은 통증상태에 대한 치료에 주로 중점을 두고 있는 반면에, Goodheart는 통증이 없다 해도 근육의 신경근육 기능의 개선에 중점을 두고 있다.

Goodheart의 동료인 David Walther는 다음과 같이 언급하고 있다.

> *스트레인/카운터스트레인 기법에 반응하는 신경근육 기능장애는 최근의 외상에 기인하거나 환자의 기왕력에 원인이 있을지도 모른다.*

Goodheart와 Walther는 Jones와 Korr(Korr 1975)가 많은 형태의 연부조직과 관절 기능장애로 이어지는 핵심 요인으로 설명한 신경학적 불균형에 대한 해석에 동의하고 있으며, 기능장애가 있는 대항근은 급성 또는 만성 스트레인 후 신경학적 평형상태로 되돌아가지 못한다.

이것이 일어날 때, 비정상적인 신경근육 패턴이 확립되어 자세이완 치료를 하는 동안에 "풀림"으로 유지되어 있는 것이 유리하다. 신장된 근육이 아니라 스트레인 과정에서 단축된 근육(일반적으로 통증이 인지되는)이 재균형의 과정에서 사용되는 조직이다.

> *지속되는 통증의 원인이 보통 통증이 있는 위치에 있는 것이 아니라 대항근에 있다는 것을 이해하는 것은 … 문제 해결에서 가장 중요한 단계이다.*
>
> (Walther 1988)

압통점은 근육, 힘줄 또는 인대에 있을지도 모르지만 지속되는 요인은 근육방추세포 메커니즘의 불균형이다. 환자는 보통 어떤 움직임이 통증을 증가시키는지(또는 제한되는지) 보통 쉽사리 설명할 수 있기 때문에 압통부위를 찾는 위치는 결정하기 쉽다.

풀림을 찾기 위한 위치결정

Positioning to find ease

우리가 보아온 것처럼 압박하거나 침을 놓는 것 이외의 압통점에 대한 추가적인 사용방법을 발견하였다.

이러한 압통점에 충분한 압력을 유지하면 관절이 특정한 위치에 두어지거나 재배치될 때 발생하는 통증수준에 대해 환자가 보고할 수 있게 하고 하나의 모니터가 되어 치료사에 대한 지침이 된다. 정해진 기간 동안 관절을 풀림의 위치로 유지한 후 압력으로 인지된 통증의 소실 또는 적어도 두드러진 통증의 감소는 이 방법이 성공하였다는 것을 즉각적으로 증명하는 것이다.

Jones가 권장한 90초 동안 압통점을 유지하거나 주기적으로 탐색하는 것은 추가적인 의문이 생기는 것으로 이어진다. 이것은 Jones가 아주 빈번하게 자신에게 묻는 질문이라는 것을 인정하고 있다. 이것은 압통점에 가하는 압력 그 자체가 치료가 아닌지의 여부에 대해 질문하고 있는 것이다. Jones는 다음과 같이 답하였다.

> *지압요법 또는 롤핑 기법(Rolfing techniques)(또는 신경근육 기법에서 사용된 것 같은 허혈성 압박)에서와 같이 압통점의 반복된 탐색이 치료적인지에 대한 질문을 받는다. 이것은 의도적인 치료가 아니라 진단과 치료의 정확성에 대한 증거를 위해서만 사용된다.*

이 답은 애매모호하다고 생각할 수 있다. 그 이유는 압통점에 대한 압력의 사용으로 인한 치료적인 최종결과의 가능성에 대처하지 않고 단지 이러한 압력의 의도만을 언급하고 있기 때문이다.

일부 치료효과는 상자 글 4.6에 기술된 이유 때문에, 이러한 자연 발생하는 압통점에 대한 지속적인 억제성(또한 "허혈성"이라고도 알려져 있다) 압력에 유래하는 것이라 가정될지도 모른다.

상자 글 4.6 지속적 압박효과의 일부

- 압력이 이완될 때 허혈은 반전된다(Simons et al. 1999).
- 지속된 원심성 자극에 기인하는 신경학적 "억제"(Ward 1997).
- 결합조직의 "creep"이 시작될 때 기계적 신장(stretching)이 일어난다(Cantu & Grodin 1992).
- 압전효과는 경화된 "겔 모양(gel-like)" 조직을 부드러운 더 "졸 모양(sol-like)" 상태로 수정한다(Barnes 1997).
- 가해진 압력에 기인한 기계수용기 임펄스는 통증 마사지를 방해한다("게이트 이론") (Melzack & Wall 1988).
- 진통성의 엔도르핀과 엔케팔린(enkephalin)이 국소 조직과 뇌에 분비된다(Baldry 1993).
- 통증유발점과 연관성이 있는 "긴장된 띠(taut band)"가 국소의 생화학적 수정으로 인해 이완된다(Simons et al. 1999).
- 전통적인 중국의학의 개념은 지압을 에너지 흐름(기의 흐름)의 변화와 연관시킨다.
- 침술요법의 사용에는 압력방법이 경혈에 적용될 때, 통증감소 효과에 대한 분명한 증거가 있다.

가해진 압력과 위치결정
Applied pressure and positioning

중국과 서양 양쪽에서의 침술요법 관계자는 침을 놓는 것 또는 지압기법에 적합한 것으로서 자연발생적 압통점(아시혈)(모든 면에서 Jones의 압통점과 같은 것처럼 보이는)을 포함시키고 있기 때문에, Jones에 의한 이 압통점에 대한 분명한 대답을 회피하는 것은 SCS의 적용 압력의 측면이 결과에 기여하는 가능성에 대해서 그가 실제로 자기 자신에게 대처하고 있지 않다는 것을 나타내는 것으로 받아들여질 수 있을지도 모른다.

그의 방법이 손상된 관절에서의 통증과 연축 이완을 달성하는 다른 메커니즘을 갖고 있다는 것은 매우 가능성이 높은 것 같다. SCS의 총체적 효과는 중립위치에서의 관절의 위치결정과 압통점에 대한 압력의 조합에서 나오는 것 같다.

SCS에서 사용된 위치결정의 과정은 Harold Hoover(5장을 참조)에 의한 기능적 기법에서 설명한 것과 유사하지만, 똑같지는 않다. Hoover의 방법은 그가 "동적인 중립(dynamic neutral)" 위치라 부른 제한된 가동범위를 나타내는 관절 또는 조직의 위치결정을 포함하고 있다. 그는 관절의 해부학적 중립 위치에 상당히 가까운 긴장의 균형이 있는 위치를 추구하였다.

Jones는 또한 풀림의 위치를 목표로 하고 있지만 그는 원래의 스트레인이 일어난 동일한 위치, 또는 기존의 비틀림(distortion)의 연출에 의해 더 관련시키고 있다.

단축된 근육이 스스로 이완할 수 있는 풀림의 위치를 조합시키면서, 동시에 압력을 가함으로써(이것은 Jones의 의심에도 불구하고 치료효과를 동반하는 것 같다) 중증이고 통증이 있는 상태의 개선이 가능하다.

관절에 관한 Jones의 결론
Jones's conclusions regarding joints

Jones는 자기의 연구결과로서 수많은 결론에 도달하였으며 다음과 같이 요약할 수 있다.

- 관절 기능장애에서의 통증은 관절이 일부 위치에 나타나는 급성 통증에서부터 통증이 없는 위치까지 광범위하게 놓인 위치와 매우 연관성이 있으며 이것은 최대 통증의 위치와는 거의 정반대일 것이다.
- 긴장된 관절의 기능장애는 스트레인에 반응하여(이것에 대한 반응) 일어나는 어떠한 것의 결과이다. 이것을 촉진하여 알 수 있는 증거는 스트레인 하에 놓인 조직을 찾는 것에 의해서가 아니라 이들 과다 신장된 조직의 내항근(보통 단축되어 있다)에서 압통을 찾음으로써 발견할 수 있다.
- 관절 문제에서 통증이 있는 구조는 손상 때에 신장된 구조가 아니라 실제로 단축된 구조이며 이것은 여전히 그대로 남아 있다.
- 압통점은 이들 단축된 조직에서 발견된다.

Jones의 기법 Jones's technique

Jones는 "압통점"의 사용을 다음과 같이 설명하였다.

> *촉진기법에 숙련된 임상의는 압통은 물론 긴장 또는 부종을 인지할 것이다. 흔히 정상적인 조직의 압통보다 몇 배 더 큰 압통은 초보자에게는 가장 중요한 징후이다*

Jones는 압통의 예상되는 변화를 모니터링하기 위해 촉진하는 손가락을 압통점 위에 유지할 것을 제안했으며, 한편 다른 손으로 환자를 편안함과 이완의 자세로 배치했다.

Jones는 풀림의 위치로 향해 이동하면서 간헐적으로 탐색하는 동안에 환자에게 편안함, 통증의 감소 등을 질문하는 것만으로 성공할 수 있을지도 모른다고 보고하였다. 올바른 위치에 도달한다면, 환자는 촉진부위의 압통이 감소하였다고 보고할 것이다.

그는 간헐적인 심부 촉진에 의해 위치결정을 미세조성하면서 압통점의 모니터링을 하여 압통이 적어도 70%의 감소가 있는 이상적이 위치를 찾았다. 압력자극의 정도는 지압 또는 "경혈"에 의한 유사한 압통점의 치료에 적용된 것과 유사하다.

이들 방법에 의해 성공적으로 정상화하기 위한 열쇠는 관절의 최대 풀림위치를 성취하는 것처럼 생각되며, 여기서 압통점은 촉진압력에 대해 현저하게 덜 민감해진다.

가장 중요한 것은, 적어도 90초 이상동안 관절을 이 풀림의 위치로 유지한 후 그 다음에 중립의 안정 위치로 되돌리는 것이 매우 천천히 달성된다는 것이다. 이 느린 재배치가 없이는 이전에 교란되었던 구조의 단축상태로 갑자기 되돌아갈 가능성이 존재한다.

SCS의 지리학
THE GEOGRAPHY OF SCS

급성 및 만성 스트레인과 관련된 압통점은 적응 스트레스(adaptation stress)를 받게 된 거의 모든 연부조직의 장소에서 발견될 수 있다.

비록 Simons 등(1999)이 부착부 가까이에 있는 압통점은 자세이완 방법의 혜택을 가장 많이 받을 것 같다고 언급하고 있지만, D'Ambrogio와 Roth(1997)는 다음과 같이 관찰하고 있다.

압통점은 신체의 앞쪽에서, 뒤쪽에서, 안쪽에서, 그리고 가쪽에서, 근육의 기시부 또는 부착부에서, 근복 내에서, 인대, 힘줄, 근막 및 뼈의 위에서도 발견된다.

Jones는 예측할 수 있는 압통점과 관련된 다수의 상태를 확인하였고, 그의 방대한 임상경험과 너무나도 긴 시행착오 과정으로부터 압통점이 신체의 앞쪽면에서 발견될 때 이들은(약간의 예외가 있다) 치료하는 동안에 관련된 관절을 어느 정도 앞으로 굽히게 할 필요가 있다는 결론을 내렸다(상자 글 4.3 참조). 특정된 위치(이 경우는 신체의 앞면)는 관절이 앞굽힘 자세에서 처음에 손상되었다는 것을 나타내고 있다.

이와 같이, 원래의 손상 위치(또는 적응이 비틀림을 향하는 방향의 관찰)에 대한 정보는 가장 가능성이 있는 신체 면에 대한 압통점을 찾는 방향제시를 돕는다.

이 규칙에 대한 예외는 굽힘으로 손상되었을 때, 제4목뼈와 관련된 압통점은 반드시 목을 굽힘으로 하여 치료해야 한다고는 할 수 없지만, 침해된 쪽으로부터 멀리 떨어진 곳에서 옆굽힘과 회전을 필요로 할지도 모른다. 위치결정과 미세조정을 하는 동안에 압통점에서부터의 통증이 감소하면 가장 적합한 위치에 대한 지침을 만들어낼 것이다.

신체의 뒷면에서 발견되는 압통점은 관절 기능장애를 나타내고 있으며, 이것은 치료에서 어느 정도의 뒤쪽으로의 굽힘을 필요로 한다(상자 글 4.3 참조). 또한 이 규칙에 대한 예외가 있는데 특히 궁둥구멍근(이상근)과 제3 및 제4 목뼈를 포함한다. 이들 예외는 치료에서 어느 정도의 굽힘을 동반한다.

분포도 Maps

그림 4.4는 Jones가 지적한 것처럼, 독자에게 가장 흔한 압통점 위치를 보여주고 있다. 고유감각

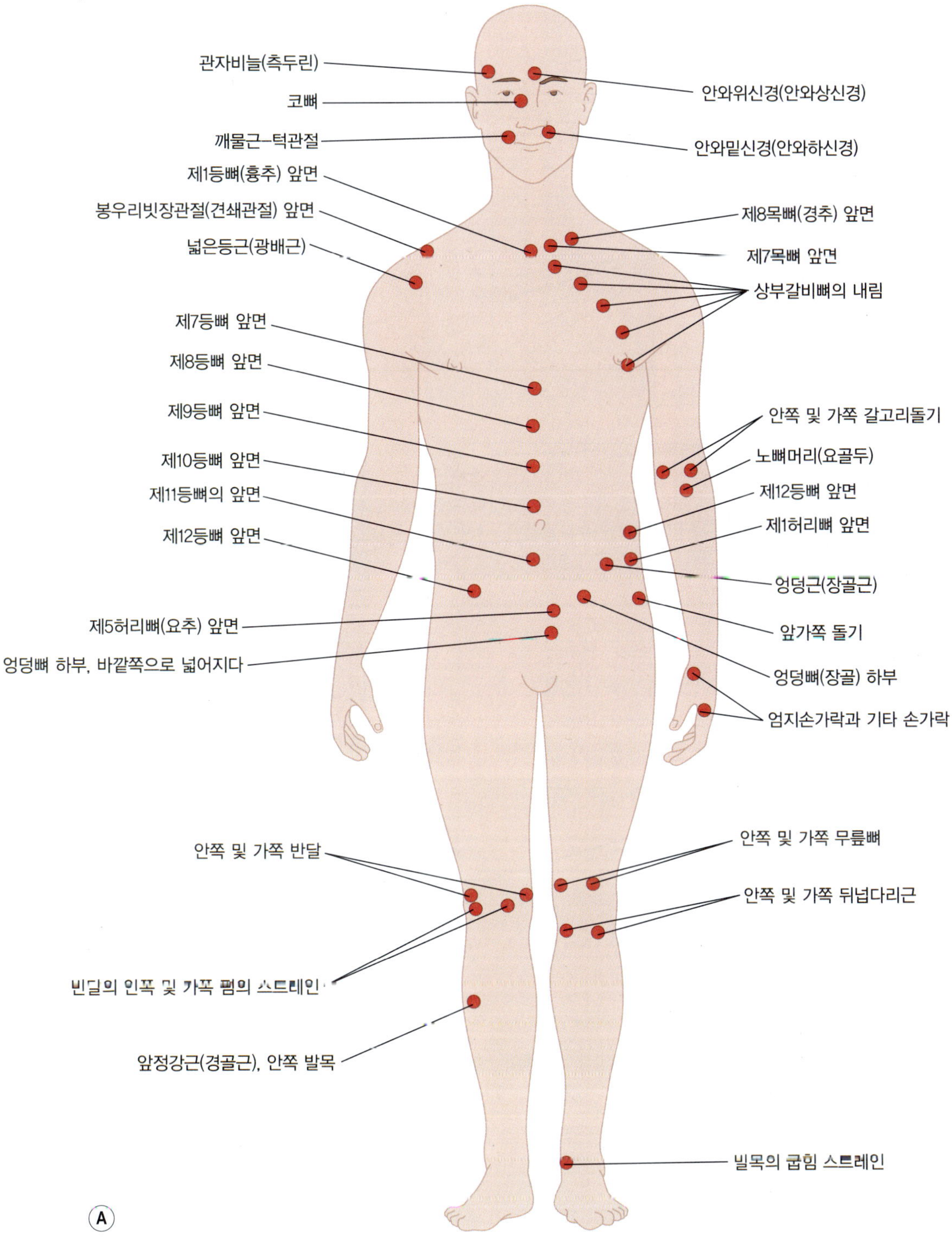

그림 4.4 압통점의 가장 가능성이 높은 위치는 양쪽에 있을 수 있지만, 이 그림에서는 신체의 한쪽에 대해서만 나타냈다. Jones에 따르면, 압통점의 위치는 거의 정확하고, 특정 역학과 특정 외상 또는 특정 스트레인과 연관성이 있는 조직에 따라 표시된 부위 내에서 변화한다고 한다. (A) 굽힘 스트레인에 일반적으로 관련되는 신체 앞 표면 위에 있는 Jones의 압통점의 일반적인 위치.

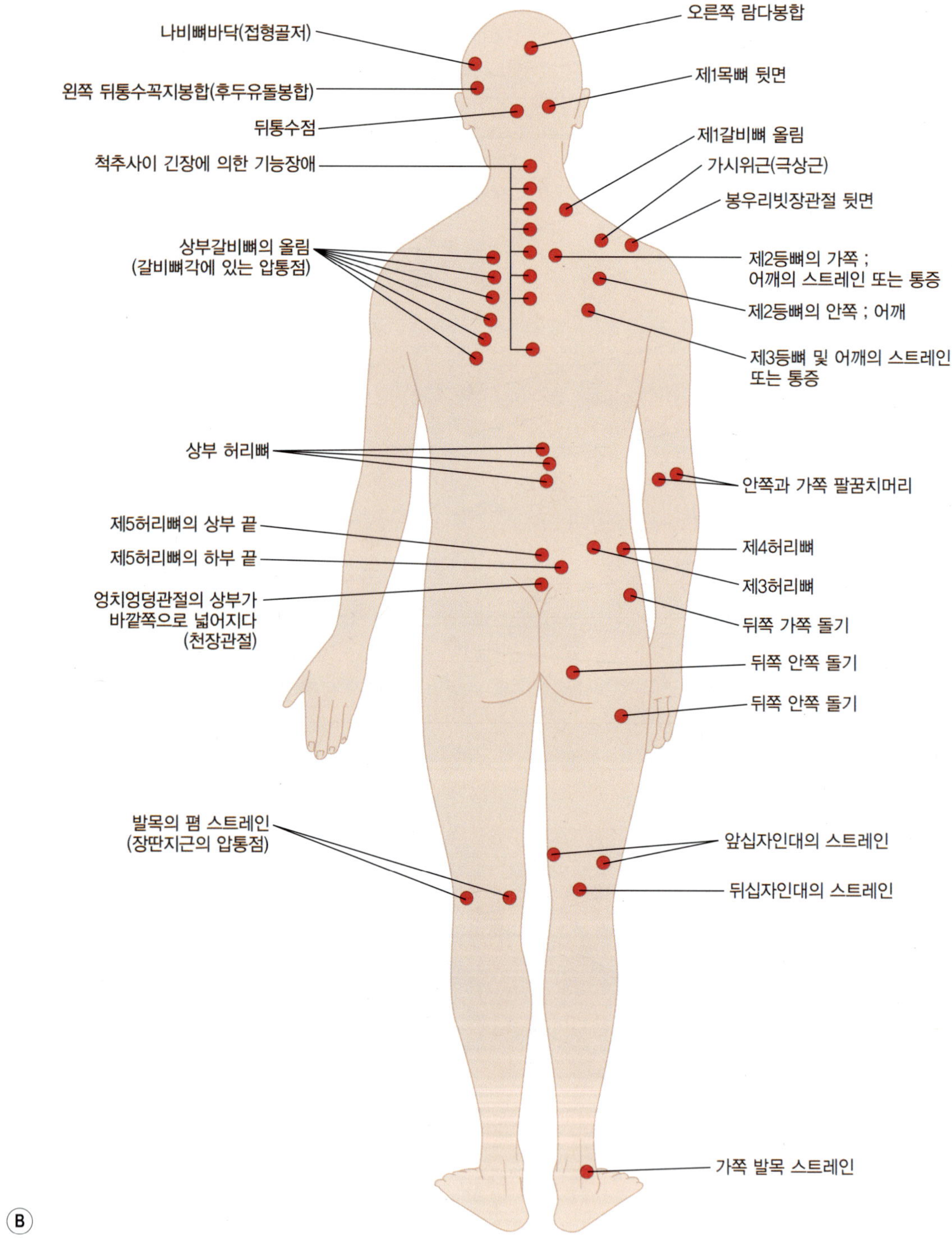

그림 4.4 계속
(B) 폄 스트레인에 일반적으로 관련되는 신체 뒤 표면 위에 있는 Jones의 압통점의 일반적인 위치.

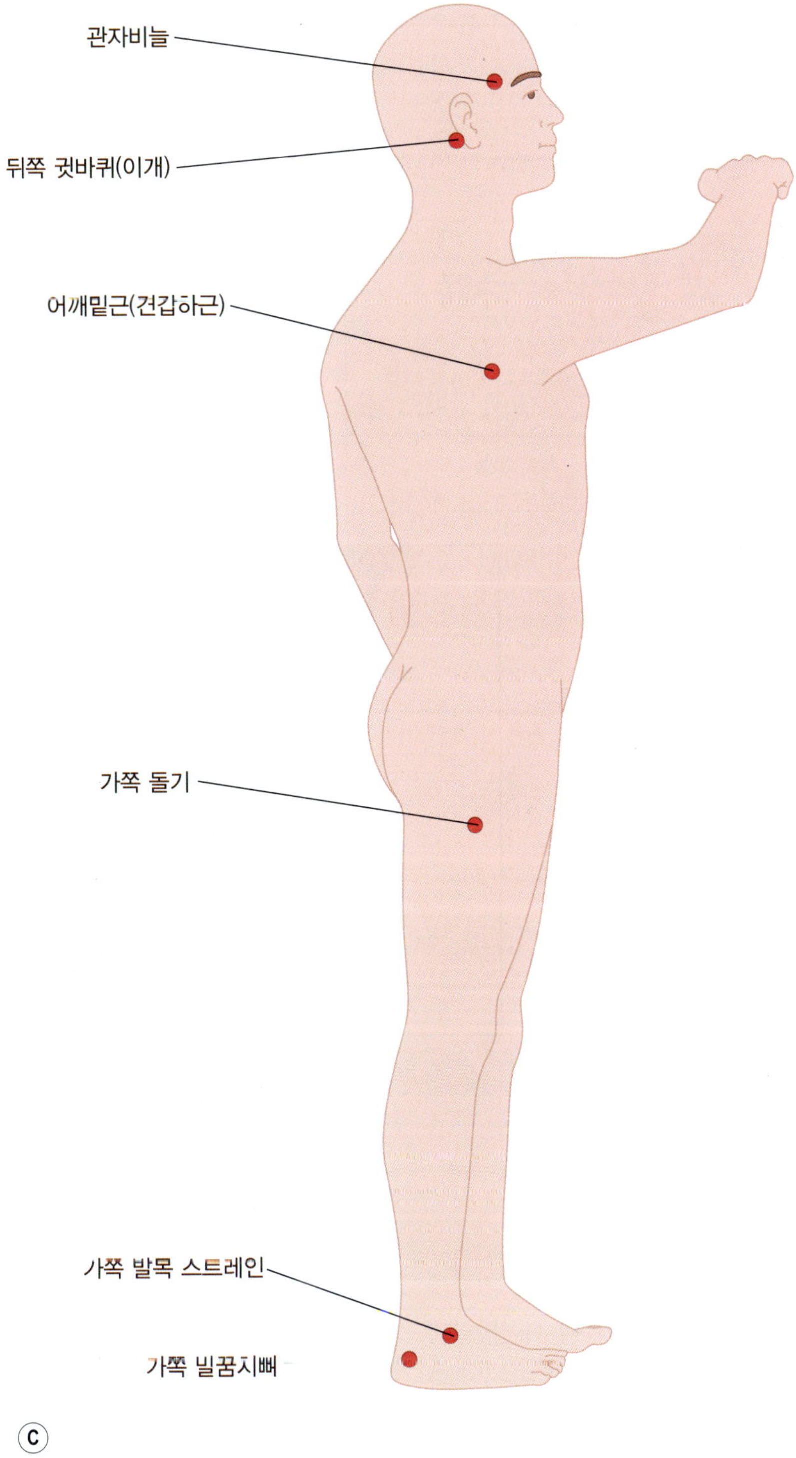

그림 4.4 계속
(C) 옆굽힘 또는 회전을 동반하는 스트레인에 일반적으로 관련되는 신체 가쪽 표면 위에 있는 Jones의 압통점의 일반적인 위치.

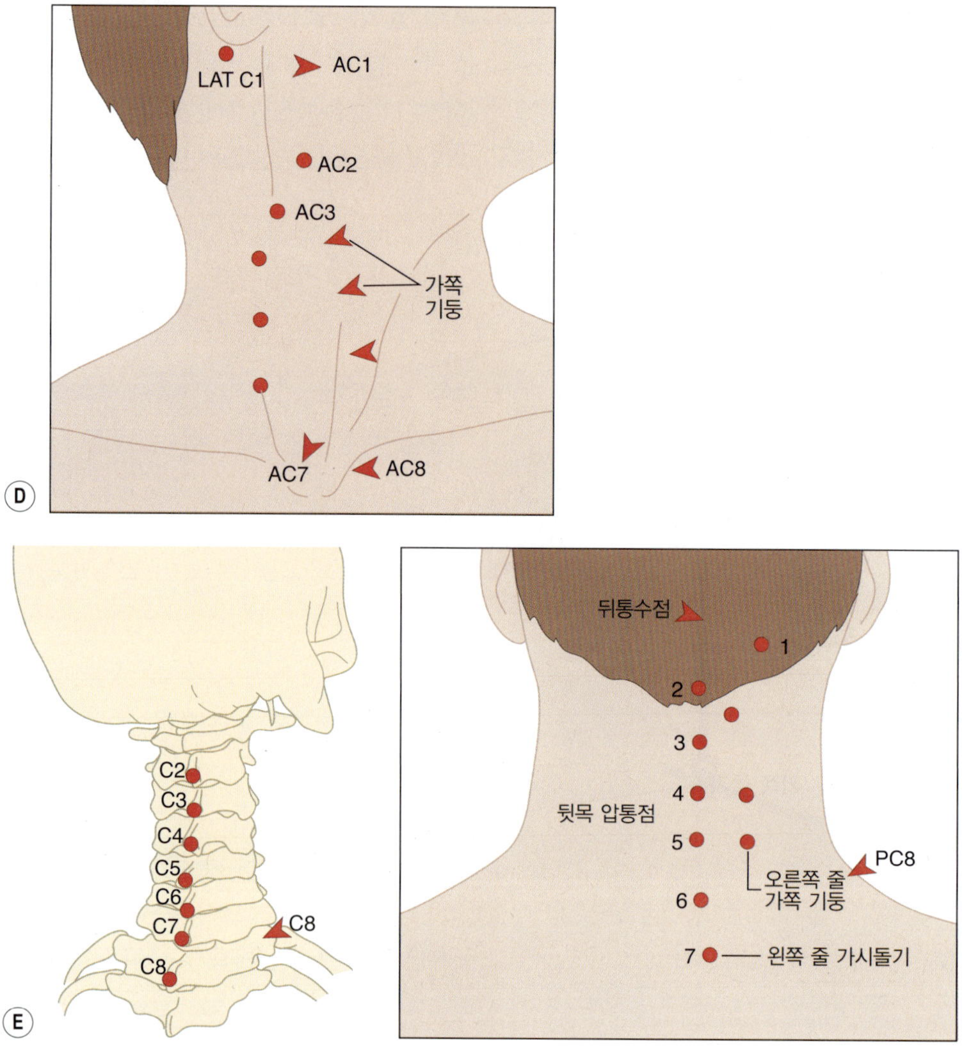

그림 4.4 계속
(D) 앞목부위 압통점 부위의 일반적인 위치.
(E) 뒤목부위 압통점 부위의 일반적인 위치.

기술과 신중한 촉진을 사용하면 필요로 하는 기법을 획득하는 것을 가능케 할 것이다. 그의 접근방식에 대한 상세한 내용과 이해를 위해 그리고 이 구조화된 다소 정형화된 방식으로 일하는 사람들을 위해서는 Jones(1981)의 책 또는 D'Ambrogio와 Roth(1997)의 책을 읽는 것을 제안하고 있다.

다음의 예는 Jones의 텍스트(Jones 1981)에서 인용한 것이며 권장사항이 아니라 일반적인 정보만을 위한 것이다.

SCS/자세이완이 이상적으로 적용될 수 있는 설정은 상자 글 4.2에 나와 있다.

제안된 풀림의 위치는 Jones와 그의 동료들의 여러 해에 걸쳐 연구한 결과와 관련이 있고, 이들은 대체로 정확하지만 저자는 어떤 특정한 관절 또는

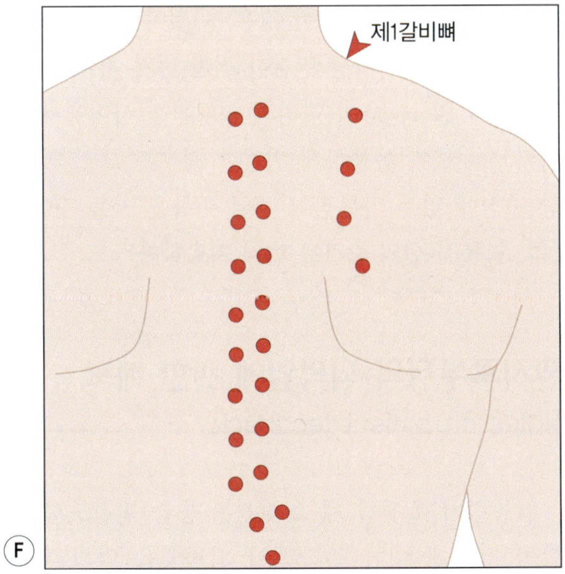

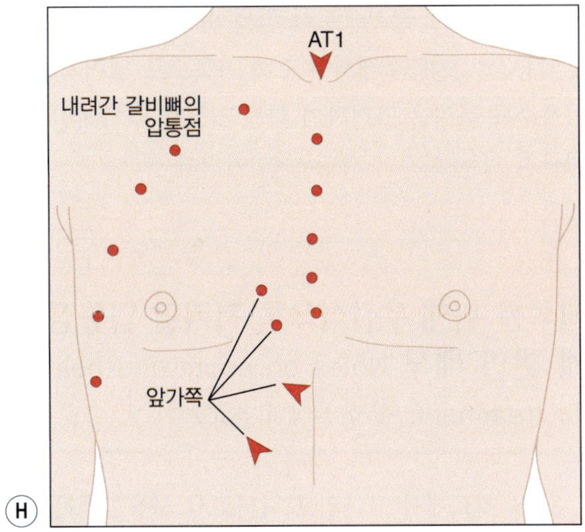

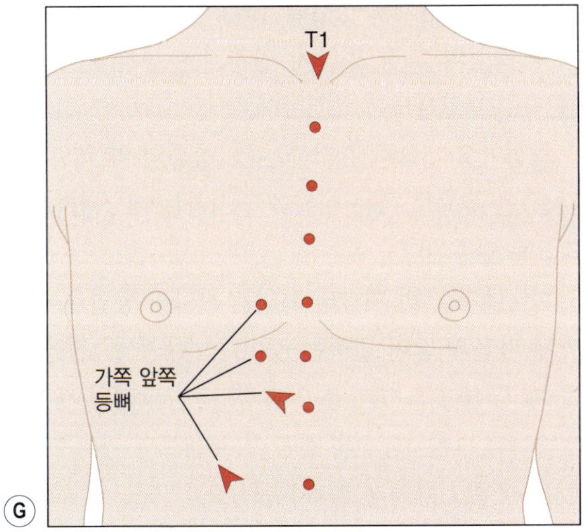

그림 4.4 계속
(F) 뒤쪽 등뼈 폄 스트레인 압통점 부위의 일반적인 위치.
(G) 앞쪽 등뼈 굽힘 스트레인 압통점 부위의 일반적인 위치.
(H) 내려간 상부갈비뼈(제2~제7)에 관련된 압통점의 일반적인 위치.

근육의 스트레인에 대한 정해진 프로토콜을 규정하는 방식에 비판적이며, 이 장의 앞부분에서 설명한 "Goodheart의 가이드라인"을 장려하는 것은 물론 조직이 배치 및 재배치될 때의 불편함의 현재 수준에 대한 환자로부터의 구두에 의한 되먹임에 의존하는 것이 아니라 조직의 풀림을 감지할 수 있게 하는 촉진기술의 개발을 장려한다.

위치결정에 대한 주의사항

Reminder about positioning

(상자 글 4.3 참조)

몸 전체 또는 단지 문제가 되고 있는 부위(팔꿈치, 무릎 등)의 위치결정/미세 조정을 할 때, 신체의 앞면에 있는 압통점이 굽힘을 필요로 하고, 신체의 뒷면에 있는 압통점이 통증 또는 과도한 긴장을 푸는 과정의 첫 부분으로서 폄을 필요로 한다.

압통점이 정중선에서부터 더 가쪽으로 떨어져 있을수록 풀림을 달성하기 위해 필요한 추가적인 옆굽힘 또는 회전의 정도는 더 커진다.

치료를 위해 우선적으로 처리할 압통점에 관한 메모 Notes on prioritizing points for treatment *(상자 글 4.5 참조)*

SCS 치료에서 하나의 모니터로서 사용할 압통점을 선택할 때는 흔히 혼란스러운 경우가 있을 가능성이 있다. SCS의 사용에서 경험한 임상의들(McPartland & Klofat 1995) 사이에서 합의한 것은 다음의 우선순위에 기초하여 선택해야 한다는 것이다.

- 첫째, 압통점의 최대 증가가 있는 부위에서 발견되는 가장 민감함 점을 치료해야 한다.
- 많은 유사한 압통점이 있다면, 이들 압통점의 가장 몸쪽 또는 안쪽에 있는 점을 선택해야 한다.
- 압통점의 명백한 "선(line)"이 존재한다면, 압통점 연쇄의 중심에 가까운 점이 대표적으로 선택되어야 한다.
- 임상경험으로는 적응의 과부하를 피하기 위해 어떤 한 세션에 5개 이상의 압통점을 치료해서는 안 되고 1주일에 하나의 치료가 적절하다는 것을 제안하고 있다.

이들 "가이드라인"은 연구보다는 경험에 기초하고 있다.

유사한 강도의 압통점이 있을 수 있는 장소의 예는 엉덩관절 부위만이 아니라 허리부위에서 인지된다. 허리에 있는 압통점이 주된 주목을 받을 것이다(즉, 가장 몸쪽 압통점이 먼저 치료된다). 그러나 압통점이 허리와 엉덩관절에서 발견되었지만, 엉덩관절 압통점이 더 민감한 경우, 이것이 주된 주목을 받을 것이다(즉, 가장 민감한 점이 먼저 치료된다). 압통점의 열(row)이 허리와 엉덩관절 사이에서 인지되고 이들이 동등하게 민감한 경우는 그 열의 가장 중심에 있는 압통점이 주된 주목을 받을 것이다(즉, 압통점 선의 중간을 먼저 치료한다).

환자로부터의 되먹임에 관한 메모
Notes on patient feedback

압통점이 촉진될 때 느껴지는 통증/민감도/불편함의 정도에 대한 즉각적인 되먹임을 얻기 위해 환자에게 10단계로 등급을 매기고(0 = 통증 없음) 미세 조정의 과정 동안에 인지되는 통증의 "수치"를 자주 보고하도록 요청한다.

득점이 2~3으로 감소하는 것(통증의 약 70% 감소)은 필요로 하는 이완을 달성하는 데 적합한 것으로 간주된다.

미국에서 흔히 제안되고 있는 하나의 방법은 환자에게 다음과 같이 말하는 것이다. *"내가 이 점을 누를 때 당신이 느끼는 통증의 정도는 1달러의 가치가 있습니다. 나는 당신의 통증이 30센트의 가치가 있을 때에만 나에게 알려주십시오."*

어느 접근법을 선택하든, 필요한 것은 대화가 아니라 촉진되고 모니터링이 되고 있는 압통점에서 느끼는 통증의 측면에서, 진행되고 있는 위치의 다양한 변화의 이점 또는 그 반대를 간단히 나타내는 것이라는 것을 환자에게 가르치는 것이 중요하다.

풀림 위치의 미세조정에 관한 메모
Notes on fine-tuning the ease position

침해된 조직의 느슨함을 유발하기 위한 조직의

밀집은 일단 초기 통증의 감소가 이루어진 후의 "미세 조정"의 일반적인 마지막 측면이다.

추가적인 풀림은 호흡주기의 어느 단계가 통증을 가장 감소시키는지를(또는 어느 단계가 증가된 긴장을 감소시키는지) 평가하기 위해 환자에게 충분하게 숨을 들이쉬거나 내쉬도록 요청함으로써 흔히 이루어질 수 있다.

안구운동(시각 연합운동)도 이러한 방법으로 사용할 수 있으며, 환자의 통증수준에 대한 보고 또는 조직에서의 풀림의 감각에 대한 치료사의 촉진이 항상 치료사를 "편안한 구역"으로 유도하는 것을 가능케 한다(Lewit 1999).

풀림으로의 위치결정을 하는 것에 대한 힌트와 논평

1. 치료과정 동안에 신체의 다른 부위에서 통증의 증가가 있어서는 안 된다.
2. 압통점에 아마도 통증을 동반하는 압력을 유지할 필요는 없다.
3. 여전히 존재하는 민감도의 정도를 확인하기 위해 위치 변화의 영향을 평가하기 위해 주기적으로 가해지는 간헐적 압력은 바람직한 Jones의 방법이다.
4. 풀림의 위치를 유지해야 하는 시간에 대해서는 상자 글 4.4에서 설명한다.

90초 유지한 후

- 고유감수기의 충격적인 발화를 회피하고 방금 이완된 기능장애 패턴을 회복하기 위해 중립 시작위치로 서서히 되돌아갈 필요가 있다.
- 그 후 며칠 동안 격렬한 활동을 피하도록 환자에게 조언해야 한다.
- 치료가 도움이 되었다면 압통점의 재평가에서 민감도가 이전보다 적어도 70%의 감소가 일어난다는 것을 나타내야 할 것이다.
- 치료 후의 통증은 일반적인 현상이며 환자에게 이러한 것이 일어날지도 모르고 추가적인 주의를 기울임이 없이 다음의 48시간 정도 경과해야 한다는 것을 경고해야 한다.

조언과 선택 Advice and choices

이 장에서 이어지는 목록은 Jones(1981)에 의해 확인된 것 같은 특정 스트레인 패턴과 관련된 압통점의 주된 부위를 설명하고, 또한 그의 저서 또는 강의에서 제시한 것 같은 풀림에 대한 가장 일반적인 방향을 제시한다. 이들은 위에서 설명한 이유 때문에 절대적인 것으로 받아들여서는 안 되고 바람직한 풀림의 위치를 확인하기 위한 출발점으로서 사용되어야 한다.

풀림(촉진된 압통점의 통증 감소에 의해 판단된 것 같은)이 Jones에 의해 제안된 위치에서 이루어지지 않는다면, 신중한 미세 조정에 의해 나타나는 위치가 "올바른" 위치이다. 즉, 신체와 조직은 위치결정 단계 동안에 "의견을 듣고" 그 답은 촉진된 압통점에서 통증 감소의 형태로 나온다

기능적 기법과 촉진된(facilitated) 자세이완을 설명하는 5장에서 명백해지는 것처럼, "풀림"의 상태에 대한 지표로서 하나의 점에서 통증을 사용하는 것은 조직 균형의 지점에 도달하는 유일한 방법은 아니다. – 촉진하여 "묶임"의 감소가 있다는 것은 "풀림"이 가까워지고 있다는 것을 나타내는 조직으로부터의 똑같이 명확한 메시지로서 사용될 수 있다.

압력 - 지속적인 압력인가 또는 간헐적인 압력인가?
Pressure–constant or intermittent?

때로는, Jones가 강력히 권고한 간헐적인 탐사를 사용하는 것보다 재배치의 전체 과정을 통해 압통점에 대한 압력을 유지하는 것이 유용할지도 모른다고 제안되고 있다. 이에 대한 추론은 상자 글 4.6에서 설명된다.

환자의 보조 Patient's assistance

다시 언급할 가치가 있는 최종 수정법에는, 접근이 편리한 경우, 환자에게 통증을 호소하기에 충분한 압통점에 압력을 가하도록 요청하는 것이 포함된다.

많은 경우, 특히 갈비뼈 사이 영역에서, 이것은 위치결정 과정이 수행될 때 치료사에 대해 자유롭게 움직이는 것을 가능케 하고, 경우에 따라서는 치료사가 압력을 가하는 것을 환자가 견딜 수 없었을 때, 환자의 매우 민감한 부위에 압력을 가하는 것을 가능케 하여 매우 유용하다는 것을 증명하였다.

금기와 적응
Contraindications and indications

SCS의 사용에는 금기가 거의 없지만, 제안되고 있는 금기를 상자 글 4.7에 열거하였다.

상자 글 4.8은 SCS 사용에 대한 주된 적응을 열거하고 있다(다른 방법과의 조합 또는 그 자체 단독으로).

상자 글 4.7 SCS: 금기와 주의사항

- 악성질환, 동맥류 및 급성염증이 있는 경우에는 SCS의 적용에 특별히 주의해야 한다.
- 피부질환에 따라서는 압통점에 압력을 가하는 것이 바람직하지 않을지도 모른다.
- 보호적 연축은 기저에 있는 질환을 잘 고려하지 않는 한, 치료해서는 안 된다(골다공증, 2차성 뼈암, 추간판 헤르니아, 골절).
- 최근에 주요 외상이 있거나 또는 수술을 받았다면 점진적인 표면적 자세이완 이외의 어떠한 것도 못하게 해야 한다(병원 환경에서의 SCS에 관한 상세한 것은 이 장의 후반을 참조할 것).
- 감염이 있는 상태에서는 경고와 주의가 필요하다.
- 위치결정 과정에서 어떤 통증의 증가가 있다는 것은 바람직하지 않은 방향, 움직임 또는 위치를 취하고 있다는 것을 보여주는 것이다.
- 풀림의 위치를 유지하고 있는 동안 저리거나 쑤시는 것 같은 감각이 발생하고, 이러한 증상이 중등도이거나 중증인 경우에는, 환자에게 이완하도록 하고 그 감각을 일시적이고 바람직한 변화의 일부가 일어나는 것으로 간주하도록 독려해야 한다.
- 목을 펴게 할 때는 주의해야 한다. 항상 환자와 구두에 의한 의사소통을 유지하고 환자에게 계속 눈을 떠서 몇몇 눈떨림(nystagmus)을 관찰할 수 있도록 하는 것은 중요하다.

SCS 치료는 무엇을 시행하는가?
What does SCS treatment do?

- 치료는 어디서부터 시작해야 하는가?
- 무엇을 먼저 치료해야 하는가?
- 기능장애의 우선 순위를 정하고 "핵심" 장소를 선정하는 방법이 있는가?

이 장의 앞부분에서 제시된 치료할 압통점의 선정 및 우선 순위에 관한 주의사항(상자 글 4.5 참조)과 2장의 연부조직 기능장애에 대한 논의는 치료를 위

상자 글 4.8 SCS의 적응(단독 또는 다른 치료법과 조합)

SCS를 위한 "이상적인 환경"에 대해서는 상자 글 4.1을 참조하고 금기에 대해서는 상자 글 4.7을 참조하기 바란다.

주: 조건이 아래의 부분적인 리스트에 포함되어 있다는 사실은 SCS/PRT가 이들의 일부에 증상의 완화를 제공하는 것 이외에 할 수 있다는 것을 시사하는 것을 의미하는 것은 아니다.

통증의 완화, 가동성의 향상 및 경우에 따라서는 적절한 SCS의 사용 후에 실제의 기능장애 상태의 회복을 기대할 수 있을지도 모른다.

- 원인과 관계없이 통증이 있고 제한된 근육 및 관절
- 관절염을 포함하는 퇴행성 척추 및 관절질환
- 수술 후의 통증과 기능장애
- 골다공증
- 스포츠 손상, 편타성손상, 발목의 염좌와 같은 외상 후 통증 및 기능장애
- 반복적인 스트레인 상태
- 섬유근육통의 통증(6장을 참조)
- 두통
- 기운목과 같은 소아과 질환
- 주된 호흡근과 보조호흡근, 갈비뼈 및 등뼈의 제한을 정상화로부터 이득을 얻을지도 모르는 호흡기 질환
- 뇌혈관 장애(뇌졸중), 척수나 뇌 손상, 다발성경화증과 같은 퇴행성 신경질환에 뒤따르는 기능장애와 같은 신경학적 질환(Weiselfish 1993).

해 기능장애 조직을 선택하는 방법과 시기에 관한 일반적인 가이드라인을 제공해야 한다.

저자는 대체로 일반 또는 국소(예를 들어, 연부조직) 기능장애를 치료할 때 두 가지 목적(때로는 양쪽)을 달성하려고 시도하는 케어의 모델을 사용한다.

잠재적으로 유익한 모든 치료중재는 치료되는 신체 및 조직의 반응에 대한 파생된 결과에 달려 있나고 주장할 수 있다. 즉, 치료(온갖 기법을 포함하는)는 촉매적인 영향을 미치지만, 그 자체는 아무것도 "치유"할 수 없다.

모든 치료적 중재가 작용하는 2개의 영향 부위와 관련된 목표는 다음과 같이 요약할 수 있다.

- 유기체 전체 또는 국소 조직이 적응하고 있는 (또는 적응하지 못하고 있는) 적응 부하의 감소, 즉 목표는 "부하를 경감하고", 민감화된 신경계를 "하향조절"하는 것이다.
- 스트레스 부하에 대처하는 어떠한 것에도 적응하기 위한 유기체 전체 또는 국소 조직의 능력 강화. 즉, "항상성의 자기조절 기능을 강화하는" 것이다.

추가적으로 강조하는 것은, 적응 기능에 한층 더 과부하가 걸리게 함으로서 "일을 악화시키지 않는 것이다".

따라서, PRT 방법을 사용하여 주어진 시간에 어느 점을 몇 개 치료하는지 뿐만이 아니라 이것을 다른 치료방법과 조합시킬지 어떤지에 대한 결정은 연령, 취약성, 질환의 급성 또는 만성만이 아니라 개별 사례의 특정 목표를 포함하는 개개의 특성에 좌우되며, 이들 모든 고려사항은 평가결과와 치료 목적에 관련이 있다.

스캐닝과 분포도 작성

Scanning and mapping

"자세이완 치료"(PRT)로서 알려진 카운터스트레인 수정법을 개발한 D'Ambrogio 및 Roth(1997)와 같은 임상의는 압통점만이 아니라 신체 전체가 평가되는 그 중증 정도를 기록하는 "스캐닝 평가"를 시지하는 주장을 하고 있다.

자세 평가가 환자의 증상에 관련될 가능성이 있는 많은 조언을 제공하는 것처럼, 또는 활성 통증유발점의 촉진과 유발이 환자가 경험하고 있는 통증을

설명하는 패턴을 보여주거나, 근육의 단축, 약화나 협응장애에 대한 테스트가 신체 기능장애와 상관관계가 있을 수도 있기 때문에, 압통이 있는 부위("압통점")의 격자방안지(grid) 또는 지도—및 그 중증 정도—가 치료행동 계획의 작성에 기여할 수 있다.

이 분포도 작성(mapping) 접근법의 주요 요소는 "우세한 압통점(dominant trigger points: DTPs)"이라 불리는 것을 식별하는 것이며, 이 비활성화는 덜 압통이 있는 부위가 정상화되는 연쇄반응으로 이어질 수 있다고 주장되고 있다. 이 개념은 Simons 등(1999)의 개념과 다르지 않은데, 그는 주된 통증유발점을 확인할 수 있다면 활성 통증유발점의 연쇄는 관심이 없어질 수 있다는 주장을 유지하고 있다.

D'Ambrogio와 Roth(1997)는 다음과 같이 설명하고 있다.

> *몇몇 환자는 동일한 호소를 할지도 모르지만(예를 들어, 무릎통증, 어깨통증 또는 허리통증), 스캐닝 평가("우세한 압통점")에 의해 드러난 것처럼 질환의 근원은 각각 다를 수 있다. 핵심 기능장애의 위치를 확인하여 제한적인 근육 및 근막의 장벽을 치료함으로써 통증은 진정되기 시작할지도 모른다.*

D'Ambrogio와 Roth(1997)가 권장한 복합 분포도작성 연습과 도표작성 연습의 상세한 것에 대해서는 독자는 그들의 서적을 읽어보기 바란다.

분포도작성 연습과 도표작성 연습은 많은 시간이 걸리더라도 유용한 방법이다. 이 장의 초기에 제시한 가이드라인(상자 글 4.5 참조)이 바쁜 치료사에게는 충분하며 좋은 임상결과를 제공할 것임에 틀림없다.

많은 연습방법을 아래에 기술하고 있으며, 이 연습은 SCS 방법론으로 실험하여 그 사용에 대한 메커니즘으로 "직접 해보는" 방법에 익숙해지는 기회를 독자에게 제공한다. 이들의 연습 후에는 임상에서 사용되는 SCS의 일련의 설명이 이어지고 신체의 다양한 근육 및 관절이 다루어진다.

SCS 연습 SCS EXERCISES

1. SCS "상자" 연습

The SCS 'box' exercise *(Woolbright 1991)*

미국 앨라배마 주에 있는 Maxwell 공군기지의 항공의학국장 Jimmie Woolbright 대령은 SCS 기술을 획득하고 연마할 수 있게 하는 학습도구를 고안하였다. 이것은 치료 프로토콜로서 설계된 것은 아니지만 동반되는 메커니즘에 대한 감각을 얻는 우수한 수단이다.

"상자" 연습 가이드라인

주: 이 연습을 하는 동안 머리와 목의 위치가 정해질 때(그림 4.5, 4.6), 힘을 전혀 사용해서는 안 된다.

- 채택된 각 위치는 조직이 특정 방향으로 가장 멀리 있는 위치가 아니라 저항의 첫 징후가 나타나는 곳이다.
- 따라서 환자/모델의 머리와 목을 옆굽힘 및 오른쪽회전을 하도록 지시하면 힘과 노력을 들이지 않고, 환자/모델이 스트레인 또는 통증을 인지함이 없이 그 위치를 향해 가장 가볍게 유도하게 될 것이다.
- 이 "상자" 연습에서 아래에 기술하는 각 위치가 달성됨에 따라 세 가지 핵심 요소를 고려할 필요가 있다.

1. 이 위치에 의해 환자/모델이 편안하고 스트레스

를 받지 않는가? 그렇지 않다면, 너무나 많은 노력을 사용하게 되거나 이완되지 않는다.

2. 이 위치에서 촉진된 조직(이 연습에서는 왼쪽 흉부 상부에 있는 조직)은 이 특정한 머리/목 위치에서 압축압력에 덜 민감한가?
3. 이 위치에서 촉진된 조직은 촉진된 긴장을 감소시키고 "묶임"의 흔적이 적어져 "풀림"을 너 느끼는가?

촉진하는 손(이 예에서는 왼손)에 의해 얻어진 정보는 연습의 마지막에 치료사가 다양한 머리/목 위치의 어느 것이 촉진된 조직에 가장 "풀림"을 제공하였는지를 판단할 수 있게 한다(그림 4.5).

머리와 목의 단지 하나의 위치(이 연습의 특정한 적용에서)만이 촉진된 긴장 또는 보고된 통증에 가장 큰 감소를 제공하지만, "상자" 연습을 적용하는 동안에 채택된 수많은 위치가 인상적으로 긴장 또는 통증을 증가시키는 것과 마찬가지로 이들 2개의 핵심 요소(통증 및 촉진된 과다긴장성)의 일부 감소도 제공하는 다른 2차적인 위치가 있다는 것을 알게 될 것이다.

Woolbright(1991)는 "예상된 이완 위치에서 직접 대각선 방향에 있는 "경상(mirror image)" 점이라 일컬어지는 것이 있으며 이들은 때로는 Jones의 연구 덕분으로 가장 가능성 있는 것으로서 설계된 것보다도 더 나은 풀림의 위치를 제공할지도 모른다고 언급하고 있다.

방법

주: 각 위치에 도달하면 그 위치에 대한 조직반응을 평가하기 위해 일시 중지해야 하며 촉진하는 손가락에 의해 생성되는 통증/불편함에 대한 "득점"이 어떠한지 환자/모델에 문의해야 한다. 머리와 목이 "상자" 주위의 일련의 위치를 따라 움직일 때 긴장의 변화에 항상 주의하도록 하기 바란다.

- 환자/모델을 앉히고 치료사는 뒤에 선다.
- 치료사의 오른손을 환자/모델의 머리마루에 매우 가볍게 놓고(손바닥을 머리 위에 놓고, 손가락

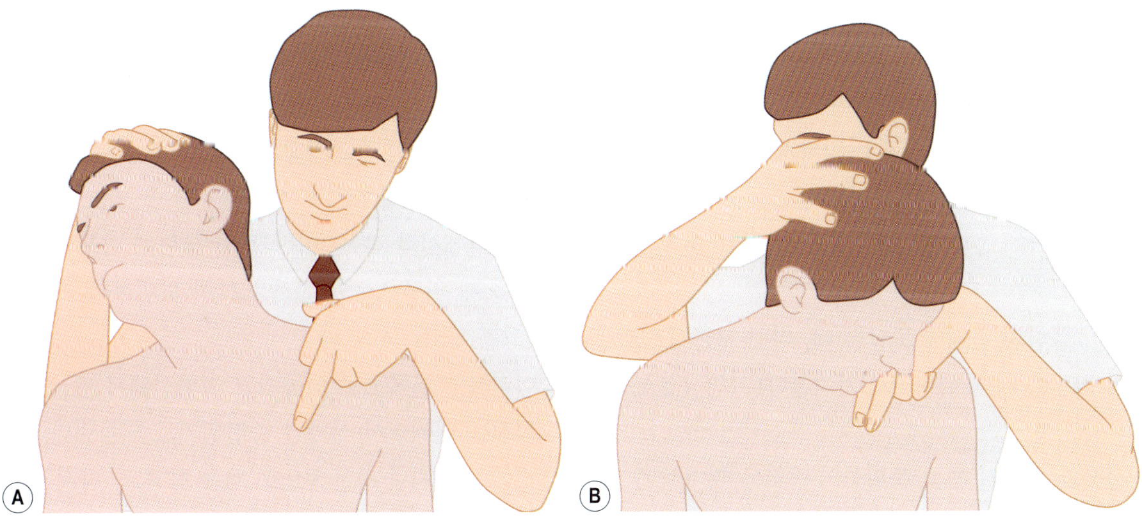

그림 4.5 (A) 통증 및 조직 긴장이 촉진되고 모니터링이 될 때 "상자" 연습의 제2머리/목 위치(이 예에서는 왼쪽 흉부 상부 영역이다). (B) 통증 및 조직 긴장이 촉진되고 모니터링이 될 때 "상자" 연습의 제4 및 최종 머리/목 위치.

끝으로 이마에 대거나, 또는 손바닥의 아래 끝이 한쪽에 오고 손가락 끝이 다른 쪽으로 가도록 하여 손을 머리를 가로질러 놓을 수 있다), 한편 왼손/손가락 끝은 왼쪽 빗장뼈(쇄골)의 약간 밑에 있는 가슴근의 압통 및 긴장 부위를 촉진한다(그림 4.5).

- 충분한 압력을 가하여 환자/모델이 불편함 또는 통증을 보고하도록 해야 한다.
- 이것에는 "10"의 값이 주어지며, 보고될 통증 수준에 대한 요청이 있을 때마다 숫자("10"까지, 여기서 "10"이 가장 큰 통증이다)가 주어져야 한다고 설명된다.
- 불편함/통증은 머리와 목이 그 위치를 바꿈에 따라 변화할 것이며, 촉진된 조직의 긴장 때문에, "득점"이 상승하고 있는지 하강하고 있는지를 감지할 수 있어야 하는 것이 연습의 주된 목표이다.
- 환자/모델이 숨을 내쉴 때, 머리는 최소의 노력으로, 굽힘으로 유도되어야 하고 그 다음에 온화하게 옆으로 굽혀 오른쪽으로 회전하여 위치 1로 간다(그림 4.6).
- 잠시 멈추면서 촉진된 조직의 변화를 촉진하고 또는 민감도의 감소 또는 그 반대인지에 대한 되먹임을 얻은 다음에, 치료사는 머리를 오른쪽 회전에서부터 되돌리게 하며(한편 약간의 오른쪽 옆굽힘을 유지하면서), 환자가 숨을 들이쉴 때 이마(눈썹부분)에 가벼운 압력을 가하여 머리가 굽힘으로부터 떠올라 약간 펴질 수 있게 한다.
- 폄이 풀림의 한계에 도달할 때, 다시 오른쪽으로의 회전을 하여 위치 2로 가져간다(그림 4.5A, 4.6(2)).
- 긴장과 보고된 통증/불편함의 양쪽을 평가하기 위해 잠깐 멈춘 후, 다음으로 머리를 점진적으로 왼쪽으로 이동하여 중립위치로 되돌린다.

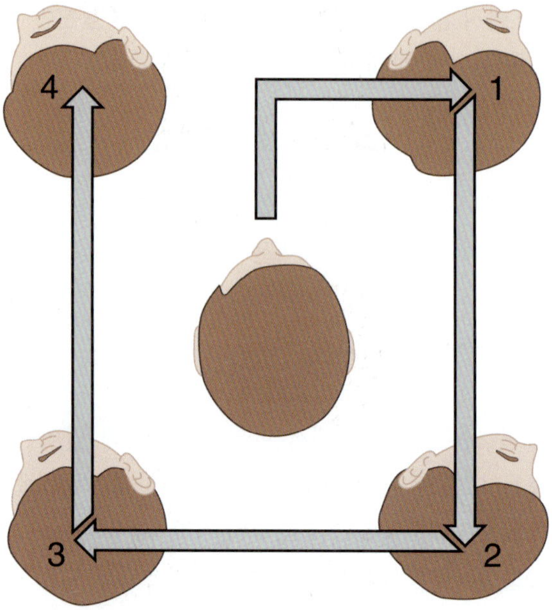

그림 4.6 상자 연습. 머리를 네 가지 위치가 되게 한다. 즉, 옆굽힘과 오른쪽 회전을 동반하는 굽힘 (1); 옆굽힘과 오른쪽 회전을 동반하는 폄(2); 옆굽힘과 왼쪽 회전을 동반하는 폄(3); 옆굽힘과 왼쪽 회전을 동반하는 굽힘 (4). 이들 자세를 점진적으로 취하면서 압통 또는 조직 긴장의 모니터링을 한다.

- 다음으로, 머리가 여전히 약간 펴진 상태의 위치 3에 머물러 있기 때문에 옆굽힘과 마지막으로 왼쪽으로의 약간의 회전이 풀림의 끝점까지 도입되어야 한다(그림 4.6(3)).
- 잠시 멈춘 후, 머리/목을 왼쪽회전으로부터 풀어주어 굽힘으로 가져가며(숨을 내쉬는 동안), 한편 왼쪽 옆굽힘은 유지한다.
- 위치 4에서와 같이, 머리/목이 굽힘에 머물러 있을 때 왼쪽으로의 회전을 다시 도입한다 (그림 4.5B, 4.6(4)).
- 머리를 오른쪽으로 되돌리고 정중선에서 옆굽힘/회전을 없애면서 시작한 중립위치로 되돌린다.
- 정중선을 지나 오른쪽으로 계속 향하고, 다시 굽힘 · 옆굽힘과 이것에 이어지는 오른쪽으로의 회전을 도입하면서 위치 1로 되돌린다.

- (위에서 설명한 것처럼) 머리와 목을 몇 번이고 상자 주위를 움직여서 촉진하고 모니터링을 하고 있는 손의 아래에 있는 조직에서 어떤 추가적인 이완(또는 묶임의 증가)이 있는지를 평가한다.
- 환자/모델이 눈을 감은 상태에서 머리가 움직이고 있을 때에 머리가 움직이고 있는 방향으로 상하 또는 옆을 보게 함으로써 이 과정에 대한 추가적인 지원을 얻을 수 있는지 여부에 주목하려고 하는 것은 유용하다.
- 매우 자주, 이와 같이 눈의 움직임을 실험하면, 눈이 보고 있는 방향이 움직임의 방향과 동기화되는 경우에 달성되어야 할 풀림의 증가를 가능케 한다.
- 환자가 눈의 움직임과 호흡을 반복하게 하는 것만이 아니라 머리 위에 올려놓은 손에 의해 환자가 따라오도록 지시를 받고 있는 움직임의 방향으로 기울이게 함으로써 치료사는 모델/환자가 상자 주위를 더 유동적으로 움직이는 과정을 만들 수 있다는 것이 제안되고 있다.
- 전체 연습은 치료사가 특정 압통점의 촉진에 대한 "상자" 접근법을 사용함에 있어서 편안하게 느낄 때까지 여러 번(서로 다른 사람으로) 반복되어야 한다. 경청/모니터링/촉진하는 손/손가락 아래에 있는 조직의 긴장과 보고된 불편함에 주의한다
- 뒤쪽(폄) 압통점을 촉진할 때, "상자"는 먼저 폄(숨을 들이쉴 때)으로 들어감으로써 중립에서부터 들어가고 압통점의 옆을 향해서 옆굽힘과 회전을 추가한 다음에 상자 주위로 진행해야 한다.
- 앞쪽(굽힘) 압통점을 촉진할 때, "상자"는 머리/목을 굽힘으로써(숨을 내쉴 때) 중립에서부터 들어가고 그 다음에 상자 주위로 진행하기 전에 옆굽힘과 촉진되는 쪽에서 떨어져 회전해야 하다.

주: 이 일련의 연습과 임상치료 프로토콜을 계속하기 전에 이 장, 특히 상자 글 4.3(카운터스트레인 위치결정 가이드라인)에 있는 정보에 대한 상자 글 전체를 검토할 것을 제안하며, 이것은 Jones와 저자를 포함하는 많은 사람들의 임상경험으로부터 얻은 위치결정에 관한 일반적인 가이드라인을 기술하고 있다.

2. SCS 목의 굽힘 연습

SCS cervical flexion exercise

- 환자/모델은 반듯이 누운 자세가 되고 치료사는 테이블 머리 쪽에 앉거나 선다.
- 국소적 기능장애 부위는 목뼈 가로돌기의 끝을 덮고 있는 피부영역에 "깃털처럼 가볍게", 하나의 손가락으로 스트로킹(stroking)과 같은 적절한 촉진 형태를 사용하여 찾는다.
- 이 방법을 사용하여, "끌기(drag)"의 감촉을 찾고 있는데, 이것은 2장에서 기술한 것처럼, 땀샘운동성 활동(교감신경성)의 증가, 따라서 국소적 또는 반사적으로 유발된 기능장애 가능성이 높은 부위를 나타낸다(Lewit 1999).
- 끌기가 인지되면, 민감도의 점인 압통점을 확인하고 확정하기 위해 가벼운 압박을 가하는데, 이것은 이 부위에서 앞쪽(앞굽힘) 스트레인이 있는 부위를 나타낸다(Jones의 연구결과에 기초하여).
- 환자는 이어지는 위치결정 순서 동안에 통증 감소를 보고하기 위해 필요한 방법으로 지시받는다.
- 저자는 자기의 접근법을 나음과 같이 말하고 있다. "우리가 당신의 머리를 움직이기 시작하기 전을(이 예에서는) "10"으로 하여 내가 가하는 압력으로 야기된 통증에 점수를 매기고, 내가 물을 때마다 현재의 점수(10점 만점)를 나에게

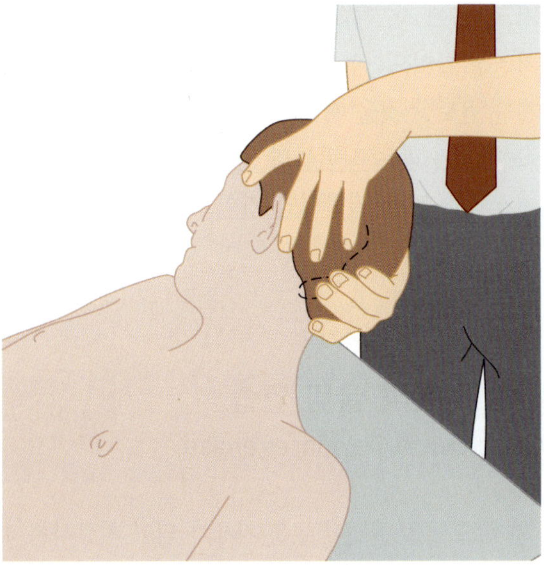

그림 4.7 목의 굽힘 스트레인을 치료하기 위한 스트레인/카운터스트레인의 사용방법을 학습하다.

알려주는 것 이외에는 말하지 않기를 바란다."

- 목표는 위치결정 과정을 중단하기 전에 환자가 보고한 3점 이하의 점수를 달성하는 것이다.
- 그림 4.7의 삽화로 보여주는 예에서 민감도/통증 부위는 오른쪽 가로돌기 끝의 바로 앞에 위치했을 것이며, 이것은 치료사의 오른쪽 엄지손가락으로 촉진되고 모니터링이 된다.
- 그 다음에 머리/목은 환자가 보고한 점수에 기초하여 어느 정도의 풀림이 달성될 때까지 약간 굽히게 한다. 이 단계의 과정에서 이곳을 지속적으로 압박한다.
- 약 50%의 통증감소 점수가 달성될 때, 미세 조정이 시작되고 최대 풀림의 위치를 찾기 위해 매우 약간의 추가적인 위치결정(옆굽힘, 회전 등)을 도입한다. 이때, "보고된" 점수는 적어도 70% 감소되어야 한다.
- 상자 글 4.3에서 SCS에 대한 가이드라인은 앞쪽에 위치한 통증은 (항상 이러한 것은 아니지만 대체로 이러한) 통증 쪽으로 향한 옆굽힘 및 회전과 함께 굽힘을 필요로 한다는 것을 기억하기 바란다.
- 일단 상대적 "풀림"이 달성되면, 환자는 충분히 숨을 들이쉬도록 요청받을지도 모르며, 한편 호흡주기의 어느 단계에서 통증을 더 감소시키는가를 평가하기 위해 통증수준의 변화를 관찰한다.
- 사람이 민감도의 최대 감소를 감지하는 호흡주기의 단계가 견딜 수 있는(들숨 또는 날숨 또는 들숨과 날숨의 양 극단 사이의 어떤 시점을 유지하는) 일정 시간 동안 유지되지만, 전체적인 풀림의 위치는 계속 유지되고 압통/긴장 부위가 계속해서 모니터링이 된다.
- Jones의 방법론에서는 풀림의 위치가 90초 동안 유지되지만, 이것을 줄이기 위한 메커니즘이 존재하며, 이것은 이 장의 뒷부분에서 설명된다.
- 풀림의 위치를 유지하는 동안, 풀림의 위치가 유지되어 왔음을 확실히 하기 위한 주기적인 탐색에 더하여 직접적인 압박이 단지 그 점을 터치하는 것으로 줄일 수 있다.
- 90초 후에 목/머리는 매우 느리게 중립의 시작 위치로 되돌아간다. 이 중립으로의 되돌아감은 SCS의 하나의 중용한 요소인데, 그 이유는 빠른 움직임이 이 방법의 마지막에 일어난다면 신경수용기(근육방추)는 이전에 기능장애가 있었던 상태로 되돌아가도록 자극할지도 모르기 때문이다.
- 압통점/부위는 이때 민감도가 재검사될지도 모르고 과다 긴장이 상당히 줄어있어야 할 것이다.

3. SCS 목의 폄 연습

SCS cervical extension exercise

- 환자/모델을 반듯이 누운 자세로 하고 머리를 테이블 끝에서 밖으로 나가게 하여 치료사가 완전

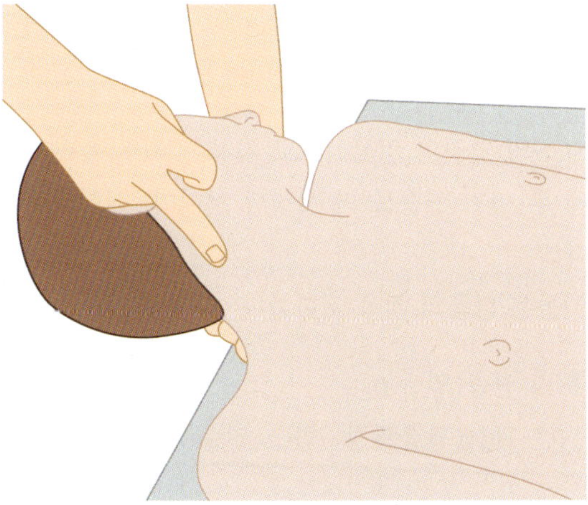

그림 4.8 목의 폄 스트레인의 치료를 위한 스트레인/카운터스트레인을 사용하는 방법을 학습한다.

히 지지한 상태에서, 목뼈의 가시돌기 끝을 따라 또는 그 위를 가볍게 촉진하여 국소적인 압통 부위를 찾는다.

- 비정상적으로 압통점이 위치하면 압박을 가하여 민감도 또는 통증을 유발한다.
- 모델/환자에게 이 압통에 "10"의 점수를 주도록 지시한다.
- 그 다음에 머리/목은 보고된 민감도에서 적어도 50%의 감소가 달성될 때까지 (그림 4.8)에서와 같이(보통은 통증 쪽에서 떨어지는 방향으로 – 상자 글 4.3의 위치결정 가이드라인을 참조할 것) 옆굽힘 및 회전과 함께 매우 천천히 약간 펴지게 한다.
- 압박은 지속적이거나 간헐적일 수 있으나 민감도가 큰 경우는 간헐적인 것이 바람직하다.
- 일단 민감도가 적어도 70%의 감소가 달성되면, 어느 호흡단계가 더 민감도를 감소시키는지를 알기 위해 환자/모델이 들숨과 날숨의 모니터링을 하게 하며, 이것은 편안한 시간동안 유지된다.
- 압통점에 대한 간헐적 압박이 사용되는 경우, 풀림의 위치를 확실히 유지하기 위해 90초 유지시간 동안에 주기적으로 압박을 가할 필요가 있다.
- 90초 후, 매우 느리게 그리고 의도적으로 중립으로 되돌리고 환자는 몇 분 동안 쉬게 한다.
- 압통점은 민감도를 위해 다시 촉진되어야 하고, 이것은 주위조직의 과도한 고장성(hypertonicity)과 마찬가지로 현저하게 저하하여 있을지도 모른다.

4. SCS "조직 긴장" 연습

SCS 'tissue tension' exercise
(Chaitow 1990)

- SCS 연습 2와 3은 다시 수행되어야 한다. 그러나 이때, 압통점에서 경험하는 민감성 정도에 관한 환자로부터의 되먹임에 의존하여 치료사를 이상적인 풀림의 위치로 유도하는 지표로서 이 되먹임을 사용하는 대신에, 조직에 대한 치료사 자신의 촉진과 풀림을 향한 움직임이 지표가 된다.
- 이전에 치료된 압통점에 가벼운 접촉이 유지되어야 하며, 한편 최대 "풀림"을 달성하기 위해 머리와 목의 위치결정이 수행되어야 한다.
- 이상적으로는 이전의 연습에서 통증 감소가 달성된 위치에 근접한 위치를 달성해야 한다.
- 이것은 촉진기술의 획득과 강화의 과정을 시작하는 하나의 연습이며, 5장에서 설명하는 기능적 기법을 동반하는 연습에서 주가로 수행된다.

5. 압박을 동반하는 SCS 연습

SCS exercise involving compression

- 연습 1, 2 및 3은 다시 실행되어야 하지만, 이번

에는 위치결정에 의해 통증/민감도 또는 고장성이 70% 감소하고 이 과정을 돕기 위해 호흡요소가 수행된 후, 척추의 장축을 통해 머리마루에 가해지는 압력에 의해 가벼운 정도의 "밀집(crowding)" 또는 압박이 도입된다.

- 1파운드(0.5㎏) 이상의(보통은 더 자주 그 절반 이하) 압력이 가해져서는 안 된다.
- 이러한 것은 치료사의 복부로부터의 압력 또는 목과 머리를 유지하고 지지하고 있는 손으로부터의 압력을 사용함으로써 달성될 수 있다.
- 조직을 밀집/완화시키는 이 추가 요소는 촉진한 점으로부터의 민감도를 높이거나 다른 어느 곳에서도 통증을 야기해서는 안 된다.
- 밀집을 추가해도 어떤 추가적인 통증/불편함을 야기한다면, 이를 포기해야 하다.
- 보다 일반적인 반응은 환자가 훨씬 더 큰 수준의 통증완화를 보고하는 것이며, 치료사가 촉진된 조직에서 더 큰 "풀림"을 감지하는 것이다.
- 이러한 절차에 밀집을 더하면, 풀림의 위치를 유지할 필요가 있는 시간을 단축하고 촉진된 자세이완(FPR, 5장 참조)의 주요 특징을 모방한다.
- 밀집이 하나의 특징일 때의 SCS에 대한 시간-척도는 일반적으로 5초에서 20초 사이이다.

"상자" 연습으로 시작하는 이들 첫 다섯 가지 연습은 SCS 방법론에 익숙해질 수 있는 초기의 기회를 제공한다.

이들 연습을 사용하여 강화되어야 할 기술은 다음의 것을 포함한다.

1. SCS 과정의 섬세성에 대한 인식의 향상.
2. 압통점의 위치를 특정하고, 그 위치에 따라 민감도 또는 촉진된 긴장이 적어도 70% 감소할 때까지 그 부위를 굽힘 + 미세조정(앞쪽 면) 또는 폄 + 미세조정(뒤쪽 면)으로 배치할 수 있는 능력.
3. 조직이 초기의 풀림 위치에 놓인 후 조직의 가벼운 "밀집"에 반응하여 일어나는 변화에 대한 감각.

SCS의 일련의 임상적으로 유용한 예로 옮겨가기 전에 두 가지 연습을 더 설명할 것이며, 실행되어야 한다.

이들은 다음의 것을 포함한다.

- 허리 연습(연습 6)
- 작은 관절(팔꿉관절) 연습(연습 7)

이들 두 가지 연습에서 "상자" 연습(위)에서 사용된 것 같은 과정이 설명될 것이다.

이러한 연습은 SCS 평가 및 치료 방법론에 익숙해지게 하기 위한 "훈련을 위한 연습"이지만, 실제로 임상 환경에서 초점을 맞추고 있는 부위를 완벽하게 치료할 수 없다는 것에 주목하기 바란다.

이들은 진정한 SCS 프로토콜이다.

6. SCS 허리/다리 연습

SCS low back/lower limb exercise

- 환자가 엎드려 누운 상태에서, 허리를 촉진하면서 한쪽 다리를 "손잡이"로 사용하여 허리의 긴장 및 장력 또는 압통을 수정할 수 있다(그림 4.9).
- 치료사는 같은 쪽 다리를, 그 다음에 반대쪽 다리를 (약간) 폄, 내전(adduction) 및 안쪽회전으로 이동시키는 것이 미치는 영향에 대한 체계적인 평가를 수행함에 따라 허리근육 부위를 촉진한다.
- 일단 이들 다양한 위치의 영향이 평가되면 다리를 중립위치로 가져가서 폄은 그대로 유지하면서 외전과 바깥쪽회전을 도입한다.

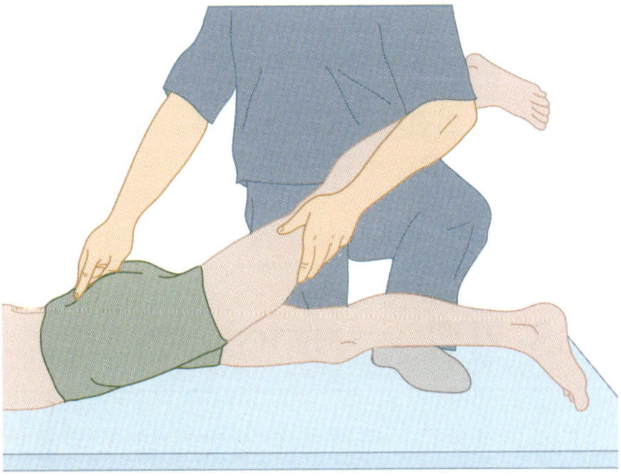

그림 4.9 SCS 허리/다리 연습.

- 허리의 압통(압통점을 촉진한다) 및 과다 긴장성에 미치는 영향을 평가하는 추가적인 실험은 외전이 된 다리를 굽힘으로 가져가고(베이블 끝 위로) 그 다음에 바깥쪽회전으로 가져가는 것을 포함해야 한다.
- 이것에 이어서 엉덩관절은 여전히 굽힘 상태에서 회전을 제자리도 돌려서 다리를 내전으로 가져가고 풀림의 최종가동범위에 오면 약간 안쪽 회전을 도입한다.
- 이와 같이 하여, "상자" 운동(movement)과 유사한 것이 만들어지고 지각된 통증의 변화 또는 긴장의 수정을 위해 허리부위를 촉진된다.
- 그 순서가 몇 번 반복됨에 따라 허리부위에서 최대의 풀림을 제공하는 위치를 평가한다.
- 같은 쪽 또는 반대쪽 다리를 지렛대로 채택했을 때 촉진되는 조직에서 큰 영향이 인지되는지의 여부를 평가한다.
- 이들 과정을 반복하지만, 이번에는 미세조정의 마지막에 1파운드(0.5kg) 미만의 압력을 사용하여 다리를 골반을 향해 천천히 이동함으로써 장축반향 압박을 가한다.
- 이것이 압통과 긴장에 미치는 영향을 평가한다.

최상의 위치는 어디인가?

SCS 이론과 임상경험에 따르면 "풀림"의 가장 가능성 있는 위치는 *반대쪽 다리*를 폄으로 하였을 때 발견될 것이라 한다.

다른 변수는 다리가 내전 또는 외전이 되거나 안쪽회진 또는 바깥쪽회전이 될 때 허리의 어느 부위가 가장 풀리는가에 영향을 줄 것이다. 최적의 결과를 만들어낼 것인 모델을 제공하는 상자 글 4.3을 참조하기 바란다.

다리가 폄으로 완화되고(그러나 매우 약간일 뿐이고 – 척추의 과다 폄을 피한다), 내전과 약간의 회전이 됨에 따라, *오른쪽 허리부위*의 압통점은 다음의 것이 존재할 때, 가장 큰 풀림으로 배치될 것이다:

- 반대쪽(왼쪽) 다리의 폄
- 그 다리의 내전(그래서 허리뼈를 약간 왼쪽으로 회전시킨다. 즉, 환자 뒷면의 오른쪽에 있는 촉진된 통증 쪽에서 떨어져)
- 통증 또는 긴장의 70% 감소를 달성하기 위해 다리의 한쪽 방향 또는 다른 쪽 방향으로의 회전을 동반하는 약간의 미세조정.
- 장축방향 압박

7. SCS 팔(팔꿈치) 연습

SCS upper limb(elbow) exercise

- "상자" 연습의 개념과 방법론을 사용하여 가쪽위관절융기(외측상과) 영역의 압통과 긴장을 촉진하면서 일련의 움직임을 도입할 수 있다.
- 환자를 반듯이 누운 자세로 하고 한쪽 손으로 가쪽위관절융기의 압통부위를 촉진한다.
- 다른 쪽 손은 팔꿈치가 옆굽힘과 촉진된 압통점의 측면을 향한 회전(즉, 바깥쪽회전)을 동반한

펴 상태로 놓일 때 손목을 잡는다.

- 팔을 이 위치로 한 상태에서 촉진된 긴장과 보고된 통증을 평가하고 그 다음에 옆굽힘과 안쪽회전을 도입한다(여전히 편 상태에 있다)
- 이제는 굽힘을 도입하고 굽힌 상태에서 촉진된 긴장의 변화와 보고된 불편함을 평가하며, 그 다음에 옆으로 굽힌 상태에서 처음에는 안쪽회전, 그리고 바깥쪽회전을 도입하여 보고된 민감도의 변화와 조직 긴장의 변화를 평가한다.
- 긴장과 민감도가 최대로 감소하는 위치를 확인한다.
- 그 다음에 몇 온스(그램) 이하의 압력을 사용하여 팔목에서 팔꿈치를 향해 장축방향으로의 압박을 가한다(그림 4.10).

앞쪽 가쪽위관절융기 압통점에 대한 가장 개연성 있는 풀림의 위치는 옆굽힘과 바깥쪽회전을 동반한 굽힘이다. 그러나 모든 압통점과 마찬가지로 기능장애의 스트레인 패턴에 관련된 특정 메커니즘은 이러한 예측을 부정확하게 만들 수 있다. 결국, 가장

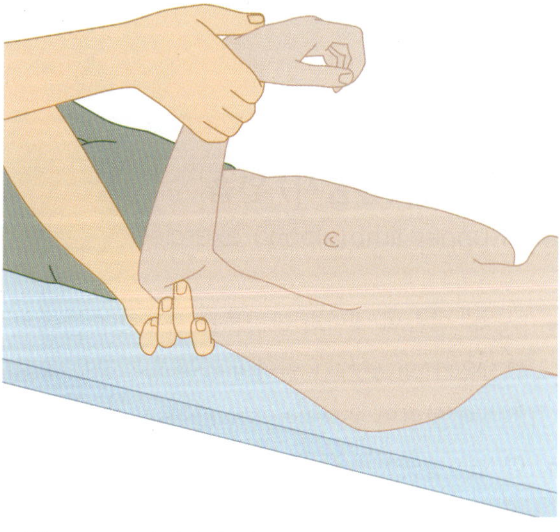

그림 4.10 아래팔의 다양한 위치(굽힘, 폄, 회전)가 촉진된 조직에 미치는 영향을 평가하기 위해 도입됨에 따라 가쪽위관절융기가 촉진된다.

유익한 효과를 낼 가능성이 있는 것은 최대한도의 풀림을 달성하는 위치이다.

이 연습과 이전의 연습은 SCS를 처음으로 사용하는 사람을 위해 유용한 출발점이 된다.

SCS 기법 SCS TECHNIQUES

이 장의 나머지 대부분은 신체의 많은 관절과 근육을 치료하기 위한 권장된 프로토콜에 대한 설명으로 구성된다.

일부의 설명은 Jones(1981)의 저서에서 나온 것이지만, 다른 설명은 저자에 의해 수정된 것이거나 또는 Deig(2001) 또는 D'Ambrogio 및 Roth(1997)에 의해 설명된 프로토콜을 수정한 것 중 하나이다.

이들 SCS의 임상 적용에 대한 설명은 목에서 시작하여 발쪽으로 아래로 작용하는(5장에 있을 수 있는 머리와 턱관절[TMJ]에 대한 설명은 제외하고) 내림전도로(descending pathway)를 따라갈 것이다.

목의 굽힘 스트레인

Cervical fl exion strains *(그림 4.4D 참조)*

C1의 앞쪽 스트레인

- C1관절에서의 앞쪽 스트레인에 대한 압통점은 붓돌기(경상돌기; styloid process)와 아래턱각 사이의 고랑(groove)에서 발견된다.
- 치료에는 보통 반듯이 누운 환자의 머리가 기능장애가 있는 쪽에서 멀리 떨어져 회전하는 것이 포함되며, 압력을 유지하거나 Jones의 압통점을 반복적으로 탐색하거나 한다(그림 4.11).
- 미세 조정은 보통 통증이 있는 쪽에서 멀리 떨어

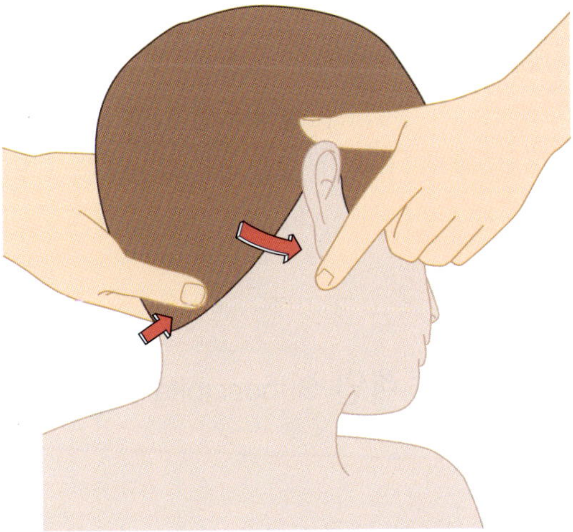

그림 4.11 첫 번째 목의 굽힘 스트레인 압통점은 보통 붓돌기와 아래턱각 사이에 위치해 있다. 가능성 있는 풀림의 위치는 그림으로 나타낸 것과 같다. 그러나 풀림의 대체 위치는 때때로 머리와 목을 다른 방향으로 움직이게 할 수 있다.

진 옆굽힘에 의해 이루어진다.

C1 굽힘 스트레인에 대한 대체 가능한 또는 2차적인 압통점은 아래턱각의 1/2인치(1㎝) 앞쪽에 위치한다. 이것은 보통 통증이 있는 쪽에서 대략 45° 떨어진 굽힘과 회전을 도입함으로써 치료된다.

남아 있는 목의 앞쪽(굽힘) 스트레인 압통점은 관련되는 척추의 가로돌기 끝 위 또는 부근에 위치한다(그림 4.12).

- 이들 척추분절은 보통 압통점으로부터의 통증을 제거하기 위해 앞굽힘과 회전이 되도록 위치시킴으로써 치료된다.
- 일반적으로 촉진된 압통점이 더 머리 쪽에 있을수록 미세 조정에서 회전은 머리에서 더 떨어질 필요가 있다(그림 4.12A).
- 촉진된 압통점이 더 꼬리 쪽에 있을수록 보통 굽힘을 더 필요로 하고 회전을 덜 필요로 한다.

주: 회전은 압통점을 향해야 한다고 제안될 때는 언제나 이것은 그 부위를 풀림으로 가져갈 수 있는 가장 가능성 있는 유익한 방향이다. 그러나 이것이

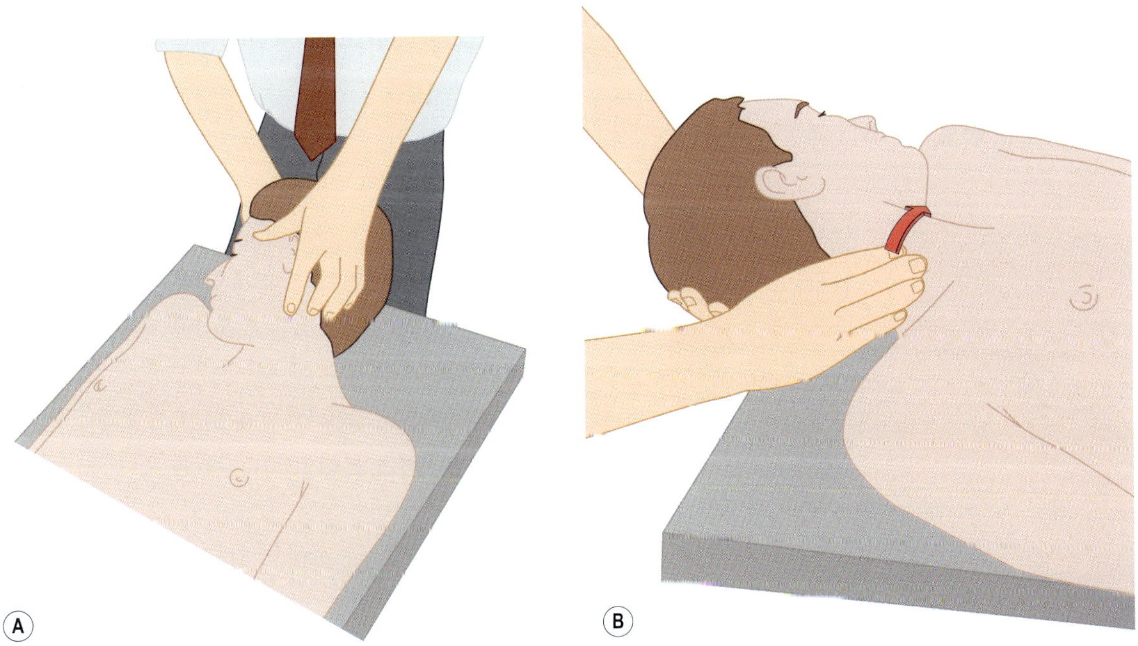

그림 4.12 (A, B) 가로돌기의 끝 가까이에 압통점이 있는 중간에서 하부 목뼈의 굽힘 스트레인. 풀림의 자세는 흔히 그림에서 보여주는 것과 같다(굽혀지고 촉진된 통증 쪽에서 떨어져 있다). 그러나 본문에서 언급한 것처럼 대안이 되는 위치결정이 요구된다.

결과를 얻지 못하면, 통증이 있는 쪽에서 떨어진 회전은 가장 큰 풀림을 제공할 가능성이 아주 크다.

결국, 각 스트레인 패턴은 독특하여 가능성 있는 위치결정 방향에 대한 가이드라인은 보통 정확하지만, 이것은 항상 그렇지는 않으며, 촉진된 조직과 환자로부터의 되먹임이 진정한 가이드라인이다.

목의 옆굽힘 스트레인
Cervical side-fl exion strains

목뼈의 옆굽힘 스트레인과 관련되는 압통점은 다음과 같이 위치해 있다.

- C1의 옆굽힘 제한 – C1의 가로돌기 끝에 있다.
- C2–C6 옆굽힘 제한 – 가시돌기 가까이에 있는 관절돌기의 가쪽 면에 있다(그림 4.13).

치료에는 조직반응과 통증수준에 대한 환자의 보고에 따라 압통점에 가해지는 압력과 치료되는 쪽을 향하거나 멀리 떨어지는 옆굽힘이 포함된다.

미세 조정은 굽힘, 펌 또는 회전이 약간 증가할지도 모른다.

임상적 조언: 2장에서 설명한 것 같은 기능장애의 국소부위(통각과민성 피부영역)를 신속하게 확인하기 위해 끌기 촉진(drag palpation)을 사용하는 것을 잊지 말아야 한다.

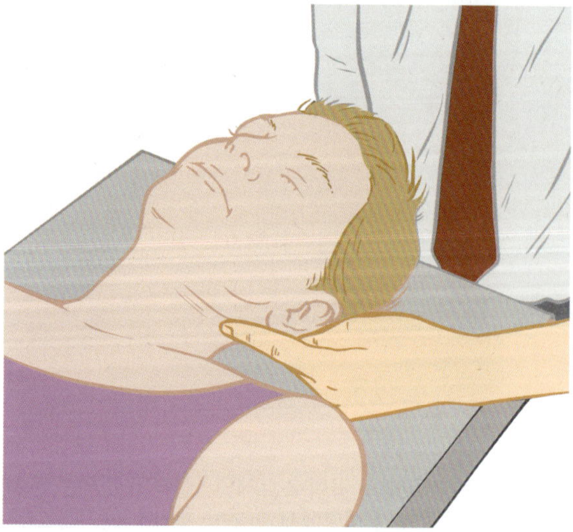

그림 4.13 C1–C6 옆굽힘 스트레인의 치료.

뒤통수밑 스트레인 Suboccipital strains
(그림 4.4 B, E 참조)

상부 목/뒤통수밑 스트레인과 연관성이 있는 압통점은 뒤통수 또는 그것에 부착하는 앞머리곧은근(전두직근), 위머리빗근(상두사근), 큰뒤통수곧은근(대후두직근), 작은뒤통수곧은근(소후두직근)과 같은 근육에 위치하고 있다.

치료에는 머리의 굽힘 또는 머리의 폄을 C1 영역에 국소화시키고, 한편 촉진된 압통점에서부터의 압통을 현저하게 감소시키는 정확히 초점을 맞춘 굽힘 또는 폄 절차(방법)를 적용하는 것이 포함된다.

예를 들어 :

- 압통점이 머리반가시근(두반극근) 부착부의 바로 안쪽, 뒤쪽 뒤통수융기의 아래쪽의 앞머리곧은근에 위치한 경우, Jones(1981)는 이 영역의 굽힘 스트레인과 관련이 있다고 말한다.
- 풀림의 위치는 국소화된 뒤통수밑 영역의 굽힘을 동반한다.
- 환자는 반듯이 누운 자세가 되고 치료사는 테이블의 머리 쪽에 앉거나 선다.
- 한쪽 손으로 압통점을 촉진하고, 동시에 뒤통수에 머리 방향으로 가벼운 신연(distraction)을 가한다.
- 다른 손은 이마뼈에 올려놓고 꼬리 쪽으로 *가벼운* 압력을 가하여, 턱을 기관(trachea) 가까이 가져가면서 압통의 감소가 지각될 때까지 적절한

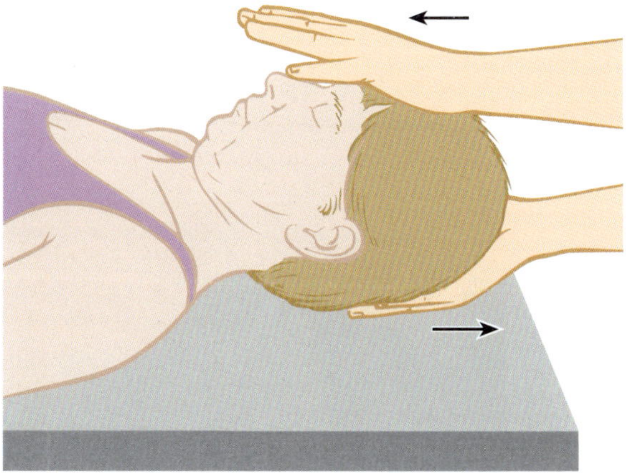

그림 4.14 제1목뼈 굽힘 스트레인의 치료.

상부 목의 굽힘을 유도한다(그림 4.14).

- 치료된 쪽으로 향한 회전과 치료된 쪽에서 떨어진 옆굽힘을 동반하는 미세 조정도 필요할지 모른다.

대안으로서 다음의 예가 있다:

- 압통점은 꼭지돌기(mastoid process)의 대략 1.5㎝ 안쪽에 있는 위머리빗근에 위치하고 있는 경우, Jones(1981)는 그 영역의 폄 스트레인과 관련이 있다고 말한다.
- 풀림의 위치는 조직의 국소적인 폄을 동반한다.
- 환자는 반듯이 누운 자세가 되고 치료사는 테이블의 머리 쪽에서 한쪽 손은 머리를 지지하고 그 손의 1개의 손가락은 압통점의 위치를 알아낸다(그림 4.15).
- 다른 손은 머리마루 위에 놓고 가벼운 압력을 가하여 상부 목의 폄(C1 위에서 뒤통수가 펴질 때)을 유도한다.
- 옆굽힘 또는 회전을 동반하는 미세 조정과 함께 이 위치는 풀림의 위치를 확립해야 한다.

또는:

- 압통점이 뒤통수(머리 쪽과 안쪽 압력이 가해질 때)의 머리반가시근 부착부의 바로 가쪽 또는 제2목뼈 가로돌기 위에 위치하는 경우, 기능장애가 있는 조직은 큰뒤통수곧은근 또는 작은뒤통수곧은근을 포함할지도 모른다(보통 편타성손상을 통한 외상 또는 머리가 앞쪽으로 나간 자세).

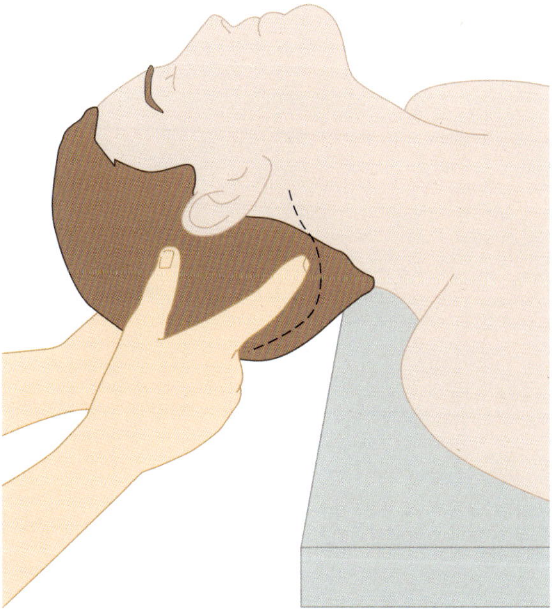

그림 4.15 제1목뼈 폄 스트레인. 풀림의 자세는 목의 폄과 (보통) 통증 쪽에서 떨어진 회전을 필요로 한다.

- 어느 압통점이라도 풀림의 위치는 상부 목뼈의 폄을 동반한다.
- 치료 자세는 이전의 설명에서 제안한 것과 거의 같다(그림 4.15).

기타의 목뼈 폄의 스트레인

Other cervical extension strains

이들 압통점은 가시돌기 위 또는 주위에서 발견된다(그림 4.4 D 참조).

치료는 폄을 증가시키는 것으로 시작해야 한다.

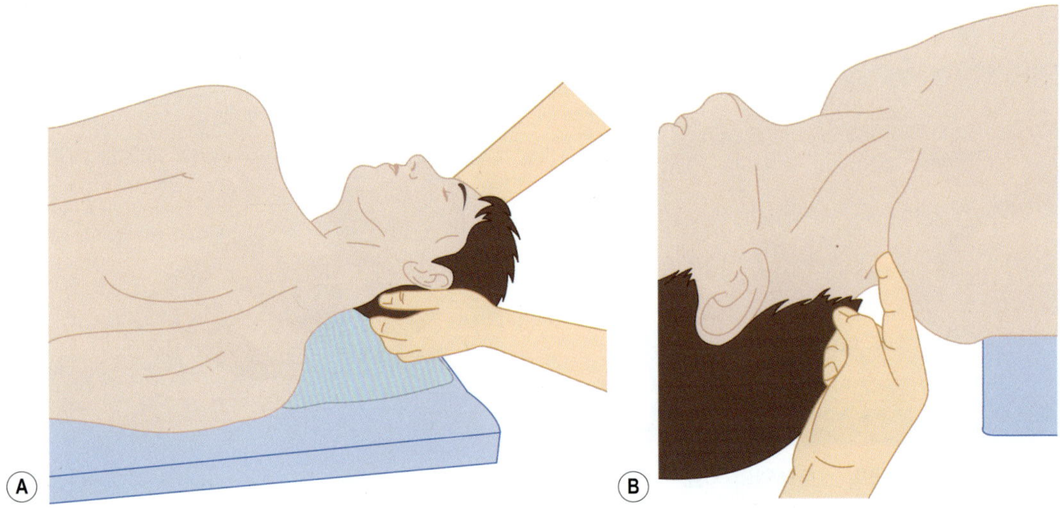

그림 4.16 (A, B) 하부목뼈와 상부등뼈의 폄 스트레인은 보통 폄과 약간의 옆굽힘, 그리고 통증이 있는 쪽에서 멀어지는 방향으로의 회전을 필요로 한다.

- 하부목뼈와 상부등뼈 부위에 있는 폄의 스트레인은 보통 목 위에서 머리를 펴는 것에 의해 촉진된 압통점에서 통증을 제거함으로써 치료된다.
- 자리보전하고 있는 환자에서는 환자는 통증이 있는 쪽을 가장 위로 하여 옆으로 누워, 약간의 옆굽힘과 기능장애가 있는 쪽으로의 회전에 의해 미세 조정이 달성될 수 있도록 한다(그림 4.16A). (자리보전하고 있는 환자에서 이들 압통점의 치료에 관한 Schwartz(1986)의 제안에 대해서는 6장을 참조).
- 위에서 언급한 위치결정에 대한 예외에는 보통 굽힘 또는 폄의 어느 것으로 치료될 수 있는 C3/4 폄 스트레인에 적용하는 위치결정이다.
- C8 폄 스트레인도 스트레인 쪽을 향하는 것이 아니라, 두드러진 옆굽힘과 멀리 떨어지는 방향으로 회전하는 약간의 폄에서 치료될 필요가 있을지도 모른다(C8 압통점은 C7의 가로돌기 위에 위치해 있다).

하부목뼈와 상부등뼈의 폄 스트레인

Extension strains of the lower cervical and upper thoracic spine *(그림 4.4B, E 참조)*

환자는 엎드려 누운 자세가 되어야 한다. Jones는 다음과 같이 언급하고 있다:

> *치료사는 왼손으로 환자의 턱을 잡고 머리를 지지한다. 치료사의 왼쪽 아래팔은 더 나은 지지를 위해 환자의 머리 오른쪽을 따라 지지한다. 오른손은 가시돌기 오른쪽에 있는 압통점의 모니터링을 한다. 가한 힘은 대부분 약간의 옆굽힘과 왼쪽회전을 동반하는 폄이다(그림 4.16B).*

후부 흉곽의 압통점은 척추사이관절(추간관절)의 폄 기능장애, 옆굽힘 장애 및 상승할 때 더 편안해지는 갈비뼈가 존재하는 경우, 가시사이, 척추옆 그리고 갈비뼈각에 위치하고 있다.

Jones의 방법의 단순성은 명백하다.

- 단축된 섬유는 압통점이 발견되는 부위와 관계가 있으며, 위치결정은 압통점을 촉진하면서 기존의

단축을 증가시키는 것 같은 것이다.

- 풀림의 위치를 90초 유지하는 것이 권장된다.
- 필요한 기술은 압통점의 위치를 찾아내어 국소화하고, 원래의 스트레인 또는 손상의 특성을 확인하여 재현하는 데 있다.
- 이 부위의 폄 스트레인에 대한 Jones의 지시에는 예외가 거의 없다.

자리보전하고 있는 환자의 치료
Treating bed-bound patients

병원 또는 가정(자리보전) 상황에서의 SCS방법의 사용에 대한 권고사항은 6장에 제시하고 있으며 거기서는 허약한 환자 또는 응급상황에서 유용할 수 있는 추가적인 기능적 접근법도 개략적으로 설명하고 있다.

임상적 조언: 본문에서 지시한 대로 시행해도 풀림과 압통점에서의 통증완화를 하지 못한 경우, 풀림을 달성하기 위해 대안이 되는 위치를 사용할 필요가 있다는 것에 유의하기 바란다.

Spencer의 어깨관절 시퀀스 프로토콜
The Spencer shoulder sequence protocol

주: Spencer의 시퀀스는 평가 또는 치료 접근법으로서 임상적으로 매우 유용하다.

아래에 설명한 자세이완방법 대신에 근육에너지 기법(MET) 또는 다른 치료양식도 또한 효과적으로 사용될 수 있다는 것은 명백할 것이다.

Spencer의 시퀀스는 20세기 초반의 정골의학에서 유래하고(Spencer 1916) 미국의 모든 정골의학 대학에서 가르치고 있다. 여러 해에 걸쳐 이것은 관절조작(articulation)과 가동화(mobilization)를 달성하기 위한 원래의 의도 이외의 치료요소를 포함하도록 수정되어 왔다.

연구증거
(Knebl 2002)

이전부터 존재하던 어깨관절의 문제가 있는 29명의 고령 환자와 관련된 연구이다. 환자들은 무작위로 Spencer 시퀀스 정골요법 치료집단 또는 대조집단에 할당되었다.

플라시보집단은 적극적인 치료를 받는 집단과 같은 7개의 위치에 배치되었으나, 프로토콜의 일부로서 MET("교정하는 힘")가 없었다.

14주에 걸쳐서 총 8회의 30분 치료 세션이 있었으며, 이 시간동안 두 집단 모두 유의미하게 가동범위의 증가와 지각되는 통증감소를 나타냈다. 그러나 치료기간이 끝난 후: OMT를 받은 대상자들은 가동범위의 지속적인 개선을 나타냈고 한편, 플라시보집단은 감소하였다.

선택

임상진료에서 명백해진 것은 Spencer 시퀀스가 평가와 관절조작을 근육에너지 접근법으로 전환시킬 뿐만 아니라 상황의 요구에 따라 자세이완 (SCS 또는 기능적인) 방법으로 전환시킨다는 것이다.

관절조작, 또는 MET 또는 SCS를 사용하는 것에 대한 선택을 결정할 핵심 요인의 하나는 질병이 상대적으로 얼마나 응급을 요하는가와 환자의 상대적인 민감도일 것이다. 더 응급을 요할수록, 그리고 개인이 더 허약하고 민감할수록, 선택은 SCS 또는 기능적 자세이완 방법론으로 더 기울어질 것이다.

Spencer 시퀀스 방법

많은 Spencer 자세를 아래에 설명한다(어깨관절 굽힘, 폄, 안쪽회전, 휘돌림 – 압박과 신연만이 아니라 내전과 외전을 동반한다).

주: 비록 이 움직임은 내전 시퀀스의 일부이더라도 이들 주석에서는 어깨관절의 바깥쪽회전에 대한 특정 설명은 없다.

방법

(Patriquin 1992)

- 어깨관절을 평가하고 치료할 때는, 어깨뼈를 흉벽에 확고하게 고정하는데, 이것은 다양한 움직임을 도입할 때 관절오목에 대한 위팔뼈 움직임에 초점을 맞추기 위해서이다.
- 모든 Spencer 평가와 치료 시퀀스에서 환자는 옆으로 누워, 평가받는 쪽을 가장 위로 하고, 팔꿈치를 (보통) 굽힌 상태에서 옆에 놓는다.
- 모든 평가에서 치료사는 흉부 높이에서 환자와 마주보고 서거나, 원하는 경우 옆으로 누워 있는 환자의 뒤에 선다.

어깨관절 폄 제한에 대한 평가와 PRT 치료

- 치료사의 머리 쪽 손은 컵 모양으로 하여 어깨를 감싸고 어깨뼈와 빗장뼈를 흉부 쪽으로 확고하게 압박하며, 한편 팔이 최적의 90°로 수동적으로 펴지게 할 때 치료사의 꼬리 쪽 손으로 환자의 굽은 팔꿈치를 잡는다(그림 4.17).
- 어떠한 가동범위의 제한이 인지되면, 저항의 첫 징후가 있거나 움직임으로 인해 통증이 발생한다고 보고될 때, 움직임을 중단한다.
- 어깨관절을 폄 방향으로 움직이는 동안에 제한이 인지될 때, 기능장애를 유지하는 데 연루된 연부조직은 어깨관절의 굽힘근(앞어깨세모근, 부리위팔근 및 큰가슴근 빗장머리)일 수 있다.

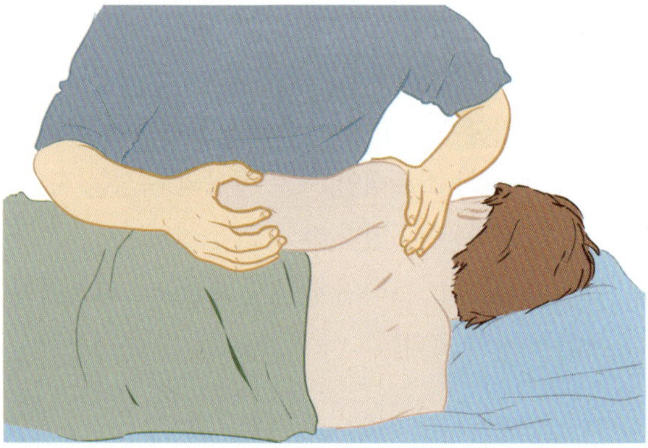

그림 4.17 어깨관절 폄의 제한에 대한 Spencer 시퀀스 치료.

- 이들의 촉진(드래그 또는 다른 평가방법을 사용하여)은 두드러진 압통부위를 밝혀야 한다.
- 촉진에 의해 유발되는 가장 통증이 있는 압통점(손가락 압력에 대해 통증이 있는)은 모니터링 지점으로서 사용된다.
- 환자가 이것에 "10"의 값(점수)으로 간주할 수 있을 정도로 압통점에 손가락 압력을 가하면 다른 곳에 추가적인 통증을 유발하지 않으면서 그 통증을 70% 이상 감소시킬 수 있는 위치로 팔을 이동시키는 것으로 이어진다.
- 이 풀림의 위치는 보통 어느 정도의 굽힘과 압통점을 수용하는 근육을 완화하기 위한 미세 조정을 동반한다.
- 풀림 상태는 90초 동안(압박이 가해지면 적게) 유지되어야 하고 그 후 중립으로 천천히 되돌리고 이어서 가동범위를 재평가한다.

어깨관절 굽힘 제한에 대한 평가와 PRT 치료

- 환자는 팔을 몸통 옆에 대고 치료사는 한 손으로 팔목/아래팔을 잡으면서, 다른 손은 어깨뼈와 빗장뼈를 흉벽에 확고하게 안정시킨다.
- 치료사는 천천히 수평면에서 수동적 어깨관절 굽힘을 도입하여 가동범위 180°에 대한 가동범위를

평가한다. 이때, 팔꿈치는 완전히 편다(그림 4.18).

- 제한의 최초의 징후(굽힘 운동의 결과로서 보고된 통증)가 나타나면 움직임은 중단해야 한다.
- 어깨관절 굽힘에 대한 제한이 인지될 때, 이 기능장애를 유지하는 데 관련된 연부조직은 어깨관절 폄근(뒤어깨세모근, 큰원근, 넓은등근, 그리고 가시아래근, 작은원근 또는 위팔세갈래근 긴갈래)일 것이다.
- 이들의 촉진(끌기 촉진 또는 어떤 다른 적절한 방법)은 두드러진 압통부위를 밝혀내야 한다.
- 촉진에 의해 유발된 가장 통증이 있는 압통점(손가락 압력에 대해 통증이 있는)은 환자가 "10"의 값을 갖고 있다고 표명하는 손가락 압력을 가함으로써 모니터링 지점으로서 사용되어야 한다.
- 그 다음에 팔을 압통점 통증을 70% 이상 감소시키는 위치로 이동시킨다.
- 이 풀림의 위치는 아마도 어느 정도의 폄과 압통점을 수용하는 근육을 완화하기 위한 미세 조정을 동반한다.
- 이 풀림 상태는 90초 동안(압박이 가해지면 짧게) 유지되어야 하고 그 후 중립으로 천천히 되돌리고 이어서 가동범위를 재평가한다.

압박 또는 신연을 사용한 어깨관절과 휘돌림 능력의 평가

- 환자는 팔꿈치를 굽혀서 옆으로 누운 자세가 되고 치료사의 머리 쪽 손은 컵 모양으로 하여 어깨를 확고하게 감싸고 어깨뼈와 빗장뼈를 흉부 쪽으로 압박한다(그림 4.19).
- 치료사의 꼬리(발) 쪽 손으로 환자의 팔꿈치를 잡고 어깨를 느린 시계방향(그리고 이어서 반시계방향) 휘돌림(circumduction)으로 가져가면서, 위팔뼈의 장축방향으로 압박을 가한다.
- 그 다음에 가벼운 신연을 가하면서 마찬가지의 평가를 한다.
- 어깨관절의 휘돌림(압박 또는 신연을 이용하여 시계방향 및 반시계방향)을 동반하는 시퀀스 중의 어느 것인가에서 제한 또는 통증이 인지된다면, 정확히 반대의 움직임이 시행되는 경우 어느 근육이 활성화될 것인지를 평가한다.
- 예를 들어, 압박과 시계방향 회전이 있을 때,

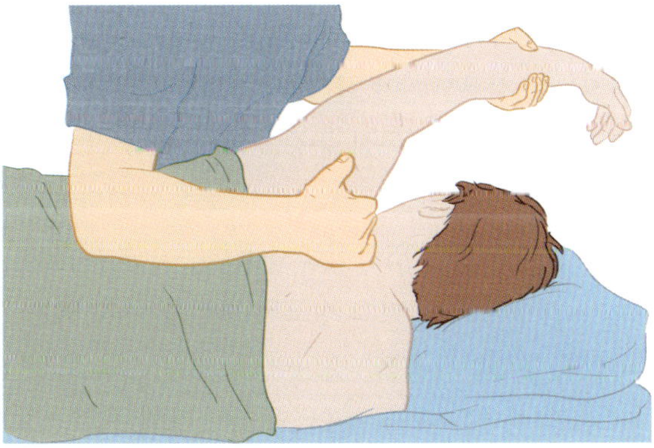

그림 4.18 어깨관절굽힘 제한에 대한 Spencer 시퀀스 치료이며, 최종 가동범위 평가를 향한 위치를 보여주고 있다.

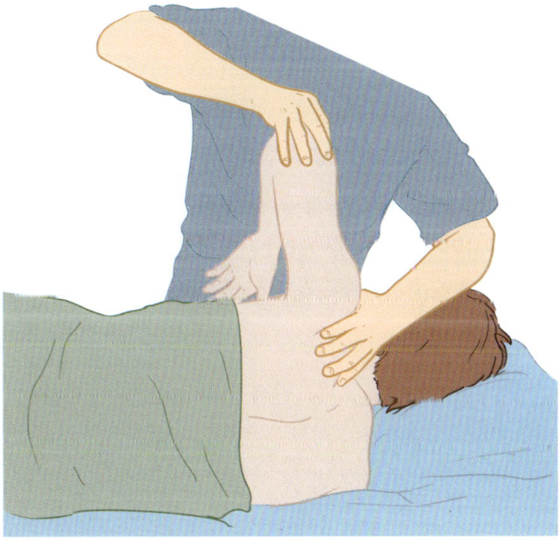

그림 4.19 압박을 가한 휘돌림 운동능력에 대한 Spencer 시퀀스 평가.

휘돌림 범위의 특정 부위가 제한이나 불편함/통증을 동반한다면, 움직임을 중단하고 그 움직임의 능동적 반전을 만들어내기 위해 어느 근육이 수축을 필요로 할 것인지를 평가한다(Chaitow 1996; Jones 1981; Walther 1988).

- 이들 대항근에서 가장 "압통"이 있는 점을 촉진하고 구조가 지각된 통증 또는 증가된 긴장을 적어도 70% 감소시키는 풀림의 위치로 가져갈 때 이것을 모니터링 지점으로서 사용한다.
- 이것은 90초 동안(또는 압박을 가한다면 짧게) 유지하고 그 후 느리게 중립으로 되돌아가서 재검사한다.

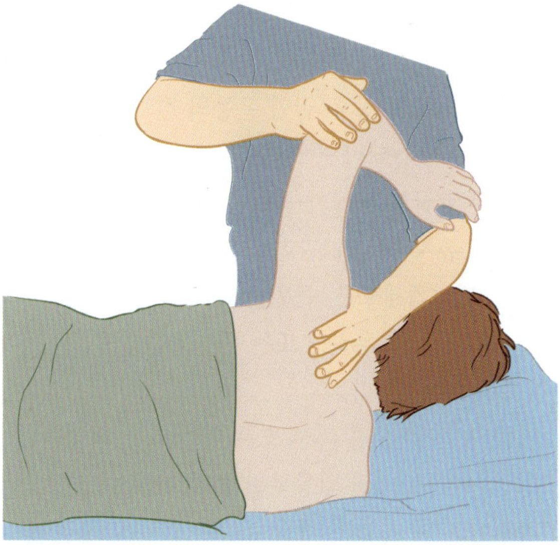

그림 4.20 Spencer의 시퀀스 평가와 어깨관절 외전 제한의 치료.

어깨관절 외전 제한에 대한 평가와 PRT 치료

- 환자는 옆으로 누운 자세가 되고 치료사는 머리 쪽 손을 컵 모양으로 하여 어깨를 감싸고 어깨뼈와 빗장뼈를 흉부로 압박하고, 한편 꼬리(발) 쪽 손을 컵 모양으로 하여 굽힌 팔꿈치를 감싼다.
- 치료사의 머리 쪽 아래팔/팔목으로 환자의 손을 지지하여 팔을 안정시킨다(그리 4.20).
- 가동범위(및 또는 움직임과 관련되는 불편함)를 평가할 때, 팔꿈치를 환자의 머리를 향해 외전한다.
- 이 외전(abduction)에는 어느 정도의 바깥쪽 회전이 동반된다.
- 통증이 없고 편안하게 외전할 수 있는 180° 가까이가 되어야 할 것이다.
- 어떤 가동범위 제한이나 움직임에 동반하는 통증/불편함에 대한 보고에 주목한다.
- 저항이나 통증을 가장 먼저 나타내는 위치에서 움직임이 정지된다.
- 어깨관절의 외전에 대한 제한이 있는 경우, 이 기능장애의 유지에 관련된 연부조직은 어깨의 내전근(큰가슴근, 큰원근, 넓은등근, 그리고 위팔세갈래근 긴갈래, 부리위팔근, 위팔두갈래근 짧은갈래)이 될 것이다.
- 이들 근육의 촉진(끌기 촉진 또는 또 다른 적절한 방법을 사용하여)은 두드러진 압통의 부위를 밝혀내야 한다.
- 이 촉진에 의해 유발되는 가장 통증을 동반하는 압통점(손가락 압력에 대해 통증이 있다)은 환자가 "10"의 값을 그것으로 간주할 수 있을 정도로 충분한 손가락 압력을 가하는 것에 의한 모니터링 지점으로 사용되어야 한다.
- 그 다음에 팔을 압통점 통증을 70% 이상 감소시키는 위치로 이동시키고 미세 조정을 한다.
- 이 풀림의 위치는 압통점을 수용하는 근육을 완화하기 위해 아마도 어느 정도의 내전과 안쪽 또는 바깥쪽 회전을 동반할 것이다.
- 이 풀림 상태는 90초 동안(압박이 가해지면 짧게) 유지되어야 하고 그 후 중립으로 천천히 되돌리고 이어서 가동범위를 재평가한다.

어깨관절 내전(및 바깥쪽회전) 제한에 대한 평가와 PRT 치료

- 환자는 옆으로 누운 자세가 되고 치료사는 머리 쪽 손을 컵 모양으로 하여 어깨를 감싸고 어깨뼈와 빗장뼈를 흉부로 압박하고, 한편 꼬리(발) 쪽 손을 컵 모양으로 하여 팔꿈치를 감싼다.
- 치료사의 머리 쪽 아래팔/팔목으로 환자의 손을 지지하여 팔을 안정시킨다.
- 팔꿈치가 흉부 앞쪽으로 호를 그리게 하여, 어깨가 내전(adduction)을 하고 바깥쪽으로 회전함에 따라 팔꿈치가 머리 쪽과 안쪽의 양쪽으로 움직이도록 한다.
- 동작은 천천히 수행되고 어떤 저항 또는 불편함의 징후가 나타난다
- 어깨관절의 내전에 대한 제한이 있는 경우, 이 기능장애의 유지에 관련된 연부조직은 어깨의 외전근(어깨세모근, 가시위근)이 될 것이다.
- 바깥쪽회전도 동반되기 때문에 제한 또는 통증에 관련된 다른 근육은 어깨밑근, 큰가슴근, 넓은등근, 및 큰원근과 같은 안쪽회전근이 포함될지도 모른다.
- 끌기 촉진 또는 또 다른 적합한 방법을 사용하는 이들의 촉진은 현저한 압통부위를 밝혀내야 한다
- 촉진에 의해 유발된 가장 통증을 동반하는 압통점(손가락 압력에 대해 통증이 있다)은 모니터링 지점으로 사용되어야 한다.
- 환자가 "10"의 값을 불편함으로 간주할 수 있을 정도로 충분한 손가락 압력을 가한다.
- 그 다음에 압통점 통증이 70% 이상 감소되는 위치로 팔을 천천히 이동시킨다.
- 이 풀림의 위치는 압통점을 수용하는 근육을 완화하기 위해 안쪽회전을 동반하는 미세 조정과 함께 어느 정도의 외전을 동반할 것이다.
- 이 풀림 상태는 90초 동안(압박이 가해지면 짧게) 유지되어야 하고 그 후 중립으로 천천히 되돌리고 이어서 가동범위를 재평가한다.

어깨관절 안쪽회전 제한에 대한 평가와 PRT 치료

- 환자는 옆으로 누운 자세가 되고 손의 등을 같은 쪽 허리부위의 등쪽 면에 통증 없이 댈 수 있는지의 여부를 평가하기 위해 팔을 굽힌다(그림 4.21).
- 이 팔의 위치는 그 절차를 진행하는 동안 내내 유지된다.
- 치료사는 손을 컵 모양으로 하여 어깨를 감싸고 치료사의 머리 쪽 손으로 어깨뼈와 빗장뼈를 흉부 쪽으로 압박하며, 한편 굽힌 팔꿈치를 꼬리(발) 쪽 손으로 컵 모양으로 감싼다.
- 치료사는 팔꿈치를(배쪽으로) 앞쪽으로 가져가고 어깨관절의 안쪽회전의 증가가 진행됨에 따라 움직임으로 인한 어떤 제한 또는 보고된 통증의 징후에 주목한다.
- 저항이나 보고된 통증을 가장 먼저 나타내는

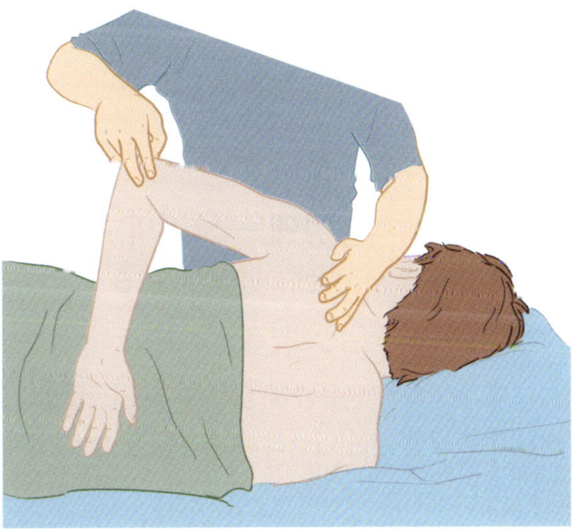

그림 4.21 Spencer 시퀀스 평가와 안쪽회전 제한의 치료.

위치에서 움직임이 정지된다.

- 안쪽회전에 대한 저항이 있는 경우, 이 기능장애를 유지하는 데 관련된 연부조직은 어깨관절의 바깥쪽회전근(가시아래근 및 작은원근)이 될 것이고 뒤쪽 어깨세모근도 관련될 것이다.
- 끌기 또는 다른 적합한 방법을 사용하는 이들의 촉진은 두드러진 압통부위를 밝혀내야 한다.
- 촉진에 의해 유발된 가장 통증이 동반되는 압통점(손가락 압력에 대해 통증이 있다)은 모니터링 지점으로 사용되어야 한다.
- 압통점에 대한 손가락의 압력은 환자가 "10"의 값을 불편함으로 간주할 수 있을 정도로 충분해야 한다.
- 그 다음에 팔은 압통점 통증을 70% 이상 감소시키는 위치로 이동시켜야 한다.
- 이 풀림의 위치는 압통점을 수용하는 근육을 완화하기 위해 어느 정도의 바깥쪽 회전을 동반할 것이다.
- 이 풀림 상태는 90초 동안(압박이 가해지면 짧게) 유지되어야 하고 그 후 중립으로 천천히 되돌리고 이어서 가동범위를 재평가한다.

주: 모든 Spencer 평가는 조절되고 느린 방식으로 수동적으로 수행되어야 한다.

특정 근육의 기능장애 - SCS의 적용

Specifi c muscle dysfunction - SCS applications

아래에 설명하는 근육들에 대한 SCS 치료방법의 설명은 포괄적인 것이 아니라 대표적인 것으로 간주되어야 한다.

일단 SCS 적용의 기본원리를 이해하고 이 장에서 이미 설명한 연습방법이 실행되었다면, 다음의 근육 선택은 거의 문제가 되지 않는다고 추정된다.

모든 설명에서 하나의 손가락 또는 엄지손가락은 압통점의 모니터링을 할 것이라 추정된다.

경우에 따라서는 치료사가 환자를 효과적이고 안전하게 "풀림"으로 위치시키기 위해 양손을 필요로 하는 경우, 치료사는 (지적이고 협력적인) 환자가 압통점에 모니터링 압력을 가할 것을 권장해야 한다는 것을 제안하고 있다.

이들 근육이 과다긴장이고 통증을 동반하거나 어떤 식으로든 관절기능장애의 원인으로 되어있는 경우, 압통점을 사용하여 이 지정된 근육을 치료할 수 있을지도 모른다.

근육의 만성적인 변화(예를 들어, 섬유증)가 발생한 경우, 자세이완은 과다긴장성을 풀고 통증을 경감할 수 있을지 모르지만 그 자체로는 구조적으로 변화한 조직을 수정할 수 없다는 것은 다시 강조할 만한 가치가 있다.

SCS를 사용한 근육통증 치료의 모든 경우, 풀림의 위치는 90초 이상 유지되어야 하고 그 후 매우 느리게 중립으로 되돌아간다.

압통점 조직을 풀림으로 배치하는 것에 의해 "새로운" 통증이나 추가적인 통증이 발생해서는 안 된다.

상부 등세모근

압통점은 후부섬유 또는 전부섬유의 거의 중앙에 위치하고 있다(그림 4.22).

방법

- 반듯이 누워 있는 환자의 머리는 치료하는 쪽으로 옆굽힘을 하고 치료사는 같은 쪽 팔의 위치결정(positioning)을 사용하여 보고된 압통점 통증을 적어도 70% 경감시킨다.
- 풀림의 위치는 보통 어깨관절의 굽힘, 외전 및 바깥쪽 회전을 동반한다(그림 4.23).

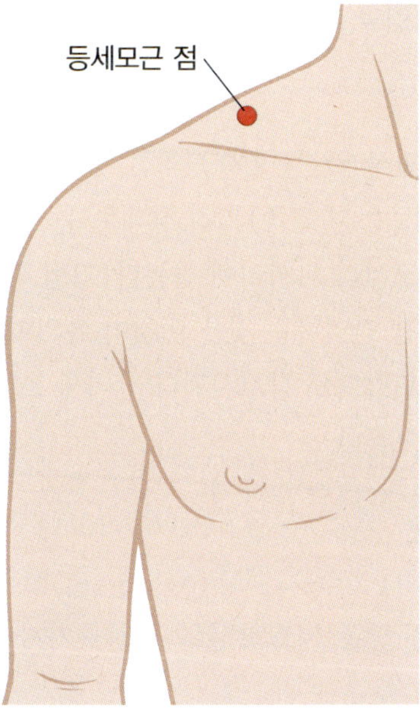

그림 4.22 등세모근 압통점이 흔히 관찰되는 위치.

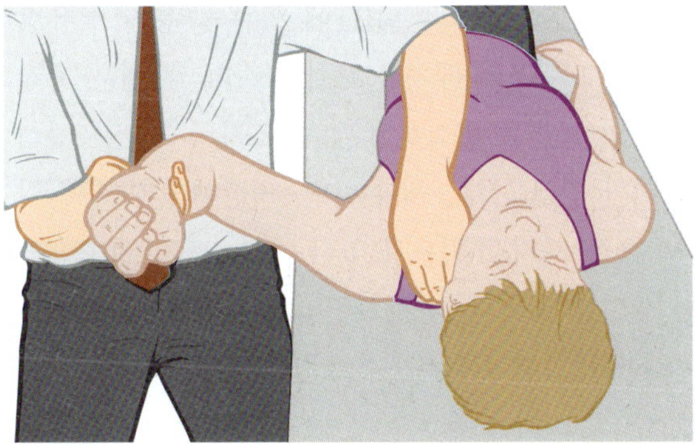

그림 4.23 등세모근 압통점의 치료.

빗장밑근

압통점은 빗장뼈 중앙부분의 아래, 밑면에 있다 (그림 4.24A).

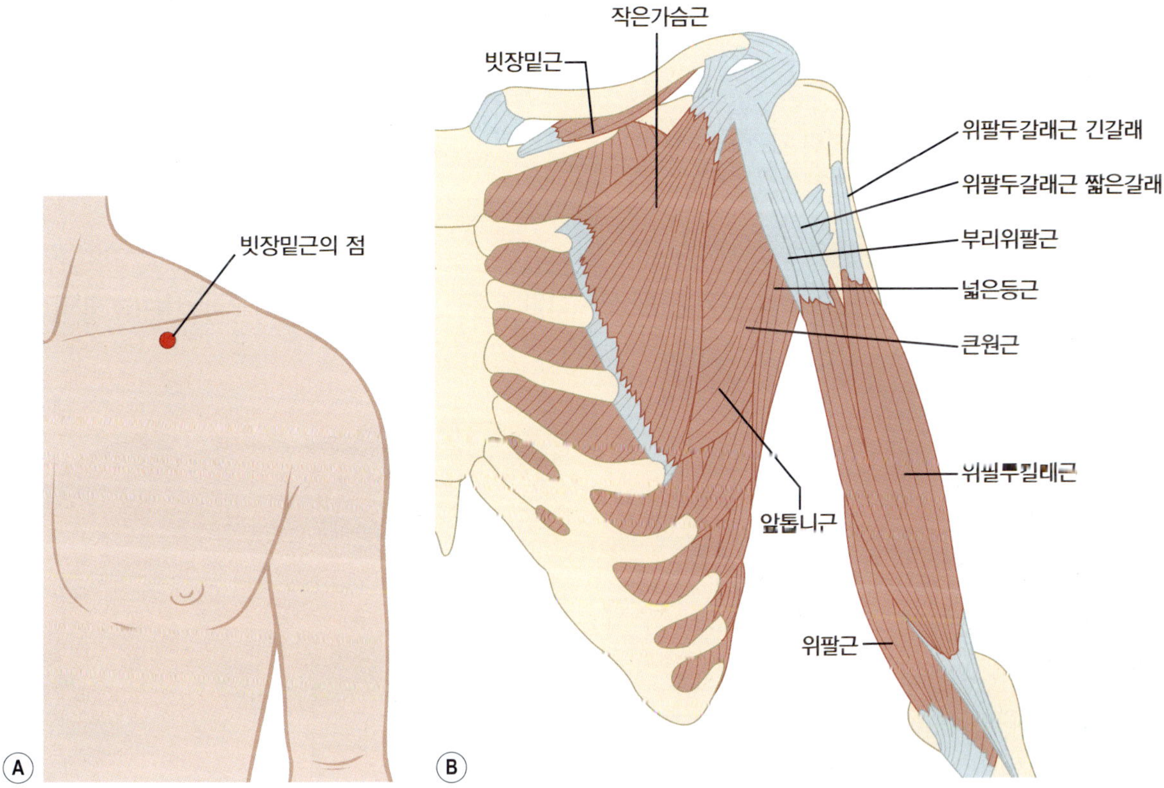

그림 4.24 (A) 빗장밑근 압통점이 흔히 관찰되는 위치. (B) 흉부 앞 부위 및 왼팔의 심부근육. *(From Gray's Anatomy, 39th edn.)*

그림 4.24(그림 4.24B)에 있는 근육의 섬유방향, 및 그 구조의 배치를 보기 바란다. 이것은 촉진된 점의 압통을 완화하기 위해 조직의 "밀집" 방식에 대한 인식을 제공해야 하며, 빗장뼈를 아래쪽 및 안쪽으로 가져갈 필요가 있다. 7장, 상자 글 7.1에서 설명된 것처럼, 텐세그리티(tensegrity) 요인도 고려한다(그림 4.49C도 참조할 것).

방법

- 환자는 같은 쪽 어깨를 약간 펴고 아래팔은 환자의 등 뒤로 하여 옆으로 눕는다(또는 반듯이 눕는다).
- 치료사는 같은 쪽 어깨에 아래 안쪽으로 약간의 압박을 가하고 촉진된 압통점의 보고된 민감도가 적어도 70% 떨어질 때까지 내밈(protraction)을 동반하는 미세 조정을 한다(그림 4.25).

어깨밑근

압통점은 어깨뼈의 가쪽 모서리 가까이의 앞 표면에 있다(그림 4.26).

방법

- 환자는 팔을 약간(~30°) 외전, 폄 및 어깨에서 안쪽(때로는 바깥쪽)회전 상태로 유지하면서 테이블 모서리 가까이에 눕는다(그림 4.27).
- 팔을 약간 견인하는 것은 이것이 유의미하게 보고된 민감도를 감소시킨다면 미세 조정에 사용될지도 모른다.

큰가슴근

압통점은 앞쪽 겨드랑선(액와선) 가까이에 있는

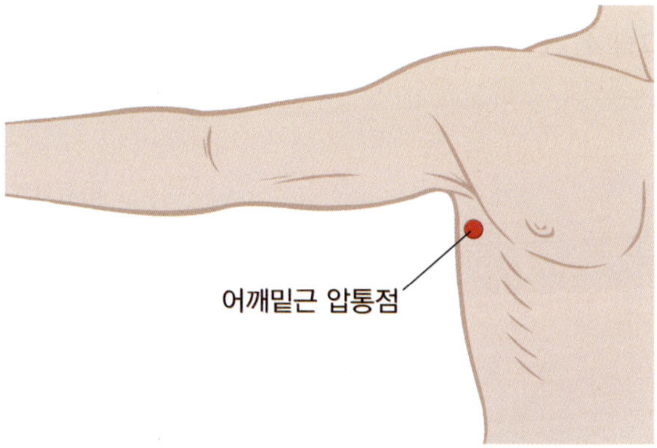

그림 4.26 어깨밑근 압통점이 흔히 관찰되는 위치.

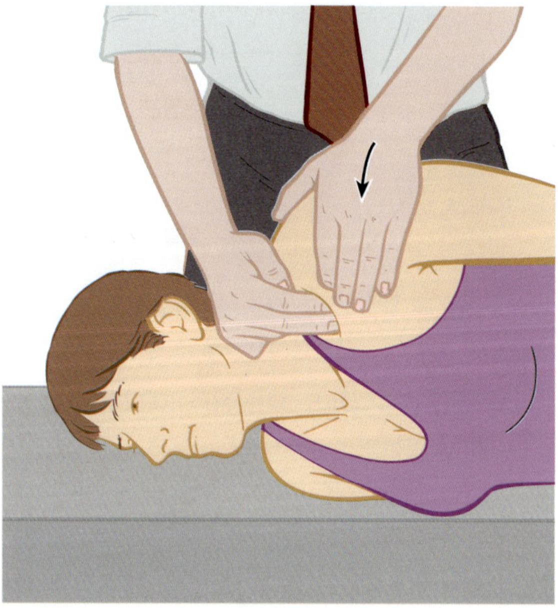

그림 4.25 빗장밑근 압통점의 치료.

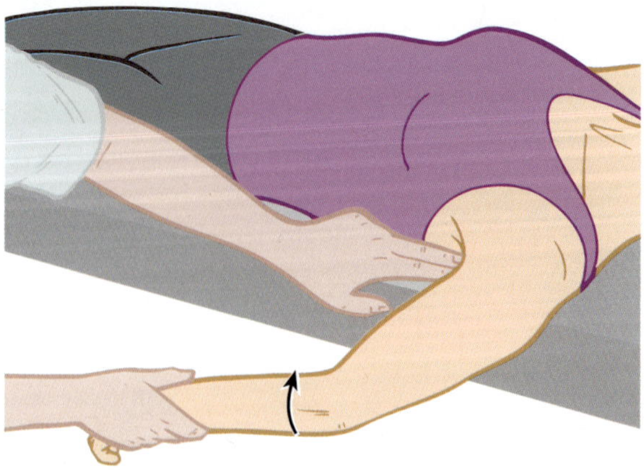

그림 4.27 어깨밑근 압통점의 치료.

근육의 가쪽 모서리에 있다(그림 4.28).

방법

- 환자는 반듯이 누운 자세가 되어 같은 쪽 팔이 어깨에서 굽혀지고 내전을 하면서, 팔이 흉부를 가로지르게 한다(그림 4.29).
- 미세 조정에는 굽힘과 내선의 정도를 바꾸는 것이 동반되며, 이것은 팔에 견인을 가함으로써 유용하게 증폭할 수 있는 경우가 있다(그러나 이것이 압통점에서의 보고된 민감도를 감소시키는 경우에만).

작은가슴근

압통점은 부리돌기의 바로 아래 및 약간 안쪽에

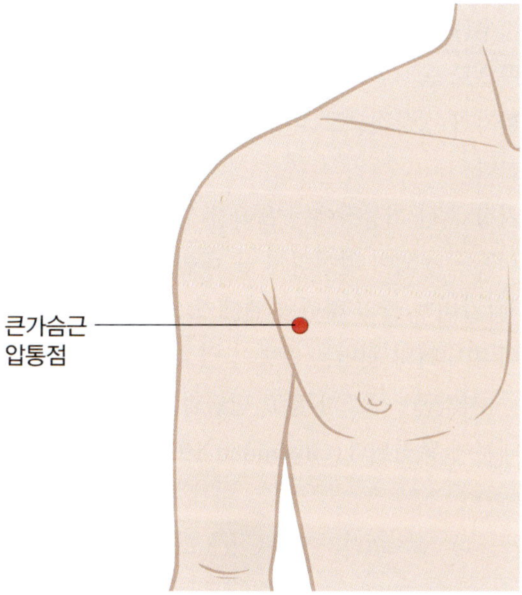

그림 4.28 큰가슴근 압통점이 흔히 관찰되는 위치.

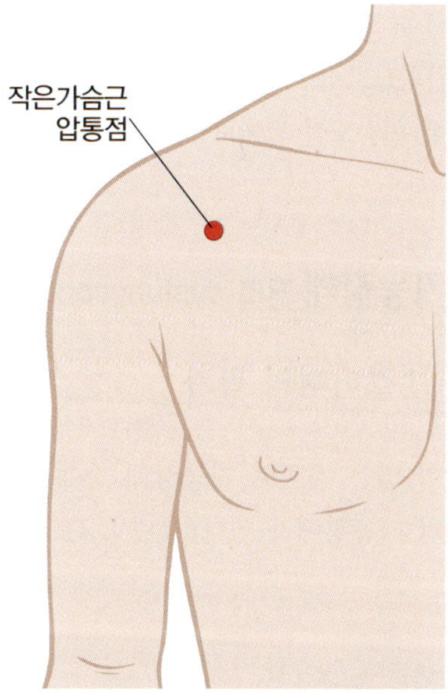

그림 4.30 작은가슴근 압통점이 흔히 관찰되는 위치.

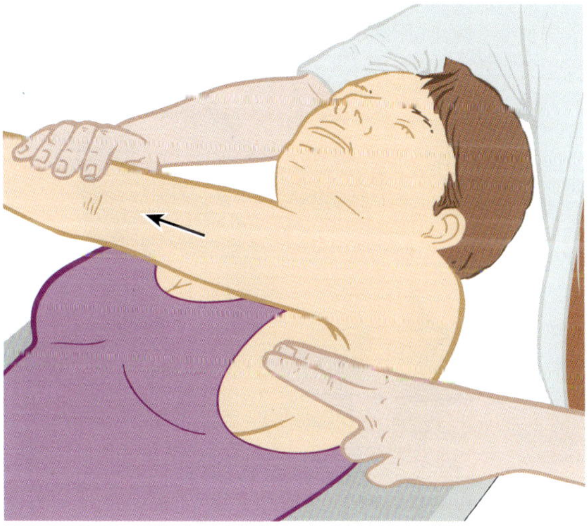

그림 4.29 큰가슴근 압통점의 치료.

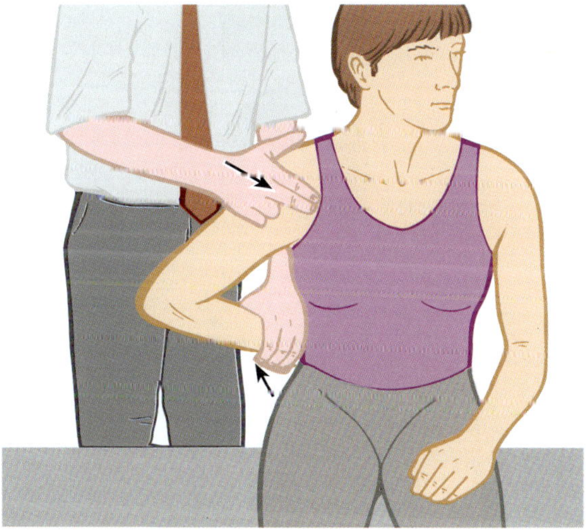

그림 4.31 작은가슴근 압통점의 치료.

(그리고 또한 중간빗장뼈선 가까이의 제2, 3, 4 갈비뼈의 앞쪽 면에도) 있다(그림 4.30).

방법

- 환자는 앉고 치료사는 그 뒤에 선다. 환자의 팔은 폄과 안쪽회전이 되게 하고 굽혀진 아래팔을 등 뒤로 가져간다(그리 4.31).
- 압통점을 촉진하고 있는 손은 어깨에 내밈(protraction)을 도입하기 위해 사용되고, 동시에 이것을 앞·안쪽으로 압박하여 그 부위를 미세 조정하고 보고된 민감도를 적어도 70% 감소시킨다.

갈비뼈 기능장애 Rib dysfunction

올라간 제1갈비뼈의 평가

가장 흔히 있는 갈비뼈 기능장애 중에는 올라간 제1갈비뼈의 기능장애가 있다(그림 4.4B를 참조할 것). 이에 대한 평가는 다음과 같다.

- 환자는 앉고 치료사는 그 뒤에 선다(그림 4.32A).
- 치료사는 제1갈비뼈 위쪽을 뻗는 상부등세모근을 뒤쪽으로 끌어당길 수 있도록 그의 두 손을 놓는다.
- 치료사의 가운데손가락과 집게손가락, 또는 가운데손가락과 반지손가락 끝은 제1갈비뼈의 뒤쪽 자루(shaft)의 위 표면에 얹힐 때까지 꼬리(발)쪽으로 움직여져야 한다.
- 환자가 정상적으로 호흡할 때 대칭성을 평가해야 한다.
- 가장 흔한 기능장애는 올라간 위치로 "고정되는"(즉, 고정되어 완전히 숨을 내쉴 수 없게 되는) 제1갈비뼈 짝의 하나와 관계가 있다.
- 이 갈비뼈의 윗면은 압통이 있고 부착된 목갈비근(사각근) 구조가 짧고 단단할 개연성이 있기 때문에 촉진된다(Greenman 1996). (갈비뼈

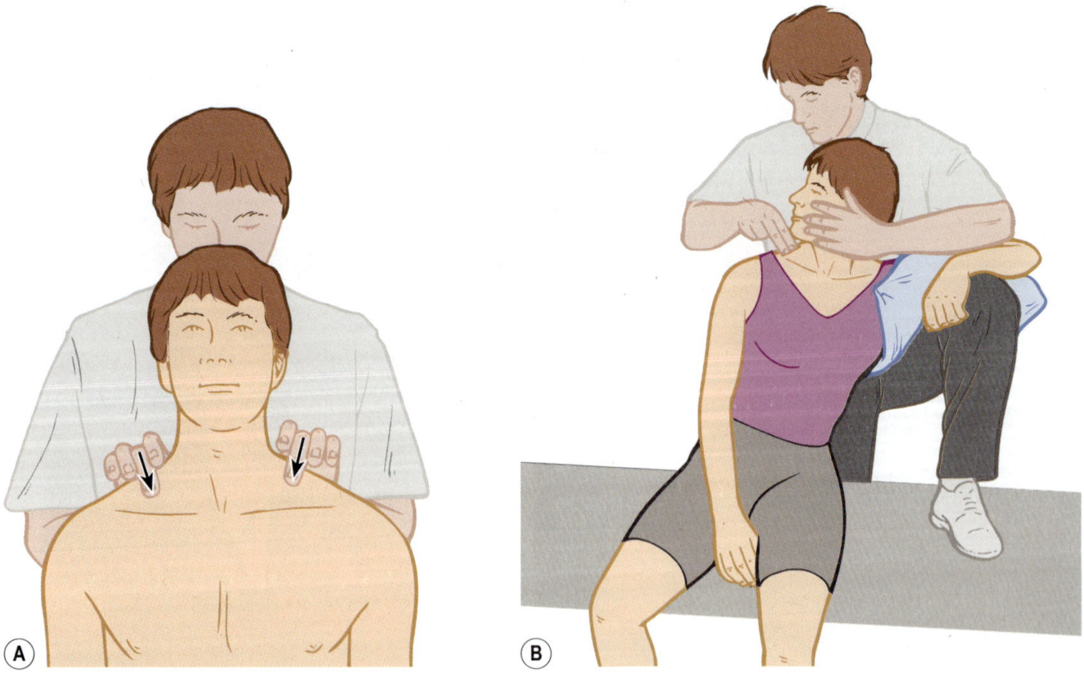

그림 4.32 (A) 올라간 제1갈비뼈를 평가하기 위한 자세. (B) 올라간 제1갈비뼈를 치료하기 위한 자세.

기능장애를 설명하는 다양한 방법은 상자 글 4.9에 요약한다).

또는

- 환자는 앉고 치료사는 그 뒤에 선다.
- 치료사는 제1갈비뼈 위쪽을 뻗는 상부등세모근을 뒤쪽으로 끌어당길 수 있도록 그의 두 손을 놓는다.
- 치료사의 가운데손가락과 집게손가락, 또는 가운데손가락과 반지손가락 끝은 제1갈비뼈의 뒤쪽 자루의 위 표면에 얹힐 때까지 꼬리(발) 쪽으로 움직여져야 한다.
- 환자는 완전히 숨을 내쉬며, 그리고 어깨를 으쓱하고 이때 촉진된 제1갈비뼈의 짝은 대칭적으로 움직여야 한다.

상자 글 4.9 갈비뼈 기능장애 설명의 의미

완전한 날숨으로 이동할 수 없는 갈비뼈는 다음과 같이 설명할 수 있다:

- *들숨 단계로 고정되어 있다.*
- 갈비뼈가 *올라가서* 날숨 위치로 이동할 수 없다.
- *들숨 제한*(정골의학 용어). 따라서 한 쌍의 갈비뼈의 하나가 숨을 내쉴 때 내려가지 못하면, 올라간 갈비뼈라 설명되고 날숨 때에 최종 범위까지 완전히 이동할 수 없다("들숨 제한" 또는 "제한된 들숨")

완전한 들숨으로 이동할 수 없는 갈비뼈는 다음과 같이 설명할 수 있다:

- *날숨 단계로 고정되어 있다.*
- 갈비뼈가 *내려가서* 들숨 위치로 이동할 수 없다.
- *날숨 제한*(정골의학 용어). 따라서 한 쌍의 갈비뼈의 하나가 숨을 들이쉴 때 올라가지 못하면, 내려간 갈비뼈라 설명되고 들숨 때에 최종 가동범위까지 완전히 이동할 수 없다("날숨 제한" 또는 "제한된 날숨").

혼란을 피하기 위해 두 가지 약칭 용어인 *올라감(elevated)* 및 *내려감(depressed)*은 이들 두 가지 가능성을 설명하기 위해 가장 흔히 사용된다.

- 제1갈비뼈의 짝이 비대칭으로 움직이는 경우(한 쪽이 다른 쪽보다 더 위쪽으로 움직인다), 이것은 가장 머리 쪽으로 움직이는 쪽이 올라가거나 다른 쪽이 내려간(날숨 단계) 위치로 고정된 한은 올라가지 않거나 한다는 것을 시사한다.
- 제1갈비뼈의 가장 흔한 제한은 올라감(elevation)이고 가장 가능성 있는 관여는 앞목갈비근과 중간목갈비근의 단축이다(Goodridge & Kuchera 1997).

갈비뼈 기능장애에 대한 주석

- 직접적인 외상이 기능장애가 있는 갈비뼈 제한 패턴의 원인과 관계되지 않는 한, 단일의 갈비뼈가 올라가거나 내려오는 것은 매우 흔치 않은 일이다.
- 갈비뼈 집단은 가장 흔하게 이러한 종류의 기능장애 상황에 관계된다.
- 일반적으로 임상경험에 기초하여 내려간 갈비뼈 집단의 가장 위, 또는 올라간 갈비뼈집단의 가장 아래가 먼저 치료된다.
- 이 "핵심적인 갈비뼈"가 치료(자세이완 기법 또는 다른 형태의 가동화)에 반응한다면, 이 집단의 나머지는 보통 자연스럽게 이완된다.
- 이 장에서 설명한 것처럼 자세이완 방법은 흔히 몇 분 이내에 갈비뼈 제한을 정상화하는 데 아주 효과적이다.
- 거의 모든 근골격의 문제와 마찬가지로, 이러한 정상화가 유지되는지의 여부는 그 기능장애의 원인이 계속 진행 중인지(예로서, 호흡패턴 장애, 천식, 반복적으로 가해지는 스트레스) 아닌지에 따라 크게 달라진다.

올라간 제1갈비뼈의 치료

- 환자는 앉고 치료사는 그 뒤에 서서 자기의 반대쪽 발을 테이블 위에 올려놓고 환자의 팔을 치료사의 무릎 위에 걸친다(그림 4.32B).
- 치료사의 같은 쪽 손은 제1갈비뼈 윗면에 있는 압통점을 촉진한다.
- 압통점에 가하는 손가락 압력은 환자가 "10"의 값을 불편함으로 간주할 수 있을 정도로 충분해야 한다.
- 치료사는 신체 자세잡기를 사용하여 치료하는 쪽에서 떨어져 환자의 옆으로의 이동을 유도한다.
- 동시에 치료사는 반대쪽 손을 사용하여 촉진한 점의 압통이 적어도 70% 감소할 때까지 미세조정을 하기 위해 환자의 머리를 약간 펴고 압통점에서 떨어져 옆으로 굽거나 압통점을 향해 회전시킨다.
- 이것은 90초 이상 유지한다.

올라간 갈비뼈와 내려간 갈비뼈(제2~제12 갈비뼈)의 평가와 치료

갈비뼈 기능장애의 확인은 어렵지 않다.

들숨 동안에 특정 갈비뼈를 완전히 움직이는 능력의 제한은 (그 짝과 비교하여) *내려간* 상태를 나타내고, 한편 날숨으로 완전히 움직일 수 없는 것은 (그 짝과 비교하여) *올라간* 상태를 나타낸다. 이것은 상자 글 4.9에서 논의하고 있다(그림 4.33).

갈비뼈 상태(제2~제10 갈비뼈)의 평가

- 환자는 반듯이 눕거나 앉고 치료사는 한 쌍의 갈비뼈 윗면에 손가락 하나를 접촉한다.
- 치료사의 잘 쓰는 눈은 갈비뼈 기능을 관찰할 때 테이블의 어느 쪽에서부터 접근하는지를 판단한다. 잘 쓰는 눈이 오른쪽 눈이면 환자의 오른쪽에 서서 한다.

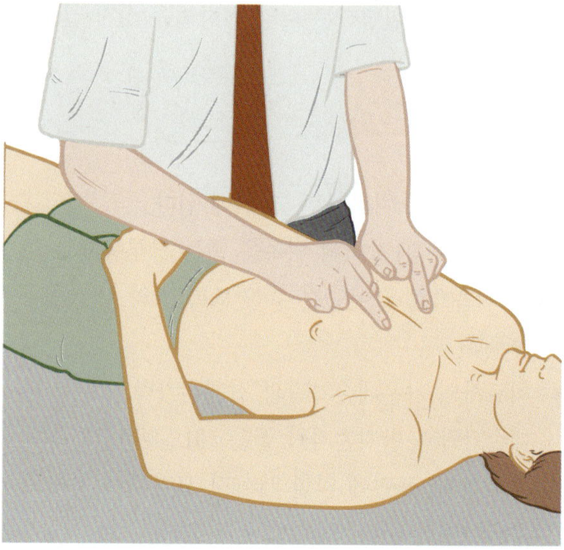

그림 4.33 갈비뼈 상태(제2~제10 갈비뼈)를 평가하기 위한 자세.

- 환자가 숨을 완전히 들이쉬고 내쉴 때 손가락을 관찰한다(주변시야가 움직임의 대칭성을 평가하도록 눈은 촉진하는 손가락과 손가락 사이의 부위에 초점을 맞춘다).
- 한 쌍의 갈비뼈의 하나가 들숨 때 그 짝이 되는 갈비뼈만큼 올라가지 못하면 이것은 내려간 갈비뼈라 설명되고 그 들숨의 최종 가동범위까지 완전히 움직일 수 없다("날숨 제한"). 상자 글 4.9를 참조할 것.
- 한 쌍의 갈비뼈의 하나가 날숨 때 그 짝이 되는 갈비뼈만큼 내려가지 못하면 그것은 올라간 갈비뼈라 설명되고 그 날숨의 최종 가동범위까지 완전히 움직일 수 없다("들숨 제한"). 상자 글 4.9를 참조할 것.

갈비뼈 상태(제11 및 제12 갈비뼈)의 평가

- 제11 및 제12 갈비뼈에 대한 평가는 보통 들숨과 날숨 운동의 범위를 평가하기 위해 손을 뒤쪽 자루에 대고 엎드려 누운 상태에서 수행된다 (그림 4.34).
- 제11 및 제12 갈비뼈는 보통 한 쌍으로 작동하여 들숨 때 한쪽 또는 다른 쪽에 뒤쪽 운동이 감소되는 어떤 감각이 인지되면, 그 한 쌍은 내려간 것으로 간주되어 완전히 숨을 *들이쉴* 수 없다 ("날숨 제한"). 상자 글 4.9를 참조할 것.
- 날숨 때 한쪽 또는 다른 쪽에 앞쪽 운동이 감소되는 어떤 감각이 인지되면, 그 한 쌍은 올라간 것으로 간주되어 완전히 숨을 *내쉴* 수 없다 ("들숨 제한"). 상자 글 4.9를 참조할 것.
- 내려간 갈비뼈 스트레인은 보통 앞쪽 겨드랑선의 가까이의 앞쪽 흉부에 압통점을 만들어내고 반면, 올라간 갈비뼈는 갈비뼈각에 가까운 갈비사이 공간(늑간강)에서 뒤쪽에 압통점을 만들어낸다.

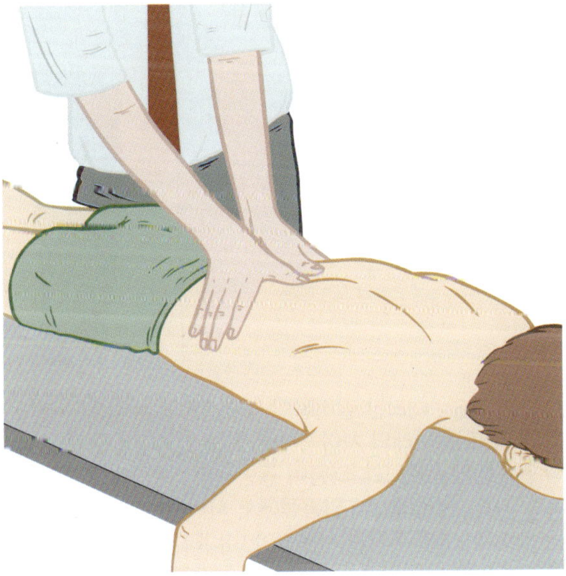

그림 4.34 갈비뼈 상태의 평가를 위한 자세(제11 및 제12 갈비뼈).

올라간 갈비뼈의 치료(제2~제10 갈비뼈) (그림 4.4B, F 참조)

- 올라간 갈비뼈는 뒤쪽으로의 갈비뼈각에서 일반적으로 침해된 갈비뼈 위 또는 아래의 갈비사이 공간에 있는 뒤쪽 흉부에 압통점을 만들어낸다 (그림 4.4B 참조).
- 촉진 또는 치료 목적으로 이들에 접근하기 위해 어깨뼈는 신연 또는 들어 올리기를 필요로 한다.
- 이것은 반듯이 누운 환자의 이환된 쪽 팔을 흉부를 가로질러 당겨지거나 또는 어깨를 베개에 의해 들어 올림으로써 이루어진다(그림 4.35).
- 치료사는 기능장애가 있는 쪽에 서서, 일단 확인되면, 위치 변화가 조작됨에 따라 압통점의 촉진

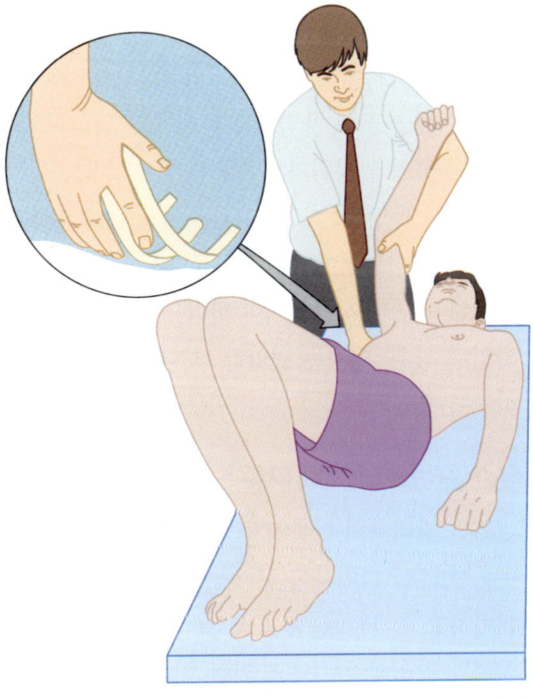

그림 4.35 침해된 갈비뼈 위 또는 아래의 사이공간의 갈비뼈각 가까이 뒤쪽 면에 있는 압통점의 모니터링을 하는 동안의 올라간 갈비뼈의 자세이완. 풀림의 자세에는 굽혀진 무릎이 한쪽 또는 그 반대쪽으로 넘어질 수 있게 하는 것이 동반되며, 머리, 목 또는 팔의 위치결정을 포함하는 미세 조정이 동반된다. 호흡기능이 압통점 통증에 미치는 영향에 대한 평가도 사용된다.

은 계속된다.

- 올라간 갈비뼈를 치료하는 동안, 환자의 무릎은 굽혀진 위치에 있어야 하고, 기능장애가 있는 쪽으로 움직이는 것을 가능케 해야 한다.
- 이것이 풀림을 달성하지 못하면(촉진된 변화 또는 촉진된 압통점의 민감도의 감소의 어느 것으로 지각된다), 촉진된 통증 및 조직 긴장에 미치는 영향을 평가하기 위해 무릎은 반대쪽을 향해 움직여진다.
- 원칙적으로 압통점에서부터 보고된 통증은 무릎이 한쪽 또는 그 반대쪽으로 넘어짐에 따라 대략 50% 감소할 것이다.
- 다음으로 머리는 촉진된 조직을 추가적으로 미세 조정하여 스트레스를 이완하기 위해 침해된 쪽을 향하거나 떨어지는 방향으로 회전될지도 모른다.
- 올라간 갈비뼈에 대한 추가적인 미세 조정은 팔 또는 어깨를 들어 올림으로써 실제로 위치 변형을 연출하여 달성될지도 모른다.
- 호흡기능의 영향은 또한 호흡주기의 어느 단계가 불편함을(압통점에서) 가장 감소시키는지를 평가하기 위해 사용되어야 한다.
- 확인된 경우, 환자는 편안한 그 단계를 유지하도록 요청받는다.

내려간 갈비뼈의 치료(제2~제10 갈비뼈)

- 내려간 갈비뼈의 압통점은 침해된 갈비뼈의 위 또는 아래의 갈비사이 공간, 앞 겨드랑이선 위에 위치하고 있다(그림 4.4 A, H 참조).
- 내려간 갈비뼈의 치료를 위해 환자는 반듯이 누운 자세 또는 어정쩡하게 앉거나 옆으로 누운 자세가 될지도 모른다.
- 반듯이 누운 자세가 되면, 무릎은 굽혀지고 한쪽 또는 반대쪽으로 넘어지고 어느 쪽이든 앞 겨드랑이선에서 촉진되는 조직의 더 나은 이완을 만들어낸다.
- 조직의 반응과 압통점에서의 보고된 불편함의 수준에 따라, 머리는 촉진된 조직을 추가적으로 미세 조정하여 스트레스를 이완하기 위해 침해된 쪽을 향하거나 떨어지는 방향으로 회전될지도 모른다.
- 추가적인 미세 조정을 위해, 치료사는 기능장애가 있는 쪽에 서서 이완이 인지될 때까지 환자의 기능장애가 있는 쪽의 팔을 꼬리(발) 쪽으로 끌어당긴다.
- 경우에 따라서는, 압통점의 불편함을 완화하기 위해 또 한쪽의 팔을 올릴 필요가 있고 또한 견인을 가할 필요도 있다(그림 4.36).

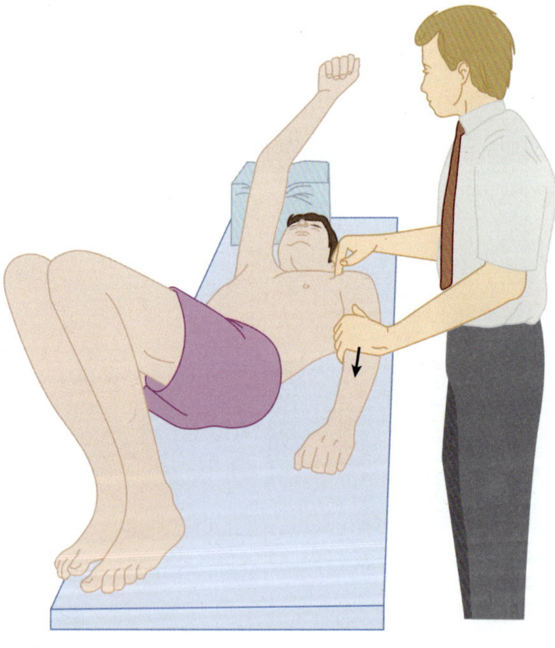

그림 4.36 내려간 갈비뼈의 자세이완에는 침해된 갈비뼈의 위 또는 아래의 사이공간에 있는 앞쪽 겨드랑이선 상의 압통점에 대한 모니터링이 동반된다. 촉진된 통증이 적어도 70% 완화하거나 압통점에서 사라지는 위치가 발견될 때까지, 호흡주기의 사용만이 아니라 굽혀진 다리, 머리는 팔의 위치결정을 함으로써 풀림이 달성된다. 호흡기능이 압통점 통증에 미치는 영향에 대한 평가도 또한 사용된다.

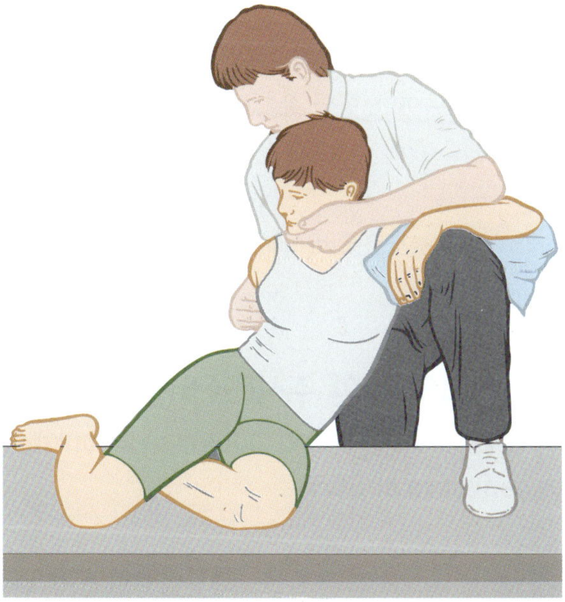

그림 4.37 내려간 갈비뼈의 치료를 위한 대체 가능한 자세(본문을 참조할 것).

- 일단 모니터링이 되는 압통점의 압통강도가 70% 이상 감소되면 이것을 90초 이상 유지한다.

대안으로서:

- 환자는 앉아서(그림 4.37) 치료사의 굽힌 다리(발을 테이블 위에 올려놓은 다리)와 몸통에 기댄다.
- 치료사는 한쪽 손으로 압통점을 촉진하고 다른 쪽 손을 사용하여 머리를 지지하여, 미세 조정을 위해 머리를 회전시킨다. 그 이유는 지지하는 다리의 위치를 수정함으로써 굽힘과 옆굽힘/회전의 조합이 촉진되기 때문이다.
- 모니터링이 되는 압통점이 일단 그 강도가 70% 이상 감소되면, 이것을 90초 이상 유지한다.
- 호흡기능의 주목할 만한 개선은 보통 이 간단한 치료방법을 시행한 후에 인지되며, 흉곽의 가동범위 증가와 이에 따른 보고된 "호흡이 용이해지는" 느낌이 명백해진다.

갈비뼈 사이공간 기능장애

Interspace dysfunction *(그림 4.4G, H 참조)*

- 갈비뼈 사이공간의 스트레인에 대한 압통점은 인접한 갈비뼈가 복장뼈(흉골) 가까이의 연골에 부착하는 부위 사이에 있다.
- 갈비뼈는 지나치게 집근하여 있는 것으로 인지될지도 모르고, 압통점이 촉진될 때 보고되는 통증은 매우 강력할지도 모른다.
- 스트레인이 최근에 발생할수록(과도한 기침이 계속되다) 압통점에는 더 통증이 있다.
- 부종과 경화(induration)가 촉진될지도 모른다.
- 만성 질환에서는 이들 연부조직에 압력을 가하면, 더 최근의 스트레인에서 인지되는 심한 압통을 다시 활성화시킨다.
- 이 스트레인은 갈비연골염(costochondritis)에서 발견되고 지속적인 통증이 심장질환 환자에서 인지된다.
- 이들 점에서의 압통은 호흡기능장애와 관련이 있을 수 있으며, 이들을 이완하는 것은 정상화를 돕는다(호흡패턴의 재활과 함께).
- 압통의 이들 영역은 천식이 있고 이어지는 기관지염이 있는 사람들 및 명백한 또는 초기 과다호흡과 관련되는 매우 일반적인 상흉부 호흡 패턴에 흔히 있으며, 이것은 갈비사이 구조의 주요 스트레스와 촉진으로 이러한 압통점의 위치를 찾아낼 가능성을 만들어낸다 (Perri & Halford 2002; Sachse 1995).

갈비사이 공간의 기능장애와 불편함의 치료

- 치료에는 환자를 반듯이 누운 자세가 되게 하고, 한편 치료사, 또는 환자는 압통점에 접촉한다

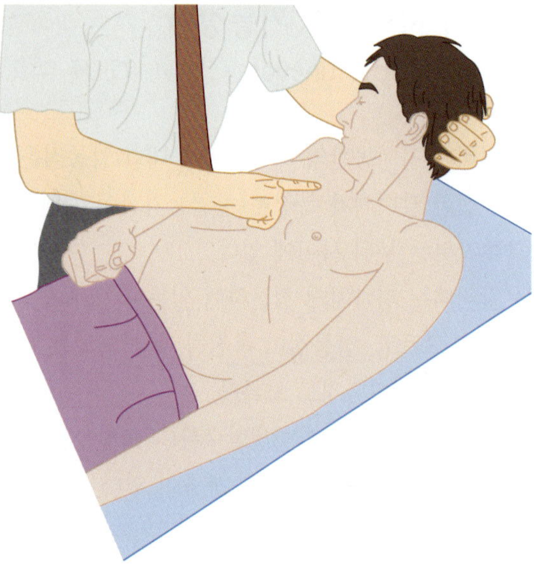

그림 4.38 갈비사이 공간 기능장애의 치료에는 머리와 목, 그리고 일반적으로 복장뼈 가까이에 있는 촉진된 압통점을 향한 등뼈(흉추)의 굽힘이 포함된다. 앉은 자세(그림에 나타내지 않았다)는 이 위치결정을 달성하기 위한 대체 수단을 제공한다.

(그림 4.38).

- 치료사는 기능장애가 있는 쪽에 서고, 환자가 이 기능을 수행하지 않는 한, 그의 꼬리(발) 쪽 손으로 압통점에 접촉한다.
- 머리 쪽 손은 환자의 머리/목을 부드럽게 잡고 이것을 굽히고 침대 발치를 향해서 대략 45°의 각도에서 기능장애가 있는 쪽으로 완화시킨다.
- 미세 조정이 효율저인 경우, 촉진할 때의 통증은 신속하게 풀릴(완화될) 것이고 풀림의 자세는 90초 동안 유지되어야 한다.

대안:

- 갈비사이 공간 기능장애 압통점의 이완을 위한 동일한 절차(방법)는 앉은 자세에서 달성될 수 있고, 환자에 대한 가정치료(home treatment)로서 가르칠 수 있다.
- 압통점의 정확한 위치를 찾았으면, 환자는 (자기 스스로 또는 보조를 받아) 통증이 사라질 때까지 통증이 있는 쪽을 향해 점진적으로 굽힌다.
- 이 자세는 90초 동안 유지하고 그 후 또 다른 압통점을 찾아 치료할 수 있다.

간단한 프로토콜을 예상하는 것은 어렵다.

경화기법에 대한 주석(SCS에서 파생된 것) A note on induration technique (a derivative of SCS)

텍사스 주의 카이로프랙터 March Morrrison (1969)은 가로돌기의 끝과 같을 정도의 가쪽으로 척추를 따라 "끌기" 감각을 느끼는 수단으로서 매우 가벼운 터치를 사용하여 점진적인 촉진을 할 것을 권장하였다.

끌기 촉진(drag palpation)은 증가한 교감신경 활동에 대한 생리적 반응인 가수분해가 증가한(습도가 높아진) 부위를 확인할 수 있으며, 이것은 겉보기에는 통증유발점에 가로놓인 피부와 다른 형태의 반사적으로 활동하는 근육근막 부위("통각과민의 피부 구역")의 불변의 특징인 것처럼 보인다(Lewit 1999).

일단 끌기가 인지되면 조직에 가하는 압력은 일반적으로는 환자가 통증을 호소한다.

- 치료사는 엎드려 누운 환자의 척추옆 조직에서 통증이 확인된 쪽과는 반대가 되는 쪽에 선다.
- 일단 위치가 특정되면, 압통점 또는 통증점 (더 이상 가로돌기의 끝보다 가쪽에는 없다)이 압력에 대한 민감도의 정도를 촉진한다.
- 일단 통증이 있다고 확인되면, 엄지손가락으로 확고하게 계속 압력을 가하면서, 한편 다른 쪽 손

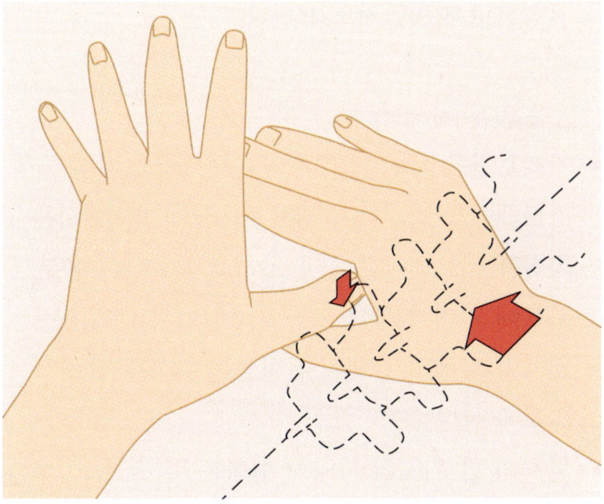

그림 4.39 척추옆 연부조직 기능장애를 위한 경화기법 (induration technique) — (본문에서 충분히 설명하였다).

의 부드러운 엄지두덩으로 통증점에 가장 인접한 가시돌기(극돌기)의 끝을 통증이 있는 쪽으로 매우 점진적으로 완화시키는데(몇 온스 또는 그램의 압력만으로), 이것은 통증이 적어도 70% 감소할 때까지 엄지손가락으로 압박되는 조직을 효과적으로 밀집 또는 느슨하게 풀어준다(그림 4.39).

- 통증에 대한 이러한 종류(가볍게 가해지는)의 직접적인 압력은 민감도만이 아니라 조직 수축의 정도를 줄여야 한다.
- 그렇게 하지 않으면, 통증점이 있는 점을 향해 가시돌기를 누르는 각도는 약간 바꾸어 반원을 에워싸는 호 내의 어딘가에서 통증을 대폭적으로 없애고 조직 긴장에 대한 주관적인 감각을 줄이는 방향을 특정해야 한다.
- 그 위치는 20초 동안 유지되고 그 후 나음의 통증점을 치료한다.
- 척추 치료는 SCS와 치료의 초점으로서 통증 감소와 함께 "풀림"을 달성하는 기능적 기법과 동일한 원리를 채택하는 매우 점진적인 접근법을 사용하여 가능하다.

이 방법은 이 장에서 설명하는 척추 기능장애에 대한 다양한 SCS 치료적용과 함께 유용하게 시행할 수 있다.

등뼈(흉추)의 굽힘 스트레인

Flexion strains of the thoracic spine

- Jones 등(1995)에 따르면, 제1등뼈 분절의 굽힘 스트레인에 대한 압통점은 중간선상에 있는 복장뼈자루(흉골병)의 윗면에 위치하고 있다(그림 4.4G를 참조할 것).
- 제2~제6등뼈 분절의 굽힘 스트레인에 대한 압통점은 복장뼈(흉골) 상에서 약 1/2인치에서 1/4인치((1~2㎝) 떨어져 놓여 있다(그림 4.4G).
- 앞쪽 T7 압통점은 양측성으로 칼돌기(검상돌기) 밑의 중간선 가까이에 놓여 있다.
- T8–T11 앞쪽(굽힘 스트레인) 기능장애는 중간선의 약 1인치(2.5㎝) 가쪽에 있는 복벽에 놓여 있다(그림 4.4A 참조).
- 배꼽 밑 1/2인치(1㎝)에 그은 수평선에는 제10등뼈 앞쪽(굽힘) 스트레인 압통점이 위치하여 있다.
- T10의 위 1인치–3인치(2.5–7.5㎝)에는 각각 T9와 T8의 압통점이 놓여 있다.
- T10 압통점의 1⅛인치(3㎝) 밑에 T11이 있다.
- T12 압통점은 중간 겨드랑이선에서 엉덩뼈능선(장골능)에 놓여있다.

주: 중부등뼈 영역의 회전 스트레인에서 폄 스트레인과 굽힘 스트레인이 공존한다. 말하자면 왼쪽에 굽힘(앞쪽) 스트레인이 있고 오른쪽에 폄(뒤쪽) 스트레인이 있다.

앞쪽흉부 굽힘 스트레인의 치료

상부등뼈 굽힘 스트레인, 반쯤 앉은 자세, 반듯이 누운 자세:

- 상부등뼈 굽힘 스트레인(T1–T6)의 치료는 환자를 치료테이블 위에 반쯤 앉거나 반듯이 누운 자세로 수행될지도 모른다.
- 환자는 상부등뼈 굽힘을 강화하기 위해 쿠션으로 지지되어야 하며, 한편 한쪽 손으로 압통점의 모니터링을 하고 치료사의 다른 쪽 손은 풀림의 자세로 미세 조정하는 것을 보조한다(그림 4.40A).

대안으로서:

- 지지를 위한 쿠션 없이 치료하면 반듯이 누운 환자의 머리가 가슴을 향해 굽혀지고 한편 풀림의 모니터로서 압통점에 접촉한다(이것은 갈비사이 공간 기능장애를 치료하기 위해 사용된 위치와 매우 유사한 위치이다. 그림 4.38 참조).
- 미세 조정은 보통 머리와 목을 기능장애가 있는 쪽을 향해서 또는 멀리 떨어지는 방향의 약간의 회전을 함으로서 이루어진다. 머리는 필요한 90초의 이완시간 동안 치료사의 넓적다리에 의해 굽힘으로 지지될지도 모른다.

반쯤 앉은 자세 :

- 자리보전을 하지 않는 환자에서 상부등뼈의 굽힘 스트레인을 처리하기 위한 Jones의 방법에서는 환자를 치료테이블 위에 앉히고 치료사의 흉부/복부에 기대게 하여 그림 4.40B에서 보여주는 것처럼 상체의 강제된 굽힘을 용이하게 할 수 있도록 한다.
- 환자의 팔 위치의 다양한 변화는 "풀림"을 서로 다른 등뼈 분절로 도입하기 위해 미세 조정의 일부로서 사용될 수 있다.
- 치료사는 한쪽 손으로 압통점을 촉진하고 다른 쪽 손은 미세조정 수정법을 추가하기 위해 이용한다.

하부등뼈의 굽힘 스트레인:

- 하부등뼈 굽힘 스트레인의 치료를 위해(그림 4.41) 반듯이 누운 환자의 목과 어깨 밑에 베개를 놓아야 한다.
- 압통점의 민감도를 줄이는 데 도움이 된다면 또 다른 베개를 궁둥이 밑에 놓아 하부척추가 굽을 수 있게 해야 하고, 또는 환자의 양 무릎을 굽히고 환자의 허리 높이에 선 치료사가 압통점을

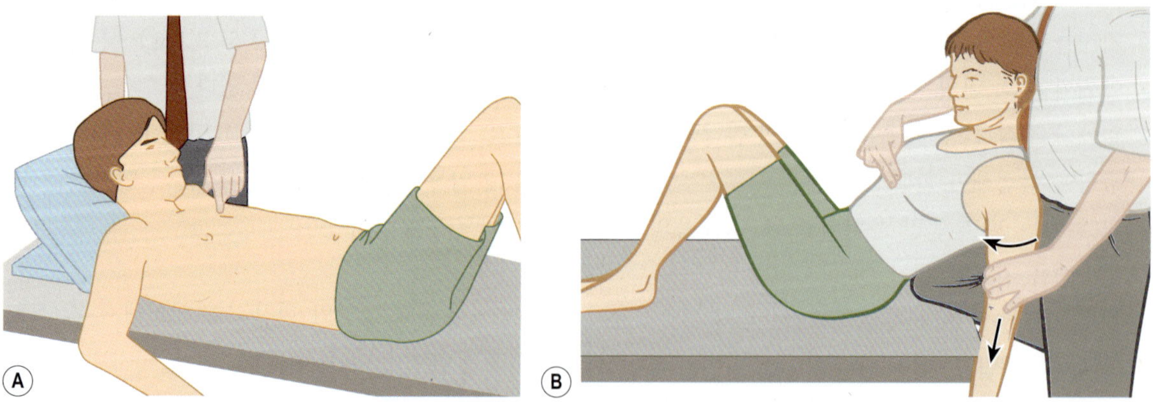

그림 4.40 상부등뼈 굽힘 스트레인의 치료. (A) 미세 조정에는 굽힘에 더하여, 회전 또는 옆굽힘에서의 머리–목의 위치결정이 동반될지도 모른다. (B) T2–T6 굽힘 스트레인을 평가하고 치료하기 위한 반쯤 앉은 자세.

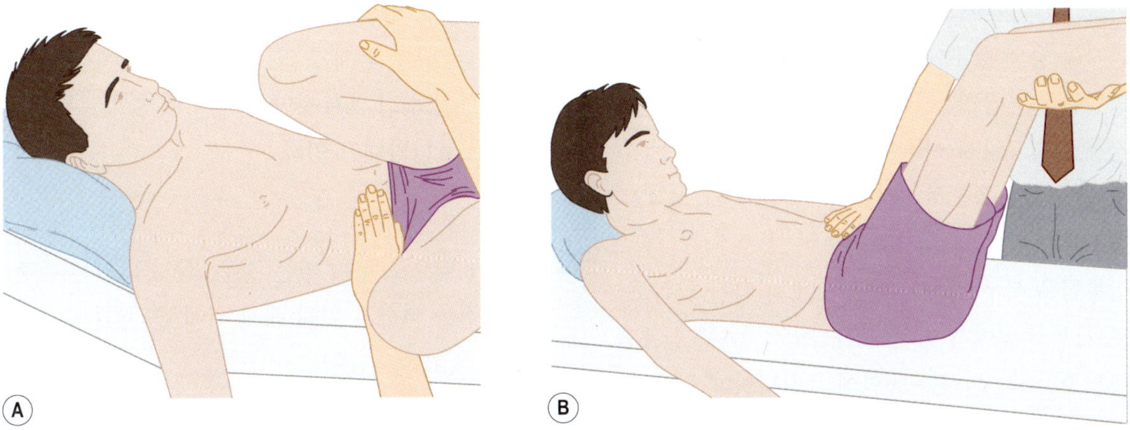

그림 4.41 (A, B) 하부등뼈 굽힘 스트레인은 반듯이 누운 자세의 환자를 굽힘으로 위치시키면서 복벽 위의 압통점을 촉진한다.

촉진하면서 손 또는 허벅지로 지지해야 한다.

- 미세 조정은 환자의 다리를 지렛대로 사용하여 (T8의 치료를 위해) 어느 쪽으로든 옆굽힘 또는 회전으로 이동함으로써 이루어진다.
- T9–T12 굽힘 스트레인은 같은 자세를 취한다. 즉 환자의 머리와 궁둥이를 베개 위에 올려놓거나, 또는 환자의 굽힌 양 무릎을 치료사가 지지하고, 한편 치료사의 꼬리(발)쪽 손은 복부의 압통점을 촉진한다.
- 미세 조정은 약간 옆으로 굽히거나 굽힘의 정도를 약간 바꾸는 움직임을 사용하여 시행한다(그림 4.41).
- 압통점은 끊임없이 모니터링이 되어야 하고 압통은 적어도 70% 감소되어야 한다.
- T12의 치료에는 다른 등뼈의 스트레인보다 더 옆굽힘을 필요로 한다.
- 일단 압통이 70% 이상 감소하는 위치가 발견되면 이것을 90초 이상 유지한다.

자리보전하고 있는 환자의 이들 압통 치료에 관한 제안은 6장을 참조하기 바란다.

Jones 등(1995)은 하부등뼈 굽힘 스트레인의 치료를 다음과 같이 설명하고 있다.

> *일반적으로 이 하나의 절차(방법)는 이 집단의 어느 것에도 효과적이다. 반듯이 누운 환자가 등허리 부위에서 굽힐 수 있게 하기 위해서는 한쪽 끝을 들어 올릴 수 있는 치료테이블이 바람직하다[그림 4.41A]. 환자의 엉덩이 밑에 큰 베개를 놓고 굽힘이 희망하는 척추 높이에 도달하는데 충분할 만큼 엉덩관절을 들어 올릴 수 있다면 평탄한 테이블을 사용할 수 있다. 환자를 반듯이 누운 자세로 하고 임상의는 환자의 양 무릎을 들어 올려 자기 자신의 허벅지를 환자의 허벅지 밑에 놓는다[그림 4.43에서와 같이]. 환자의 허벅지에 머리 쪽으로 압력을 가함으로써 환자의 등허리뼈(흉요추)를 확실히 굽히게 한다. 일반적으로 가장 좋은 결과는 압통 쪽을 향해서 양 무릎을 적당히 회전시키는 것으로부터 나온다. 이들 관절 기능장애는 척추 뒤쪽과 연관성이 없는 많은 허리통증의 원인으로서 설명된다. 통증은 앞쪽의 기능장애에서부터 허리뼈, 엉치뼈(선골) 및 볼기근육 부위로 옮겨간다. 통증의 원인을 지향하는 것이 아니라 이들 기능장애의 뒤쪽 통증부위를 지향한 치료는 실망스러운 것이었다.*

요약하면:

- 제9등뼈에서부터 제1허리뼈 수준까지를 동반하

는 굽힘 스트레인에 대한 치료는 일반적으로 환자를 등의 상부에 쿠션을 사용하고 양 무릎과 엉덩관절을 굽히는 굽힘 상태에서 반듯이 누운 자세로 함으로써 이루어지고 이것은 보통 기능 장애가 있는 쪽으로 회전된다(그림 4.41, 4.42 참조).

- 압통점은 복부 정중선 가까이 또는 약간 한쪽으로 치우친 곳에서 발견되고(그림 4.4A를 참조할 것), 이 조작을 하는 동안에 촉진되어야 한다.
- 치료사의 머리 쪽 손은 압통점을 촉진하면서 압통점의 압통이 70% 이상 감소할 때까지 환자의 위치를 조정한다.
- 그 위치를 90초 동안 유지하고 그 후 중립 위치로 천천히 되돌린다.
- 풀림의 위치는 보통 관절을 크게 굽히고 적절한 옆굽힘과 회전을 동반하여 앞쪽 신체 표면위의 압통점의 민감도를 감소시킨다.

등뼈의 폄 스트레인

Extension strains of the thoracic spine

- 이들 스트레인은 목뼈(경추)의 폄 스트레인을 위해 사용된 것과 유사한 방식으로 치료된다.
- 압통점은 보통 가시돌기의 위 또는 가까이에 양방향으로 발견되거나, 또는 가쪽 척추옆 근육에 있다.
- 스트레인이 하부에 있을수록 압통점은 가로돌기(횡돌기)의 가까이에서 발견되는 것이 일반적이다(그림 4.4F).
- 직접적인 폄(등쪽굽힘)은 이 부위의 SCS 치료에서 흔히 사용되는 방법이며, 환자가 옆으로 누운 자세, 앉은 자세, 반듯이 누운 자세 또는 엎드려 누운 자세에서 시행된다.

엎드려 누운 자세:

- 그림 4.42A는 환자가 엎드려 누운 자세에서 상부 등뼈 부위의 폄 스트레인에 대한 SCS 치료를 그림으로 나타내고 있다.

옆으로 누운 자세 :

- 환자가 옆으로 누워 있는 경우, 환자의 팔은 척추의 회전을 피하기 위해 베개 위에 올려놓는다(그림 4.2B).
- 입원환자 또는 자리보전하고 있는 환자와 관련해서 이들 압통점 치료에 관한 6장의 Schwartz (1986)의 제안을 참조하기 바란다.
- T5–T8 등뼈 수준에서는 팔은 일반적으로 머리 수준보다 약간 위에 놓아 폄을 증가시킨다.

앉은 자세 :

- 어떤 등뼈의 폄 스트레인은 치료사가 한쪽에 서고 환자를 치료테이블 위에 앉히거나 또는 등받이가 없는 의자에 앉힌 상태에서 치료될지도 모른다(그림 4.42C).
- 이상적으로는 안정성을 위해 환자의 팔은 바닥 위에 두어야 한다.
- 치료사의 한쪽 손은 특정 분절 스트레인 부위와 관련해서 위치한 압통점을 촉진하고, 한편 다른 쪽 손은 환자를 "풀림"이 달성되고 그 점에서의 압통이 적어도 70% 떨어지는 위치로 미세 조정해야 한다.
- 90초 후 중립위치로 서서히 되돌려야 한다.

허리뼈의 굽힘 스트레인

Flexion strains of the lumbar spine

- 전체의 위치결정은 사실상 등뼈 굽힘 스트레인과 같으며, 앞면(주로 복부)에 압통점이 있고 환자

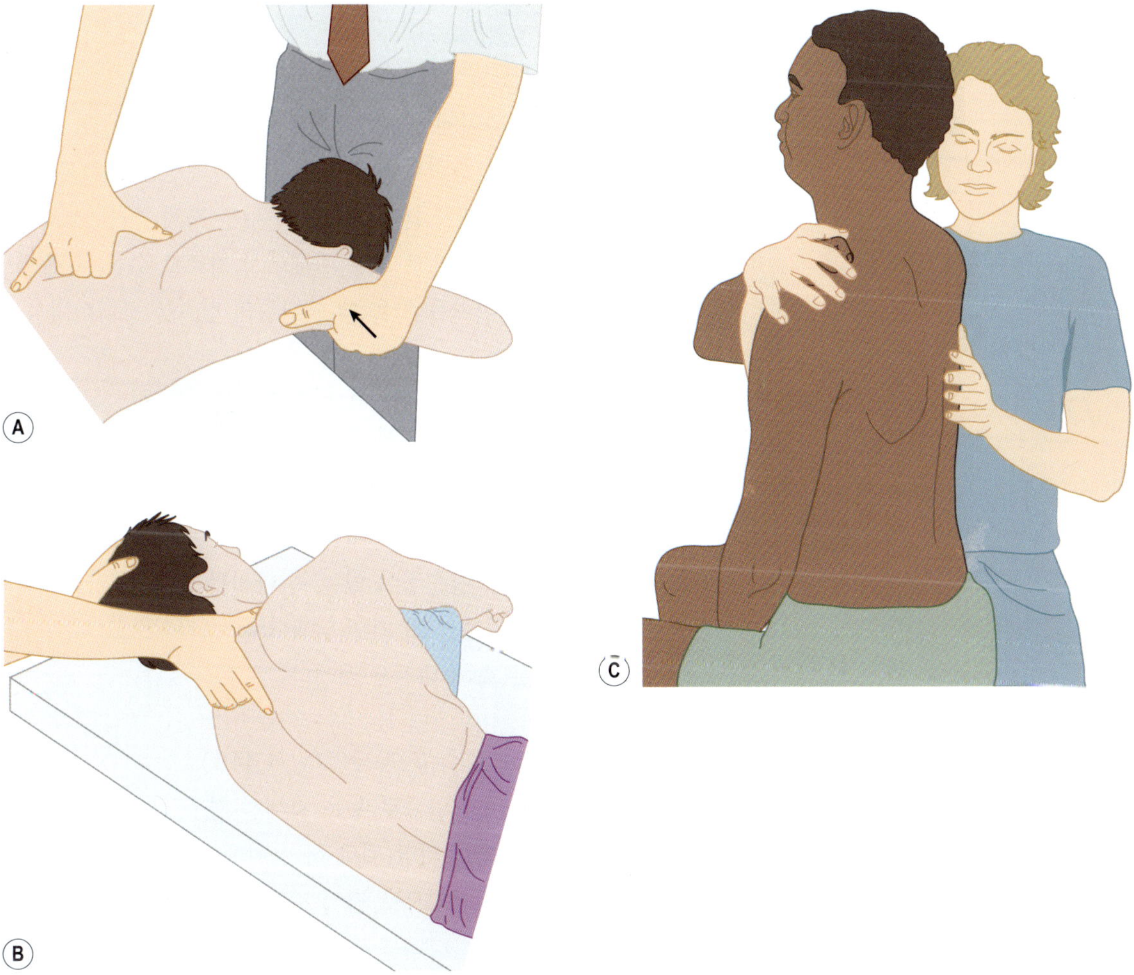

그림 4.42 (A) 엎드려 누운 환자를 치료할 때 척추의 상부등뼈 영역의 폄 스트레인과 관련된 압통점에 대한 풀림의 자세. (B) 등뼈 폄 스트레인의 치료를 위한 옆으로 누운 자세. (C) 환자는 앉아 있고 치료사가 한쪽에 서 있다.

를 굽히게 하는 풀림의 위치에 있다(이들 압통점의 위치에 대해서는 그림 4.4A를 참조할 것).

- L1에는 2개의 압통점이 있다: 하나는 앞위엉덩뼈가시(ASIS: 상전장골극)의 끝에 있고 또 하나는 앞위엉덩뼈가시의 바로 안쪽에 있는 잉덩뼈(장골)의 안쪽 면에 있다
- 제2요추(L2) 앞쪽 스트레인에 대한 압통점은 앞아래엉덩뼈가시(하전장골극: AIIS)의 가쪽에 있다.
- L3에 대한 압통점은 발견하기가 쉽지 않지만, 안쪽으로 누르면 AIIS의 가쪽 면에 있다.
- L4 압통점은 잉덩뼈에 있는 샅고랑인대(서혜인대) 부착부에 있다.
- L5 압통점은 두덩결합(치골결합) 바로 곁의 음모(pubes)부위에 있다.

SCS 방법

- 이들 모든 압통점에 대한 치료는 양 무릎을 합치는 것을 제외하고는 등뼈 굽힘 스트레인을 위해

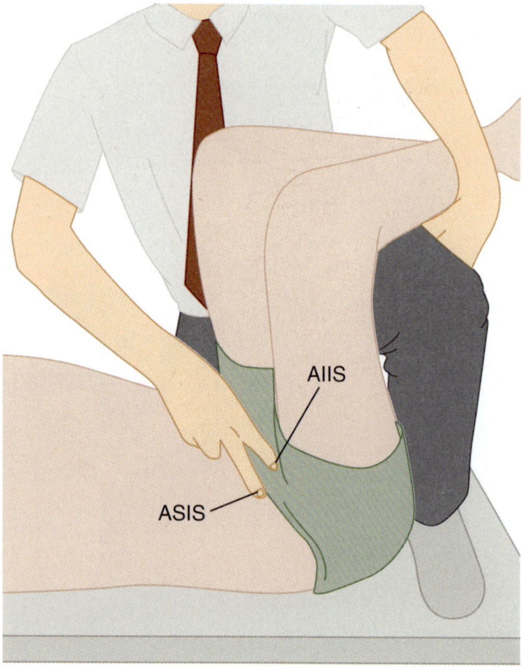

그림 4.43 T9에서부터 하부요추 부위까지의 분절의 굽힘 스트레인을 위한 풀림의 자세는 일반적으로 하부 복벽 위 또는 ASIS 영역에 있는 모니터링이 된 압통점에서 풀림이 달성될 때까지 굽힘, 옆굽힘 및 회전으로 자세잡기를 하는 것을 필요로 한다. AIIS: 앞아래엉덩뼈가시, ASIS: 앞위엉덩뼈가시.

사용되는 치료와 유사하다(그림 4.43).

- 양측성 스트레인이 있는 경우, 양쪽을 치료해야 한다.
- L3과 L4는 일반적으로 미세 조정 과정에서 더 큰 옆굽힘을 필요로 한다.

허리뼈의 폄 스트레인

Extension strains of the lumbar spine

6장에서 설명된 이 영역에 대한 다양한 치료 선택도 참조하기 바란다.

L1, L2

- L1 및 L2 압통점은 각 척추의 가로돌기 끝 가까이에 위치하고 있다(그림 4.4B 참조).
- 이들 관절과 관련되는 폄 스트레인은 압통점을 사용하여 환자가 엎드려 누운 자세, 앉은 자세 또는 옆으로 누운 자세에서 치료할 수 있고 풀림의 위치를 찾을 때 불편함의 변화를 모니터링을 한다.

엎드려 누운 자세(그림 4.44A):

- 환자가 엎드려 누운 자세인 경우, 치료사는 스트레인이 있는 반대쪽에 서서 무릎 바로 위의 기능장애/압통점이 있는 쪽 다리를 잡고 그 다리를 펴지게 하여 가위 날과 같은 움직임으로 치료사를 향해 내전을 시킨다.

옆으로 누운 자세(그림 4.44B)

- 환자가 옆으로 누운 자세인 경우, 기능장애가 있는 쪽을 가장 위로 하여 위쪽 다리를 펴면 스트레인의 영역으로 폄이 도입될 수 있으며, 한편 미세 조정은 다리를 약간 내전 또는 외전시킴으로써 이루어진다.
- 풀림의 위치가 촉진된 압통점의 통증이 적어도 70% 감소할 때, 또는 상당한 정도의 조직 변화가 인지될 때 이것은 90초 동안 유지되어야 하고 그후 느리게 중립으로 되돌린다.

자리보전하고 있는 환자의 이들 압통점 치료에 관한 6장의 Schwartz(1986)의 제안을 참조하기 바란다. 옆으로 누운 자세의 대안은 다음과 같다(그림 4.44C):

- 폄 스트레인과 관련된 허리 기능장애의 일부 사례에서 압통점은 엉치뼈고랑(sacral sulcus)에 위치하여 있다(그림 4.4B 참조).

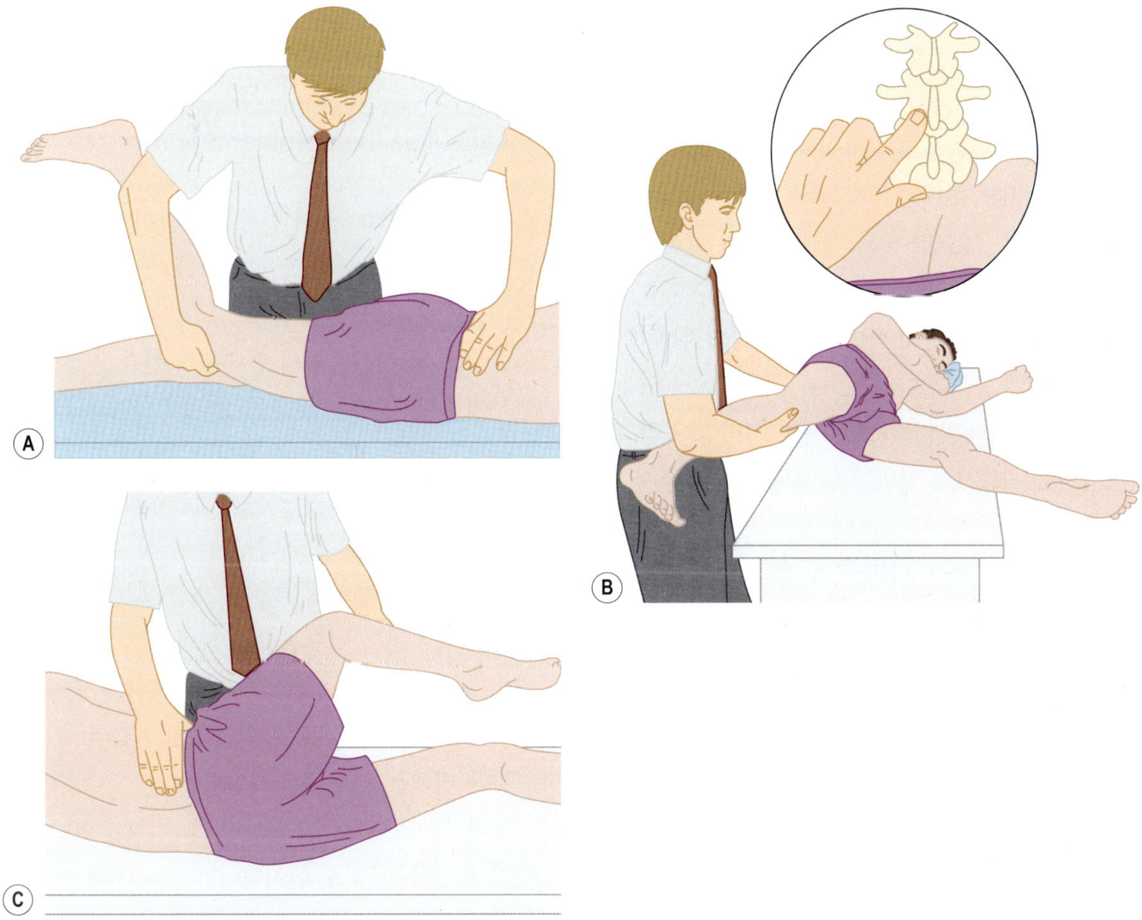

그림 4.44 (A) 허리뼈(요추)의 폄 스트레인과 연관성이 있는 압통점에 대한 풀림의 위치는 폄과 미세조정을 달성하는 수단으로서 엎드려 누운 환자의 다리의 사용을 필요로 한다. (B) 허리뼈 폄 스트레인의 치료를 위한 엎드려 누운 자세. (C) 예를 들어, 압통점이 위쪽 엉치뼈 고랑에 있는 일부 허리뼈 폄 스트레인은 그림에서 보여주는 것처럼 옆으로 누운 자세에서 엉덩관절이 굽혀져 있다면 풀릴지도 모른다.

- 엉덩관절 폄을 사용하는 것보다는(그림 4.44A, B에서와 같이) 엉덩관절 굽힘이 풀림을 달성하는 데 도움이 된다(그림 4.44C).
- 풀림을 달성하기 위한 미세조정에는 다리의 내전 또는 외전, 또는 상체의 회전 정도의 변경을 동반할 수 있다.

L3, L4

- L3의 폄 스트레인에 대한 압통점은 위엉덩뼈가시(상장골극)의 바로 아래에 있는 위뒤엉덩뼈가시(상후상골극)의 약 3인치 가쪽에서 발견된다. L4 압통점은 엉덩뼈능선(장골능)의 윤곽을 따라 1인치 또는 2인치 가쪽에 놓여있다(그리 4.4B 참조).
- L3과 L4 폄 스트레인의 치료는 환자를 엎드려 누운 자세로 하여 치료사가 기능장애가 있는 쪽에 서거나 환자를 옆으로 누운 자세로 한다(그림 4.44 A–C).

- 치료사의 무릎 또는 허벅지는 들어 올린 환자의 허벅지 아래에 유용하게 놓아 이것을 미세 조정하면서 폄으로 유지할 수 있으며, 이러한 것은 보통 발의 외전과 바깥쪽회전에 의해 달성된다.
- 이러한 절차는 또한 환자를 기능장애가 있는 쪽을 위로 한 옆으로 누운 자세로 하여 시행할 수 있다.
- 치료사의 발은 환자의 종아리 뒤의 침대 위에 놓아야 한다.
- 환자의 맨 위의 다리를 들어 올리면 이 다리의 편 허벅지를 치료사의 허벅지 위에서 지지할 수 있다.
- 발의 회전과 환자의 다리를 더 앞쪽 또는 뒤쪽에 항상 어느 정도 펴진 위치에 배치하는 것은 이 과정 중에 촉진된 압통점의 통증을 경감시키거나 제거하기 위한 미세조정 메커니즘이다.

L5

- 그림 4.4B에서 보여주는 것처럼 폄 스트레인에 대한 다양한 L5 압통점이 있다.
- 이들은 모두 엎드려 누운 환자의 기능장애가 있는 쪽 다리의 가위 날 같은(가위 날처럼 교차하는) 폄을 사용하여 그리고 자세의 변경에 의한 미세조정을 하여 L1 및 L2의 폄 스트레인에서와 같이(그림 4.44A–C) 치료한다(또는 옆으로 누운 자세에서 치료한다).
- 경우에 따라서는, 반대쪽 다리는 압통점의 풀림을 달성하기 위해 굽힘으로(테이블의 가장자리에) 둘지도 모른다.
- 모든 SCS 프로토콜에서와 같이, 일단 압통점 민감도의 70% 감소가 달성되면 이것을 90초 동안 유지하고 그 후 천천히 중립으로 되돌려야 한다.

허리근 기능장애(재발하는 엉치엉덩관절 장애)에 대한 SCS

SCS for psoas dysfunction (and for recurrent sacroiliac joint problems)

- 엉덩허리근(장요근)의 압통점은 앞위엉덩뼈가시(상전장골극)의 대략 2인치(5㎝) 안쪽 및 약간 아래쪽에 위치하여 있다.
- 치료사는 치료하는 쪽의 반대쪽에 선다.
- 반듯이 누운 환자는 무릎을 상당히 벌려서 굽히고(그림 4.45) 발목을 교차시킨 상태에서 치료사의 다리로 지지되어 있는 엉덩관절(hips)을 굽힘으로써 다리를 올린다.
- 이 과정에는 압통점의 촉진에 의한 통증을 현저하게 경감시키는 엉덩관절 굽힘의 양을 찾아내는 것이 포함된다. 이 시점에서 미세 조정이 도입되어 소량의 옆굽힘 또는 회전이 도입되어 압통에 미치는 영향을 평가한다.
- 압통이 적어도 70% 감소할 때 그 위치를 90초 이상 유지하고 그 후 환자를 중립으로 되돌린다.

Jones 등(1995)은 다음과 같이 보고하고 있다:

무릎에 대한 호소증상이 있을 때는 언제나 그 다리의 발을 위로 한다(다리를 교차시키는 단계에서). 이 치료는 넙다리관절(대퇴관절)의 굽힘, 현저한 회전 및 외전을 만들어낸다. 지속적으로 재발하는 엉치엉덩관절(천장관절) 장애가 있는 환자가 있으면 언제나 치료사는 이 기능장애를 확인해야 한다. 엉치엉덩관절 기능장애가 없는 경우도 이것은 흔히 일어난다.

엉치뼈 압통점과 요통

Sacral tender points and low back pain

1989년에 정골의사인 Ramirez와 동료들은 통칭

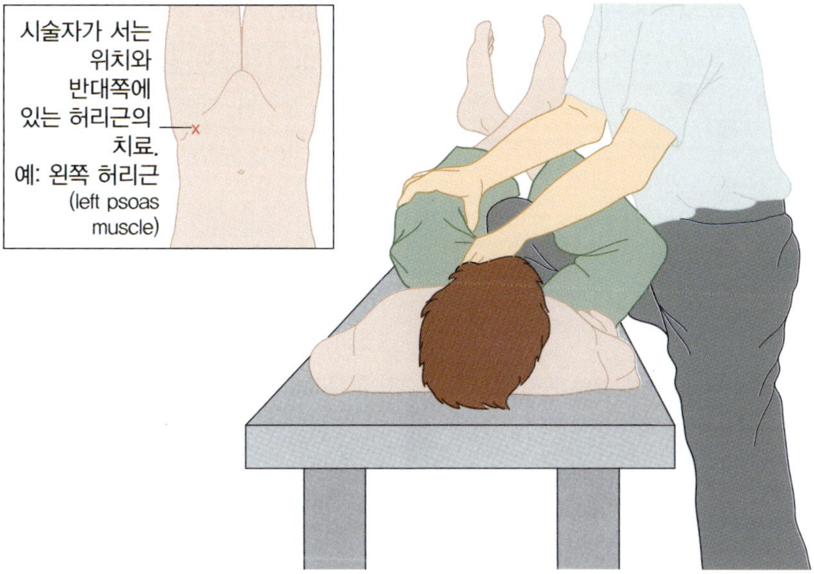

그림 4.45 허리근 기능장애의 자세이완(Vleeming에서부터).

하여 안쪽 엉치뼈 압통점으로 알려진 일련의 "새로운" 압통점을 확인하였다. 이들 압통점은 허리 및 골반 기능장애와 직접 관계가 있다는 것이 밝혀졌고, 이완에 대한 매우 간단한 SCS 방법에 적합하다는 것을 알게 되었다(Ramirez et al. 1989).

몇 년 후, Cislo 등(1991)은 추가적인 엉치뼈구멍(천추공)을 기술하였는데, 그들은 이것이 엉치뼈 비틀림과 관계가 있다는 것을 확인하였다. Cislo 등은 카운터스트레인 방법을 사용하여 엉치뼈 비틀림과 연관성이 있는 요통 치료에서의 이들의 유용성에 대한 명백한 가이드라인을 제공하였다.

이 "새로운" 안쪽 엉치뼈 점의 원래의 식별은 만성요통과 골반의 과다가동성이 있는 환자를 치료할 때에 이루어졌다(Ramirez et al. 1989). 카운터스트레인 방법의 사용에는 앞쪽 및 뒤쪽 허리뼈(요추)의 압통점을 사용하는 것이 효율적인 것으로 판명되었다. 그러나 상대적인 편안함에도 불구하고 환자는 엉치뼈의 중앙에 압통점을 남기고 있으며 아무런 문제도 없었다. 이들은 원래 무시되었으나 요통이 재발하였을 때, 엉치뼈 점은 재평가되고 많은 이완 자세가 시도되었다. 압통점의 풀림을 유발하기 위한 조직의 평상시의 "밀집(crowding)" 또는 "접기(folding)"가 중간 엉치뼈 영역에서 불가능하다는 것을 인식하게 되어, 연구자들은 엉치뼈의 다양한 영역에 압력을 가하는 실험을 하였다.

Ramirez 등(1989)은 그때부터의 경과를 다음과 같이 설명하였다:

> *이 무명의 엉치뼈 압통점에 처음으로 직면한지 3주 후에 허리(엉치뼈 또는 허리뼈 신경통의 유무에 관계없이) 통증을 호소하는 14명의 환자는 하나 이상의 새로운 엉치뼈 압통점에서 압통을 나타내어 보였다. 결국 우리는 6개의 새로운 압통점을 발견하였고 이들 모두는 엉치뼈에 대한 자세이완 기법에 의해 완화되었다.*

새로운 엉치뼈 안쪽 압통점이 발생하는 위치

통칭하여 "안쪽 엉치뼈 압통점"이라 알려진 것은

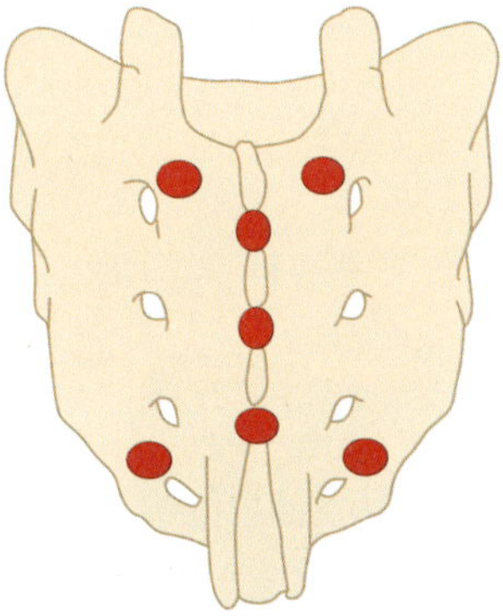

그림 4.46 엉치뼈 및 허리부위 기능장애와 관련된 압통점이 흔히 발생하는 위치.

다음과 같이 위치하여 있다.

- 양쪽 방향으로 위뒤엉덩뼈가시(PSIS) 아랫면의 약 1.5㎝ 안쪽에 있는 정중선 바로 가쪽에 가로 놓인 2개의 머리 쪽 압통점이 있을 가능성이 있으며, 이들은 PS1(엉치뼈 뒤쪽 1)로서 알려져 있다. 그림 4.46을 참조하기 바라며, 그림에서 이들의 2개 점(왼쪽 및 오른쪽)은 문자 A에 의해 확인된다.
- 꼬리 쪽 2개의 압통점은 PS5로서 알려지고 양쪽 방향으로 엉치뼈의 아래 가쪽 각에 대해 대략 안쪽으로 1㎝, 위쪽으로 1㎝ 위에 위치하고 있을지도 모른다. 그림 4.46을 참조하기 바라며, 그림에서 이들의 2개 점(왼쪽 및 오른쪽)은 문자 E에 의해 확인된다.
- 나머지 2개의 압통점은 정중선에 위치하고 있을지도 모른다. 하나(PS2)는 엉치뼈의 제1 및 제2 엉치뼈 결절 사이에 있고 엉치뼈 폄에 관여하는 것으로 식별되며, 다른 것(PS4)은 엉치뼈틈새(천골열공)의 머리 쪽 가장자리에 놓여있고, 이것은 엉치뼈 굽힘 점으로서 식별된다. 이들 2개의 점(위쪽 및 아래쪽)은 문자 B와 D로서 식별된다.
- Schwartz는 제2 및 제3 엉치뼈 결절(sacral tubercles)(PS3) 사이에 놓인 일곱 번째 점을 확인하였으며, 이것은 엉치뼈 폄과 관계가 있다. 그림 4.46을 보면 이 점이 문자 C로 확인된다.

안쪽 엉치뼈 압통점을 식별하는 방법

Cislo 등(1991)은 그들이 처음으로 엉치뼈 압통점의 정확한 위치를 확인하려고 시도하기 시작하였을 때 그들은 이 장의 앞부분에서 설명한 것처럼 끌기 촉진을 사용하였다. 더 상세한 것은 2장을 참조하기 바란다.

그러나 그들은 다음과 같이 언급하고 있다.

> *우리는 이들 압통점이 집단으로 발생할 때 관련된 땀샘운동성 변화는 흔히 엉치뼈 중부에서 합류한다는 것을 알게 되었다. 이러한 이유로, 우리는 땀샘운동성 변화가 없는 상태에서도 요통이 있는 모든 환자에 대한 6개의 점 모두를 조사하였다.*

정상적인 구조검사 중에 골성 랜드마크를 사용한다면 이 국소화의 과정이 빨라질 수 있다고 그들은 보고하고 있다.

안쪽 엉치뼈 압통점의 치료 *(그림 4.47)*

- 환자를 엎드려 누운 자세로 하여 치료할 압통점의 위치에 따라 엉치뼈에 압력을 가한다.
- 지각된 엉치뼈의 가로축과 사교축(oblique axis) 주위의 회전을 유발하기 위해 항상 바로 아래로의 압력을 가한다.
- PS1 압통점은 압통점이 놓여 있는 *사분원(quadrant)의 맞은편 엉치뼈 모서리*에 압력을 가할 필요가 있다. 즉 왼쪽 PS1은 엉치뼈의 오른쪽 아래 가쪽 각에 압력을 가할 필요가 있다.

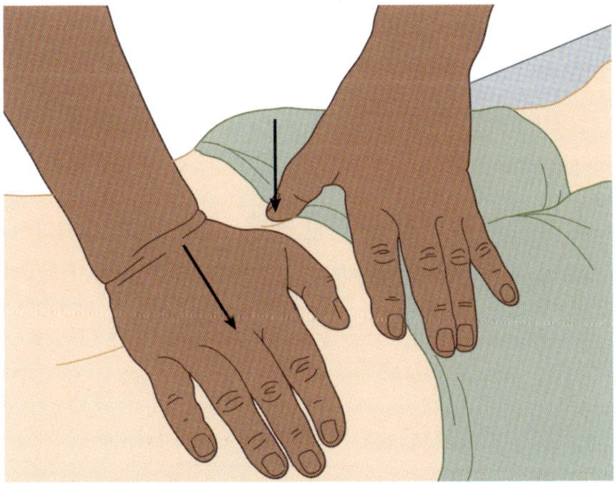

그림 4.47 엉치뼈 및 허리부위 기능장애와 관련된 안쪽 엉치뼈 압통점의 SCS 치료.

- PS5 압통점은 *반대쪽에 있는 엉치뼈 바닥 가까이*에 압력을 가할 필요가 있다. 즉 오른쪽 PS5 점은 엉치엉덩관절 바로 안쪽의 왼쪽 엉치뼈 바닥에 아래쪽으로(마루바닥 쪽으로) 압력을 가할 필요가 있다.
- PS2의 이완(엉치뼈 폄) 압통점은 *정중선에 있는 엉치뼈 끝(apex)에* 압력을 아래쪽으로(마루바닥 쪽으로) 가할 필요가 있다.
- 아래쪽 PS4(엉치뼈 굽힘) 압통점은 *엉치뼈 바닥의 정중선*에 압력을 가할 필요가 있다.
- Schwartz 압통점 PS3(엉치뼈 폄)은 위에서 설명한 PS2에 대한 것과 같은 치료를 필요로 한다.
- 이들의 모든 예에서, 압력이 앞에서 설명한 것처럼 SCS 및 자세이완의 개념과 일치하는 점과 관련된 *기존의 추정 일그러짐(presumed distortion)* 패턴을 연출하려고 시도하고 있다는 것을 쉽사리 알 수 있다.

Jones(1995, p.84)는 Ramirez 등(1989)이 확인한 엉치뼈 압통점의 사용에 대한 자신의 접근법을 설명한 것으로 기록되어 있다.

이것을 단순하고 실용적인 것으로 유지하기 위해 나는 이 압통점을 찾는다. 하나가 발견되면 나는 가능한 압통점에서 멀리 떨어진 엉치뼈를 누른다.

안쪽 엉치뼈 압통점이 너무 민감하다면 어떻게 되는가?

때때로, 엉치뼈 그 자체에 가한 압력은 특정 환자에게 너무 아프다는 것을 알게 되었고, 따라서 개선된 SCS기법이 안쪽 압통점(정중선 압통점이 아니다)을 위해 고안되었다.

- 환자를 치료테이블에 엎드려 누운 자세로 하여 머리와 다리를 올리게 하고(적절히 배치된 베개와 베개받침과 마찬가지로 적응 가능한 McManus형 테이블이 이것을 달성할 수 있다) 척추의 폄을 유도하며 이것은 보통 촉진된 통증을 약 40% 완화시킨다.
- 그 다음에 압통점의 민감도를 가장 효과적으로 감소시키는 위치를 찾기 위해 다양한 정도의 폄(때로는 굽힘)을 시도한다.
- 이것이 달성되면, 상체 또는 몸통에서 떨어진 다리의 옆굽힘을 주의 깊게 유도하여 이것이 촉진된 통증에 미치는 영향을 평가한다.
- 모든 SCS 절차(방법)에서와 같이 일단 압통점에서의 통증이 적어도 75% 감소되면 90초 동안 이 최종 위치를 유지한다.

엉치뼈구멍 압통점의 확인

"대응하기 어려운" 환자를 치료하려고 시도하는 문제의 결과로서 추가적인 압통점이 후에 확인되었다(Cislo et al. 1991)(그림 4.48).

요통이 있고 엉치뼈 비틀림의 재발이 있는 환자가 SCS 방법을 사용하여 치료되었지만, 결과는 좋은

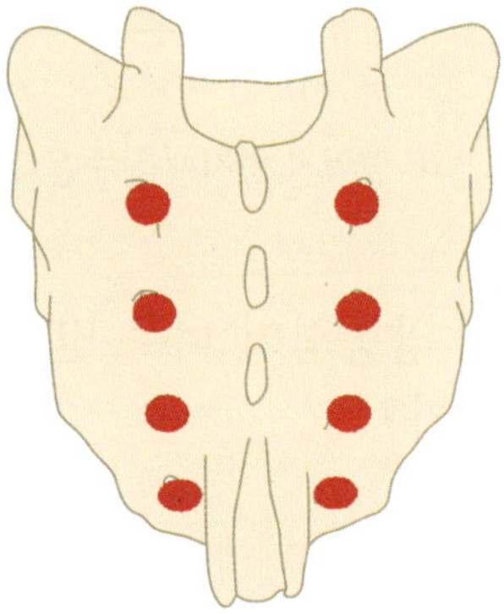

그림 4.48 본문에서 설명한 엉치뼈구멍(천골공)의 압통점

결과가 나오지 않았다. 근육에너지 방법도 부적절하다고 판명되었기 때문에, 그 부위에 대한 상세한 조사가 이루어졌고 이전에 무시되었던 민감한 부위가 엉치뼈구멍의 하나에서 확인되었다.

이 압통점의 다양한 이완 위치에 의한 실험은 이익을 가져왔고, 또한 요통 및 엉치뼈 비틀림의 증거가 있는 다른 패턴으로 이 부위를 검사할 수 있었다.

모든 환자(조사된)는 관련되는 (엉치뼈의) 사교축(oblique axis)과 같은 쪽의 엉치뼈구멍의 하나에서 압통을 나타내어 보였다(Cislo et al. 1991).

이들 구멍의 압통점은 그 해부학적 위치에 따라 명명되었고 Jones가 이전에 확인한 엉치뼈 모서리 압통점 및 위에서 논의한 안쪽 압통점과 구별되어 있다.

임상적으로, 이들 압통점은 위뒤엉덩뼈가시(상후장골극)와 상대적인 위치에 의해 발견된다.

- 가장 머리 쪽 점(SF1, 엉치뼈구멍 압통점 1)은 PSIS의 끝의 1.5㎝(1인치) 안쪽에 있다.
- 각각 연속하여 번호를 붙인 엉칭뼈구멍 압통점(SF2, SF3, SF4)은 바로 앞의 압통점 위치의 대략 1㎝ 아래에 있다.

엉치뼈구멍 압통점의 위치를 찾다

엉치뼈구멍에 대한 평가는 상당히 빠른 과정이어야 한다.

- 엉치뼈 비틀림이 확인된 경우, 같은 쪽에 있는 구멍은 촉진에 의해 검사되어야 하고 가장 민감한 부위는 아래에 설명하는 것 같이 치료된다.
- 왼쪽 비틀림(앞쪽 또는 뒤쪽)은 왼쪽에 있는 구멍이 관련된다.
- 그 대신에 피부 끌기(skin–drag) 방법(2장 참조)을 사용하는 구멍의 촉진은 그 기능장애의 정확한 본질이 불분명하다 해도 기능장애를 밝혀낼 수도 있다.
- 엉치뼈구멍 위에 명백한 피부 끌기가 있거나 그 구멍에 대한 압박이 지나치게 아프면, 압통이 있는 엉치뼈구멍과 같은 쪽에 어느 정도 엉치뼈가 비틀렸다는 것을 시사한다.

엉치뼈구멍 압통점에 대한 치료 프로토콜

왼쪽 엉치뼈구멍 위에 위치한 압통점의 치료는 다음과 같다(그림 4.49A).

- 환자를 엎드려 누운 자세로 하고 치료사는 치료할 엉치뼈구멍 압통점과 반대쪽의 환자 옆에 선다. 이 예에서는 오른쪽이다.
- 오른쪽 다리(이 예에서)를 약 30° 외전한다.
- 치료사는 왼손으로(이 예에서는) 민감한 엉치뼈구멍에 압력을 가하고 환자는 "10"의 값을 결과로 초래된 불편함으로 간주한다.
- 그 다음에 치료사는 오른쪽 아래팔 또는 손(이 예에서)을 사용하여 앞 안쪽을 지향한 환자의 오른쪽 PSIS의 약간 가쪽에 있는 엉덩뼈(장골)에 압력을 가한다. 이것에 의해 압통점에서부터

보고된 민감도의 수준을 감소시켜야 할 것이다.

- 압력각도의 변화 및 오른쪽 다리의 약간의 위치 변화는 미세조정에 사용된다.
- 촉진된 엉치뼈구멍 압통점에서의 민감도가 감소하는 정도는 70%를 달성해야 한다.
- 풀림의 위치는 90초 동안 유지되고 그 후 수동적으로 천천히 중립으로(다리를 테이블로 되돌리고 접촉을 이완한다) 되돌린다.
- 엉치뼈의 비틀림이 앞쪽 축에 있든 뒤쪽 축에 있든, 설명된 것과 같은 프로토콜에 반응해야 할 것이다.

텐세그리티와 골반

위에서 설명한 것처럼, 안쪽 엉치뼈 압통점 또는 엉치뼈구멍 압통점을 치료하는 효과의 내부 메커니즘을 상정할 때, 압박과 장력 및 기타 텐세그리티(tensegrity) 개념 사이의 균형에 유의하는 것은 도움이 될 수 있다(그림 4.49B, C). 텐세그리티 구조에 대해서는 그림 4.49C를 참조하기 바란다.

두덩꼬리근의 기능장애

Pubococcygeus dysfunction

두덩꼬리근(치골미골근) 기능장애에 대한 압통점은 두덩결합(치골결합)에서부터 대략 엄지손가락 하나의 폭만큼 떨어진 두덩뼈(치골) 가쪽 가지(lateral ramus)의 윗면에 있다(그림 4.50).

방법

- 환자를 반듯이 누운 자세로 하고 촉진된 압통점의 민감도가 적어도 70% 떨어질 때까지 같은 쪽 다리를 굽히게 한다(그림 4.51).
- 넙다리뼈(대퇴골)를 통해 골반을 향해 장축방향 압박을 가하는 것은 미세조정의 일부로서 유용할 수 있다.

꼬리뼈("종말끈 머리 쪽으로") 들어 올리기

Coccygeal ('filum terminale cephalad') lift

Goodheart는 척추 경질막 조직의 밀집 또는 이완에 의존하는 방법을 설명하고, 이것을 달성하는 수단으로서 꼬리뼈를 사용하였다.

적용(시술) 점에서부터 어느 정도 떨어진 영역에서 향상된 기능과 과다긴장성의 이완의 측면에서 놀라운 결과가 주장되고 있다(Goodheart 1985). 이에 대한 Goodheart의 용어는 "종말끈 머리 쪽으로 들어 올리기(filum terminale cephalad lift)"이다 이 책에서는 이것을 최소한으로 하여 "꼬리뼈 들어 올리기(coccygeal lift)"라 축약한다.

이 방법은 척추가 강제 굽힘에 대처하는 방식의 나선형 특성에도 불구하고 척주(spinal column)와 척수(spinal cord) 사이의 굽힘/폄 기능장애를 정상화하는 데 초점을 맞춘다(Illi 1951).

Goodheart와 Walther는 이 절차(방법)를 적용한 후, 척주가 극적으로 길어지는 일이 흔히 있다고 보고하고 있으며, Goodheart는 건강한 상태에서는 척주의 길이를 따라 굴리는 테이프 없는 줄자(tapeless measure)를 사용하여 앉은 자세, 선 자세 그리고 누운 자세에서 측정된 척주 길이에서 약 1/2인치보다 차이가 커서는 안 된다고 특히 언급하고 있다.

Goodheart는 경질막(dura), 그 정상적인 움직임의 자유도 및 제한될 때 문제를 일으킬 가능성과 관련하여 시행하는 생리학적 및 병리학적 관찰을 입증하기 위해 Upledger와 Breig의 저작물에서 인용하고 있다(Breig 1978; Upledger & Vredevoogd 1983).

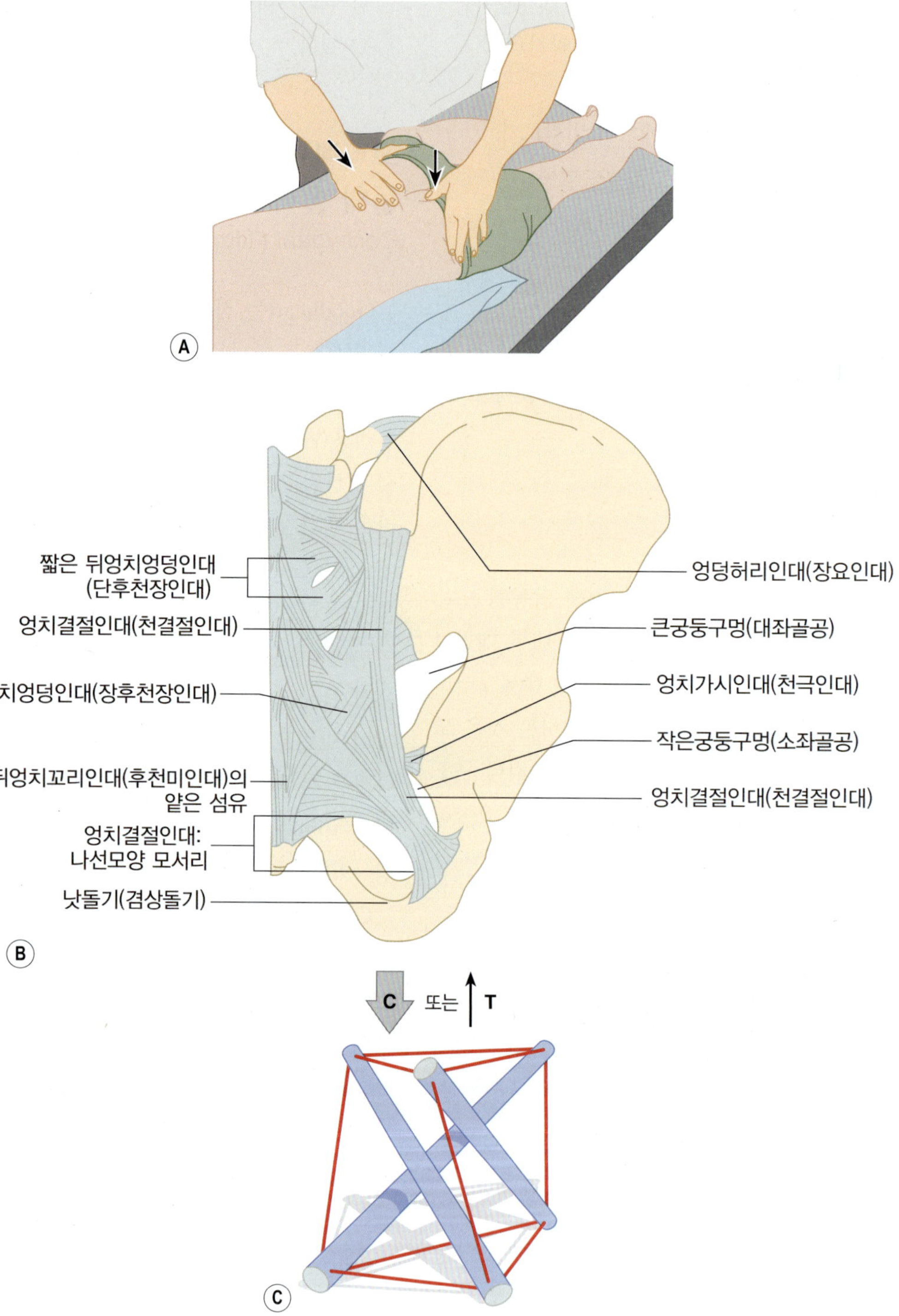

그림 4.49 (A) 엉치뼈 비틀림 기능장애와 관련된 엉치뼈구멍 압통점의 SCS 치료. (B) 골반과 제5허리뼈 오른쪽 절반의 뒷면에 있는 관절과 인대. (C) 텐세그리티 구조의 단순 모델. 내부 장력 "T"와 외부에서 가한 압박 "C"가 형태의 적응에 의해 구성요소인 고체 구조와 탄성 구조에 흡수된다. *(B는 Gray's anatomy, 제38판에서부터, C는 Chaitow 1999에서부터)*

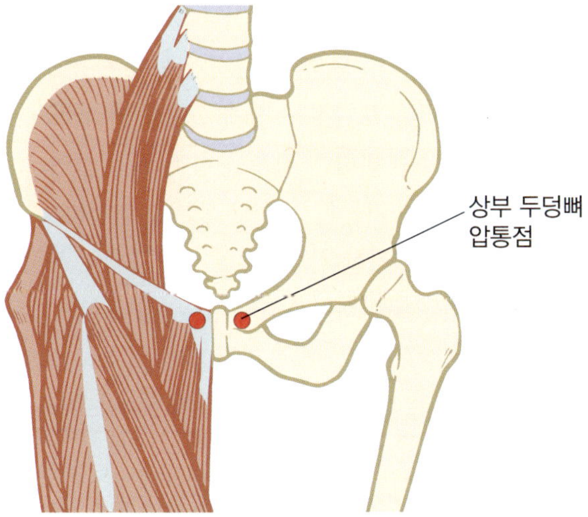

그림 4.50 두덩꼬리근 압통점의 일반적인 위치.

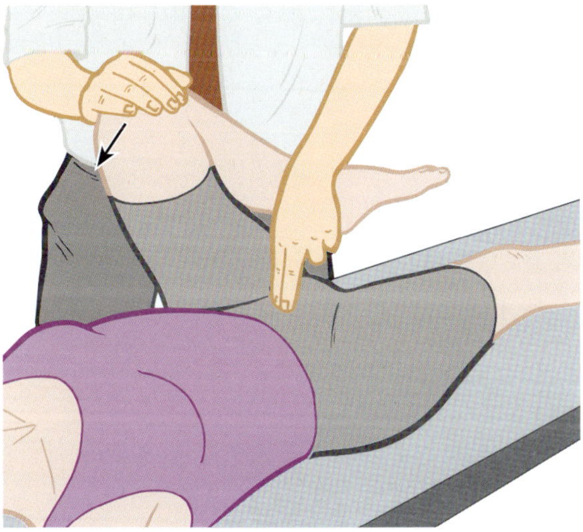

그림 4.51 두덩꼬리근 기능장애의 치료.

Breig는 방사선 촬영, 현미경검사 및 기계적 탄성 모델을 사용하여 뇌줄기에서부터 척수원뿔(conus medullaris)과 척수신경에 이르는 척수 및 수막(meninges)을 침해하는 척추의 정상적인 움직임과 관련이 있는 변형력(deforming forces)이 있다는 것을 보여주고 있다.

Upledger는 중추신경계의 생리학적 운동에 대한 논의에서 다음과 같이 회상하고 있다. 1971년에 중부목뼈 영역의 경질막관(dural tube) 뒷면에서부터 경질막 밖 석회화를 제거하는 신경수술을 보조하고 있을 때, 그의 과제는 그 수술을 하는 동안에 두 쌍의 겸자(forceps)로 경질막을 잡고 있는 것이었다. 그러나 그는 다음과 같이 언급하고 있다.

> *막은 정지한 상태에 있지 않았고 완전히 마취된 환자는 앉은 자세에 있었으며, 경질막의 움직임은 환자의 심장 또는 호흡의 리듬과는 무관하게 율동적이라는 것이 명백해졌다.*

Goodheart는 다음과 같이 언급하고 있다.

> *장력은 큰구멍(대후두공)이 경질막에 부착하여 있는 부위와 또한 제1, 제2, 제3목뼈에 가해질 수 있으며, 이들이 고정된 상태에 있으면 움직임을 제한할 수 있다. 경질막관은 마지막에 종말끈이 꼬리뼈 뒷부분에 부착하는 제2 앞엉치뼈 부분까지 전적으로 경질막의 부착이 없다. 꼬리뼈 들어 올림에서부터 오는 이완은 직선모양의 세로방향 장력의 문제만은 아니다. 신체는 복잡하면서 단순하고 단순하면서 복잡하여, 일단 우리가 닫힌 운동연쇄(closed kinematic chain)와 경질막의 한정된 길이에 대한 개념을 이해하였다면, 척추의 조정이 때로는 어떻게 보상이 일어나는 것을 가능케 할 수 있는지를 알 수 있다.*

이 "들어 올리기" 동안에 무엇이 일어날 수 있는 것일까?

현재 무엇이 일어나고 있는가에 대한 해부학적 구조와 이 절차를 사용하는 과정은 다음과 같이 제안되고 있다(Sutherland 1939; Williams & Warwick 1980).

- 경질막은 큰구멍, 중쇠뼈(축추) 및 제3목뼈 그리고 고리뼈(환추)에 확고하게 부착하고 수막에 직접 영향을 준다.
- 꼬리 쪽에서는 긴 미세섬유(filament)인 종말끈

에 의해 꼬리뼈 부분의 등쪽에 부착한다.

- 척추를 굽히면 척추사이 관의 길이가 바뀌고, 한편 척수와 경질막의 길이에는 제한이 있는데 (척추보다 대략 2.5인치 긴 결질막은 사람이 앉을 때 어느 정도 느슨해질 수 있게 한다), Goodheart의 근거에는 경질막의 꼬리 쪽과 머리 쪽 부착부 사이의 어떤 형태의 배열, 즉 척수에 적절한 장력을 유지할 수 있게 하는 "들어 올리기(take-up)" 메커니즘을 필요로 한다.
- 바깥뒤통수융기(external occipital protuberance)에서부터 꼬리뼈 끝까지의 거리를 측정하였더니 선 자세에서부터 앉은 자세 그리고 누운 자세에서의 길이 변화는 거의 없었다.
- 그러나 이들 점 사이의 모든 윤곽을 다양한 위치에서 측정하면, 폭넓은 변화가 발견된다. 즉, 차이의 정도가 클수록 척추의 기능장애가 될 가능성이 더 커지며, Goodheart는 경질막 제한과 수막 장력의 가능성을 상정하고 있다.
- 목의 굽힘근 또는 폄근의 압통부위는 촉진된 통증 또는 과다 긴장성이 완화되는지 어떤지, 따라서 이상적인 들어 올리기가 되었는지 어떤지를 판단하기 위해 꼬리뼈 들어 올리기 효과의 모니터링을 하는 수단으로서 사용된다.

Goodheart(1985)에 의해 설명된 방법

적용을 단순화하는 수정에 대해서는 아래의 것을 참조하기 바란다.

- 환자를 엎드려 누운 자세로 하고 치료사는 허리 높이에 선다.
- 치료사의 머리 쪽 손으로 목뼈 근육의 불편함 또는 과다 긴장성이 가장 큰 부위를 촉진하여 확인한 후, 꼬리 쪽 손의 집게손가락을 집게손가락 또는 가운데손가락 끝이 꼬리뼈 바로 끝에 오도록 놓고, 한편 손과 손가락은 꼬리뼈와 엉치뼈의 윤곽을 정확히 덧대어 따라간다(그림 4.52).
- 이 접촉은 15파운드(7㎏)까지의 힘을 사용하여 꼬리뼈를 끝을 포함하는 전체 길이를 따라서 목의 통증을 동반하는 접촉을 향해 직접 들어 올릴 때, 이용 가능한 느슨한 부분을 천천히 점진적으로 제거한다.
- 통증이 있는 모니터링을 하고 있는 점이 현저하게 완화되지 않으면, 들어 올리는 방향을 한쪽 어깨 또는 다른 쪽 어깨를 향해 약간(몇 도 정도만) 바꾼다.
- 일단 통증이 목의 점에서 제거되고 꼬리뼈에 추가적인 통증이 유발되지 않는다면, 그 위치를 1분까지 유지한다.
- 목뼈 구조를 촉진하는 손을 사용하여 뒤통수

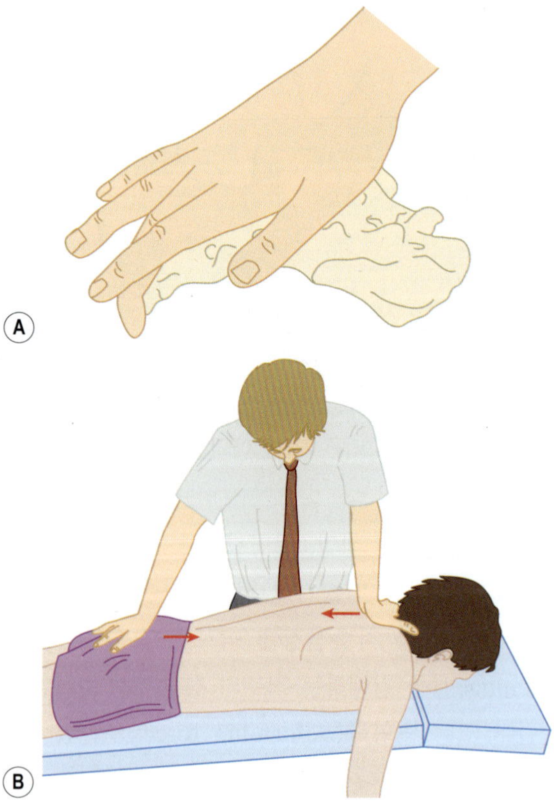

그림 4.52 (A, B) Goodheart의 꼬리뼈 들어 올리기. 충분한 설명에 대해서는 본문을 참조할 것.

부위를 약간 압박하는 것 같은 방식으로 잡고 점진적으로 꼬리 쪽 견인을 가함으로써 제한된 또는 비틀린 경질막 소매(dural sleeve)에 대한 추가적인 풀림을 달성할 수 있으며, 한편 환자가 숨을 내쉴 때 엉치뼈를 향해(이리하여 상부 3개의 목뼈 분절을 아래쪽으로 움직이게 한다) 완화한다.

- 이 잡기는 4 또는 5 호흡주기 동안 유지된다.

Goodheart와 다른 연구자들은 이 방법을 사용한 후 기능에 현저한 변화가 있다고 보고하고 있는데, 이 변화에는 척추의 길이가 늘어나 모든 위치에서 등등하게 측정되는 것, 목뼈 기능장애의 감소, 만성두통의 소멸 그리고 엉덩허리근(장요근) 및 궁둥구멍근(이상근) 긴장의 이완이 포함된다.

꼬리뼈 들어 올리기의 수정법

저자는 일반적으로 다음의 수정법을 적용하면 꼬리뼈 들어 올리기를 용이하게 달성할 수 있다는 것을 발견하였다(그림 4.53).

- 일단 확인되면, 환자는 풀림이 달성될 때까지 모니터로서 사용되고 있는 목뼈의 압통점에 압축력을 가하도록 요청받을 수 있다.
- 이것에 의해 치료사는 자유로워지기 때문에 꼬리뼈 들어 올리기의 위치결정과 적용의 스트레스가 경감된다.
- 치료사가 왜소하고 환자가 키가 크다면, Goodheart와 Walther가 권고한 위에서 설명한 자세는 치료하기 불편할 것이다.
- 환자를 옆으로 누운 자세로 하면 치료사로서는 이 방법을 덜 불편하게 시행할 수 있다.
- 이 경우에, 환자는 목 부위 통증의 모니터링을 한다.
- 치료사는 옆으로 누운 환자 뒤의 상부 허벅지 높이에 서서, 팔꿈치를 자신의 엉덩이와 복부에 대고 꼬리뼈의 전체 길이를 따라 접촉한다(꼬리뼈의 끝은 엄지두덩으로 보호된다. 그림 4.53 A–C 참조).
- 이것을 들어 올리는 데 필요한 힘은 치료사가 손의 접촉에 의지함으로써 가해지고, 한편 꼬리 쪽 손은 환자의 앞쪽 골반을 안정시킨다.
- Jones의 SCS법에서와 같이 환자는 촉진된 통증 수준이 70%까지 감소가 이루어질 때까지의 변화에 대해 보고한다.

Morrison의 "서혜부 들어 올리기"

Morrison's 'inguinal lift'

미국 카이로프랙터 Marsh Morrison은 SCS와 아주 유사한 많은 방법의 보급을 담당하고 있었고

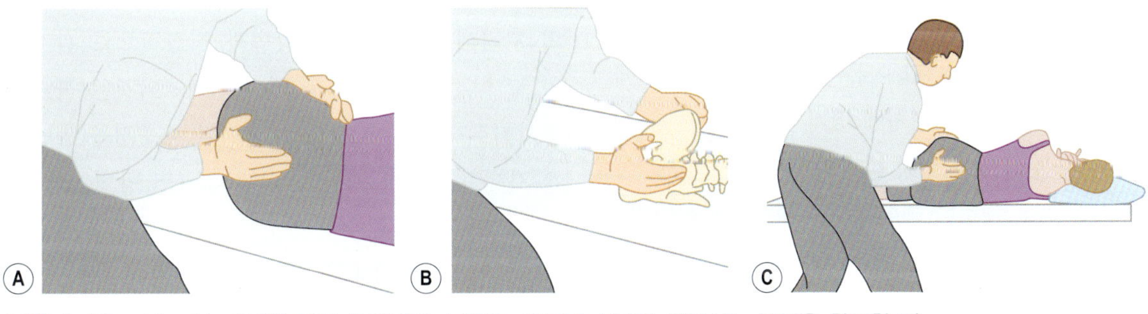

그림 4.53 (A–C) 꼬리뼈 들어 올리기의 수정법. 충분한 설명에 대해서는 본문을 참조할 것.

이들은 확실히 자세이완 기법과 맥락을 같이 하였다.

Morrison은 주기적으로 하이힐을 신는 여성은 골반과 허리의 과도한 스트레스와 연관성이 있는 그가 일컫는 "골반의 미끄러짐(pelvic slippage)"을 어느 정도 나타낸다는 것을 주장하였다(Morrison 1969).

서혜부 들어 올리기를 사용하는 것은 인대와 근육 긴장 패턴의 균형을 유지함으로써 허리의 도수조작과 가동화 방법이 더 효과적으로 될 수 있게 하는 것을 의도하고 있다(이 테마의 수정법은 8장을 참조할 것). Morrison은 허리문제가 더 일반적인 방법에 반응하지 못했을 때 그 적용을 권고하였다. 그 이유는 그는 골반의 불균형이 척추 기능장애의 정상화를 방해하도록 작용한다고 주장했기 때문이다.

방법

- 환자는 반듯이 누워 양다리가 약간 떨어지게 한다.
- 두덩뼈(치골)의 위쪽 가장자리는 서혜부의 아주 가까이에서 촉진해야 한다.
- "미끄러짐"이 있는 쪽에서 통증이 발견된다.
- 이 통증이 있는 장소는 *환자가* 촉진하여 통증에 대한 수치를 보고한다. 여기서 "10"은 상상할 수 있는 최대 통증이며 시술 중에 통증을 경감하는 목표는 10의 수준에서 시작하여 적어도 70%를 경감시키는 것이다.
- 환자(남성인 경우)에게 치료하지 않는 쪽으로 생식기를 유지하도록 지시해야 한다.
- 환자가 남성이든 여성이든, 실내에는 또 한 사람이 동석해야 한다. 그 이유는 치료사가 서혜부에 접촉할 때 취약한 위치에 있기 때문이다.
- 치료사는 치료하는 쪽 환자의 허리 높이 바로 아래에 서서, 평탄한 테이블 쪽 손을 안쪽 허벅지에 놓고 손가락과 엄지손가락 사이의 물갈퀴(web)가 궁둥뼈–두덩뼈(좌골–치골) 접합부에서 두덩정강근(박근)의 힘줄에 접촉하도록 한다.
- 그 부위의 가능성이 있는 민감도를 최소화하기 위해 두덩정강근 힘줄에 접촉하는 손은 뻣뻣하지 않고 그 손으로 미는 것이 아니라 몸 전체의 힘으로 "들어 올리기" 힘을 도입하여 이완되어야 한다.
- 다음으로 불편함을 평가하기 위해 위쪽을 향해 가벼운 압력을 가한다.
- 그 압력에 견딜 만하면, 이환된 쪽에 있는 반쪽 골반을 촉진된 압통점에서 통증이 적절히 감소될 때까지 그쪽 어깨를 향해 "들어 올리고", 그 위치를 30초 동안 유지한다.
- 저자는 "들어 올리는" 동안 치료테이블 쪽이 아닌 손으로 궁둥뼈결절(좌골결절)을 지지함으로써 촉진된 압통점에서 상당한 정도의 통증이 감소될 수 있다는 것을 알게 되었다.

Morrison은 연부조직을 지지할 때의 긴장의 "복수의 이완"과 더 균형이 잡힌 골반 메커니즘에 대해 설명하였다.

저자는 이 방법이 골반의 불균형만이 아니라 하부 복부의 "긴장"에도 유용하게 적용할 수 있다고 제안하고 있다.

골반에서 고도로 스트레스를 받은 인대 및 기타 연부조직으로부터의 긴장을 제거함으로써 어느 정도 다시 균형을 잡는 정상화가 일어날 수 있다. 이것이 SCS를 적용할 때 일어난다고 생각되는 것과 같은 메커니즘을 동반하든, 또는 이것이 Goodheart의 꼬리뼈 들어 올리기 방법과 직접적으로 관계가 있든, 여전히 더 평가를 해야 한다. 이것은 하나의 모니터로서 사용되고 있는 촉진된 통증점을 동반하는 자세이완의 한 예이며, 따라서 SCS 방법론과 잘 적용되고 있다.

많은 유사한 인대의 균형 잡기 방법에 대한 논의와 삽화에 대해서는 9장을 참조하기 바란다.

중간볼기근 Gluteus medius

중간볼기근(중둔근) 기능장애에 대한 가장 흔한 압통점은 위뒤엉덩뼈가시(상후장골극) 위 가쪽에 있다.

방법

- 엎드려 누운 환자의 같은 쪽 다리는 보고된 통증이 적어도 70% 감소될 때까지 엉덩관절에서 펴지고 외전이 된다(그림 4.54).

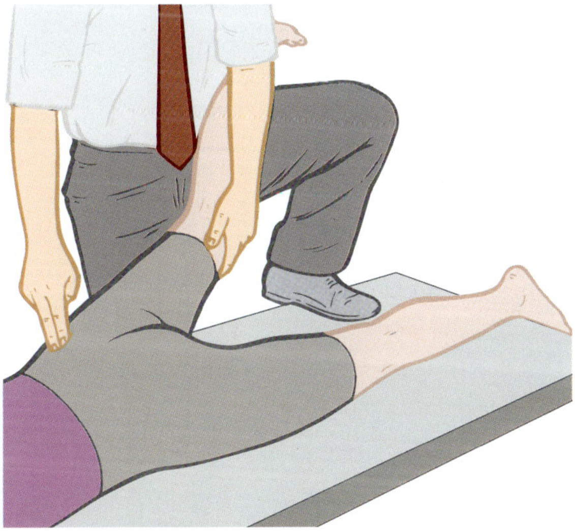

그림 4.54 중간볼기근 압통점의 일반적인 위치와 치료자세.

안쪽 뒤넙다리근(반막모양근) Medial hamstring(semimembranosus)

안쪽 뒤넙다리근(medial hamstring)에 대한 압통점은 반막모양근의 힘줄 부착부의 정강뼈(경골) 뒤 안쪽 면에 위치하고 있다(그림 4.55).

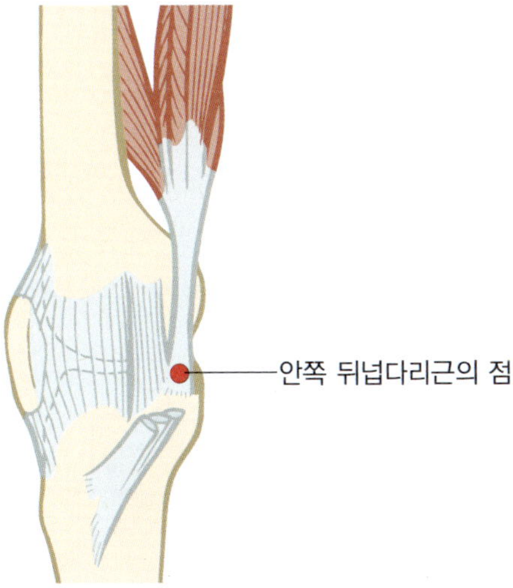

그림 4.55 안쪽 뒤넙다리근 압통점의 일반적인 위치와 치료자세.

방법

- 환자를 반듯이 누운 자세로 하고, 이환된 쪽 다리를 치료테이블 모서리에서 아래로 늘어뜨리게 하여 허벅지가 펴지고 약간 외전이 되게 하고 무릎이 굽혀지도록 한다(그림 4.56).
- 미세조정을 위해 정강뼈의 안쪽회전을 시켜 압통점에서의 보고된 민감도를 적어도 70% 감소시킨다.

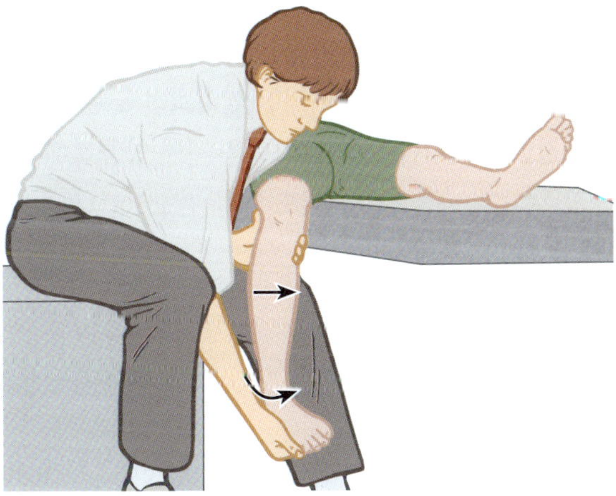

그림 4.56 불편함의 모니터로서 압통점을 사용하는 안쪽 볼기근의 치료.

가쪽 뒤넙다리근(넙다리두갈래근)

Lateral hamstring (biceps femoris)

가쪽 뒤넙다리근(lateral hamstring)에 대한 압통점은 종아리뼈머리(비골두)의 뒤 가쪽 면에 있는 넙다리두갈래근(대퇴이두근)의 힘줄 부착부에서 발견된다(그림 4.57).

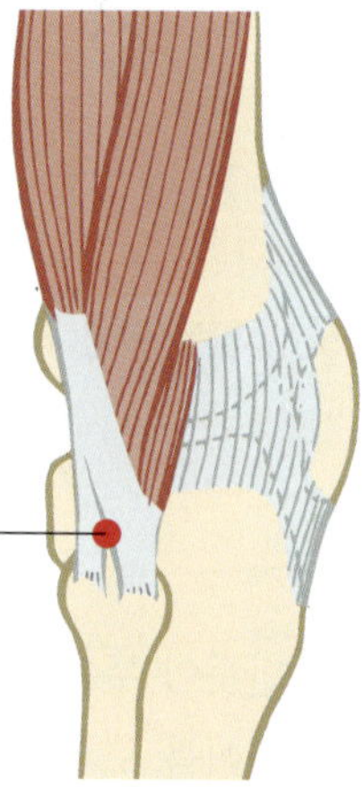

그림 4.57 가쪽 뒤넙다리근 압통점의 일반적인 위치.

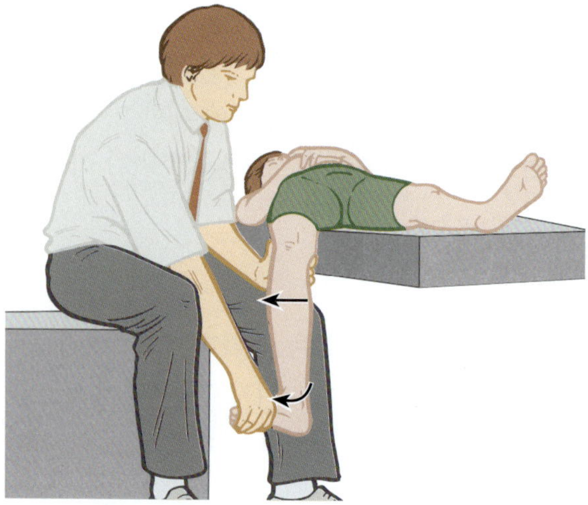

그림 4.58 불편함의 모니터로서 압통점을 사용하는 가쪽 뒤넙다리근의 치료.

방법

- 환자를 반듯이 누운 자세로 하고, 이환된 쪽 다리를 치료테이블 모서리에서 아래로 늘어뜨리게 하여 허벅지가 펴지고 약간 외전이 되게 하고 무릎이 굽혀지도록 한다(그림 4.58).
- 미세조정을 위해 정강뼈의 바깥쪽회전 또는 안쪽회전만이 아니라 내전과 외전을 시켜 압통점에서의 보고된 민감도를 적어도 70% 감소시킨다.

앞정강근 Tibialis anterior

앞정강근(전경골근)의 압통점은 앞정강근 힘줄의 바로 안쪽, 안쪽복사뼈(내과) 앞쪽에 있는 목말뼈(거골)의 오목한 부분에서 발견된다(그림 4.59).

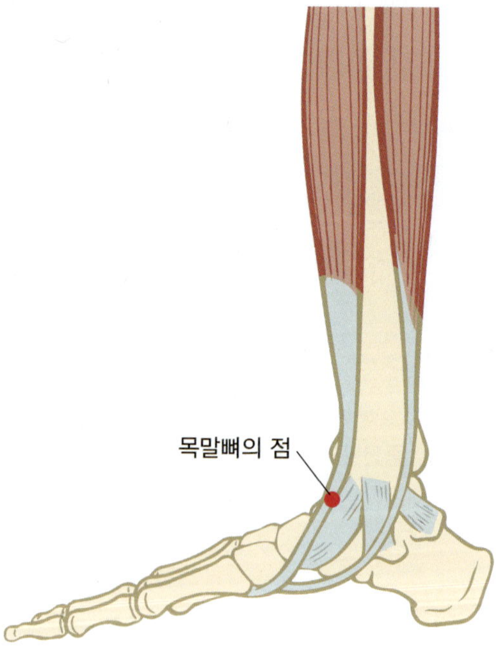

그림 4.59 앞정강근 압통점의 일반적인 위치.

방법

- 촉진된 압통점에서의 보고된 민감도가 적어도 70% 감소할 때까지 발이 내반되고 미세조정을 위해 발목을 안쪽으로 회전할 때, 엎드려 누운

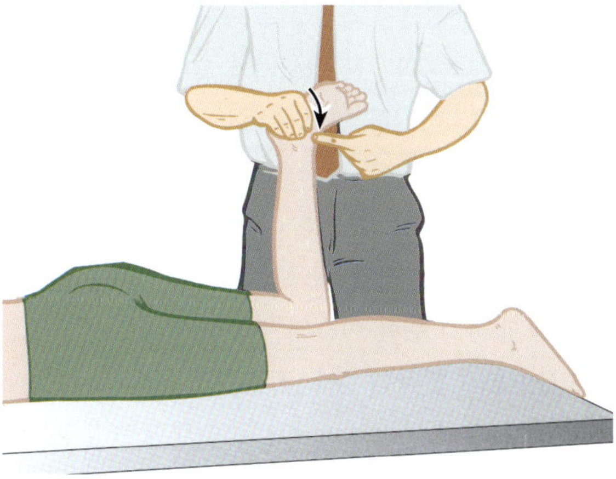

그림 4.60 불편함의 모니터로서 압통점을 사용하는 앞정강근의 치료.

환자의 같은 쪽 무릎은 굽혀진다(그림 4.60).

부작용과 반응 SIDE-EFFECTS AND REACTIONS

(McPartland 1996)

일반적으로 모든 자세이완, 특히 SCS의 적용에 관련되는 방법이 매우 점진적임에도 불구하고 환자의 약 1/3에서 더 격렬한 치료수단과 마찬가지로 통증이나 피로를 경험할지도 모르는 반응이 있을 가능성이 있다.

이 반응은 치료에 대한 항상성 적응과정의 결과라 생각되고 많은 분명히 매우 가벼운 치료형태의 특징이다. 많은 바디워크(body work)의 철학적 기반에는 치료 자체가 하나의 촉매로서 작용한다는 개념이 포함되어 있고, 정상화 또는 치유 과정이 신체 자체의 특권이기 때문에 위에서 설명한 반응은 과정의 예상되는 부분이다.

일어날지도 모르는 긴장의 어떤 "재설정"을 방해하는 것을 피하기 위해 환자가 SCS 치료 후 몇 시간 동안 과도한 활동을 삼가도록 지시하는 것은 논리적이고 실용적이다.

McPartland(1996)는 SCS 치료를 받은 환자의 1/4에서 1/3 사이에 이들 접근법이 점진적임에도 불구하고 약간의 반응이 있다는 것에 주목하고 있다.

아주 가끔 광범위한 "근육이완" 반응이 있다. 이들은 보통 일시적이고 좀처럼 몇 시간 이상 지속되지 않는다. 그러나 환자의 불안감을 완화하기 위해 그 가능성을 미리 경고해야 한다. 이러한 반응이 일어난다 해도 치료할 필요는 없다. 그 자체는 단지 적응과정이 일어나고 있는 증거일 뿐이고 바로 소실되기 때문이다.

머리뼈(두개골)에 적용되는 자세이완 방법과 관련하여(5장 참조), 부적절하게 적용된 머리뼈 치료에서 야기된 의원성 효과(iatrogenic effect)에 대한 보고를 강조하는 것은 중요하다(대부분은 자세이완 방법론이다) (McPartland 1996). 이 보고서는 9가지 사례를 보고했는데, 그 중 2가지 사례는 구강 내 치료(intra-oral treatment)를 포함하고 있다. 모든 사례는 과도한 힘을 사용하는 것이 동반되는 것 같으며, 이것은 모든 머리뼈에 적용된 치료, 특히 구강 내를 치료할 때 돌봄과 온화함의 필요성을 강조하고 있다.

임상추론 CLINICAL REASONING

이 장과 이어지는 장에 있는 정보와 함께, 단축된 구조의 압통부위를 확인하고 위치결정에 의해 이들을 완화하는 기본 원칙을 사용하면, 독자는 엄격한 정형화된 절차에 얽매이지 않고 일반적으로는 PRT 그리고 특히 SCS가 제공하는 임상적 가능성에 익숙해질 수 있어야 한다.

가장 단순한 것으로서, 조직이 제한되거나 통증이 있어, 일부 조직이 "단단함" 그리고 그 밖은 "느슨함"을 나타내는 경우, SCS는 다음의 절차를 제안한다.

- 단단한 구조를 압통점 위치의 주요 장소로 생각한다(2장 참조).
- "끌기"와 같은 단순한 촉진을 사용하여 가장 압통이 있는 부분의 점의 위치를 찾아낸다.
- 지각된 통증을 적어도 70% 감소시키기 위해 조직의 위치결정과 미세조정을 하면서 이 점의 모니터링을 한다.
- 편안함/풀림의 위치를 90초 동안까지 유지한다.
- 천천히 중립으로 되돌려서 재평가한다.
- 즉각적인 기능개선(예를 들어, 더 큰 가동범위)과 일반적으로 향후 몇 시간에서 며칠에 걸쳐 계속될 것인 통증/불편함의 일부 감소를 예상한다.

임상적 의사결정의 다양한 측면을 다루는 이 장의 본문에 있는 다양한 상자 글을 다시 읽어볼 것을 독자에게 촉구한다.

- 상자 글 4.1: SCS/PRT 적용을 위한 이상적 환경
- 상자 글 4.2: SCS 적용의 가이드라인
- 상자 글 4.3: 카운터스트레인 위치결정의 가이드라인
- 상자 글 4.4: 타이밍과 SCS
- 상자 글 4.5: 어느 점을 먼저 치료해야 하나?
- 상자 글 4.6: 지속적 압박효과의 일부
- 상자 글 4.7: SCS: 금기와 주의사항
- 상자 글 4.8: SCS에 대한 적응(단독 또는 다른 치료법과 조합)
- 상자 글 4.9: 갈비뼈 기능장애 설명의 의미

SCS와 다른 자세이완 방법은 급성 및 아급성 장면에서 가장 적절하다. 이들은 또한 만성 질환에서 혜택을 주지만, 비침습적이고 간접적인 방법이기 때문에 구조적 변화를 수정할 수는 없다(섬유증 등).

통증이 없는 경우, 적절한 시간 동안 천천히 수행되고 유지되는 이러한 위치결정의 최종 결과는 다음과 같다(상자 글 4.4).

- 신경 구조 민감도의 감소
- 통증 없이 더 정상적인 안정 시 근육길이를 얻을 수 있게 하기 위한 이들의 재설정
- 통각수용기 활동의 감소(1장 참조)
- 과다긴장성(hypertonicity) 감소에 따른 향상된 순환

바라건대, 이 장의 설명이 임상현장에서 제시된 영역과 다른 영역의 양쪽 모두를 포함하는 관련된 원칙을 실험할 수 있는 충분한 인식을 만들어낼 수 있기를 바란다.

위치결정 및 미세조정 중에 촉진된 압통점으로부터의 통증을 완화시키는 동시에 추가적인 통증을 발생시키지 않는 지침의 원칙이 지켜지는 한, 어떠한 손상도 발생하지 않고 상당한 정도의 통증 완화와 기능 개선이 가능하다.

다음 장에서는 예를 들어, 기능적 및 촉진적 자세이완과 같은 자세이완의 다양한 모델을 탐구하게 되

이 장

이 장은 수정된 Goodheart의 모델을 포함하는 카운터스트레인의 사용에 대한 상세한 개요를 제공하고 있다.

메커니즘, 가이드라인 및 연습은 이 다양한 방법론의 안전한 임상 적용을 위한 포괄적인 기반을 제공한다.

다음 장

다음 장은 기능적(머리뼈를 포함하는) 및 촉진된(facilitated) 자세이완 방법을 상세히 설명한다.

는데, 여기서는 카운터스트레인에서와 같이 환자의 되먹임에 의존하지 않고 수정된 근육긴장을 촉진하여 얻은 특징을 사용하여 조직을 "풀림"의 위치로 유도한다.

참고문헌

Academy of Traditional Chinese Medicine, 1975. An Outline of Chinese Acupuncture. Foreign Language Press, Peking.

Bailey, M., Dick, L., 1992. Nociceptive considerations in treating with counterstrain. Journal of the American Osteopathic Association 92, 334–341.

Baldry, P., 1993. Acupuncture, Trigger Points and Musculoskeletal Pain.Churchill Livingstone, Edinburgh.

Barnes, M., 1997. The basic science of myofascial release. Journal of Bodywork and Movement Therapies 1, 231–238.

Breig, A., 1978. Adverse Mechanical Tension in the CNS. John Wiley, New York.

Cantu, R., Grodin, A., 1992. Myofascial Manipulation. Aspen Publications, Gaithersburg, MD.

Chaitow, L., 1990. Palpatory Literacy. Thorsons/Harper Collins, London.

Chaitow, L., 1991. Acupuncture Treatment of Pain. Healing Arts Press, Rochester, VT.

Chaitow, L., 1996. Palpation Skills. Churchill Livingstone, Edinburgh.

Chaitow, L., 1999. Cranial Manipulation: Theory and Practice. Churchill Livingstone, Edinburgh.

Chaitow, L., 2003. Palpation and Assessment Skills. Churchill Livingstone, Edinburgh.

Chaitow, L., 2009. Editorial. Journal of Bodywork and Movement Therapies 13, 115–116.

Cislo, S., Ramirez, M., Schwartz, H., 1991. Low back pain: treatment of forward and backward sacral torsion using counterstrain technique. Journal of the American Osteopathic Association 91, 255–259.

D'Ambrogio, K., Roth, G., 1997. Positional Release Therapy. Mosby, St Louis.

Deig, D., 2001. Positional Release Technique. Butterworth Heinemann, Boston.

DiGiovanna, E., 1991. An Osteopathic Approach to Diagnosis and Treatment. Lippincott, Philadelphia.

Dodd, J.G., Good, M., Nguyen, T.L., et al., 2006. In vitro biophysical strain model for understanding mechanisms of osteopathic manipulative treatment. Journal of the American Osteopathic Association 106 (3), 157–166.

Dyhre-Poulsen, P., Krogsgaard, M.R., 2000. Muscular reflexes elicited by electrical stimulation of the anterior cruciate ligament in humans. Journal of Applied Physiology 89, 2191–2195.

Goodheart, G., 1985. Applied Kinesiology. Workshop Procedure Manual, twenty-first ed. Privately published, Detroit.

Goodridge, J., Kuchera, W., 1997. Muscle energy techniques for specific areas. In: Ward, R. (Ed.), Foundations for Osteopathic Medicine. Williams and Wilkins, Baltimore, MD.

Greenman, P., 1996. Principles of Manual Medicine, second ed. Williams and Wilkins, Baltimore, MD.

Howell, J.N., Cabell, K.S., Chila, A.G., et al., 2006. Stretch reflex and Hoffmann reflex responses to osteopathic manipulative treatment in subjects with Achilles tendinitis. Journal of the American Osteopathic Association 106, 537–545.

Illi, F., 1951. The Vertebral Column. National College of Chiropractics, Chicago.

Jacobson, E., Lockwood, M.D., Hoefner, V.C. Jr., et al., 1989. Shoulder pain and repetition strain injury to the supraspinatus muscle: etiology and manipulative treatment. Journal of the American Osteopathic Association 89, 1037–1045.

Jones, L., 1964. Spontaneous release by positioning. The Doctor of Osteopathy 4, 109–116.

Jones, L., 1966. Missed anterior spinal dysfunctions – a preliminary report. The Doctor of Osteopathy 6, 75–79.

Jones, L., 1981. Strain and Counterstrain. Academy of Applied Osteopathy, Colorado Springs.

Jones, L., Kusunose, R., Goering, E., 1995. Jones Strain-Counterstrain. Jones Strain-Counterstrain Inc., Boise, IN.

Jones, L.H., 1995. Strain-counterstrain. Jones Strain-Counterstrain Inc., IN.

Klingler, W., Schleip, R., Zorn, A., 2004. European Fascia Research Project Report. 5th World Congress Low Back and Pelvic Pain, Melbourne.

Knebl, J., 2002. The Spencer sequence. Journal of the American Osteopathic Association 102, 387–400.

Korr, I., 1947. The neural basis of the osteopathic dysfunction. Journal of the American Osteopathic Association 48, 191–198.

Korr, I., 1975. Proprioceptors and somatic dysfunction. Journal of the American Osteopathic Association 74, 638–650.

Korr, I., 1976. Collected Papers of I M Korr. American Academy of Osteopathy, Newark, OH.

Krogsgaard, M.R., Dyhre-Poulsen, P., Fischer-Rasmussen, T., 2002. Cruciate ligament reflexes. Journal of Electromyography and Kinesiology 12, 177–182.

Kuchera, M.L., McPartland, J.M., 1997. Myofascial trigger points: an introduction. In: Ward, R. (Ed.), Foundations for Osteopathic Medicine. Williams and Wilkins, Baltimore, MD.

Lewis, C., Flynn, T., 2001. The use of strain-counterstrain in the treatment of patients with low back pain. Journal of Manual and Manipulative Therapy 9, 92–98.

Lewit, K., 1999. Manipulative Therapy in Rehabilitation of the Locomotor

System, third ed. Butterworths, London.

McPartland, J., 1996. Side effects from cranial treatment. Journal of Bodywork and Movement Therapies 1, 2–5.

McPartland, J.M., Klofat, I., 1995. Strain and Counterstrain. Technik Kursunterlagen. Landesverbände der Deutschen Gesellschaft für Manuelle Medizin, Baden, Germany.

Mann, F., 1983. International Conference of Acupuncture and Chronic Pain. September 1983. New York.

Mathews, P., 1981. Muscle spindles – their messages and their fusimotor supply. In: Brookes, V. (Ed.), Handbook of Physiology. American Physiological Society, Bethesda, MD.

Meltzer, K.R., Cao, T.V., Schad, J.F., et al., 2010. In vitro modeling of repetitive motion injury and myofascial release. Journal of Bodywork and Movement Therapies 14, 162–171.

Melzack, R., Wall, P., 1988. The Challenge of Pain, second ed. Penguin, London.

Morrison, M., 1969. Lecture Notes Presentation/Seminar. Research Society for Naturopathy, British College of Osteopathic Medicine, London.

Northrup, T., 1941. Role of the reflexes in manipulative therapy. Journal of the American Osteopathic Association 40, 521–524.

Owens C. 1982. An Endocrine Interpretation of Chapman's Reflexes. Academy of Applied Osteopathy, Colorado Springs.

Patriquin, D., 1992. Evolution of osteopathic manipulative technique: the Spencer technique. Journal of the American Osteopathic Association 92, 1134–1146.

Perri, M., Halford, E., 2004. Pain and faulty breathing – a pilot study. Journal of Bodywork and Movement Therapies 8, 237–312.

Ramirez, M., Hamen, J., Worth, L., 1989. Low back pain: diagnosis by six newly discovered sacral tender points and treatment with counterstrain. Journal of the American Osteopathic Association 89, 905–913.

Rathbun, J., Macnab, I., 1970. Microvascular pattern at the rotator cuff. Journal of Bone and Joint Surgery 52, 540–553.

Sachse, J., 1995. The thoracic region's pathogenetic relations and increased muscle tension. Manuelle Medizin 33, 163–172.

Schiowitz, S., 1990. Facilitated positional release. Journal of the American Osteopathic Association 90, 145–156.

Schleip, R., Duerselen, L., Vleeming, A., et al., 2012. Strain hardening of fascia: static stretching of dense fibrous connective tissues can induce a temporary stiffness increase accompanied by enhanced matrix hydration. Journal of Bodywork Movement Therapies 16, 94–100.

Schwartz, H., 1986. The use of counterstrain in an acutely ill in-hospital population. Journal of the American Osteopathic Association 86, 433–442.

Simons, D., Travell, J., Simons, L., 1999. Myofascial Pain and Dysfunction: the Trigger Point Manual, vol. 1, second ed. Williams and Wilkins, Baltimore, MD.

Solomonow, M., 2009. Ligaments: a source of musculoskeletal disorders. Journal of Bodywork and Movement Therapies 13, 136–154.

Solomonow, M., Lewis, J., 2002. Reflex from the ankle ligaments of the feline. Journal of Electromyography and Kinesiology 12, 193–198.

Spencer, H., 1916. Shoulder technique. Journal of the American Osteopathic Association 15, 2118–2220.

Standley, P., Meltzer, K., 2007. Modeled repetitive motion strain and indirect osteopathic manipulative techniques in regulation of human fibroblast proliferation and interleukin secretion. Journal of the American Osteopathic Association 107, 527–536.

Standley, P., Meltzer, K., 2008. In vitro modeling of repetitive motion strain and manual medicine treatments: potential roles for pro- and anti-inflammatory cytokines. Journal of Bodywork and Movement Therapies 12, 201–203.

Sutherland, W., 1939. The Cranial Bowl. Free Press Co., Mankato, MN.

Travell, J., Simons, D., 1992. Myofascial Pain and Dysfunction, vol. 2. Williams and Wilkins, Baltimore, MD.

Upledger, J., Vredevoogd, J., 1983. Craniosacral Therapy. Eastland Press, Seattle, WA.

Van Buskirk, R., 1990. Nociceptive reflexes and somatic dysfunction. Journal of the American Osteopathic Association 90, 792–809.

Walther, D., 1988. Applied Kinesiology. SDC Systems, Pueblo, CO.

Ward, R.C. (Ed.), 1997. Foundations for Osteopathic Medicine. Williams and Wilkins, Baltimore.

Weiselfish, S., 1993. Manual Therapy for the Orthopedic and Neurologic Patient. Regional Physical Therapy, Hertford, CT.

Williams, P., Warwick, R., 1980. Gray's Anatomy. WB Saunders, Philadelphia, PA.

Woolbright, J., 1991. An alternative method of teaching strain/counterstrain manipulation. Journal of the American Osteopathic Association 91, 370–376.

Wong, C.K., Abraham, T., Karimi, P., et al., 2014. Strain counterstrain technique to decrease tender point palpation pain compared to a control condition: a systematic review with meta-analysis. Journal of Bodywork Movement Therapies 18, 165–173.

제5장 | 5 |

머리뼈 치료법을 포함하는 기능적 및 촉진된 자세이완 접근법

Funcional and facilitated positional release approaches, including cranial methods

제5장의 목차

기능적 기법의 기원
ORIGINS OF FUNCTIONAL TECHNIQUE

일반적으로 도수의료, 특히 정골요법에는 자세이완 방법에 대한 오랜 전통이 있다. 비정골요법 상황에서 "묶임" 또는 통증에서부터 멀리 떨어져 "풀림"으로 향해 움직이는 테마에 대한 수정법에는 McKenzie의 연습 프로토콜, Mulligan의 *움직임에 의한 가동화*, 조직의 "부하를 제거하는" 키네시오 테이핑 방법, 카이로프랙틱의 *엉치뼈-뒤통수뼈 기법*(SOT) 등이 포함된다.

Hoover(1969a)는 19세기 후반에 정골요법 창시자인 Andrew Taylor Still의 학생이었던 2명의 정골의사에 의해 사용된 말을 인용하고 있다. 환자를 치료하고 있는 동안에 무엇을 하고 있었는가에 대한 질문에 각각 다음과 같은 말로 대답하였다. "나는 몸이 시키는 대로 하고 있고" 조직을 "편안하고" "풀리는" 상황으로 움직이고 있다. 정골요법의 자세이완 방법은 바로 그 기원으로 되돌아간다는 것을 알 수 있다. 균형 잡힌 인대장력 기법에 대한 8장에서 Hruby 박사가 밝힌 것처럼 기능적 자세이완 접근법을 개발한 사람들은 "오직 Still의 원래의 원칙을 적용한 것뿐이었다."

세상에 있는 어떠한 말로도 이들 방법들이 적용될 때 실제로 무엇이 일어나고 있는가에 대한 *느낌*을 대신해서 표현할 수는 없다. 이러한 이유로, 이 장 후반의 연습에는 가장 단순하면서도 가장 강력한 조작방법의 하나인 본질적인 것에 대한 설명의 의미와 느낌을 생동감 있게 하기 위해 포함되어 있다. 즉, 하나는 침해된 조직의 동적인 항상성 균형이 만들어지는 상황을 만들어내는 것과 하나는 자기조절 회복 메커니즘이 작동하는 기회를 강화하는 것이다.

"기능적 기법"이라는 용어는 "*특정 정골요법의 도수치료적 문제에 대한 기능적 접근법(A functional approach to specific osteopathic manipulative problems*"이라는 일반적인 표제 하에 1950년대에 New England Academy of Applied Osteopathy에서 개최된 일련의 연구 세션에서 생겨났다(Bowles 1955, 1956, 1957).

앞에서 언급한 것처럼, 이들 세션에서 탐구되고 있는 방법들은 19세기의 정골요법의 기원까지 거슬러 올라가는 전통적인 방법에서 파생되었으나, 이들은 결코 공식화되거나 과학적으로 평가되는 일은 없었다.

1950년대와 1960년대가 되어서야 비로소, 특히 Korr(1947)에 의한 연구가 Hoover의 임상 및 교육 작업의 결과로서 이들 접근법에 대한 관심의 부활과 일치하였으며, 그 결과에 의해, "*기능적 기법이 오늘날의 과학적 환경에서 아주 편안해졌을 뿐만 아니라 실제로 능률화되고 매우 효과적으로 되었다*"(Bowles 1981).

카운터스트레인과 기능적 방법 사이의 본질적인 차이
Essential difference between counterstrain and functional methods

기능적으로 지향하는 기법의 방법론을 검토할 때, 하나의 독특한 차이는 대부분의 다른 자세이완 방법, 그리고 특히 스트레인/카운터스트레인(SCS)과 비교할 때 현저한 차이점이 하나 있다.

기능적 작업에서 "풀림의 위치"에 대한 촉진은 조직이 풀림을 향해 "동적인 중립"의 상태로 위치가 결정되는 과정을 통해 이루어지기 때문에, 조직에 대한 주관적인 평가를 동반한다(1장을 참조). 카운터스트레인과는 완전히 대조적으로 위치결정과 미세조정 과정 중에 통증 경감에 대한 환자로부터의 되먹임에 의존하는 일은 없다. 그 대신에 모든 위치결정에 대한 판단은 조직의 근육장력/근육긴장의 변화에 대한 치료사의 지각에 기초하고 있다.

이론적으로 (그리고 보통은 실제로) 고통스러운 조직에서 촉진된 최대 풀림(긴장의 감소)의 위치는 4장에서 설명한 Jones 또는 Goodheart의 접근법에서와 같이 통증이 가이드로서 사용되고 있다면 발견된 그 위치와 거의 유사했어야 할 것이다.

마찬가지로, "비틀림의 연출" 또는 "스트레인이 있는 자세의 복제"의 원칙을 사용한다면, 기능적 방법을 사용하거나 또는 카운터스트레인 방법을 사용하거나에 관계없이 동일한 최종 자세("동적인 중립")가 되어야 할 것이다(1장 및 4장을 참조할 것).

아래에 예를 든다(Bowles 1956).

한 환자가 급성 요통이 있어 기우뚱하게 걷는다. 구조적인 진단을 하고 가장 고통스러운 부위 내의 가장 고통스러운 조직을 손가락 끝으로 촉진한다. 치료사는 가급적이면 앉은 자세에서 환자의 잠정적인 위치결정을 시작한다. 동적인 중립반응 쪽으로 향한 약간의 변화를 손가락 끝으로 인식하며 이 변화는 크지 않고 매우 약간이다. 약간이지만 충분하기 때문에 원래의 분절은 더 이상 일반적인 고통스러움 내에서 가장 고통스러운 부위는 아니다. 그 다음에 손가락은 현재 가장 급성인 분절로 이동한다. 동적인 중립의 느낌은 가능한 한 여기서 얻어진다. 여기저기서 약간의 개선에 일시적으로 만족하고 있기 때문에, 이 절차는 개선이 감지되지 않을 때까지 계속된다. 그때가 멈출 때다. 조직반응을 이용하여 치료를 유도함으로써 치료사는 병변(기능장애 부위)을 단계적으로 완화하고 환자가 회복 중에 있는 구조적 불균형을 어느 정도 교정하였다.

주: 8장의 "균형 잡힌 인대긴장 기법"은 기능적 기법의 특수화된 변형(variant)을 설명하고 있다.

기능적 기법의 목표
FUNCTIONAL OBJECTIVES

Hoover(1957)는 진단과 치료에서의 기능적 기법의 핵심 요소를 다음과 같이 요약하였다.

- 기능의 진단에는 촉진되는 부분이 조작자 또는 환자에 의해 이루어지는 활동에 대한 생리학적 요구에 반응하기 때문에 수동적인 평가가 포함된다.
- 기능적 진단은 신체활동(말하자면, 호흡 또는 수동적/능동적 굽힘 또는 폄의 도입)의 일부로서 반응을 필요로 하는 한 부위의 정상적인 활동의 존재 유무를 판단한다.
- 관여하는 부위가 자유롭고 "수월하게(풀림으로)" 움직인다면, 이것은 정상이다. 그러나 움직임이 제한되거나 "묶임"이 있다면 기능장애가 있는 것이다.
- 움직임이 요구될 때 기능장애가 있는 부위에 존재하는 풀림 또는 묶임의 정도는 기능장애의 중증정도에 대한 공정한 지침이 된다.
- 관찰된 또는 지각된 기능장애가 가장 중증인 부위는 처음에 치료된다.
- 기능장애가 있는 부위에 풀림을 유도하는 움직임의 방향은 정확히 움직임의 가장 바람직한 경로를 나타낸다.
- 이들의 가이드라인을 사용하면, 바람직하지 않은 도수조작 방법이 자동적으로 배제되는데 그 이유는 저항, 긴장, "묶임"의 증가는 조직에 걸리는 스트레스가 증가하는 방향으로의 어떤 움직임으로부터 생기기 때문이다.

- 이들 방법을 사용하는 치료는 통증을 동반하는 일이 거의 없어, 환자에게 잘 받아들여진다.
- 이 치료법의 적용은 치료사의 일부에 집중할 필요가 있기 때문에 정신적으로 피로할지도 모른다.
- 기능적 기법은 중증의 질병, 매우 급성의 증상 및 만성의 상황에 적용하는 데 적합하다.

기능적 기법의 연습
FUNCTIONAL EXERCISES

이 장에서 설명하는 연습은 이들 방법의 선구자들의 저작물에서부터 다양하게 유래한 것이다. 이 저작물은 Johnston(1964, 1988a,b); Johnston, Stilles 및 동료들(Johnston et al. 1969); Greenman(1989); Hoover(1969b) 및 Bowles(1955, 1964, 1981)이다.

Bowles(1981)는 기능적 방법의 적용을 가능케 하는 방법으로 촉진 접촉을 사용하는 것을 학습하려고 시도하는 사람들을 정확히 지도하였다.

1. 촉진 접촉("듣는 손")은 움직여서는 안 된다.
2. 어떤 움직임도 시작해서는 안 된다.
3. 평가 중에 있는 부위에 접촉하는 것은 단순히 피부 밑 조직으로부터 정보를 끌어내는 것뿐이다.
4. 접촉점 아래에서 일어나는 모든 활동에 맞게 조정되어야 하며 *"표피조직 질감, 피부온도, 피부 긴장, 심부 조직의 비후(thickening) 또는 느스러짐(doughiness), 근육과 근막의 긴장, 뼈의 상대적 위치 그리고 가동범위"*와 같은 다른 모든 감각을 일시적으로 무시해야 한다.
5. 이들의 모든 징후는 기능 평가와는 별도로 평가 및 기록되어야 하며, 동작에 대한 조직 반응에 일관되게 초점을 맞춰야 한다. *"기능적 기법의 특이성의 핵심에 있는 것은 심층의 분절조직, 분절의 뼈를 지지하고 배치하는 조직 및 정상적인 움직임 요구에 대한 그들의 반응이다"*(Bowles 1981).

용어

Bowles(1964)는 일반적인 서술어의 간결한 표현의 사용에 대해 설명하고 있다.

> *정상적인 신체 기능은 하나의 잘 조직화된 복합성이며 기능지향적인 손가락 하에서는 풀림의 행동을 동반한다. 촉진된 피부 내로부터의 메시지는 설명의 편의를 위해 "풀림"의 감각(sense of "ease")이라 불린다. 그 다음에 신체 기능장애는 하나의 조직화된 기능장애로 간주될 수 있고 조용히 촉진하는 손가락 하에서 스트레스 하의 행동, 불만이 있는 행동, "묶임(bind)"의 감각을 갖고 있는 행동이라 불리는 행동으로 인식되었다.*

"듣는 손"과 이것이 추구하고 있는 *풀림과 묶임*의 감각에 더하여, Bowles는 우리가 "언어적 무기"를 개발할 것을 제안하고 있다. 이들을 통해 우리는 "언어적 당혹감" 없이 그리고 이들이 사용될 때마다 용어 주위에 따옴표를 붙일 필요 없이 기능적 기법의 주제를 추구할 수 있게 한다.

따라서 그는 우리에게 추가적인 용어인 동작(motion)을 지시하는 접촉 손(또는 손가락, 엄지손가락 또는 동작에 대한 구두 명령 – 능동 또는 보조)을 나타내는 "동기를 부여하는 손(motive hand)"과 또한 동기를 부여하는 손이 신체 부위에 요구하고 있다는 것을 나타내는 "정상적인 동작 명령"에 익숙해질 것을 요구하고 있다. 이 동작은 굽힘, 폄, 옆굽힘, 회전 또는 움직임의 조합과 같은 어떤 정상적인 움직임일 수 있으며, 이는 평가를 위해 "듣는 손"에 의해 얻어질 풀림과 묶임의 범위 내의 어딘가에 있을 반응이다.

가장 단순화하면, 기능적 기법은 "요구 – 반응" 상황을 설정하는데, 이 상황은 묶임이 인지될 때 기능장애의 식별을 가능케 하며, 그리고 또한 조직이 풀림으로 유도될 때 치료적 중재를 가능케 한다.

기능적 방법에 대한 Bowles의 요약

Bowles's summary of functional methods

요약하면, 어느 부위이든 관절 또는 근육은 듣는 손에 의해 평가되고 다음의 결과가 일어날지도 모른다.

1. 동기를 부여하는 손은 일련의 동작 요구(정상적인 가동범위 내에서)를 만들어내고, 이것에는 생각할 수 있는 모든 수징법(variations)이 포함된다. 듣는 손에 의해 조직에서 인지된 반응이 모든 방향에서 풀림인 경우, 조직은 정상적으로 기능을 한다.
2. 그러나 요구가 정상적인 생리학적 범위 내에 있을 때 움직임의 어떤 방향이 *묶임*을 만들어낼 경우/때에는 그 조직은 기능장애가 있는 반응을 한다.
3. 어떤 동작의 요구에 관련되는 묶임(기능장애)의 평가에 대응하여 치료법을 도입하려면, 묶임을 생성한 동작이 재도입될 때, 최대로 가능한 정도의 풀림이 달성되어 움직임이 수정되도록 듣는 손의 되먹임이 필요하다. 치료는 듣는 손에 의해 모니터링이 되고 다음에 무엇을 할 것인가에 대한 미세조정된 정보가 동기를 부여하는 손으로 되먹임이 된다. 조용히 촉진되는 손가락 아래에서 풀림과 규정준수(compliance)에 대한 반응을 증가시키는 동작 요구가 선택된다(Bowles 1964).
4. Bowles(1964)가 설명하는 것처럼 그 결과는 놀라울 수 있다: "*일단 풀림 반응이 끌어내어지면, 이것은 모든 정상적인 동작 요구에 대응하여 자기 유지하는 경향이 있다. 요약하면, 신체 기능장애는 더 이상 기능장애가 아니다. 유지하고 있었던 패턴의 자발적인 이완이 있었던 것이다.*"

1. Bowles의 기능적 자기평가 연습

Bowles's functional self-assessment exercise *(Bowles 1964)*

- 일어서서 여러분의 손가락을 자기 자신의 척추 옆목 근육에 놓고 손가락이 가로돌기(횡돌기)의 거의 전체에 걸쳐 누르지는 않지만 끊임없이 조직에 매우 살짝 접촉하여 있는 상태가 되도록 한다.
- 몇 걸음 걷기 시작하고 걸으면서 모든 주의를 심부에 있는 지지하고 활동적인 조직에 집중시킴으로써 손가락 아래의 피부와 뼈를 무시하도록 노력한다.
- 몇 걸음 걸은 후 가만히 선 다음에 몇 걸음 뒷걸음질치고 그동안 내내 여러분 손가락 끝 밑의 감지하기 힘들지만 분명한 변화를 평가한다.
- 이 과정을 몇 번 반복한다. 한 번은 정상적으로 호흡을 하면서, 한번은 숨을 들이쉰 상태에서, 그리고 다시 숨을 내쉰 상태에서 시행한다.
- 가만히 서서, 한 번에 한쪽다리를 뒤쪽으로 빼서 엉덩관절을 펴고, 그 다음에 중립으로 되돌린 후 다른 쪽 다리로 같은 동작을 시행한다.
- 여러분은 이들 다양한 상황을 어떻게 느끼는가?

이 연습은 촉진하는 손가락의 "듣는" 역할과 그들이 듣고 싶어 하는 것에 대한 선택성을 강조하는 데 도움이 되어야 한다.

조직의 순응도를 등록하기 위해, 걸을 때 번갈아 하는 발걸음에 대해, 그리고 다양한 환경 하에서 크거나 작은 정도의 "풀림" 또는 "묶임"이 있는지를 평가하기 위해 듣는 손의 접촉은 "조용하고, 방해하지 않고 교란시키지 않아야" 한다.

2. Johnston과 동료들의 "촉진의 판별능력" 연습 Johnston and colleagues 'palpatory literacy' exercises (*Johnston et al. 1969*)

연습 *2(a)* 이 연습에 제시된 시간은 3분이다.

- 누군가를 앉히고 여러분은 뒤에 서서 목과 어깨 사이에 있는 상부 등세모근(승모근) 위에 손바닥과 손가락을 얹는다.
- 이 목적은 파트너가 깊이 숨을 들이쉴 때 여러분의 손 밑에서 무엇이 일어나는지를 평가하는 것이다.
- 이것은 들숨(흡기)과 날숨(호기)을 비교하는 것이 아니고 여러분이 들숨에 대한 촉진되는 부위의 반응을 평가하는 것에 도움이 되는 것으로 여겨진다. 그들은 풀림 상태에 있는가, 또는 묶임 상태에 있는가?
- 기저에 있는 구조 또는 상태를 근육긴장 또는 변경된 조직 상태와 관련하여 구체적으로 정의하려고 시도해서는 안되며 들숨이 조직에 미치는 영향을(영향이 있는 경우) 평가한다.
- 조직은 저항하고 제한이 있고 "묶임" 상태에 있는가, 또는 이완 상태에 있는가?
- 숨을 들이쉬는 동안에 한쪽 손에 일어나고 있는 것과 다른 쪽 손에 일어나고 있는 것을 비교한다.

연습 *2(b)* 이 연습에 제시된 시간은 5–7분이다.

- 시작위치로 되돌아간다. 그곳에서 앉아 있는 파트너의 뒤에 서서 파트너를 촉진한다.
- 이번의 목적은 파트너가 숨을 들이쉴 때에 앞쪽 및 뒤쪽 흉곽의 "제한" 또는 "묶임"의 다양한 부위의 지도를 작성하는 것이다.
- 이 연습에서는 묶임의 부위를 확인하는 것만이 아니라 여러분이 발견한 것을 "큰"(몇 분절) 및 "작은"(단일 분절) 범주에 할당하도록 시도하는 것이다.
- 시작하려면, 주로 손가락으로 손을 왼쪽 상흉부, 어깨뼈와 척추 사이에 놓고, 파트너가 먼저 편안하게 앉았을 때, 무릎 위에 손을 얹은 다음 가슴에 팔짱을 끼고(갈비척추관절을 더 노출시킨다) 여러 번 숨을 깊이 들이쉬게 한다.
- 손을 한 위치에 놓고 몇 번 호흡을 한 후, 등(back) 전체가 이와 같이 "매핑"이 될 때까지 손을 약간 낮게, 또는 안쪽으로 또는 가쪽으로 다시 위치시킨다.
- 여러분은 날숨 때와 비교하여 들숨 때 조직이 어떻게 느끼는가를 비교하는 것이 아니라, 들숨에 반응하여 *서로 다*른 부위가 어떻게 서로를(풀림과 묶임의 측면에서) 비교하는가를 비교한다는 것을 기억하기 바란다.
- 등 전체의 지도를 작성한다(묶임 영역의 위치를 찾는다). 또한 이들 영역의 "크기"에 주목한다.
- 묶임의 어떤 "큰" 영역으로 되돌아가서 능동적 구성요소와 동일한 들숨 접촉을 사용하여 그 영역 내의 어떤 "작은" 영역을 식별할 수 있는지를 확인한다.
- 개개의 척추분절은 들숨에 반응할 때 이들을 한 번에 하나씩 순차적으로 평가함으로써 지도를 작성할 수 있다.
- 이 기능평가를 통해 발견한 정보를 일반적으로 어떻게 사용할 것인지 자신에게 스스로 묻는다.
  - 제한되어 있다고 생각되는 것을 가동화하기 위해 어떤 방법으로 시도해보겠습니까? 그렇다면 어떻게 할 것입니까?
  - 제한이 큰 영역에 치료의 초점을 맞추겠습니

까, 그렇지 않으면 작은 영역에 초점을 맞추겠습니까?

- 제한된 영역에서 먼 영역을 치료할 것입니까, 인접한 영역을 치료할 것입니까?
- 저항 장벽을 향해서 그리고 그것을 지나서 기계적으로 이동시킴으로써 지각된 제한을 해제하려고 합니까? 아니면 제한 장벽에서부터 떨어져 간접적인 접근방식으로 해제를 시도하는 경향이 있습니까?
- 또는 관심 있는 영역이 자유로워지거나 개선될 때까지 혼합 및 일치하는 다양한 접근법을 시도하시겠습니까?

이들 질문에 대해서 맞거나 틀린 해답은 없다. 그러나 이 절(이 책의 다른 부분)에서의 다양한 연습은 검토되고 있는 다른 방법 즉, 해결책을 강요하지는 않지만 출현시킬 수 있는 방법에 대한 가능성을 열어두어야 한다.

연습 *2(c)* 이 연습에 제시된 시간은 5–7분이다.

- 파트너를 앉혀서 가슴 위에 팔짱을 끼게 하고 여러분은 그 뒤에 선다. 여러분의 듣는 손/손가락을 왼쪽 흉곽 상부의 어깨뼈 부위에 놓는다.
- 동기를 부여하는 손을 목과 등의 접합부에 놓고 머리와 상체를 굽히는 것이 아니라 머리와 상체를 앞쪽으로(관상면으로) 가져가는 방식으로 이동시킨다는 "요구"를 나타낼 수 있게 한다.
- 반복되는 움직임은 설명된 위치로 진행하고 다시 중립으로 되돌아가는 것은 여러분의 동기를 부여하는 손으로 시작되는 반면, 듣는 손은 뒤쪽 흉곽의 서로 다른 부위에서 이것에 의해 만들어지는 변화를 평가한다.
- 사실상 여러분은 이 정상적인(앞쪽으로의 평행이동) 동작요구에 반응하여 하나의 촉진 부위를 또 다른 부위와 비교하고 있는 것이다.
- Johnston과 동료들(1969)은 다음과 같이 언급하였다: *"이것은 앞쪽 방향으로의 움직임을 뒤쪽 방향으로의 움직임과 비교하는 것이 아니라 하나의 부위를 아래에 있는 부위, 그리고 위에 있는 부위 등과 비교하는 단지 앞쪽 구획으로만의 움직임을 검사하는 것이다"*.
- 여러분의 듣는 손은 조직에 대해서 몸통에 요구되는 움직임에 쉽게 반응할 것인지 아니면 저항할 것인지를 묻고 있다.
- 이와 같이 하여, 앞쪽으로의 움직임이 실행될 때 묶임이 있는 크고 작은 영역을 확인하도록 한다.
- 이들 영역을 연습 2(b)에서 호흡평가를 사용하였을 때에 확인된 영역과 비교한다.

의미하는 것

연습 *2(c)* 동안에 수집된 정보를 사용하는 방법:

> *이 특정한 검사에서 여러분이 시행한 것은 어깨관절과 엉덩관절의 위치관계를 바꾸는 것이다.*
>
> *이와 같이 제한된 영역에서 유발된 이 어깨관절–엉덩관절 관계에 대한 실마리는 여러분이 검사되는 특정 기능장애를 효과적으로 바꾸기 위해 사용하기를 원할지도 모르는 기법을 선택하기 위한 기준이 될 수 있다 … 우리는 여러분이 기능장애 영역을 대상으로 하고 굽힘–폄 요소, 옆굽힘과 회전을 다룰 뿐만 아니라 어깨관절이 엉덩관절에 관해서 적절히 배치되어 있는지를 검토할 기법을 사용한다면, 더 나은 "교정"의 기회를 잡을 수 있을지도 모른다고 생각한다.*
>
> Johnston 등 1969

주: 연습 2(c)에서 유발된 패턴은 여러분이 시작한 움직임이 동반되지만, 2(a) 및 2(b)에서 유도된 정보는 호흡에 의해 시작된 본질적인 운동이 동반된다. 이들의 단순한 연습에서 Johnston 등은 조직이 스스로 시작하거나 외부로부터 유도되는 운동에 어

떻게 반응하는가에 관해서 촉진의 판별능력의 초기 단계를 통해 우리를 안내하였다.

Hoover의 실험적 연습

Hoover's experimental exercises

Hoover(1969b)는 다음의 연습(그는 이들을 "실험"이라 부른다)에서 많은 질문을 하고 이에 대한 해답은 항상 "네"이어야 한다.

연습을 완료하였을 때 여러분의 대답이 정말 긍정적이라면 여러분은 아마도 임상 환경에서 기능적 기법을 효과적으로 사용할 수 있을 만큼 촉진기술에 충분히 민감할 것이다.

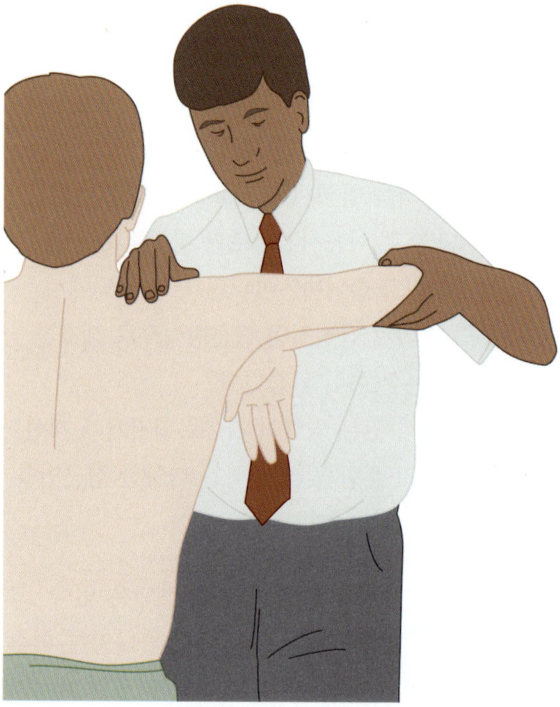

그림 5.1 봉우리빗장관절에서 풀림 또는 묶임을 유발하는 위치를 평가한다. 완전히 지지된 팔은 다양한 방향으로 수동적으로 움직여진다. *(Hoover 1969b)*

3. Hoover의 기능적 빗장뼈 연습

Hoover's functional clavicle exercise
(Hoover 1969a)

연습 3(a): 이 연습을 위해 제시된 시간은 5분이다.

이 부분의 연습에서 제기된 질문은: "(건강한) 빗장뼈(쇄골)가 분명하고 예측 가능한 방식으로 움직이고 있는가?"이다.

- 파트너와 마주보고 서서 여러분의 오른손(듣는 손) 손가락 끝 바닥을 오른쪽 봉우리빗장관절(견쇄관절) 위의 피부 위에 놓는다.
- 왼손으로 파트너의 오른팔 팔꿈치 바로 밑을 잡는다.
- 파트너, 그리고 어깨/팔이 이완되게 하여 여러분이 팔의 전체 중량을 받치고 연습이 수행될 때 어떤 식으로든 도움을 주거나 방해하지 않도록 한다. 이것은 몇 번 팔을 올리고 내림으로써 검사할 수 있다(그림 5.1).
- 천천히 그리고 의도적으로 팔을 정중선에서 촉진하는 손 밑에 있는 조직의 변화를 감지할 만큼 충분히 멀리 뒤로 가져가고, 그 다음에 팔을 중립으로 되돌린다.
- 빠른 움직임을 피하여 촉진되는 감각을 정확히 인지하도록 한다.
- 이 움직임을 몇 번 반복하여 이 단일 움직임의 영향을 평가할 수 있도록 한다.
- 여러분이 팔의 이 수동적 움직임을 하면서 Hoover가 고려하도록 제기한 질문을 상기한다. "(건강한) 빗장뼈(쇄골)가 분명하고 예측 가능한 방식으로 움직이고 있는가?"
- 이번에는 여러분이 듣는 손의 손가락 끝 밑에서 조직 변화를 감지할 때까지 팔을 정중선의 앞쪽

으로 가져간다.

- 이 단일 움직임을 여러 번 반복하고, 앞뒤로 그리고 중립으로 반복하고 또 반복하고, 그렇게 하면서 평가한다.
- 팔을 중립위치에서부터 벌리고(외전하고) 그 다음에 몇 번 중립으로 되돌리며, 그렇게 하면서 평가한다.
- 그 다음에 몸통 앞쪽으로 팔을 살짝 가로질러 모으고(내전하고), 그 후 중립으로 되돌린다. 이것을 몇 번 반복하고 그렇게 하면서 평가한다.
- 마찬가지 방법으로 중립에서 시작하여 중립으로 되돌아가면서 천천히 도입된 안쪽회전, 그 다음에 가쪽회전을 개별적으로 시행하여 이들이 풀림과 묶임에 미치는 영향을 평가한다.
- 이 질문에 대한 개개의 생리학적 움직임의 반응은 어떠하였는가? "빗장뼈가 분명하고 예측 가능한 방식으로 움직이고 있는가?"

제기된 이 질문에 대한 대답은 동작에 대한 요구가 이것에 부과될 때 빗장뼈가 정말 분명하고 예측 가능한 방식으로 움직이고 또한 발생하는 조직 변화를 감지한다는 것이어야 한다.

연습 3(b): 이 연습을 위해 제시된 시간은 5분이다.

이 연습에서 제기된 질문은: "빗장뼈가 다른 생리학적 움직임으로 움직이게 될 때, 움직임의 용이성과 촉진된 감촉에 차이가 있는가?이다.

- 연습 3(a)에서와 같이 같은 시작위치를 채택한 다음, 빗장뼈의 가쪽 끝에서 조직 변화를 촉진할 때 매우 천천히 대상자의 팔을 뒤쪽으로 가져가서 편다.
- 다음으로 팔을 신체의 앞쪽으로 가져가서 굽히게 할 때 풀림과 묶임의 감촉을 비교한다.
- 그 다음에 팔을 순차적으로 외전과 내전을 시키고 중립위치를 통과시키면서 풀림과 묶임의 감촉을 비교한다.
- 이번에는 팔을 안쪽과 바깥쪽으로 회전시킬 때 풀림과 묶임의 감촉을 비교한다.
- 이 연습에서 움직임 요구를 개별적으로 평가하는 대신에 멈춤이 없이 순차적으로 반대쪽 움직임을 시켰을 때, 촉진되는 조직에서 무엇이 일어났는가를 평가하는 기회가 있다.
- 제기된 질문은 조직에 변화한 풀림의 감촉을 만들어내는 움직임의 방향이 있었는지 어떤지를 결정할 것을 요청하고 있다.
- 대답은 일반적으로 빗장뼈가 다양한 생리학적 움직임으로 움직이게 될 때 인식 가능한 움직임 및 조직 실감의 차이 또는 이상(aberration)이 확실히 있어야 한다는 것이다.

연습 3(c): 이 연습을 위해 제시된 시간은 5분이다.

이 연습에서 제기된 질문은: "움직임의 용이성과 조직 질감의 차이는 특정한 방법으로 빗장뼈를 움직임으로써 달라질 수 있는가?"이다.

- 도입단계를 반복하고 팔을 굽히는 것으로 시작하여 빗장뼈가 움직이기 시작하고 촉진 하에 있는 질감이 묶임으로 변화하는 것을 인지할 때까지 팔을 정중선 앞으로 가져간다.
- 다음으로 빗장뼈가 움직이기 시작하고 묶임의 감각이 다시 인지될 때까지 굽혀진 팔을 뒤쪽으로 움직여서 펴지게 한다.
- 이들 두 극단사이에 최대 풀림의 위치 즉, 이 움직임의 평면(정중선의 앞과 뒤)에서 생리학적 균형이 잡힌 위치가 놓여 있다.
- 이것은 기능적 기법을 사용할 때 확립할 필요가 있는 균형점(풀림)이다.

- 이 첫 번째 *균형이 잡힌 풀림의 점*에서 시작하여 팔의 *외전*과 *내전* 사이의 균형점을 찾을 때, 봉우리빗장관절(견쇄관절) 조직에서 최대의 "풀림"이 인지되는 점을 평가하기 위해 동일한 가이드라인을 사용한다.
- 미리 굽힘/폄을 탐색하고 이번에는 외전과 내전을 탐색한 상태에서 최대 풀림의 조합된 위치를 찾으면, 하나의 풀림의 위치를 또 다른 위치에 효과적으로 "겹쳐 쌓게" 한다.
- 이 조합된 풀림의 위치에서 시작하여 이번에는 빗장뼈의 움직임이 안쪽회전과 *바깥쪽회전*을 동반하는 두 극단 사이의 풀림의 점을 찾아낼 필요가 있다.
- 일단 이 세 번째 조합된 풀림의 위치가 확립되면 가장 일반적인 어깨의 움직임 패턴을 동반하는 팔과 빗장뼈 사이의 상반적(reciprocal) 균형을 달성할 것이다.
- 완전성, 시간의 여유를 위해, 이전에 식별된 풀림의 겹쳐 쌓인/조합된 위치에서 시작될 때마다 압박, 신연(distraction), 들숨–날숨에 대한 조직반응의 검사를 추가할 수도 있다.
- 이들 조직/구조의 기능장애를 치료하고 있었다면, 약 90초 동안 풀림의 그 조합된(겹쳐 쌓인) 위치를 유지할 것이다.

이 과정에서 여러분은 연습 3(c)에서 제기된 질문에 효과적으로 대답해야 한다. 그 이유는 움직임 및 조직 질감/긴장의 이상(aberration)이 빗장뼈의 움직임에 의해 변화될 수 있다는 것이 이제는 명백해져야 하기 때문이다.

실험은 계속되다

상반적 균형의 위치에서 시작하여, 전체 연습의 첫 부분에서 한 것처럼, 팔 움직임(굽힘, 외전 등)의 각 방향 모두를 재평가한다.

연습 3(a)의 첫 부분과는 달리, 팔을 옆으로 늘어뜨린 위치에서 시작하는 것이 아니라 조직이 가장 이완된 상태에서 동적인 균형 점에서 시작한다.

이제 여러분이 찾는 것은 이 균형 잡힌 위치에서 시작하여 최대의 자유도, 최소의 묶임 감각을 나타내는 팔/빗장뼈의 단일 움직임이다.

이러한 움직임이 확인되었을 때(Hoover 1969a):

> *이 하나의 움직임은 감각의 손이 개선 상태를 보고하고 있는 한, 천천히 그리고 온화하게 계속되며, 만일 그 하나의 방향으로의 움직임이 묶임을 증가시키고 움직임을 더 용이하게 그리고 조직 질감을 더 정상으로 하지 않는 상태에 도달하면, 생리학적 움직임의 순서가 다시 확인된다.*

이 연습에서 Hoover(1969a)는 더 이상 신체에 행동을 강요하는 것이 아니라 신체를 따른다는 점으로 우리를 유도한다. 그 점에서 우리는 조직이 가장 바람직한 움직임의 방향과 자세 풀림으로 우리를 유도할 수 있게 한다.

실제로, 우리가 여기까지 그의 지시를 따를 수 있다면, 그가 시행한 것은 우리가 기능적 기법을 임상적으로 사용하기 시작하게 하는 것이다.

생리학적, 동적 균형을 찾아내고 그 다음에 이 조직에 대한 최대 풀림의 경로를 찾는 것에 대한 위에서 설명한 과정은 실행되고 있는 기능적 기법이다.

(빗장뼈 연습을 사용하여) 설명된 과정을 더욱 진화시키면 조직이 조작자를 유도하지만, 이것에는 많은 연습을 필요로 한다.

Hoover(1969a)는 다음과 같이 설명한다.

> *조작자는 자기의 감각의 손 또는 듣는 손이 빗장뼈와 그 주위조직의 어떤 변화를 감지할 때, 이완하고 전적으로 수동적으로 된다. 감각/듣는 손으로 만져보는*

경우, 빗장뼈와 주위조직의 변화는 반사중추로 정보를 보내는데, 반사중추는 상반적 균형 또는 중립을 유지하도록 하는 방식으로 팔을 움직이는 운동의 손(motor hand)에 명령을 중계한다. 이것이 적절한 움직임이라면, 움직임의 용이성을 증가시키고 조직의 질감을 개선하는 느낌이 있을 것이다. 이 과정은 최대의 풀림, 또는 고요함의 상태에 도달할 때까지 하나 이상의 움직임을 통해 계속된다.

4. Hoover의 흉부 연습

Hoover's thoracic exercise
(Hoover 1969b)

연습 4(a): 이 부분의 연습을 위해 제시된 시간은 4분이다.

- 가슴을 가로질러 팔짱을 끼고 앉아 있는 파트너의 뒤에 선다.
- 여러분은 파트너의 등뼈 및 허리뼈를 촉진, 관찰 그리고 검사에 의해 사전에 평가해두었어야 하며, 이번에는 여러분의 듣는 손을 제한이 있다고 생각되는 부위 또는 조직이 특별히 과다긴장이 있는 부위에 놓는다.
- 손이 조직에 "맞춰질" 때까지 아무것도 하지 않고 기다린다.
- 구조적인 상태에 대해서는 평가하지 않는다.
- 적어도 15초 동안 기다린다. 그러나 Hoover는 다음과 같이 말하고 있다: "오래 기다릴수록 구조를 덜 느끼게 된다. 정보를 받는 손가락을 오래 가만히 있게 할수록 움직임 요구를 유도할 때 분절 반응의 첫 번째 신호를 더 많이 받을 준비가 되어있다".
- 다른 쪽 손으로, 그리고 목소리에 의해 파트너/모델이 약간 굽히고 그 다음에 펴도록 유도한다.
- 동기를 부여하는 손은 매우 가벼운 터치를 가해야 한다. 이것은 움직임이 일어나기를 원하는 방향에 대한 제안일 뿐이다.
- 척추분절과 조직이 굽힘으로 이동하고 다음으로 펴질 때 듣는 손은 아무것도 하지 않고 그 조직에 대한 기능적 반응(풀림과 묶임)을 느낄 때까지 기다린다.
- 촉진되고 있는 분절/부위가 척추에 요구되는 대근육 운동(gross motion)에 관여하고 있기 때문에 파도와 같은 움직임이 인지되어야 한다.
- 다양한 단계의 움직임이 시행될 때, 촉진 중인 조직 긴장의 변화가 인지되어야 한다.
- 다양한 분절 높이와 등(back)의 영역에서 평가를 시행한다. 그리고 묶임의 힌트가 다시 나타나고 그 다음에 다시 강렬해지기 전에 묶임이 시작되어 더 강렬해지고 어느 정도 풀리게 되고 그리고 나서 매우 풀리기 때문에 이 과정의 단계 동안에 촉진된 조직의 서로 다른 상태를 느끼도록 한다.
- 어디에서 *최대 묶임*이 느껴지는지 그리고 어디서 *최대 풀림*이 일어나는지 판단한다. 이들은 묶임을 피하고 풀림에 열심히 초점을 맞출 때 기능적 기법을 위해 필요한 핵심적인 한 부분이다.
- 정상적인 가동범위의 끝으로 오는 영역에 대한 정상적인 생리학적 반응인 묶임과 기능장애의 제한에 대한 반응인 묶임을 구별하도록 시도하자.

연습 4(b): 이 부분의 연습을 위해 제시된 시간은 3분이다.

- 4(a)에서와 같이 시작 위치로 되돌아가고 제한 또는 과다긴장의 영역을 촉진하면서 한쪽으로의 순수한 옆굽힘을 유도하고 그 다음에 4(a)에서와 같이 정확히 같은 방법으로 풀림과 묶임을 평가하는 동안 다른 쪽의 옆굽힘을 한다(사용된 방향은 굽힘과 폄이었다).

연습 4(c): 이 부분의 연습을 위해 제시된 시간은 3분이다.

- 4(a) 및 4(b)에서와 같이 시작 위치로 되돌아가고 제한 또는 과다긴장의 영역을 촉진하면서 한쪽으로의 회전을 유도하고 그 다음에 4(a) 및 4(b)에서와 같이 정확히 같은 방법으로 풀림과 묶임을 평가하는 동안 다른 쪽의 회전을 한다.

다양한 반응

Hoover는 이들 다양한 자세요구가 있는 동안에 촉진되는 조직으로부터의 하나의 반응으로서 여러분이 느낄지도 모르는 변화를 다음과 같이 설명하고 있다.

1. **동적인 중립:** 움직임에 대한 이 반응은 정상적인 생리학적 활동이 있다는 것을 나타내는 것이다. 모든 방향으로 광범위하게 움직이는 동안에 최소한의 신호가 있다. Hoover는 이것을 다음과 같은 방식으로 언급하고 있다:

이것은 순수하고 아무것도 섞이지 않고 병변이 없는(즉, 기능장애가 없는) 분절이며, 광범위한 용이한 움직임 요구-반응의 주고받기를 보여준다.

2. **경계선상의 반응:** 이것은 정상적인 움직임 요구의 일부에서 상당히 이른 단계의 묶임의 일부 신호를 보내는 영역 또는 분절이다. 묶임의 정도는 최소이고 대부분은 풀림 또는 동적인 중립이 인지될 것이다. Hoover는 "대부분의 분절은 이와 같이 행동한다"라고 언급하고 있다. 이들은 완전히 "건강"하지도 "병적"이지도 않다.
3. **병변 반응:** 이것은 거의 모든 움직임 요구의 최초에 대부분 인지되는 곳이며 동적인 중립의 조짐은 거의 없다.

주: 용어가 바뀌어 Hoover 시대에 "병변(lesion)"이라 불렸던 것이 현재는 "*신체 기능장애(somatic dysfunction)*"로 알려져 있다.

Hoover는 다음과 같이 해야 한다고 제안하고 있다:

모든 방향으로의 움직임을 주의 깊게 시도한다. 묶임이 증가하지는 않지만 이와는 반대로 실제로 묶임을 감소시키고 풀림을 약간 도입하는 움직임 요구를 발견할 수 있도록 열심히 시도한다. … 이것은 병변(기능장애)의 하나의 중요한 특성이다.

사실상, 제한이 심할수록 풀림의 감각 또는 동적 중립을 만들어내는 하나 이상의 더 작은 움직임 요구를 찾을 수 있을 것인데, 그 이유는 풀림과 묶임 사이의 차이가 아주 명백할 것이기 때문이다.

Hoover의 요약

이 방법에 숙달하기 위해서는 기능장애가 있는 관절과 분절에서 연습할 것을 제안하고 있다.

이것을 성공적으로 하기 위해서는 세 가지 주요 요소가 필요하다.

1. 움직임 요구와 움직임 반응에 주의를 집중하면서 인지되는 것은 무엇이든지 "정상", "약간 기능장애가 있음", "참된 또는 심한 기능장애가 있음" 등으로 분류된다.
2. "풀림"과 "묶임"에 관해서 촉진된 움직임에 대한 반응의 변화를 끊임없이 평가한다. 이때 이들이 신호 발신의 수준과 조직반응의 증가와 감소를 나타낸다는 것을 의식한다.
3. 조직반응을 철저히 평가하기 위해서는 움직임 요구의 모든 가능한 변화(variation)가 필요하며, 이것은 움직임 요구의 구조화된 순서(sequence)가 필요하다는 것을 인식한다.

Hoover는 이들을 (마음속으로) 언어화할 것을 제안하고 있다.

> *마음속으로 풀림을 찾는 목표를 세우고, 풀림의 반응과 풀림의 증가가 느껴질 때까지 잠정적인 움직임 요구를 유발하며 굽힘, 폄, 옆굽힘 및 회전에 관해서 풀림의 반응을 제공하는 움직임 요구를 언어화한다. 실제 기술이 발달될 때까지 이 실험을 실행한다. 여러분은 기능장애가 제한되어 있는 특정의 풀림-반응을 찾는 것을 학습하고 있다.*

게다가, 평가되고 있는 영역에 따라 외전, 내전, 앞쪽으로의 평행이동(translation) 뒤쪽으로의 평행이동, 가쪽 및 안쪽으로의 평행이동, 위쪽 및 아래쪽으로의 평행이동, 압박, 신연 등과 같은 방향은 이 접근법을 고려할 필요가 있을지도 모른다.

아래의 Greenman의 기능적 연습은 이들 요소의 일부를 소개한다.

Bowles가 목표를 설명하다

Bowles(1964)는 이러한 평가과정 동안에 추구되고 있는 것을 간결하게 요약하고 있다.

> *분절(또는 관절)을 검사하기 위해 사용되는 활동은 주로 내인성(endogenous)이고, 관찰하는 기기는 비섭동적(non-perturbational)이며, 수집된 정보는 우리의 구조물의 분절이 얼마나 잘 또는 잘못 그 문제를 해결하고 있는가에 대한 것이다. 우리가 구조의 간단하고 비틀림이 없는 아래의 감각을 발견한다면 우리는 분절을 정상이라 진단한다. 우리가 묶임의 감각, 긴장, 조직의 비틀림, 행동의 어떤 방향에서의 뒤처짐(lagging) 및 불만을 발견한다면 우리는 그 분절이 이 문제를 적절히 해결하는 데 어려움이 있다는 것을 알게 된다.*

이 진단은 기능장애에 대한 것이 될 것이다.

5. Greenman(1989)의 척추 "포개쌓기" 연습 Greenman's(1989) spinal 'stacking' exercise

이 연습을 위해 권장되는 시간은 10분이다.

이전의 연습에서는 풀림과 묶임에 관해서 촉진된 조직의 반응을 평가하기 위해 개개의 방향과 움직임의 일부 단순한 조합이 사용되어 왔다.

이 연습에서는 한 쌍의 움직임 요구가 이루어진다(예를 들어, 굽힘과 폄). 그러나 최초의 평가를 시행한 후의 이들 각각의 평가는 이전에 평가된 움직임 요구에 관해서 발견된 풀림의 점에서 시작해야 한다.

이와 같이 하여, 최대의 풀림과 동적인 중립의 궁극적인 위치는 이전에 달성한 풀림의 위치의 합계와 같아지고 풀림의 하나의 위치는 문자 그대로 또 다른 풀림의 위치와 "포개어 쌓인다."

- 양팔을 가슴에서 교차시키고 양손을 어깨에 얹어 놓은 개인/환자의 뒤에 선다.
- 여러분의 듣는 손을 상부 흉곽 부위에 놓고 다른 쪽 팔을 교차시켜 환자의 팔짱을 낀 팔 앞으로 가져가서 그들의 반대쪽 어깨 또는 가쪽 흉벽을 잡는다.
- 움직임 요구는 구두지시에 의해서만이 아니라 동기를 부여하는 손으로부터의 약간의 관여에 의해 이루어진다.
- 다음의 한 쌍의 방향의 각각에서의 풀림(그림 5.2)에 대해 일련의 평가가 이루어진다.
    - 굽힘과 폄
    - 왼쪽으로의 옆굽힘과 오른쪽으로의 옆굽힘
    - 왼쪽회전과 오른쪽회전
    - 앞쪽 평행이동과 뒤쪽 평행이동
    - 왼쪽 가쪽 평행이동과 오른쪽 가쪽 평행이동
    - 머리 쪽 평행이동과 꼬리 쪽 평행이동(견인과

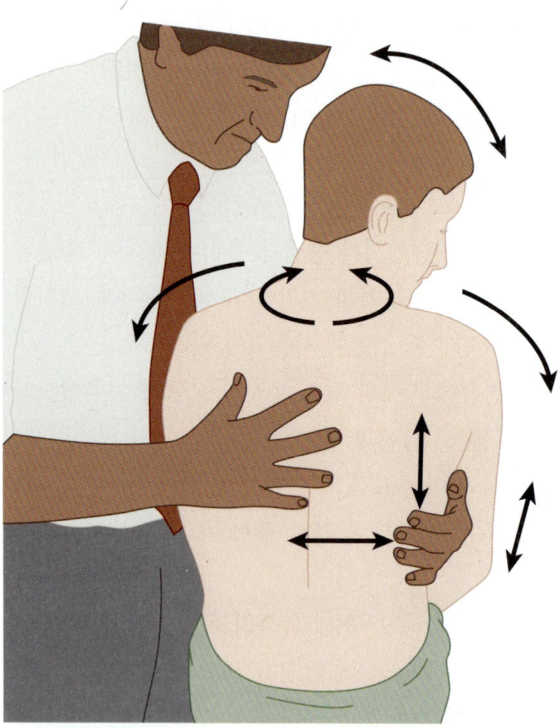

그림 5.2 척추영역/분절의 기능적 촉진(또는 치료). 촉진을 하는 동안, 모든 가능한 움직임 방향이 촉진된 조직에서의 "풀림" 및 "묶임"의 감각에 미치는 영향에 대해 평가된다. 최초의 풀림의 위치가 확인된 후(순서는 관계없다) 각각의 이어지는 평가가 "포개쌓기(stacking)"라 알려진 과정에서 이전의 평가에 의해 확인된 풀림의 위치(또는 조합된 풀림의 위치)에서부터 시작된다.

압축)

- 완전한 들숨과 완전한 날숨

- 조사의 최초의 요소는 *항상* 굽힘과 폄이어야 한다.
- 조사의 최종 요소는 다양한 단계의 호흡, 완전한 들숨과 완전한 날숨이 풀림에 미치는 영향을 평가한다.
- 그러나 이들 두 가지 요건과는 별개로, 다른 움직임이 수행되는 순서는 이들이 모두 도입되는 한, 관계가 없으며, 각각의 후속되는 움직임 요구는 이전에 발견된 조합된–풀림의 위치에서부터 시작된다.
- 최종 호흡 요구는 호흡의 어느 단계에서 조직의 최대의 풀림이 인지되는가를 나타내고, 일단 이것이 확립되면 그 단계는 이전에 확인된 풀림의 조합된 위치에 "포개어 쌓이게 된다".
- 이것은 대략 90초 동안 유지되고, 그 후 중립의 위치가 천천히 다시 채택된 다음에 포개어 쌓기 순서 전체를 다시 수행하여 변화를 평가한다.

6. 목뼈 평행이동 촉진의 연습

Exercise in cervical translation palpation

주: 이것은 Greenman(1989) 연습의 수정판이며, 여기서는 평행이동 제한을 검사할 때, 제한이 확인된 어느 것이든 치료하기 위한 근육에너지 기법을 사용할 것을 제안하고 있다. 이 수정법에서는 그 대신에 자세이완(기능적) 기법이 제안되고 있다. 그러나 이 연습의 기본 설계는 Greenman이 설명한 것과 같다.

옆굽힘과 회전을 용이하게 촉진하기 위해서는 옆에서 옆으로의 *평행이동*("션트") 움직임이 사용되는데 목을 중립, 중간정도의 굽힘과 폄의 세 가지 위치 중의 어느 것인가 하나로 한다.

C2 아래의 분절이 한쪽으로 평행이동을 하면 자동적으로 옆굽힘이 되고 이것을 지배하는 해부학적 및 생리학적 원칙 때문에 *같은 쪽으로의 회전이 일어난다*(Mimura et al. 1989).

이 척추결합(spinal coupling) 특징은 대부분의 목뼈에서 예측 가능한 보편적인 사건인 것 같다(즉, C2와 C6 사이의 같은 쪽으로의 옆굽힘과 회전). 그러나 보편적으로 나머지 척추에서의 결합은 별로 예측 가능하지 않다(Gibbons & Tehan 1998).

이 효과를 사용하여 목뼈 기능을 평가하기 위해서는 Greenman은 치료사가 척추의 양쪽에 손가락을 다음과 같이 놓아야 한다고 제안하고 있다(그림 5.3).

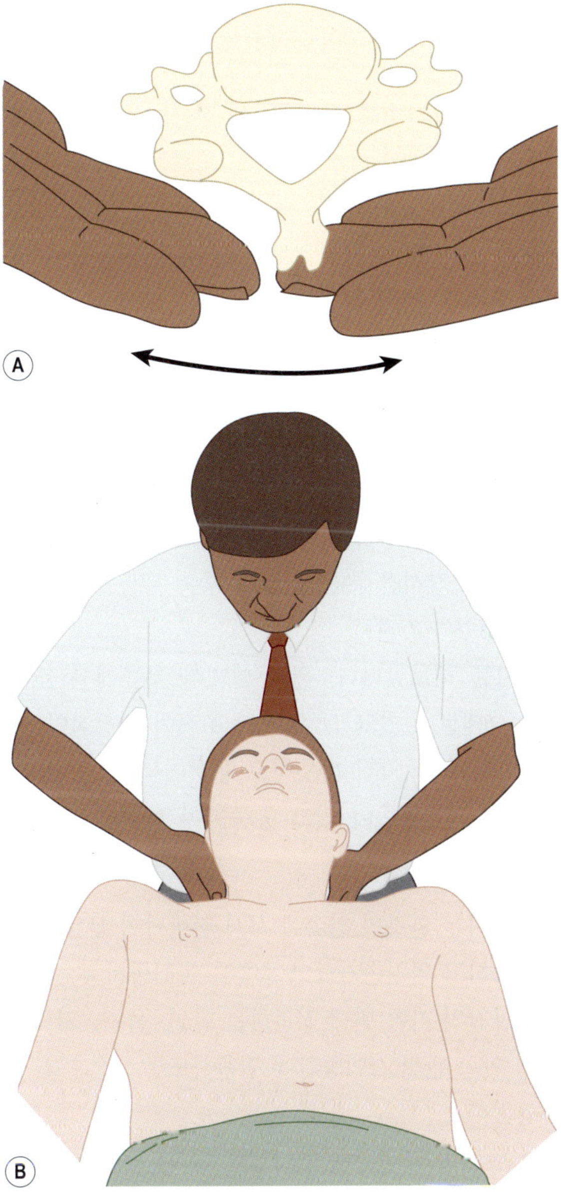

그림 5.3 (A, B) 평행이동/회전 제한을 동반하는 목뼈 영역의 기능적 평가 또는 치료.

- 반듯이 누운 환자의 뒤통수를 치료사의 엄지두덩에 놓는다.
- 집게손가락 끝 바닥을 C7의 가로돌기 바로 위 관절기둥(articular pillar)에 놓는다. 이것은 상부 등세모근의 바로 앞에서 촉진할 수 있다.
- 가운데손가락 끝 바닥은 C6에 놓고 반지손가락을 C5에, 새끼손가락 끝 바닥을 C3에 놓는다.

그 다음에:

- 이들의 접촉으로 민감도, 섬유증 및 과다긴장성을 검사하거나 머리를 중립, 굽힘 또는 폄으로 한 상태에서 목뼈부위로 가쪽 평행이동을 적용할 수 있다.
- 이것을 효과적으로 시행하기 위해서는 검사되고 있는 분절보다 상위 분절을 안정시키는 것이 도움이 된다.
- 손바닥의 볼록한 부위는 머리의 움직임을 조절하는 데 도움이 된다.
- 머리/목을 상대적인 중립으로 하고(굽힘과 폄이 없이), 오른쪽으로, 그 다음에 왼쪽으로의 평행이동을 도입하여(어느 분절이든) 각 방향에서 움직임의 자유도(그리고 넌지시 옆굽힘 및 회전)를 평가한다.
- 왼쪽으로의 평행이동이 도입될 때, C5가 손가락 끝 바닥으로 안정화되어 있다고 하면, 목이 중립 상태에 있을 때 C5가 C6을 중심으로 자유롭게 옆으로 굽히고 회전하는 능력이 평가된다.
- 관절 또는 관련된 연부조직이 정상이라면, 이 평행이동은 왼쪽 평행이동이 수행될 때 왼쪽 관절 면에 틈새가 생기게 하고 오른쪽 관절 면을 "닫히게" 할 것이며, 그 반대도 마찬가지이다.
- 거슬리거나 갑작스런 제동이 걸림이 없이 움직임에 대한 부드러운 끝느낌(end-feel)이 있을 것이다.
- 그러나 왼쪽에서 오른쪽으로 향한 분절의 평행이동이 저항/묶임의 감각을 발생시킨다면, 그 분절은 왼쪽으로 옆굽힘을 하고 (넌지시) 왼쪽으로 회전하는 능력이 제한된다.
- 오른쪽으로의 평행이동이 제한되면, (비교적) 왼

쪽으로의 평행이동이 더 "자유로워질" 것이다.

- 이러한 제한이 인지된다면, 평행이동을 반복해야 하지만 이번에는 머리를 중립 대신에 폄으로 하여 시행한다.
- 이러한 것은 C5(이 예에서는)에 접촉한 손가락을 약간 천장을 향해 들어 올림으로써 이루어지고 그 후 좌우로의 평행이동을 재평가한다.
- 머리와 목 또한 약간 굽히게 하고 왼쪽에서 오른쪽으로의 평행이동을 다시 평가해야 한다.
- 그 목적은 어떤 특정 평행이동이 일어날 때 어느 위치(중립, 굽힘, 폄)가 최대한도의 *풀림*과 *묶임*을 만들어내는지를 확인하는 것이다.
- 넌지시 왼쪽으로의 평행이동(중립, 폄 또는 굽힘의 어느 것이든)을 하는 것이 가장 자유롭다면, 반대방향에서의 평행이동은 더 제한될 것이다.
- 척추결합의 원칙 때문에 이것은 회전도 또한 평행이동이 가장 자유로웠던 반대방향에서 더 제한될 것 같다는 것을 보여준다(즉, 자유도가 큰 왼쪽으로의 평행이동은 오른쪽으로의 회전에 큰 제한이 있다는 것을 시사한다).
- 평가가 묻고 있는 질문은 (평가되는 분절에서) 중립, 폄 또는 굽힘에서 한 방향 또는 다른 방향의 평행이동 움직임에 더 자유도가 있는지 어떤지이다.
- 머리를 펴거나 중립이거나 굽힌 상태에서 이 움직임의 자유도가 더 큰 경우, 이것은 그 분절에서의 어떤 기능장애 또는 불균형(반대방향의 더 큰 제한에 의해 보여주는)의 치료에 사용되는 위치이다.
- 풀림의 가장 명백한 위치에서의 평행이동 위치를 90초 동안 유지한 다음, 평행이동 움직임의 대칭성을 재평가한다.
- 움직임은 더 균형이 잡혀 있어야 한다.
- C2까지의 모든 분절은 동일한 가이드라인을 따라 평가되거나 치료되어야 한다.

무릎의 기능적 치료 - 사례연구
Functional treatment of the knee–a case study

Johnston(1964)은 기능적 접근법을 사용하여 급성 무릎 제한이 다루어질지도 모르는 방법을 설명하고 있다.

그는 주어진 설명이 검토 중인 특정 기능장애 패턴에 독특한 것이고, 치료되는 모든 급성 무릎질환에서 기능장애와 치료 입력의 전혀 다른 패턴이 인지된다는 것을 강조하고 있다. 각 사례에서 우리는 "이 특정 질환을 가진 이 특정 환자"를 검토할 필요가 있다.

어떤 젊은 남성 환자는 3개월간 왼쪽무릎에 통증이 있었고 장시간 무릎을 꿇은 후는 무릎을 완전히 펼 수 없었다고 하다.

검사를 해보았더니, 왼쪽 다리가 무릎에서 약간 굽은 상태로 있었고 그 영역의 조직이 정상적인 오른쪽 무릎보다 약간 따뜻하고 울혈이 되어 있었다. 무릎을 펴면 통증이 있고 통증만이 아니라 딱딱한 저항이 있었다.

- 치료사는 환자의 왼쪽에 서서 손바닥이 무릎뼈에 접촉하고 엄지손가락이 무릎을 둘러싸서 관절 사이공간의 가쪽 면에 접촉하는 한편, 둘째손가락이 안쪽 관절 사이공간에 접촉하도록 오른손을 놓았다.
- 듣는 손은 조직상태의 미세한 변화(묶임이라 설명되는 - 조직의 긴장과 딱딱함에 대한 감각)를 인식할 만큼 가볍게 접촉을 유지하였고, 한편 다른 쪽 손에 의해 도입된 이어지는 움직임을 보조할 수도 있었다.
- 왼손은 환자의 왼쪽 발목을 꽉 잡았다(그림 5.4A).
- 처음에는 관절을 폄 방향으로 가져가서 다리를 약간 펴지게 함으로써 극단적인 묶임의 감각을

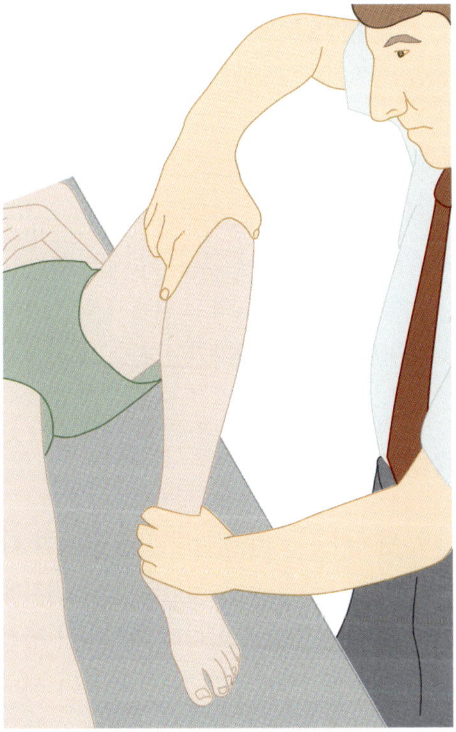

A

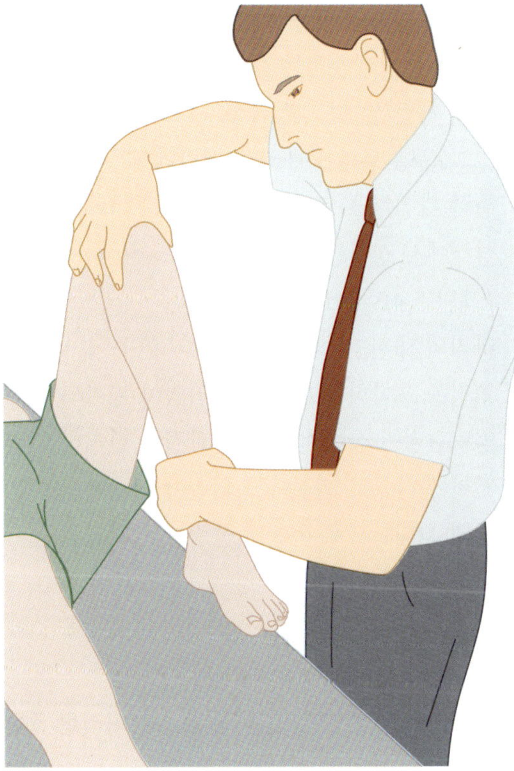

B

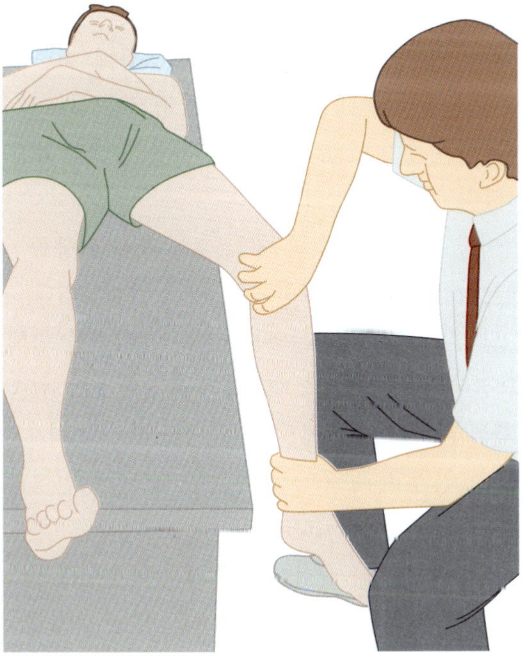

C

그림 5.4 (A) 무릎관절에서 "감소하는 묶임의 반응에 대한 확대 패턴을 지도 작성"하기 위한 Johnston (1964)의 연습. (B) 일반적으로 무릎 풀림의 위치는 엉덩관절과 무릎관절 굽힘의 도입에 이어서 다리가 안쪽으로 회전하고 벌려지며(외전), 한편 무릎영역에서 조직의 상태가 모니터링이 되는 곳에서 발견된다. (C) 스트레인이 있는 무릎의 또 다른 풀림의 위치는 엉덩관절이 약간 펴지고 외선하며, 한편 다리가 굽힘, 외전 또는 안쪽회전이 되는 곳에서 발견될지도 모른다.

평가하였다.

- 그 다음에 무릎을 약간 굽힘의 위치로 되돌렸을 때 촉진된 조직에서 풀림의 감각이 인지되었다.
- 그 다음에 다양한 움직임의 방향이 탐색되었고

풀림과 묶임의 반응이 평가되었다.

- 이 목적은 "감소하는 묶임의 반응에 대한 확대 패턴"의 지도를 작성하는 것이었다.
- 그 다음에 무릎을 치료 테이블에서 들어 올리고 위쪽 다리가 치료테이블 가장자리 아래에 매달린 상태에서 상당한 정도 굽힘으로 이동하였다 (그림 5.4B, C).
- 다리의 내전 및 외전, 종아리의 안쪽 및 바깥쪽 회전을 포함하는 다양한 움직임이 평가되었다.
- 엉덩관절이 굽혀지고, 무릎관절이 현저하게 굽혀지며 안쪽으로 회전하고 외전할 때 듣는 손에 의해 최대한으로 촉진된 풀림이 인지되었다.

통증이 없는 접근법

Johnston은 통증이 있는 상태에서 이러한 접근법을 채택하는 가치를 강조하고 있다.

이 검사에 잠재적으로 통증을 동반하는 움직임의 범위가 포함되어 있다 해도, 손가락 끝에서의 묶임 반응의 증가는 즉각적이지 않으며 조작자에게 매우 극적인 신호이므로 이러한 범위는 거의 관여할 필요가 없다.

- 이 평가순서 후 평가과정에서 설명한 것처럼 반듯이 누운 자세에서 환자의 다리를 지지하여 치료가 시행되었다.
- 안쪽회전과 외전의 비틀림 호(torsion arc)가 조작자의 왼손에 의해(발목을 잡는다) 도입되었을 때, 다리가 들려올라가 치료테이블에서 떨어져 반굽힘(semi-flexion)이 되었으며, 한편 오른손은 굽혀진 위치로 무릎을 지지하는 것만이 아니라 무릎 주위의 조직반응의 모니터링을 하였다.
- 즉각적으로 증가하는 묶임의 감각을 조작자의 오른손에 기억시키기 위해 이 절차가 진행되는 동안에 대체 가능한 범위와 움직임이 때때로 검사되었다.
- 무릎을 뚜렷하게 굽히고 허벅지를 약간 외전하며, 다리를 안쪽회전과 외전의 "풀림" 위치로 유지하면, 조직 긴장의 "갑작스런 변화"가 인지되었고, 이것은 다리가 안정 위치로 되돌아갔을 때 자유도의 감각이 생기게 하였다.
- 이것은 약간 굽혀진 상태 그대로였지만 객관적으로 덜 경직되어 급성도의 측면에서 약 15%의 개선이 있었던 것으로 평가되었다.

전체 과정의 반복

다음으로 평가와 치료의 정확히 같은 순서가 다시 한 번 반복되었다. 이 반복은 이전의 풀림 위치에서의 무릎의 정확한 재배치가 아니라 추가적인 평가이며, 평가를 하는 동안에 "균형 잡힌 중립"의 새로운 이상적인 위치가 촉진과 움직임의 과정에 의해 결정된다.

Johnston은 기능장애가 있는 무릎에 대한 최대 풀림의 위치에 대한 그 다음의 평가는 치료적으로 유지하는 위치에서 한 것처럼 이전의 것과 약간 달랐다.

이들 두 가지 기능적 치료 후에 제한과 통증 측면에서의 기능장애 정도는 대략 40% 감소하였다.

그 후의 방문에서는 이 과정은 정상화를 향해 더욱 진행되어: "사용을 계속해서 개선한 4주 동안 5회의 사무실 방문 후, 다리를 편안하게 똑바로 펼 수 있었고, 무릎에서 묶임은 더 이상 인식할 수 없게 되었다"(Johnston 1964).

기능적 기법을 사용하는 사람들의 경험에 따르면 덜 만성적이고 "조직화된" 정도가 낮은 기능장애가 위에서 설명한 사례와 같이 스트레인이 있는 조직에 반응하여 연부조직 변화가 몇 개월 동안에 걸쳐 확립된 것보다 더 빨리 반응한다는 것이다.

이 기능적 진단 및 치료 과정은 완수하는 것보다 설명하는 것이 시간이 더 오래 걸린다. 그 이유는 일단 듣는 손이 풀림과 묶임을 평가하는 방법을 학습하고 조작자가 어떤 주어진 장면에서 움직임에 개방된 가변 위치를 평가하는 방법을 학습하면, 전체 과정이 불과 몇 분에 끝나기 때문이다.

고리뒤통수관절(환추후두관절)의 기능적 치료

Functional treatment of the atlanto-occipital joint

이 기능적인 "연습"은 기능적 기법 방법론을 임상 진료에 도입하는 수단으로서 제공된다. 이것은 거의 보편적으로 적용할 수 있고 금기가 없으며, 이 장에서 설명된 기능적 방법론의 기본적 연습을 기반으로 한다. 이 방법을 적용하는 것이 어렵거나 불가능한 상황은 환자가 몇 분 동안에 걸쳐서 이완할 수 없고 이 절차를 완료할 수 없을 경우만일 것이다.

- 환자를 반듯이 누운 자세로 한다.
- 치료사는 치료테이블 모서리를 마주보고 있는 한쪽으로 약간 걸쳐서, 치료테이블의 머리 쪽에 앉는다.
- 한쪽 손(꼬리 쪽 손)은 뒤통수를 부드럽게 잡고 반대쪽 집게손가락과 엄지손가락으로 고리뼈(환추)에 인접한 연부조직을 촉진한다.
- 또 다른 손은 환자의 이마 또는 머리마루에 놓는다.
- 꼬리 쪽 손은 고리뼈를 에워싸는 조직의 "풀림" 또는 "편안함" 또는 "이완"의 감각을 탐색하면서 머리 위에 놓은 손은 한 번에 하나씩 복합적인 일련의 움직임으로 유도한다.
- 각각의 움직임을 "검사"하면서 촉진되는 조직이 가장 이완되거나 풀렸다고 느끼는 위치를 확인한다.
- 이 머리의 위치는 평가 순서에서의 다음 요소에 대한 시작점으로서 사용된다.
- 특별히 정해진 순서 없이(굽힘과 폄으로의 최초의 움직임을 제외하고) 다음의 움직임 방향이 검사되며 고리뼈 주위 조직에서 최대 풀림을 이끌어내는 머리와 목의 위치를 항상 찾아서 이전에 확인된 풀림의 위치 위에 "포개어 쌓는다"(그림 5.5).

주: 각 움직임의 평가는 이전의 평가에 의해 확립된 풀림의 조합된 "포개어 쌓인" 위치에서부터 시작한다.

- 굽힘/폄(순서의 첫 번째 방향으로서 제시된: 그림 5.5 A,B)
- 왼쪽 및 오른쪽으로의 옆굽힘(그림 5.5 C)
- 왼쪽 및 오른쪽으로의 회전(그림 5.5 D)
- 앞쪽–뒤쪽 평행이동(션트, 시프트)(그림 5.5 E)
- 옆 방향으로의 평행이동(그림 5.5 F)
- 압축과 견인(그림 5.5 G)
- 들숨/날숨

- 일단 "3차원의 평형"이 확인되고(동적인 중립으로 알려진) 거기서 복합적인 일련의 풀림 위치가 "포개어 쌓여지면", 환자에게 완전히 숨을 들이쉬고 내쉬도록 하여 호흡주기의 어느 단계가 촉진된 "풀림"의 감각을 높이는지를 확인한다. 그리고 환자에게 호흡주기의 그 단계에서 숨을 10초 정도 참게 한다.
- 풀림의 최종 조합된 위치를 90초 동안 유지하고 그 후 천천히 중립으로 되돌린다.

주: 조합된 풀림의 위치를 찾는 데에 가능한 한 많은 변수를 이용한다면, 굽힘과 폄으로 시작하고 들숨과 날숨으로 끝마친 후, 움직임의 방향이 평가

되는 순서는 관련이 없다.

이 유지된 풀림 위치의 효과는 신경의 재설정이 일어나는 것을 가능케 하여 근육긴장을 감소시키고, 또한 이전에 긴장하여 있던 가능성 있는 허혈성 또는 울혈성 조직을 통한 순환과 배액(drainage)의 개선을 촉구한다.

타이밍의 문제

이 장의 다음 절에서는 위에서 설명한 기능적 접근법을 기반으로 하는 촉진된 자세이완(FPR)을 검토한다.

임상경험에서는 기능적 기법이 유익한 변화가 나타나도록 "풀림"의 위치를 최소한 90초 동안 유지할 필요가 있다고 제안하고 있다. 이와는 대조적으로, 아래에 설명하는 것처럼 촉진된 자세이완은 촉진이라는 특징을 이 절차에 추가함으로써 이것을 5초 미만으로 줄인다.

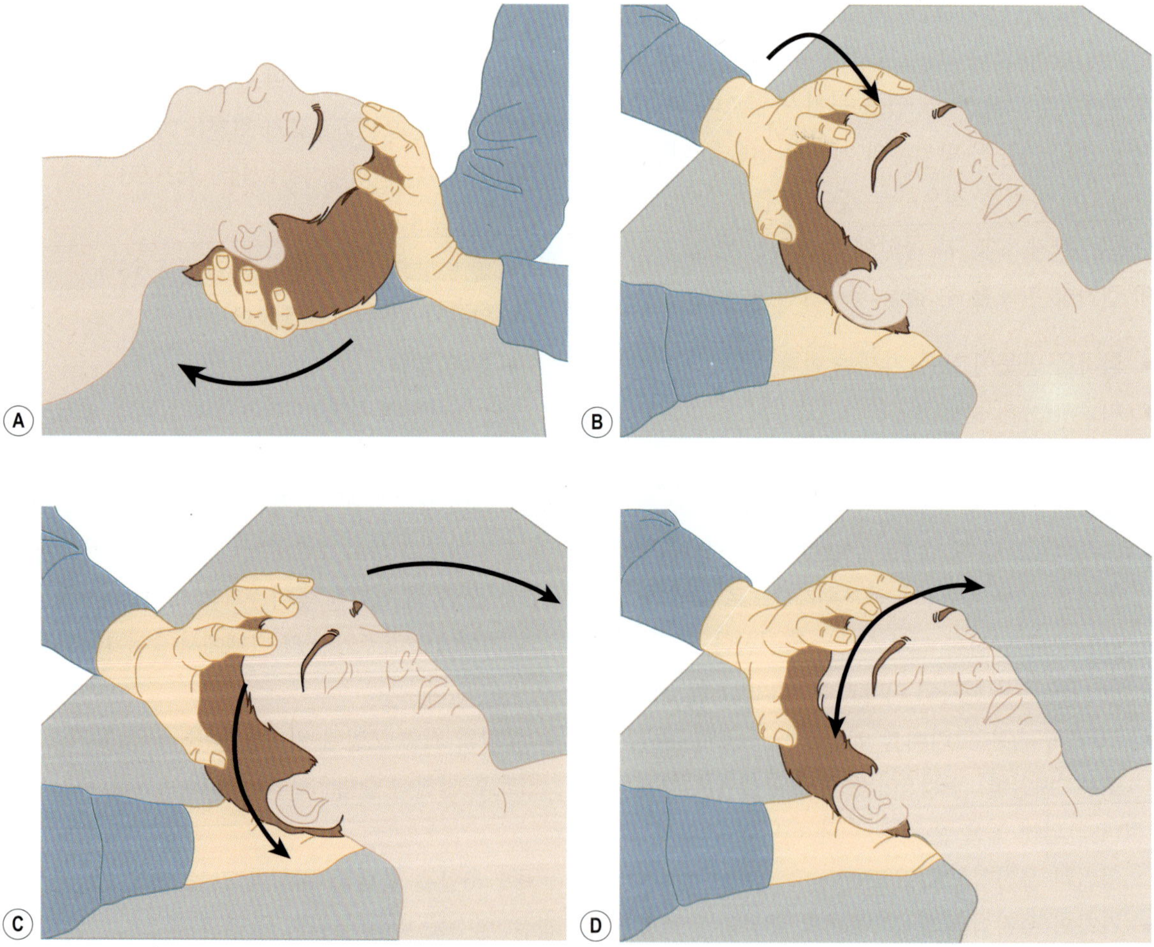

그림 5.5 (A–G) 기능적 고리뒤통수관절(환추후두관절)의 이완.

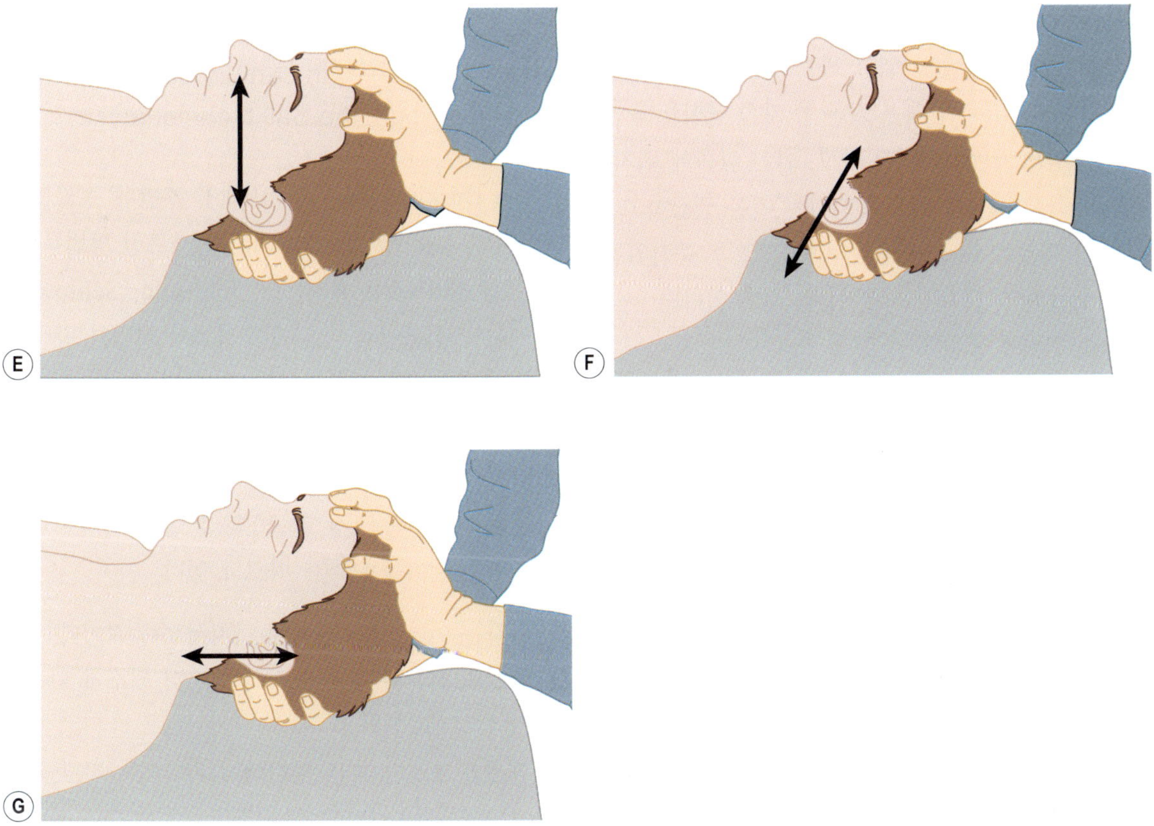

그림 5.5 계속

촉진된 자세 이완(FPR) FACILITATED POSITIONAL RELEASE(FPR)

FPR의 본질 The nature of FPR

(DiGiovanna et al. 2004; Schiowitz 1990, 1991)

Schiowitz는 *촉진된 자세이완*(FPR)으로서 알려진 방법을 설명하였으며, 이것은 SCS와 기능적 기법의 양쪽을 포함시킨 것으로 과다긴장과 기능장애의 해결을 가속화하는 것처럼 생각된다.

그는 FPR이 움직임 자유도의 방향으로, 그리고 제한 장벽에서부터 멀어지는 방향으로 자세를 배치하는 방법을 채택하는 다른 간접적인 방법과 연관성이 있다고 설명하고 있다.

1. 이 접근법의 "특별한" 점은 이 절대적인 요건(제한 장벽으로부터 벗어나는 움직임)에 시상면 자세를 사전에 수정할 필요성을 더한 것이며, 예를 들어, 척추영역에서 먼저 굽힘과 폄 사이의 균형을 잡게 된다. 척추에 관해서는 이 영역을 폄과 굽힘 사이의 어딘가에 중립상태로 두는 것은 관절면의 관여를 해제하는 효과가 있다.
2. 그 다음에 FPR은 이것에 "촉진하는" 요소를 추가하며, 이것은 압축 또는 비틀림 또는 양쪽의 조합의 어느 것인가를 동반할지도 모르며, 과나긴장 또는 움직임의 제한과 관련된 초기의 연부조직 이완을 포함한다.
3. FPR을 사용하여 근육을 치료하고 있는 부위에서

는 단축 과정이 요구된다. 특히 Schiowitz는 "신체의 뒤쪽 면에 있는 넓고 표층에 있는(용이하게 촉진할 수 있는) 근육은 같은 쪽 가쪽 굽힘을 동반하는 폄으로 배치되어야 하고, 한편 앞쪽에 위치한 근육은 굽힘을 필요로 한다는"것을 권장하고 있다. 이것은 5초 미만을 유지하고 그 후 중립위치로 되돌린다. 근육이 회전기능을 갖고 있다면 단축 위치에 둘 필요가 있고 그 후 촉진하는 추가적인 부하를 가한다.

4. 팔다리 근육은 관련되는 관절이 "중립으로" 있을 필요가 있다. 즉, 이완된 인대로 자유롭게 움직일 수 있을 것을 필요로 한다. 침해된 근육을 단축하기 위해 관절을 향해(장축방향 압박) 압박을 가해야 하며, 그 후 치료되는 조직이 최대 "풀림"을 위해 촉진될 때, 외전 또는 바깥쪽회전 또는 내전 또는 안쪽회전이 가해진다. 일단 달성되면 이것은 대략 5초 동안 유지된다.

FPR을 적용하는 동안에 무엇이 일어나는가를 설명하기 위해 Schiowitz가 설명하는(DiGiovanna et al. 2004에서) 신경생리학은 Korr(1975, 1976)와 Bailey(1976)의 업적에 기초하고 있으며 신체 기능장애의 발병과 관련하여 이 책의 앞장에서 제시한 촉진과 감작(sensitization)과 상관관계가 있다. FPR은 근육방추 거동에 영향을 줄지도 모르는 증가된 감마운동신경세포 활동을 수정하는 것 같다. 이것(감마운동신경세포 활동의 감소)은 방추밖 근섬유가 그 정상적인 이완 상태까지 길이를 늘일 수 있게 한다(Carew 1985).

관련된 조직 또는 관절을 풀림의 위치에 두는 것은 치료사가 신경학적 되먹임 과정을 미세 조정하여 이완반응이 문제에 관계된 근섬유에 특이적이라는 것을 확실하게 한다.

이들 방법의 19세기에서의 기원: Still 기법 The 19th century origins of these methods: the Still technique

Van Buskirk(1996)은 19세기 후반에 정골의학 창시자인 Andrew Taylor Still이 가르친 방법을 설명하였는데 이것은 Bowles, Johnston, Schiowitz 및 기능적 접근법의 다른 선구자들이 설명한 방법과 매우 유사하지만 정확히 같지는 않다. 이들 방법은 Hazzard(1905)에 의해 기록되었고 Van Buskirk(2000)에 의해 부활되었다.

신체 기능장애(1장 참조)의 본질을 확인한 후, Still 기법은 이들 단계를 따르고 있다.

1. 환자는 이들 절차 전체에 걸쳐서 수동적이다.
2. 관절의 진단과 주위 조직의 긴장이 최소가 되는 위치가 결정된다.
3. 관절과 조직은 모든 평면에서 풀림의 방향으로 이동한다.
4. 침해된 근육근막 요소의 이완이 증가하도록 위치는 중요시 된다.
5. 관련된 조직을 더욱 이완시키기 위해 하나의 지렛대(즉, 머리와 목, 팔, 다리, 몸통)로서 사용되고 있는 신체부위에 평행으로 벡터(vector)를 가진 힘이 가해진다. 견인 또는 압축은 몇 초 동안 가해지는 가장 일반적인 힘이다.
6. 벡터 힘을 유지하면서 그 영역과 기능장애를 장벽 방향으로 되돌린 다음, 제한을 통해 되돌아가게 한다.
7. 힘과 움직임은 일반적으로 관절을 가동화하고 조직을 "펑", "찰칵" 또는 이러한 염발음을 동반하는 갑작스런 이완이 있을지도 모르는 지점까지 이완시킬 것이다.
8. 기능장애를 재평가하기 위해 힘을 풀고 영역을 중립으로 되돌린다.

오른쪽 제1갈비뼈를 들어 올리기 위한 Still 기법의 예 Example of Still technique for elevated fi rst rib on the right

1. 치료사는 반듯이 누운 환자의 오른쪽에 서서 왼쪽 엄지손가락으로 오른쪽 제1갈비관절 윗면의 정확한 위치를 찾아 조직 긴장의 모니터링을 한다.
2. 환자의 굽혀진 팔꿈치를 잡고 압축과 내전을 가하여 관절에서부터 갈비뼈를 분리시킨다(주: 스트레인의 위치를 재현시킨다. 1장 참조).
3. 임의의 방법으로, 환자가 몇 초 동안 환자 손의 저항에 대항하여 자기 팔꿈치를 가볍게 밀게 함으로써 등척성 수축을 그 순서에 추가할 수도 있다.
4. 풀릴 때, 팔꿈치가 더욱 내전을 함에 따라 압축이 증가하고 그 다음에 외전을 향해 호를 그려 위쪽으로 확산하면서 시작위치로 되돌아간다(디비디를 참조할 것).
5. 이러한 기능장애의 연출로 갈비뼈가 이완되어야 한다.

근육이 관절의 문제를 일으키는가, 그 반대인가? DO MUSCLES CAUSE JOINT PROBLEMS OR VICE VERSA?

Janda(1988)는 근육의 기능장애가 관절의 기능장애를 일으키는지, 또는 그 반대인지 어떤지는 알려지지 않았다고 언급하고 있다. 그러나 그는 이들이 서로 크게 영향을 주고 관절 조직 후에 인지되는 이점의 주요 요소가 이러한 방법(고속 추력, 가동화 등)이 관련된 조직에 영향을 미치는 영향에서 비롯될 수 있을 가능성이 있다는 사실을 지적하였다.

Steiner(1944)는 특히 추간판증후군과 후관절증후군(facet syndrome)에서 근육의 역할을 논의하였고 있을 수 있는 사건의 순서를 다음과 같이 설명하고 있다.

- 신체의 비틀림, 급속한 신장, 균형의 상실 등을 동반하는 스트레인은, 예를 들어, 척주세움근(척주기립근) 집단의 일부에서 근육신장반사반응을 야기한다.
- 과도한 관절 움직임을 방지하기 위해 근육이 수축하고 연출된 반응이 있는 경우 연축(spasm)이 일어나고 조직은 스트레인에 이어지는 정상적인 긴장을 감당하지 못한다.
- 이것은 부착된 척추뼈의 자유로운 움직임을 제한하고 이들을 근접시켜 압박하고 추간판을 불거져 나오게 하거나 또는 관절면이 서로 붙어버리게 하는 원인이 될지도 모른다.
- 불거져 나온 추간판은 신경뿌리를 침해하여 추간판증후군 증상을 야기할지도 모른다.
- 관절면이 서로 붙어버리게 하면, 관절내액(intra-articular fluid)에 압력이 걸려 그 액을 갇혀 있는 관절주머니 쪽으로 밀어 붙여 관절주머니가 신장되고 자극된다.
- 따라서 동굴척추관절주머니신경(sinuvertebral capsular nerve)은 자극을 받게 되어 근방호를 유발하고 통증-연축-통증이 저절로 계속되는 과정을 시작할지도 모른다.

Steiner는 다음과 같이 계속한다.:

생리학적 관점에서 보면, 추간판증후군 또는 관절면증후군의 교정 또는 치유는 이들을 만들어낸 과정의 반전이어야 하고 근육 연축을 배제하고 정상적인 움직임을 회복하여야 한다.

그는 너무나도 자주 "실패한 추간판증후군 수술"의 결과를 동반하는 추간판절제술(discectomy) 또는 척추사이관절돌기 신경뿌리절단술(facet rhizotomy)을 시도하기 전에 불거져 나온 추간판이 후퇴하고 또는 관절면이 정상적인 관계를 재개하는 것을 가능케 하기 위해 연부조직에 대한 주의와 연축을 감소시키기 위한 관절분리를 시도해야 한다고 주장하고 있다(수술에 대한 또 다른 가능성 있는 대안에 대해서는 McKenzie 접근법에 대한 제10장을 참조할 것).

분명히, 뼈의 도수조작을 시행하면 흔히 이 목적을 달성할 수 있다. 그러나 임상경험에서의 증거는 기능적 완전성을 회복할 수 있게 하기 위해 연부조직 접근법도 또한 채택될 수 있다는 것을 보여주고 있다.

예를 들어, 관절 제한이 근육 과다긴장성(근육 긴장항진)이었다면, 이 높아진 긴장의 완전한 또는 전체적인 이완은 관절 움직임이 크게 자유로워질 수 있게 할 것이다.

그러나 다른 관절 내 요인이 관절 제한을 야기한다면, 비록 과다긴장성의 감소에 의해 연부조직의 개선 상태가 이루어진다 해도, 상황은 어느 정도 완화될 것이지만, 기본적인 제한은 해결되지 않은 상태 그대로일 것이다.

FPR을 사용하여 연부조직 또는 관절 제한에 초점을 맞추다 FOCUS ON SOFT-TISSUE OR JOINT RESTRICTION USING FPR

Schiowotz(1991)는 FPR이 국소적이고 촉진 가능한 연부조직 변화를 지향할 수 있거나 또는 관절 제한에 관여할지도 모르는 심부근육을 수정하는 수단으로서 사용될 수 있다는 것을 제안하고 있다.

조직 질감의 변화 또는 움직임 제한의 어느 것이 주된 신체 기능장애인지에 대한 것을 진단으로 명확히 구별하는 것은 때로는 어렵다. 불확실하다면, 촉진 가능한 조직 변화를 먼저 치료할 것을 권장한다. 움직임 제한이 지속된다면, 특정 관절운동 제한에 관여하는 심부 근육을 정상화하도록 설계된 기법을 적용해야 한다.

FPR을 사용하는 방법을 알아보기 위해 그 적용의 예를 아래에 설명한다.

척추영역에서의 연부조직 변화에 대한 FPR 치료 FPR treatment of soft-tissue changes in the spinal region

Schiowotz(1991)는 Jones의 가이드라인을 따르고 있으며, 그 가이드라인에서는 신체 뒷면에 있는 연부조직 변화는 우선 첫째로 이들을 펴게 함으로써 치료하고, 한편 신체 앞면에 있는 연부조직 변화는 FPR을 사용할 때 이들의 정상화를 돕기 위해 어느 정도의 굽힘을 필요로 한다고 언급하고 있다.

그러나 그는 또한 일부 근육이 반대쪽 옆굽힘 기능, 또는 회전요소, 또는 그 양쪽을 갖고 있다는 것을 우리에게 상기시킨다. 이들 근육은 각각의 단축된 위치에 놓여야 한다. Schiowotz는 변경된 조직 질감의 영역에 대한 압박, 앞쪽 또는 뒤쪽 굽힘, 및 옆굽힘/회전의 구성요소 움직임의 주의 깊은 국소화에 의해 더 신속하고 정확한 결과가 얻어진다는 것을 시사하고 있다.

1. 척추관절에 영향을 주는 연부조직 변화에 대한 FPR FPR for soft-tissue changes affecting spinal joints

1. 환자를 이완된 중립위치에 둔 후, 첫 번째 요건은 치료를 필요로 하는 어느 척추영역에서든 앞-뒤

척추곡선을 평탄하게 하기 위해 시상 자세(sagittal posture)가 수정되어야 한다는 것이다. "이와 같이, 정상적인 목뼈(경추) 및 허리뼈(요추) 전만 또는 등뼈(흉추) 후만의 경미한 감소가 확립되어", 침해된 근육의 연화나 단축을 초래한다.

2. 이것에 이어서, 미세조정의 추가적인 요소가 기능장애가 있는 조직(또는 관절)을 "이것이 자유롭게 움직이거나 통증이 없거나 또는 그 양쪽 모두가 되는" 방식으로 두기 위해 압박 또는 비틀림을 동반할지도 모른다(그림 5.6).
3. 다음으로 이 미세조정에 의해 달성된 풀림의 위치는 3–4초 동안 유지되고 그 후 이완하여 이 영역이 재평가될 수 있도록 한다.

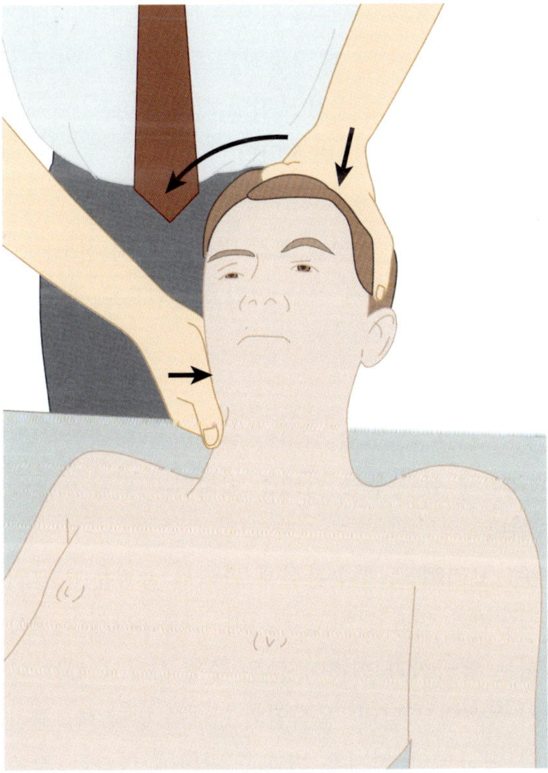

그림 5.6 목뼈 앞부분 기능장애에 대한 FPR 치료에서는 목뼈 곡선을 감소시킨 다음에 촉진된 조직의 풀림 감각을 얻기 위해 압박, 옆굽힘 및 약간의 비틀림이 뒤따른다.

주: 다양한 촉진하는 힘 즉, 밀집(crowding) 또는 비틀림(torsion)을 구성하는 요소는 어느 순서로도 수행될 수 있다.

2. 목의 제한 – FPR 치료방법 Cervical restriction – FPR treatment method

척추사이(연부조직) 구조의 제한 및 기능장애를 다룰 때, Schiowitz는 관련되는 척추뼈를 움직임의 "자유로운 평면"에 놓아야 한다고 제안하고 있다.

이것이 성공하기 위해서는 특정한 분절의 "풀림과 묶임"의 방향이 먼저 평가될 필요가 있다.

예를 들어, 어떤 목뼈에 제한이 있고 그 아래에 있는 척추뼈와 관련하여 용이하게 펴고, 오른쪽으로 옆굽힘을 하고 오른쪽으로 회전할 수 없는 경우, 풀림의 위치를 확립하기 위해 FPR 적용의 첫 번째 단계로서 그 아래에 있는 척추뼈와 관련하여 굽힘, 왼쪽으로의 옆굽힘 및 왼쪽으로의 회전 상태가 되게 하는 것은 타당할 것이다.

이러한 예에서, 분명한 불편함/통증, 또는 제3목뼈 관절면의 뒤쪽에서 촉진되는 조직 변화가 있었다면, 이어지는 절차(조직이 신체의 뒷면에 있기 때문에 폄을 동반할 필요가 있는)가 제안될지도 모른다.

1. 환자가 치료테이블 위에 바듯이 눕고 치료사는 치료테이블의 머리 쪽에 서거나 쿠션을 무릎에 올려놓고 앉는다.
2. 환자는 머리가 치료테이블 끝에서 밖으로 나온 위치로 이전에 이동하였을 것이다.
3. 치료사의 왼손 집게손가락 끝의 바닥으로 조직 질감이 바뀌는 영역(이 경우는 제3목뼈의 오른쪽 관절면)을 접촉하고, 한편 동시에 머리(뒤통수 영역)를 치료사의 오른손으로 잘 지지한다(그림 5.7A).

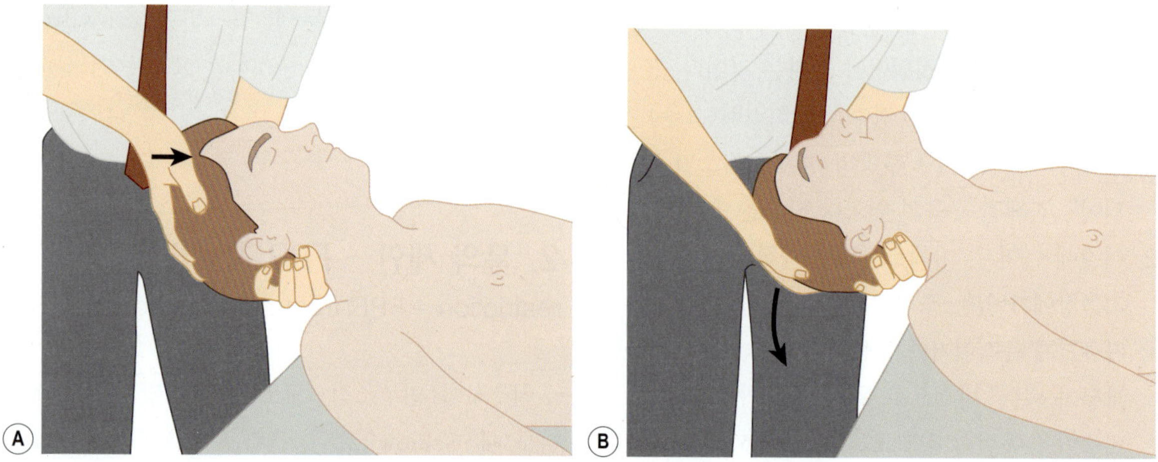

그림 5.7 (A) 뒤쪽 목뼈 기능장애에 대한 FPR 치료에는 촉진하는 손이 풀림의 감각을 모니터링을 할 때 감소된 목뼈 곡선의 도입과 이것에 이어지는 압박을 동반한다. (B) 추가적인 미세 조정에는 촉진된 조직의 풀림의 감각이 인지되고 4-5초 동안 유지될 때까지 폄과 옆굽힘 및 약간의 회전의 도입이 동반된다.

4. 추가적인 위치결정(positioning)은 주로 이 오른손의 활동을 통해 이루어질 것이다.
5. 이전에 언급한 것처럼 FPR의 최우선 사항은 시상면의 곡선을 줄이는 것이며, 이것은 왼손으로 도입된 약간의 굽힘 움직임에 의해 달성될 것이다.
6. 다음으로 두 번째 요소인 압박은 발로 향한 척추뼈의 장축을 통해 가벼운 압력을 가함으로써 도입될 것이다(그림 5.7A).
7. 이리하여 유발된 조직 긴장의 변화는 "묶임" 감각의 감소로서 접촉하는 손가락("듣는 손가락")에 의해 용이하게 촉진할 수 있어야 한다.
8. 이 압박에는 0.5㎏(1파운드) 이하의 힘이 가해져야 한다.
9. 이 예에서, FPR의 다음 요소는 회전/비틀림의 도입이고, 이것은 기능장애가 있는 조직 즉, 오른쪽 집게손가락 위에 놓여 있는 치료사의 접촉면을 약간 펴고 오른쪽으로 옆굽힘을 함으로써 달성될 수 있다.
10. 목뼈의 역학에서는 같은 쪽을 향해 어느 정도의 회전이 일어나지 않고서는 옆굽힘이 불가능하다고 규정하고 있다.
11. 따라서 오른쪽으로의 회전은 목이 손가락 위에서 옆굽힘이 될 때 자동적으로 일어날 것이고 이리하여 치료 중의 조직이 더욱 풀리고 부드러워진다(그림 5.7B).
12. 이 최종 위치는 3-4초 동안 유지되고 그 후 그 절차에 의해 달성된 조직 변화/이완의 정도를 재평가하기 위해 목과 머리를 중립으로 천천히 되돌린다.

주: 밀집/장축방향 압박이 불편함을 야기한다면, 그 대신에 견인 또는 가벼운 비틀림의 힘을 사용해야 한다.

주: 고리뼈-뒤통수관절에 관해서 굽힘은 약간의 움직임만을 필요로 하고 고리뼈-뒤통수관절의 역학에서는 옆굽힘과 회전이 같은 쪽을 향하고 있는 나머지 목뼈와는 달리, 움직임의 반대쪽 방향 즉, 고리뼈의 옆굽힘과 회전은 반대쪽 방향에 있다는 것을 기억하는 것은 중요하다.

척추관절 – FPR 치료

척추관절에 영향을 줄지도 모르는 연부조직 변화의 치료와 FPR를 사용하는 척추관절 그 자체의 치료 사이의 유일한 차이는 위치결정 과정에서 요구되는 정확도의 정도이다.

제한에 대한 개개의 역학이 확인된 경우에는 관절은 “움직임 자유도의 3개 평면 모두”에서 “구성요소 움직임의 주의 깊은 국재화(localization)”를 사용하여 “풀림”의 방향으로 가져갈 필요가 있다. 다시 말해서, 굽힘, 옆굽힘 및 회전에서 정상적인 시상곡선이 어느 정도 감소 또는 중립화된 위치에서부터 시작하도록 주의를 기울였다.

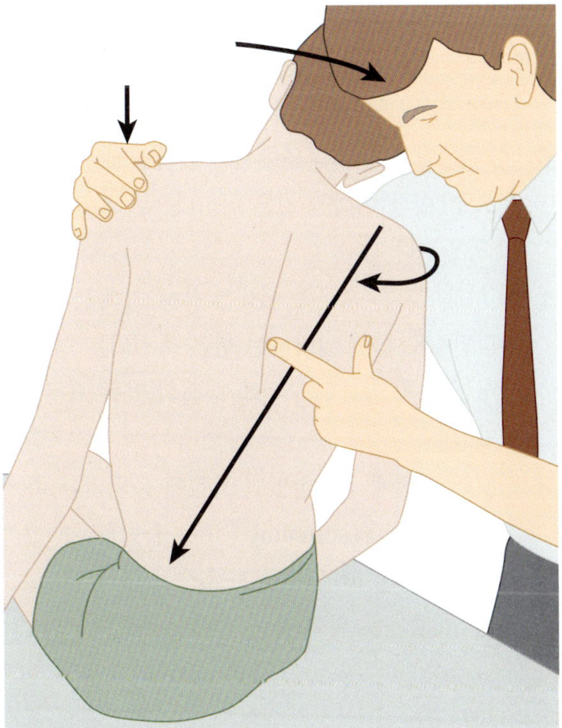

그림 5.8 등뼈(흉추) 영역 기능장애의 FPR 치료(이 예에서는 제6등뼈의 오른쪽 “조직의 긴장”). 환자에게 “똑바로 앉고” 그 다음에 척추를 약간 펴도록 요청하면서 한 손으로 조직 상태의 모니터링을 한다. 그 다음에 치료사는 오른쪽 어깨로부터 왼쪽 엉덩관절을 향해서 압박을 도입하며, 이것은 자동적으로 T6에서 오른쪽 옆굽힘과 아마도 왼쪽으로의 회전을 만들어낸다. 풀림이 촉진된 조직에서 인지된다면, 정확한 자세 변화가 어떠한 것이든 이 자세를 4–5초 동안 유지한다.

3. 흉부 영역 기능장애의 FPR 치료

FPR treatment of thoracic region dysfunction

1. 흉부 연부조직 기능장애의 치료를 위해서는 환자를 앉혀야 한다.
2. 여기서 설명하는 예는 오른쪽에 있는 제6등뼈 가로돌기 영역에서의 조직 긴장과 관련이 있다.
3. 치료사는 오른쪽 뒤에 서서 촉진하는 또는 “듣는” (왼쪽 집게) 손가락을 치료할 영역 위에 놓아 접촉시킨다(그림 5.8).
4. 치료사는 오른손을 환자의 어깨 앞을 가로질러 놓아 치료사의 오른손이 환자의 왼쪽 어깨에 얹히도록 하고 치료사의 오른쪽 겨드랑이가 환자의 오른쪽 어깨를 안정시키도록 한다.
5. 다음으로 앞뒤 곡선을 줄이기 위해 환자에게 똑바로 앉도록 요청한다.
6. 그 다음 조절된 방식으로, 환자는 복장뼈(흉골)를 천장을 향해 들어 올리도록 지시를 받게 되므로 접촉하는 손가락(왼쪽 집게손가락)에 의해 모니터링이 되는 약간의 폄 동작을 도입하여 장력/묶임의 변화를 평가한다.
7. 이 폄의 움직임은 치료사의 오른손/팔에 의해 약간 보조를 받지만, 강제하지는 않는다.
8. 일부 풀림이 인지될 때, 치료사는 오른쪽 어깨(자기 자신의 오른쪽 겨드랑이를 통해)를 통해 압박하는 힘을 가한다. Schiowitz는 “이 압박하는 동작은 가능한 한 환자의 목에 가까이에 적용하고 환자의 왼쪽 엉덩관절을 향해 아래쪽으로

지향해야 한다."라고 제안하고 있다.

9. 또 다시, 연부조직이 긴장하고 있는 부위에서 이 압박의 효과의 모니터링을 한다.
10. 목뼈 이외의 척추 구조에서는 옆굽힘에는 일반적으로(항상 이러한 것은 아니다) 반대쪽 회전이 동반된다.
11. 이 사례에서는 오른쪽 어깨를 통해 가해진 왼쪽 엉덩관절로 향한 압박하는 힘은 촉진되는 영역에서 오른쪽 옆굽힘과 왼쪽 회전의 양쪽 모두가 도입된다.
12. 이것이 이전에 긴장하였던 조직에 유의미한 촉진 가능한 연화(softening) 또는 풀림(ease)을 만들어낸다면, 그 위치를 3–4초 동안 유지하고 그 후 재평가를 위해 중립위치로 되돌린다.

어깨에 접촉한다)는 조직 이완에 대한 이전의 예(위)에서 설명한 것처럼 정확해야 한다.

2. 그러나 이번에는 압박하는 힘을 어깨에서부터 모니터링을 하는 손가락을 향해서 바로 아랫방향으로(아래로) 가한다.
3. 폄으로의 움직임을 증가시키지 않도록 한다. 추간관절 이완의 기회가 줄어들기 때문이다.
4. 압박하는 힘에 의한 이 접촉점에서 어떤 풀림이 인지되면 오른쪽으로의 비틀리는 옆굽힘과 회전을 움직임 자유도가 추간관절면 접점에서 인지될 때까지 도입한다.
5. 이것을 3–4초 동안 유지한 다음에 이완한다.
6. 중립으로 위치를 재배치 후 이전에 제한되었던 가동범위를 재평가해야 한다.

4. 흉부 굽힘 제한과 FPR

Thoracic fl exion restriction and FPR

Schiowitz는 제7등뼈(흉추) 위에서 그 움직임이 자유로운 제6등뼈의 예를 들고 있는데, 이때 제6등뼈는 용이하게 폄, 오른쪽 옆굽힘 및 오른쪽으로의 회전으로 용이하게 움직인다.

따라서 장벽에 대항할 제한의 방향은 굽힘, 왼쪽으로의 옆굽힘 및 왼쪽회전이 될 것이며, 이용되는 움직임의 방향이 그 장벽을 극복하기 위해 사용되고 있는 직접적인 방법(그러나 고속 추력)이었던 것은 이들이다. 그리고 아마도 오른쪽 관절 척추사이관절(추간관절)을 포함한다.

그러나 FPR은 간접적인 방법이기 때문에 우리가 이완을 성취하기 위해 이동할 필요가 있는 것은 풀림의 방향을 향하는 것이다.

1. 시작위치(환자를 앉은 자세로 하고 치료사의 촉진하는 손가락은 오른쪽 제6추간관절에 놓고

5. 흉부 굽힘 기능장애에 대한 엎드려 누운 자세에서의 FPR 치료

Prone FPR treatment for thoracic fl exion dysfunction

1. 동일한 제한에 대해서(굽힘과 왼쪽으로의 굽힘, 회전으로 이동하는 것이 어렵다) 환자를 엎드려 누운 자세로 하여 치료사는 기능장애가 있는 척추의 제한과는 반대쪽의 치료테이블 옆에 선다(그림 5.9).
2. 엎드려 누운 자세는 약간의 폄이 되는 경향이 있으며, 이는 환자의 머리/목 영역 아래에 얇은 쿠션을 놓아 폄을 강화할 수 있다.
3. 이 예에서는 환자의 왼쪽에 서서 치료사의 왼손(모니터링을 하는) 집게손가락을 제6과 제7등뼈 사이의 오른쪽 추간관절 위에 놓는다.
4. 치료사의 오른손으로 봉우리돌기(견봉돌기; acromion process) 위 영역을 컵 모양으로 감싸

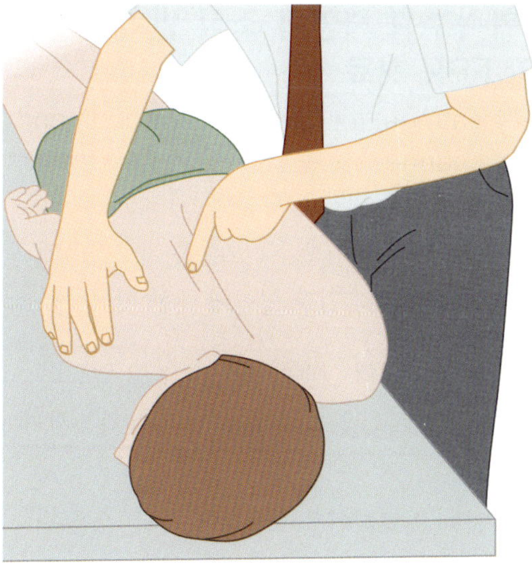

그림 5.9 흉부 굽힘 기능장애에 대한 FPR 치료.

고 바람직한 조직의 "연화(softening)"가 촉진하는 손가락에 의해 인지될 때까지 치료테이블과 평행으로 이것을 환자의 발을 향해 풀어준다(완화한다). 이 기능적 방법을 카운터스트레인과 동등한 방법과 비교하기 위해서는 그림 4.42A를 참조하기 바란다.

5. 환자의 오른쪽 어깨가 약간 뒤쪽으로의(천장을 향해) 움직임을 시작하기 위해 치료사가 뒤쪽으로 기울일 때 이 힘(effort)은 유지되어야 한다. 그래서 촉진하는 손가락이 줄곧 압박하는 힘(부드럽지만 확고하게)을 유지하면서 등뼈의 옆굽힘 및 회전과 함께 촉진하는 손가락까지 한층 더 폄을 추가한다.
6. 촉진 영역에서 증가된 풀림의 감각이 인지되어야 하며, 이때 당김과 압박의 다양한 위치와 방향은 최적의 정도로 풀림을 향상시키기 위해 미세조정이 될지도 모른다.
7. 최종 위치를 3–4초 동안 유지한 후, 중립으로 되돌아올 수 있고 그 후 기능장애 영역을 재평가한다.

6. 흉부 폄 제한의 치료

Thoracic extension restriction treatment

이전의 예에서는 굽힘으로 이동하는 데 어려움이 있었고, 따라서 치료 프로토콜의 일부는 폄의 증가가 동반되었다.

우리가 이것을 폄으로 이동하는 데 어려움이 있는(그러나 굽힘으로 이동하는 것이 자유로운) 누군가의 예로 바꾼다면 동일한 순서가 사용될 것이다 :

1. 앞-뒤 만곡이 감소하다.
2. "풀림"으로의 굽힘이 약간 증가하다.
3. 옆굽힘 및 회전의 다른 요소에 뒤이어 촉진 조직에서의 풀림을 유발하고 증가시킨다.
4. 다른 모든 요소는 같은 그대로 있다.

7. 제3갈비뼈 운동 제한에 대한 FPR

FPR for third rib motion restriction

이 예에서는 오른쪽에 있는 제3갈비뼈가 제한되고 앞쪽으로 돌출하여 있어 들숨이 제한되고 갈비뼈가 앞쪽으로 "들려올라간다".

1. 환자를 앉히고 치료사는 아래팔을 목 가까이에 가능한 한 편안하게 놓고 앞에 선다.
2. 치료사는 왼쪽 가운데손가락("듣는 손")으로 제3갈비뼈의 각도를 촉진한다.
3. 오른쪽 아래팔(환자의 왼쪽 어깨영역 위에 올려놓는다)로 그 어깨를 뒤쪽으로 가볍게 풀어주어 오른쪽(그리고 병변이 있는 갈비뼈)을 앞쪽으로 회전시켜 그쪽의 앞쪽위치를 연출되게 한다. 촉진하는 손가락은 약간의 신장 완화를 느껴야 한다.
4. 치료사의 왼쪽 아래팔(환자의 오른쪽 어깨영역에 올려놓은)로 가볍게 아래쪽으로의 압력(마룻바닥으로)을 가하여 병변이 있는(그리고 촉진

된) 갈비뼈의 수준까지 오른쪽 옆굽힘을 도입한다. 촉진하는 손가락은 추가적인 긴장 완화를 느껴야 한다.

5. 매우 약간의 아래쪽(마룻바닥을 향한)으로의 압력 증가를 양쪽 아래팔로 도입하여 촉진된 영역에서의 긴장을 더 한층 감소시켜야 한다.
6. 이제는 환자의 상체를 효과적으로 오른쪽으로 약간 옆으로 굽히고 왼쪽으로 회전시킨다(그림 5.10).
7. 압박의 벡터를 유지하면서 환자는 중립위치로 되돌리기 위해 왼쪽 옆굽힘과 오른쪽으로의 회전으로 가져가고, 이때 압박을 풀어주어야 한다.
8. 갈비뼈 제한의 재평가는 자세 및 기능 양쪽의 개선을 나타내어 보여야 한다.

8. 허리부위 제한과 조직 변화에 대한 FPR 치료

FPR treatment for lumbar restrictions and tissue change

이 예는 제4허리뼈(요추) 오른쪽 가로돌기에 위치한 연출된 조직 긴장 영역에 대한 것이다.

1. 환자는 복부영역 아래에 베개를 놓고 엎드려 눕는다. 그 목적은 앞쪽 허리 만곡을 감소시키는 것이다.
2. 치료사는 치료테이블 오른쪽에 서서, 오른쪽 집게손가락으로 조직 긴장 영역에 표시한다.

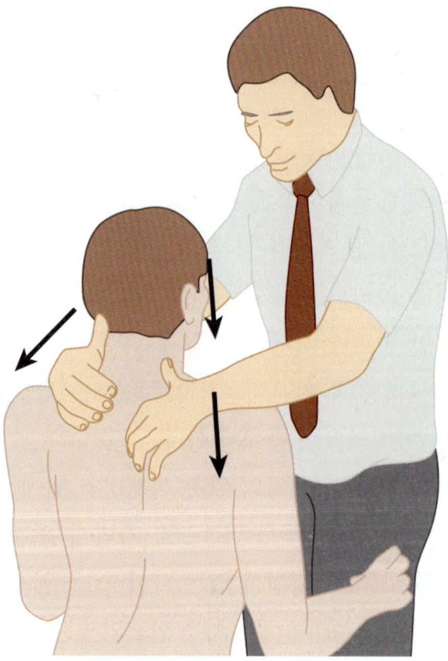

5.10 앞쪽 제3갈비뼈 제한(들숨 제한)의 FPR 치료. 갈비뼈의 뒤쪽 관절을 촉진하고 한편, 환자는 촉진되는 조직을 압박하는 밀집과 함께 오른쪽 옆굽힘과 왼쪽 회전(변형을 연출한다)으로 가져가고 그 후 이완시켜 중립으로 되돌린다.

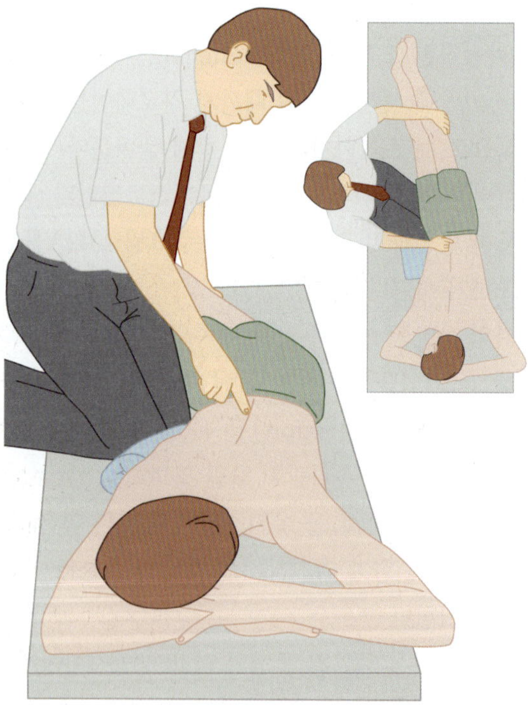

그림 5.11 허리부위 제한과 조직 변화에 대한 FPR 치료. 허리뼈의 앞-뒤 만곡을 줄이기 위해 베개가 사용되고 한편 치료사는 촉진하는 손이 풀림이 달성된 것을 나타내어 보일 때까지 다리가 폄, 옆굽힘 및 회전을 만들어 내도록 위치시켜 미세 조정을 한다. 이것을 3-4초 동안 유지한다.

3. 치료사는 환자가 오른쪽으로 옆굽힘을 할 수 있는 받침점을 제공하기 위해 오른쪽 엉덩관절 높이에서 치료테이블 위에 하나 또는 양쪽 무릎을 올려놓는다(그림 5.11).
4. 치료사의 왼손으로 환자의 다리를 치료테이블 오른쪽을 향해 끌어당겨서 환자가 오른쪽으로 효과적으로 옆굽힘을 하게 한다.
5. 이 움직임은 집게손가락으로 조직 변화(연화)의 모니터링이 될 때까지 천천히 계속한다.
6. 이때, 치료사는 왼손의 위치를 바꿔 넓적다리를 폄으로 들어 올릴 수 있게 하기 위해, 넓적다리의 앞쪽을 잡고, 동시에 촉진된 모니터링 점에서 더 큰 "풀림"이 인지될 될 때까지 바깥쪽 회전을 도입한다.
7. 이것을 3-4초 동안 유지하고 그 후 중립위치로 되돌리게 하여 재평가한다.

수정법

특정 척추 제한의 본질에 따라 동일한 일반 원칙이 적용된다. 기본 요건은 다음의 것을 포함한다.

1. 앞-뒤 만곡의 감소
2. 밀집의 정도(또는 때로는 신연)
3. 또한 척추(또는 다른) 관절을 움직임이 자유로운 소합된 위치로 가서가서 묶임의 방향에서 벌어지면서 풀림으로 가게 한다.

FPR을 사용한 등뼈 및 목뼈의 정상화를 위해 주어진 예는 일반 원칙을 명백히 해야 한다.

FPR을 사용하여 근육을 교정하다: 예로, 궁둥구멍근
MUSCULAR CORRECTIONS USING FPR: PIRIFORMIS AS AN EXAMPLE

Schiowitz는 궁둥구멍근(이상근)과 볼기근 기능장애에 대한 치료에서의 FPR 치료를 설명하였다.

1. FPR의 독특한 특징을 먼저 도입한다. – 복부 아래에 쿠션을 놓고 환자를 엎드려 누운 자세로 하여 허리부위 만곡을 중립위치로 한다.
2. 치료사는 머리 쪽을 마주보고 기능장애가 있는 쪽(이 예에서는 오른쪽)에 위치한다(아마도 앉는다).
3. 치료사의 왼손은 SCS에서와 같이 조직 기능장애의 핵심 영역 또는 압통점의 모니터링을 한다.
4. 환자의 굽힌 오른쪽 무릎과 넓적다리는 치료테이블 가장자리 위로 가져가서 아래로 늘어뜨리게 하고 치료사의 오른손으로 무릎을 받친다.
5. 촉진된 조직에서 풀림이 감지되거나 또는 통증이 감소할 때까지 치료사에 의해 엉덩관절과 무릎관절의 굽힘을 도입한다.
6. 그 다음에 추가적인 풀림이 촉진된 조직에서 인지될 때까지 환자의 넓적다리를 치료테이블을 향해서 외전 또는 내전을 한다.
7. 환자의 무릎은 엉덩관절에서의 안쪽회전이나 바깥쪽회전을 도입하기 위한 하나의 지렛대로서 사용되는데 어느 쪽이든 촉진하고 있는 손/손가락 아래의 긴장을 최대로 감소시킨다(그림 5.12A).
8. 일단 최대한의 풀림이 달성되거나 또는 통증이 70% 감소되면, 모니터링을 하는 손을 향한 넓적다리의 장축을 통해 가벼운 압박이 가해지며, 이 경우 조직 긴장의 뚜렷한 감소가 인지될지도 모른다.

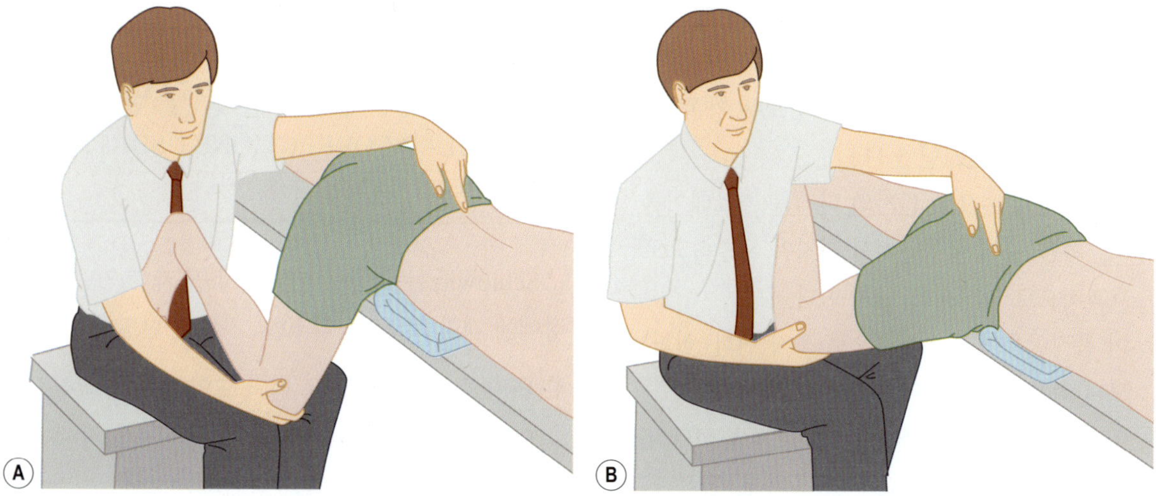

그림 5.12 (A, B) 궁둥구멍근과 볼기근 기능장애에 대한 FPR에서는 환자를 엎드려 누운 자세로 하여 복부 아래에 쿠션을 넣는다. 오른쪽에 기능장애가 있는 경우는 오른쪽 다리를 엉덩관절 및 무릎관절의 양쪽에서 굽히고 치료테이블 가장자리 위에서 외전하는 한편, 안쪽회전 또는 바깥쪽회전(어느 쪽이든 촉진된 조직의 큰 "풀림"을 야기한다)을 사용하여 풀림 위치의 미세조정을 한다. 넙다리뼈(대퇴골) 장축을 통해 압박을 가해 풀림을 촉진한다.

주: 첨부된 비디오 시범에는 압박하는 부분이 나타나지 않는다.

9. 이것은 촉진이 사용될 경우 3-4초 동안 유지하고 사용하지 않는 경우는 90초 동안까지 유지하며, 그 후 중립으로 되돌려 재평가를 한다(그림 5.12B).

기능적 기법과 FPR 효험에 대한 임상 증거
CLINICAL EVIDENCE OF FUNCTIONAL TECHNIQUE AND FPR EFFICACY

- 카운터스트레인과 FPR 양쪽 모두가 궁둥구멍근 증후군의 치료(DiGiovanna et al. 2004; Grant 1987)에 효과가 있다고 보고되어 있다(Boyajian-O'Neill et al. 2008).
- McSweeney 등(2012)은 구불결장(sigmoid colon; S자 결장)에 기능적 기법을 적용한 후 허리뼈(요추)에서의 통증 문턱값(역치)의 즉각적인 증가가 있다는 것을 보여주었다. "이 새로운 연구에서는 내장의 도수치료가 가동화되고 있는 기관(organ)과 분절적으로 관련된 신체 구조의 즉각적인 통각저하(hypoalgesia)를 야기할 수 있다는 새로운 실험증거를 제공하고 있다.
- Kain 등(2011)은 무작위화 임상연구에서 FPR(그들은 3개 평면 간접 근육근막 이완이라 설명하고 있다)이 어깨관절의 "굽힘, 폄 및 외전에 대한 가동범위의 유의미한 증가"를 보였다고 보고하고 있다.

FPR과 SCS 사이의 유사점과 차이점
SIMILARITIES AND DIFFERENCES BETWEEN FPR AND SCS

FPR(이 장)과 SCS(2장과 3장)를 비교할 때

표 5.1 SCS와 FPR 사이의 유사점과 차이점

	SCS	FPR
간접 접근법	그렇다	그렇다
모니터링을 위한 접촉	통증점	조직 긴장
풀림 위치의 찾기	그렇다	그렇다
유지시간	30-90초	3-4초
밀집의 촉진을 사용하다	선택 가능	그렇다

존재하는 유사점과 차이점은 이미 분명해졌을 것이다(표 5.1의 요약을 참조할 것).

FPR의 한 가지 주요 이점은 풀림의 위치를 유지하는 시간의 감소(따라서 "촉진된다")에 있는 것 같다.

또 한 가지는 물론 압통점에 통증이 유발되지 않고 단지 풀림을 촉진하는 것만이라는 사실이다(기능적 기법에서와 같이).

주: SCS의 적용에서 압박을 용이하게 하는 것을 피해야할 정당한 이유는 없다. 실제로 저자는(SCS를 사용하는 경우) 압통점의 통증이 경감하고 추가적인 통증이 발생하지 않는 한, 이것을 시행할 것을 강력히 권고하고 있다.

금기 CONTRAINDICATION

반성 소식변화를 수성하는 능력이 다른 자세이완 방법과 같은 정도로 제한되고 있는 급성 및 아급성 질환에 그 가치가 가장 깊숙이 존재한다는 것을 제외하고는 FPR에 금기는 없다.

자세이완과 머리뼈의 가동성 POSITIONAL RELEASE AND CRANIAL MOBILITY

영아의 머리뼈 유연성(pliability)과 가소성(plasticity)에 대한 논쟁은 거의 없다. 그러나 현재 가르치고 실행하고 있는 것처럼 성인의 머리뼈 노수조작을 진지하게 받아들이기 위해서는 성인기(adult life) 동안 및 성인기를 통해 머리뼈 사이에서 검증 가능한 운동의 증거가 있는지 없는지를 규명할 필요가 있다.

Sutherland(1939)는 많은 머리뼈 관절에서(미미하지만) 입증 가능한 움직임이 있나는 것을 시사하였다. 그는 또한 머리뼈 내의 인대와 근막이 머리뼈 움직임에 미치는 영향을 설명하였고 이에 내해 그는 머리뼈 내 움직임의 균형을 잡기 위해 행동을(이들이 확실히 다른 기능을 갖고 있기 때문에 적어도 부분적으로) 하였다고 시사하였다.

그 자체가 수막(meninges)의 연장인 상호 장력막(reciprocal tension membrane)(주로 소뇌천막과 대뇌낫)이 다른 인접하고 연속된 경질막 구조와 함께 움직임 순서에 참여하는 것으로 Sutherland는 설명하였다. 이러한 것은 뒤통수와 엉치뼈 사이의 직접적인 연결(경질막과 척수를 경유하여) 때문에 불수의운동을 하면서 힘이 경질막을 경유하여 엉치뼈로 전달된 머리엉치뼈 움직임 순서가 생성되었다.

Sutherland(1939)가 제안한 머리뼈 가설의 다섯 가지 핵심 요소는 다음과 같다.

1. 뇌와 척수에 고유한 운동성(motility)
2. CSF의 변동하는 움직임
3. 머리뼈 내 및 척수막의 운동성
4. 머리뼈의 가동성(mobility)
5. 엉덩뼈(장골) 사이의 엉치뼈의 불수의운동

이들 제안은 검사에 부합하는가?
Do these propositions stand up to examination?

뇌의 운동성이 입증되었다는 증거가 있다(Frymann 1971). 머리뼈 운동은 머리뼈의 율동적 임펄스(cranial rhythmic impulse; CRI)라 알려져 있는 것을 생성하는 데에 도움이 된다고 시사되는 힘/펄스의 합성에 기여할지도 모른다(Greenman 1989; McPartland & Mein 1997; Magoun 1976).

뇌척수액(CSF)은 변동하지만, 그 역할은 머리뼈 운동 측면에서 여전히 불명확하다. 관찰된 뇌의 운동을 촉진하는 데 도움이 되는지 또는 그 운동이 머리뼈(뇌) 운동의 부산물인지는 여전히 불확실하다.

머리뼈 내 막의 구조(대뇌낫 등)는 머리뼈 내부에 부착하여 정맥동(venous sinuses)을 형성한다. 머리뼈를 포함하는 어떤 기능장애도 이들 연부조직 구조의 상태에 영향을 미칠 것이고 그 반대도 마찬가지다. 이들이 엉치뼈 운동에 어느 정도 영향을 미치는지는 의문이다.

머리뼈는 봉합(sutures)에서 매우 미세한 운동의 가능성이 있다(Zanakis 1996). 이것이 단순히 머리뼈 내 또는 머리뼈 밖의 힘을 수용 가능케 하는 가소성인지 또는 일정한 율동운동인 CRI가 분명한 머리뼈 운동을 추진하는지는 논쟁의 여지가 있다.

보고된 머리뼈 관절연결에 대한 임상적인 의미는 그 정확한 의미에 대해 여전히 논쟁이 되고 있다.

엉덩뼈 사이에서 엉치뼈의 불수의운동이 있는 것 같지만, 이것이 일어나는 수단은 머리뼈 역학의 측면에서 이 운동의 중요성이 그러하듯이 불명확한(또는 적어도 증명되지 않은) 상태로 남아있다.

성인에서 지각된 제한을 정상화하거나 기능에 영향을 주려고 시도하는 대부분의 머리뼈 치료는 간접적이고 자세이완 유형의 기법을 동반한다.

머리뼈 구조의 치료
Treatment of cranial structures

Upledger와 Vredevoogd(1983)는 머리뼈 구조가 만족스럽고 안전하게 치료되기 위해서는 "간접적인" 접근법이 최상이라고 제안하고 있다.

어떤 제한이 있는 구조를 가장 쉽게 이동하는 방향("고유의 움직임의 최대 범위를 나타내는 방향")으로 간단한 강제되지 않은 제한에 따라감으로써 조직이 극한 위치에서부터 "되밀리는" 것처럼 보이는 감각이 인지될지도 모른다. 이때 치료사는 조직을 저항 장벽에 대항시키거나 최대 "풀림"을 촉구하려고 시도하는 것이 아니라 단순히 움직일 수 있게 하는 것을 거부하는 "부동의(immovable)" 상태가 되도록 권고를 받고 있다.

머리뼈 개념을 완전히 탐구하는 것은 이 책의 범위 내에 있지 않으며, 그 일부는 동물과 인간에 대한 연구에 의해 입증되었다. 그러나 임상적 사용의 상황에서 이해되어야 할 머리뼈 구조에 자세이완을 적용하기 위해 간략히 요약할 것을 필요로 한다(Chaitow 2005; Marmarou et al. 1975; Moskalenko 1961; Upledger & Vredevoogd 1983).

Greenman(1989)은 머리뼈 유연성을 다음과 같이 요약하고 있다.

머리엉치뼈 운동(craniosacral motion)은 관절 가동성의 조합과 (머리뼈 내) 막 내의 긴장 변화를 포함하고 있다. 머리뼈와 엉치뼈의 동시 발생적인 움직임이 일어나는 것은 막의 부착을 통해서이다.

머리뼈 운동을 하는 동안에 그는 다음과 같이 설명하고 있다.

봉합은 머리뼈 사이의 어떤 유형의 움직임을 허용하고 유도하도록 조직되어 있는 것 같다. 이들은 경질막에 밀접하게 부착하여 있고 봉합에는 혈관 및 신경계

요소가 포함되어 있다. 봉합 내의 섬유는 방향성이 있어 어떤 운동을 일으키는 것 같다.

머리뼈 이론의 한 모델에서 머리뼈 요소의 움직임은 적어도 부분적으로는 코일 감기(coiling)와 코일 풀기(uncoiling)의 과정에 의해 만들어진다고 일컬어져 있으며, 이 과정에서 대뇌반구는 머리뼈 굽힘으로서 알려진 것을 시행하는 동안에 위쪽으로 흔들리고 그 다음에 머리뼈 주기의 폄 모드 동안에 다시 내려가는 것 같다.

굽힘 단계가 일어남에 따라 머리의 짝을 이룬 뼈와 짝을 이루지 못한 뼈는 대칭 방식으로 반응하는 것처럼 생각되며, 이것은 양쪽 모두 촉진할 수 있고 제한에 대한 평가를 할 수 있다.

머리뼈 운동을 설명하는 여러 가지 다른 이론이 있고 haitow 2005; Heisey & Adams 1993), 그 범위는 호흡과 근육 활동이 원동력이 되는 생체역학적 설명에서부터 정맥운동과 CSF 변동이 원인이 되는 순환 모델, 심지어 복합적인 "동조 작용(entrainment)" 이론에까지 이르고 있으며 신체의 복수의 진동과 박동(pulsations)을 조합하여 조화로운 영향을 형성한다(MacPartland & Mein 1997). 진실은 의심할 여지가 없으나 미세한 정도의 운동성(자기작동 운동)과 가동성(외부의 특징에 의해 유발된 운동)이 머리뼈 봉합에서 실증될 수 있다면 (Lewandoski et al. 1996), 관련되는 메커니즘의 대부분의 설명은 아직도 가설적이다.

나비뒤통수바닥결합에서 인지된 운동

Upledger와 Vredevoogd(1983) 및 기타의 사람들은 나음의 움직임이 동시에 일어난다고 제안하고 있다(머리뼈 운동이 총제적인 움직임을 동반하는 운동이라기보다는 가소성이 있는 운동이라는 것을 인식하는 것은 중요하다):

- 머리뼈 수직방향의 직경이 감소한다.
- 앞뒤 직경이 감소한다.
- 머리뼈 가로방향 직경이 증가한다.

이들의 움직임은 매우 작고 시상봉합에서 0.25㎜ (250 미크론)의 범위에 있다(Zanakis, 1996).

간단히 말해서, 이것은 머리뼈가 앞에서부터 뒤로 "평탄하고" 좁아지며, 옆에서부터 옆으로 넓어진다는 것을 의미한다. 이것은 뒤통수가 바닥에서 앞쪽으로 풀려 나비뼈(접형골)가 연골결합에서 올라갈 때 일어난다고 제안되고 있다(그림 5.13).

그 독특한 구조 때문에 이것은 나비뼈의 큰 날개가 앞쪽으로 회전하게 하고 이것에 이어서 이마뼈와 얼굴뼈가 회전하게 한다. 관자뼈(측두골)와 기타 머리뼈는 바깥쪽으로 회전함으로써 이 운동을 수용한다고 일컬어지고 있다.

두 가지 머리뼈 연습

독자가 머리뼈 방법론의 미묘성과 변화를 가져오기 위한 위치결정의 영향을 이해할 수 있도록 하는 두 가지 연습을 아래에 설명한다.

경고

D'Ambroglo와 Roth(1997)는 나음과 같이 경고하고 있다.

어떠한 머리뼈 치료에서도 어떤 종류의 예방조치를 취해야 한다. 공간점유 병변 및 급성 머리 외상의 증상 및 징후도 명백한 금기이다. 발작의 병력 또는 이진에 뇌혈관 사고가 있었던 경우는 조심해서 접근해야 한다.

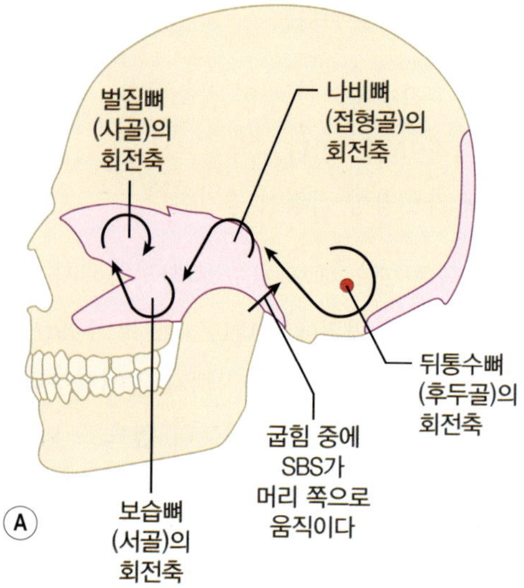

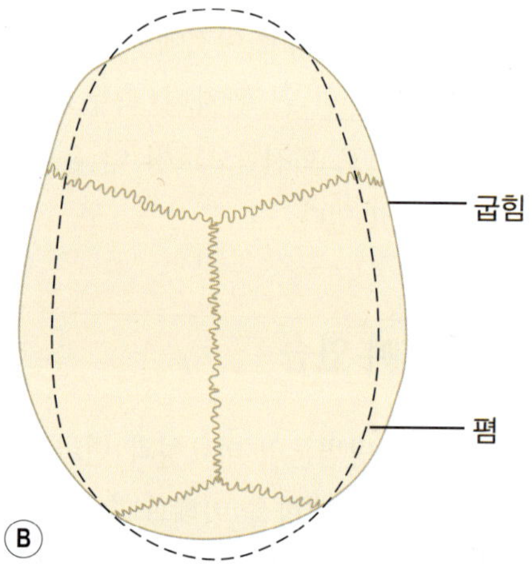

그림 5.13 (A) 이론화된 머리뼈 운동의 도식. 굽힘 중에 뒤통수는 앞뒤로 움직인다고 생각되고, 이것은 나비뼈가 연골결합에서 올라가게 한다. 그림에 나타낸 것처럼 이마뼈, 얼굴뼈 및 코뼈에서 동시에 움직임이 일어난다. 이 운동의 폄 단계는 중립위치로 되돌아간다.
(B) 머리뼈 운동의 굽힘 단계("들숨 단계")에서 머리뼈를 전체로서 미세하게 넓어지고 평탄하게 한다.

1. 나비뼈뒤통수바닥의 평가와 치료 연습 Exercise in sphenobasilar assessment and treatment

모델/환자는 반듯이 누운 자세가 되고 치료사는 치료테이블 머리 쪽 가까이의 오른쪽 또는 왼쪽에 앉아서 유용한 연습을 수행할 수 있다.

1. 꼬리(발)쪽 손을 치료테이블에 올려놓아 뒤통수 부위를 잡고 치료사에 가장 가까운 뒤통수비늘(occipital squama)이 엄지두덩 위에 얹히도록 하며, 한편 손가락 끝으로 반대쪽 뒤통수각(occipital angle)을 지지한다(그림 5.14).
2. 머리 쪽 손을 이마뼈(전두골) 위에 올려놓아 엄지손가락이 나비뼈의 하나의 큰 날개 위에 놓이도록 하고 손가락 끝이 또 한쪽의 큰 날개 위에 있게 하여 가능한 한 이마뼈에 접촉하지 않도록 한다.
3. 손이 작은 경우, 이마뼈의 가쪽 각에 접촉할 수 있다.

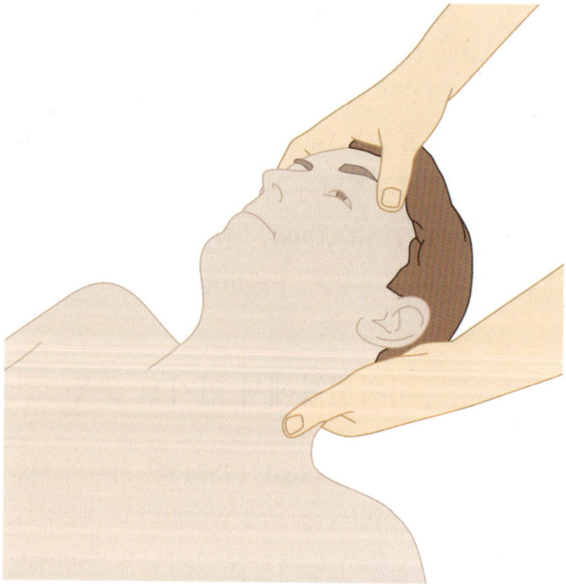

그림 5.14 나비뼈뒤통수바닥의 평가: 뒤통수와 나비뼈 큰 날개의 촉진을 위한 손의 위치.

4. 머리뼈 운동을 촉진하기 위해서는 몇 분 동안 이 자세에서 조용히 앉아있을 필요가 있다.
5. 나비뼈뒤통수바닥 굽힘을 시작함에 따라("충만" 감이 촉진하는 손에 인지될 때) 분명한 뒤통수 움직임이 꼬리 쪽 및 앞쪽 방향에서 인지될지도 모른다. 동시에 나비뼈 큰 날개가 가로 축 주위를 앞쪽으로 그리고 꼬리 쪽으로 회전하는 것 같이 보일지도 모른다.
6. 어떤 기존의 제한을 평가하기 위해 이들 움직임을 촉진할 수 있다.
7. 이것은 앞에서 설명된 움직임을 지연시키기 위해 적절한 방향으로 매우 가벼운(몇 온스보다는 몇 그램) 압력을 가함으로써 달성된다.
8. 나비뼈뒤통수바닥을 펴는 동안(촉진하는 손에서의 충만감이 약해질 때) 머리뼈 운동이 시작위치로 되돌아가는 것처럼 보이기 때문에 중립으로 되돌아가는 것이 인지될지도 모른다.
9. 다음으로 이들 움직임(굽힘, 폄) 중 어느 것이든 최소한으로 제한되는 것이라 평가되는 것이 권장되어야 한다.
10. 이것이 끝나면, 가동범위의 마지막에 매우 약간의 "유연한(yielding)" 운동이 인지될지도 모른다.
11. 조직이 중립위치를 향해 "되밀리는" 감각이 발생할 때까지 이 조직을 이 최대 풀림의 방향으로 유지해야 한다.
12. 이것을 성공적으로 달성하기 위해서는 많은 빈삼노를 필요로 한다.

주: 설명된 머리뼈의 움직임이 민감한 개인에 의해 촉진되고 지각될지도 모르지만, 정확히 무엇이 움직이고 무엇이 이것을 움직이는가, 그리고 임상적 관련성은 불확실한 상태 그대로 있다는 저자의 신념을 강조할 가치가 있다. 위에서 제시된 머리뼈 운동에 대한 설명은 무엇이 일어나고 있는가에 대한 Upledger(1984)의 제안을 표현하고 있으나(머리엉치뼈 영역에서 널리 볼 수 있는 견해) 입증되어 있지 않은 상태 그대로 있다(Chaitow 2005).

2. 관자뼈 움직임의 자유도를 촉진하는 연습 Temporal freedom of movement palpation exercise *(그림 5.15)*

반듯이 누운 모델/환자의 머리 쪽에 앉는다.

1. 손가락을 맞물리게 하여(또는 한쪽 손가락을 다른 쪽 손가락에 넣어 손을 컵 모양으로 하여) 머리를 받치도록 하고 엄지손가락을 꼭지돌기 앞 표면 위에 올려놓아 이것과 평행이 되도록 하며, 한편, 엄지두덩은 관자뼈의 꼭지돌기 부분을 지지한다(그림 5.15A).
2. 양손의 집게손가락은 서로 교차하여 직접 접촉하도록 해야 한다.
3. 한쪽의 굽힘 자유도를 평가하고 다음으로 다른 쪽을 평가한다.
4. 이것은 한 번에 한쪽 엄지손가락의 접촉에 초점을 맞춤으로써 달성된다.
5. 관자뼈 굽힘 단계로 이동함에 따라 꼭지돌기는 아주 약간 뒤쪽과 안쪽으로 풀리는 것처럼 보인다(그림 5.15B).
6. 이것은 실제의 움직임보다 "신축성(give)" 감각 또는 가소성이 있다.
7. 매우 적은 양의 압력을 사용하여 한쪽을 평가하고 다음으로 또 한쪽을 몇 번 평가한다. — 즉, 압력은 뜬 눈에 가해도 편안할 정도 이하의 것이다.
8. 머리뼈의 굽힘과 폄의 리듬에 맞춰 양쪽 집게손가락의 중간 마디를 서로에 맞대어 회전시킴으로써(양손 손바닥의 아주 약간의 충만감을 굽힘 단

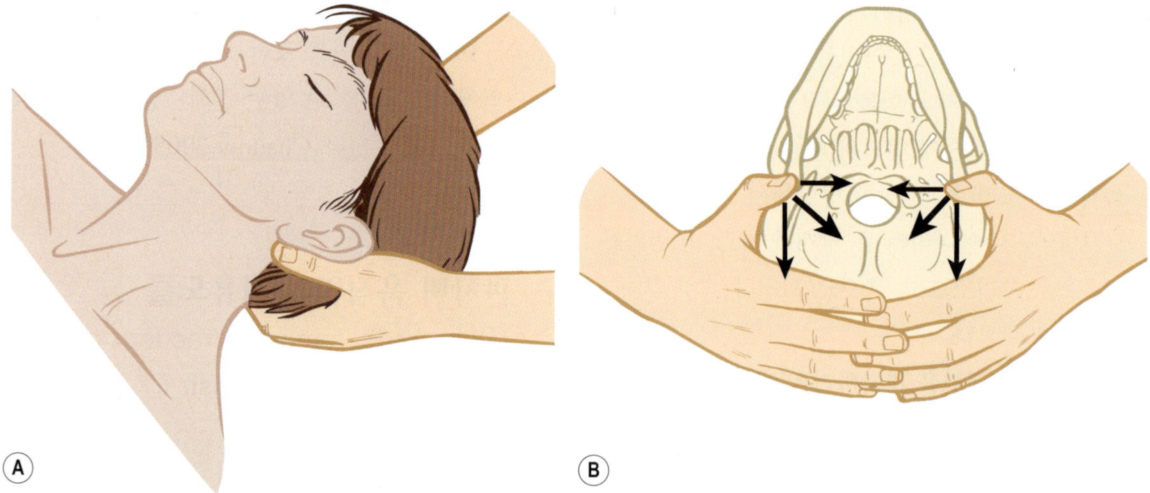

그림 5.15 (A) 관자뼈(측두골) 자유도 연습을 위한 손과 엄지손가락의 위치. (B) 관자뼈 굽힘을 조작하기 위한 꼭지돌기(유양돌기)의 운동방향.

계와 동일시한다), 이것은 실제의 손 또는 엄지 손가락의 힘을 사용하지 않고 달성될 수 있다.

9. 꼭지돌기에서 도입된 압력의 양은 몇 그램 정도이어야 하고 양쪽에 용이한 운동의 대칭성이 있는지 아닌지를 평가하는 것이어야만 한다.
10. 그림 5.15B에서 보여주는 것처럼 가하는 압력(몇 그램뿐이다!) 방향의 약간의 변경을 검사한다.
11. 한쪽이 굽힘으로 더 자유롭게 "이동"하고 더 탄력성이 있고, 더 가소성이 있으며, 더 "신축성"을 갖고 있다면 이것이 움직임의 상대적 자유도가 있는 쪽이다.
12. 이것이 더 나은 균형으로 수정될 수 있는지를(양쪽으로 움직임의 자유도가 같은 정도) 평가하기 위해 "자유로운" 쪽을 자유로운 움직임 방향으로(뒤 안쪽으로) 풀어주고 이것을 거기서 유지하며, 한편 동시에 이것을 앞 가쪽으로 풀어주기 위해 꼭지돌기보다 뒤의 다른 쪽에 엄지손가락을 놓는다.
13. 이것을 들숨/날숨의 4–5주기 동안 유지하거나 또는 촉진하는 엄지손가락에 압력감이 인지될 때까지 유지한다.
14. 그때, 압력(몇 그램뿐이다!)을 풀어주고 연습이 더 균형 잡힌 운동감각 또는 가소성을 만들어 내었는지 어떤지를 알아보기 위해 재평가한다.

머리뼈 치료효험에 대한 임상증거
CLINICAL EVIDENCE OF CRANIAL TREATMENT EFFICACY

- Berkowitz(2014)는 다음과 같이 보고하고 있다: "이 사례는 수막종(meningioma) 제거를 위한 머리뼈절개술(craniotomy) 후 5주에서 갑작스럽게 통증 없이 시야상실이 발병하여 정골요법 도수의료 클리닉에서 진료를 받은 환자를 포함한다. … 환자의 시야상실은 머리뼈 분야의 정골요법 적용 직후 완전히 해소되었다. 이 동시성(synchronicity)은 두 가지 사건이 우연히 연관되어

있다는 것을 시사하고 있을지도 모르지만, 이러한 효과가 정골요법 중재에 기인할 수 있다고 하기 전에 추가적인 임상적 증거가 필요하다."

- 다른 보고에서는 시각 기능장애에 대한 머리뼈 치료(기능적인)의 가능성 있는 이득을 나타내어 보여주고 있다(Sandhouse et al. 2010; Wolf 1997).
- Hayden과 Mulligan(2009)은 산통(colic)이 있는 28명의 영아가 1주일에 한 번 4주 동안 머리뼈 방법으로 치료를 받았거나 치료를 받지 않은 공개적인 대조시험의 결과에 대해 보고하고 있다. 결과는 다음과 같다. "전체의 울음(crying)의 감소율은 각각 63%(치료군)와 23%(비치료군)이었다. 수면 개선은 각각 11%와 2%였다. 치료를 받은 영아는 치료 받지 않은 집단보다 부모의 돌봄을 덜 필요로 하였다."

이 장

이 장은 기능적(머리뼈에 대한 치료도 포함) 자세이완 기법과 촉진된 자세이완 기법의 측면을 탐구하였고, 이들은 가능성 있는 임상적 유용성에 대한 연구증거의 예와 마찬가지로 실제적인 연습과 함께 이들 방법에 대한 일부 이론적인 이해를 제공하고 있다.

다음 장

다음 장에서는 만성통증 상황에서는 물론 입원/자리보존 환자를 위한 사용을 포함하는 특정 임상현장에서의 이들(및 카운터스트레인) 방법의 사용에 대한 개요를 서술하는 추가적인 증거를 제시하고 있다.

참고문헌

Bailey, H., 1976. Some problems in making osteopathic spinal manipulative therapy appropriate and specific. Journal of the American Osteopathic Association 75, 486–499.

Berkowitz, M.R., 2014. Application of osteopathy in the cranial field to treat left superior homonymous hemianopsia. International Journal of Osteopathic Medicine 17, 119–122.

Bowles, C., 1955. A Functional Orientation for Technic: Part 1. Academy of Applied Osteopathy Year Book, Colorado Springs.

Bowles, C., 1956. A Functional Orientation for Technic: Part 2. Academy of Applied Osteopathy Year Book, Colorado Springs.

Bowles, C., 1957. A Functional Orientation for Technic: Part 3. Academy of Applied Osteopathy Year Book, Colorado Springs.

Bowles, C., 1964. The Musculoskeletal Segment as a Problem-Solving Machine. Academy of Applied Osteopathy Yearbook, Colorado Springs.

Bowles, C., 1981. Functional technique – a modern perspective. Journal of the American Osteopathic Association 80, 326–331.

Boyajian-O'Neill, L.A., McClain, R.L., Coleman, M.K., et al., 2008. Diagnosis and management of piriformis syndrome: an osteopathic approach. Journal of the American Osteopathic Association 108, 657–664.

Carew, T., 1985. The control of reflex action. In: Kandel, E. (Ed.), Principles of Neural Science, second ed. Elsevier Science, New York.

Chaitow, L., 2005. Cranial Manipulation: Theory and Practice. Churchill Livingstone, Edinburgh.

D'Ambrogio, K., Roth, G., 1997. Positional Release Therapy. Mosby, St Louis, MO.

DiGiovanna, E., Schiowitz, S., Dowling, D., 2004. An Osteopathic Approach to Diagnosis and Treatment, third revised ed. Lippincott Williams and Wilkins, Philadelphia, PA.

Frymann, V., 1971. A study of the rhythmic motions of the living cranium. Journal of the American Osteopathic Association 70, 828–945.

Gibbons, P., Tehan, P., 1998. Muscle energy concepts and coupled motion of the spine. Manual Therapy 3, 95–101.

Grant, J.H., 1987. Leg length inequality in piriformis syndrome. Journal of the American Osteopathic Association 87, 456.

Greenman, P., 1989. Principles of Manual Medicine. Williams & Wilkins, Baltimore, MD.

Hayden, C., Mulligan, B., 2009. A preliminary assessment of the impact of cranial osteopathy for the relief of infantile colic. Complementary Therapies in Clinical Practice 15, 198–203.

Hazzard, C., 1905. The Practice and Applied Therapeutics of Osteopathy, third ed. Journal Printing Co, Kirksville, MO.

Heisey, S., Adams, T., 1993. Role of cranial bone mobility in cranial compliance. Neurosurgery 33, 869–877.

Hoover, H.V., 1957. Functional Technique. Academy of Applied Osteopathy Yearbook, Colorado Springs.

Hoover, H.V., 1969a. Collected Papers. Academy of Applied Osteopathy Yearbook, Colorado Springs.

Hoover, H.V., 1969b. A Method for Teaching Functional Technic. Academy of Applied Osteopathy Yearbook, Colorado Springs.

Janda, V., 1988. In: Grant, R. (Ed.), Physical Therapy of the Cervical and Thoracic Spine. Churchill Livingstone, New York.

Johnston, W., 1964. Strategy of a Functional Approach in Acute Knee Problems. Academy of Applied Osteopathy Yearbook, Colorado Springs.

Johnston, W.L., 1988a. Segmental definition: Part I. A focal point for diagnosis of somatic dysfunction. Journal of the American Osteopathic Association 88, 99–105.

Johnston, W.L., 1988b. Segmental definition: Part II. Application of an indirect method in osteopathic manipulative treatment. Journal of the American Osteopathic Association 88, 211–217.

Johnston, W., Robertson, A., Stiles, E., 1969. Finding a Common Denominator. Academy of Applied Osteopathy Yearbook, Colorado Springs.

Kain, J., Martorello, L., Swanson, E., et al., 2011. Comparison of an indirect tri-planar myofascial release (MFR) technique and a hot pack for increasing range of motion. Journal of Bodywork and Movement Therapies 15, 63–67.

Korr, I., 1947. The neural basis for the osteopathic lesion. Journal of the American Osteopathic Association 47, 191.

Korr, I., 1975. Proprioceptors and somatic dysfunction. Journal of the American Osteopathic Association 74, 638–650.

Korr, I., 1976. Spinal Cord as Organizer of the Disease Process. Academy of Applied Osteopathy Yearbook, Colorado Springs.

Lewandoski, M., Drasby, E., Morgan, M., et al., 1996. Kinematic system demonstrates cranial bone movement about the cranial sutures. Journal of the American Osteopathic Association 96, 551.

McPartland, J.M., Mein, J., 1997. Entrainment and the cranial rhythmic impulse. Alternative Therapies in Health and Medicine 3, 40–45.

McSweeney, T.P., Thomson, O.P., Johnston, R., 2012. The immediate effects of sigmoid colon manipulation on pressure pain thresholds in the lumbar spine. Journal of Bodywork and Movement Therapies 16, 416–423.

Magoun, H., 1976. Osteopathy in the Cranial Field. Journal Printing Co, Kirksville, MO.

Marmarou, A., Shulman, K., LaMorgese, J., 1975. Compartmental analysis of compliance and outflow resistance of CSF system. Journal of Neurosurgery 43, 523–534.

Mimura, M., Moriya, H., Watanabe, T., et al., 1989. Three-dimensional motion analysis of the cervical spine with special reference to the axial rotation. Spine 14, 1135–1139.

Moskalenko, Y., 1961. Cerebral pulsation in the closed cranial cavity. Izvestiia Academii Nauk Biologicheskaia 4, 620–629.

Sandhouse, M.E., Shechtman, D., Sorkin, R., et al., 2010. Effect of osteopathy in the cranial field on visual function – a pilot study. Journal of the American Osteopathic Association 110, 239–243.

Schiowitz, S., 1990. Facilitated positional release. Journal of the American Osteopathic Association 90, 145–156.

Schiowitz, S., 1991. Facilitated positional release. In: DiGiovanna, E. (Ed.), An Osteopathic Approach to Diagnosis and Treatment. Lippincott, Philadelphia, PA.

Steiner, C., 1994. Osteopathic manipulative treatment – what does it really do? Journal of the American Osteopathic Association 94, 85–87.

Sutherland, W., 1939. The Cranial Bowl. Privately published, Mankato, MN.

Upledger, J., 1984. Cranial Sacral Therapy. Eastland Press, Seattle.

Upledger, J., Vredevoogd, J., 1983. Craniosacral Therapy. Eastland Press, Seattle, WA.

Van Buskirk, R.L., 1996. A manipulative technique of Andrew Taylor Still as reported by Charles Hazzard, DO, in 1905. Journal of the American Osteopathic Association 96, 597–602.

Van Buskirk, R.L., 2000. The Still Technique Manual. Applications of a Rediscovered Technique of Andrew Taylor Still. American Academy of Osteopathy, Indianapolis, IN.

Wolf, A.H., 1997. Osteopathic manipulative procedure in disorders of the eye. Journal of the American Osteopathic Association 7, 31.

Zanakis, N., 1996. Studies of CRI in man using a tilt table. Journal of the American Osteopathic Association 96, 552.

제6장 | 6 |

특별한 상황에서의 자세이완 방법

Positional release methods in special situations

제6장의 목차

이 장은 이전의 장에서 설명한 방법들을 기반으로 하여 아래의 것에 적합한 접근법을 설명한다:

특정 상태, 상황:

- 근육근막통증(상자 글 6.1 참조)
- 섬유근육통(상자 글 6.1 참조)

특수한 환경:

- 자리보전 상태
- 수술 후 상황

약어:

- TrPs – 근육근막 통증유발점(급성 또는 만성 근육근막 통증의 특성)
- TePs – 압통점; 섬유근육통의 진단에 사용되는 특정 영역(이 장의 후반을 참조할 것).
- CMP – 만성근육근막통증(이전에는 "근육근막 통증증후군"으로서 알려졌으나 더 이상 증후군으로 간주되지 않는다).
- FM – 섬유근육통(이전에는 "섬유근육통증후군"

으로서 알려졌으나 더 이상 증후군으로 간주되지 않는다).

근육근막통증, 통증유발점 및 중추성 감작(CS)
MYOFASCIAL PAIN, TRIGGER POINTS AND CENTRAL SENSITIZATION (CS)

통증은 산업화된 세계에서의 의료행위에서 가장 빈번하게 나타나는 증상이며, 근골격계 통증이 그 증상 범주의 주된 요소를 형성한다.

이 주제에 대한 선구적인 연구자인 Wall과 Melzack(1990)에 따르면, 근육근막 통증유발점이 모든 만성 통증에서 핵심 요소이고 흔히 통증을 유지하는 주요 요인이라 한다.

근육근막통증과 같은 국소화된 증상과 섬유근육통(FM)과 같은 만성증후군의 진행 사이에는 직접적인 연관성이 있는 것 같다(Baldry 2010).

- Fernández-de-las-Peñas et al.(2005)은 또한 근육근막 통증유발점 활동과 광범위한 통증 문제 및 교감신경계 이상의 분명한 연결에 대해 보고하고 있다.
- 통증유발점이 중추성 감작의 발생에 기여하고 그 자체가 만성통증증후군을 일으키거나 기여하거나 한다는 증거가 증가하고 있다(Cuadrado et al, 2008; Giamberardino et al, 2007).

Ge 등(2009)은 다음과 같이 언급하고 있다: "상부 등세모근(승모근)에서 양측성으로 활성화된 TrPs에서부터 유발된 국소통증 및 관련통증 패턴은 FM의 목 및 어깨영역에서 진행 중인 통증 패턴과 유사하다. 활성화된 TrPs는 FM에서 척추 및 척추위 통증전달경로의 감작으로 이어지는 유해한 입력 소스의 하나로서 역할을 할지도 모른다."

Ge(2010)는 추가로 다음과 같이 보고하고 있다: "연구에서는 FM 환자에서의 활성화된 TrPs의 중요성을 강조하고 있다. FM에 위치한 대부분의 압통점(TeP)은 TrPs이다. 활성화된 TrPs는 섬유근육통증의 말초 발생기로서 역할을 할지도 모르고 따라서 활성화된 TrPs의 불활성화는 FM 치료의 대안이 될지도 모른다."

- Niddam 등(2008)은 만성근육근막통증(CMP)을 가진 사람은 신체감각 및 변연영역에서의 뇌 활동 항진, 해마에서의 활동 억제, 전기 자극에 반응한 통각과민 및 통증유발점의 압박으로 인해 중추 처리가 비정상이었다는 것을 발견하였다. 통증유발점 치료는 이러한 비정상 통증 처리를 개선하는 것 같다(Dommerholt et al, 2006).

치료사가 근육근막 및 섬유근육통(FM)과 같은 다른 만성통증 질환을 다루기 위해 이용 가능한 안전하고 효과적인 방법을 갖는다는 것은 분명히 중요한 일이다(Wolfe et al. 1990).

Mense(1993, 2008)는 다음과 같이 보고하고 있다.

임상검사에서는 압통점의 촉진에 대한 과도한 감수성의 부위가 명백해지며, 이 부위에서는 외부로부터 가해진 점진적인 압력이 통증을 야기한다. 이들 압통점의 대부분은 통증유발점이 더 발견되기 쉬울 것 같은 근복 부근보다는 근육힘줄 이행부에 위치한다.

통증유발(다른 연관통증이 없는 통증)점은 다양한 방법으로, 흔히 다음과 같은 결과로서 스트레스를 받은 근육에 존재한다.

- 자세 불균형(Harden 2007; Lewit 1999)
- 선천적인 요인 – 짧은 다리 문제 또는 작은 반쪽 골반(hemipelvis)(Simons et al. 1999)
- 직업상 또는 여가활동에서의 과다사용 패턴

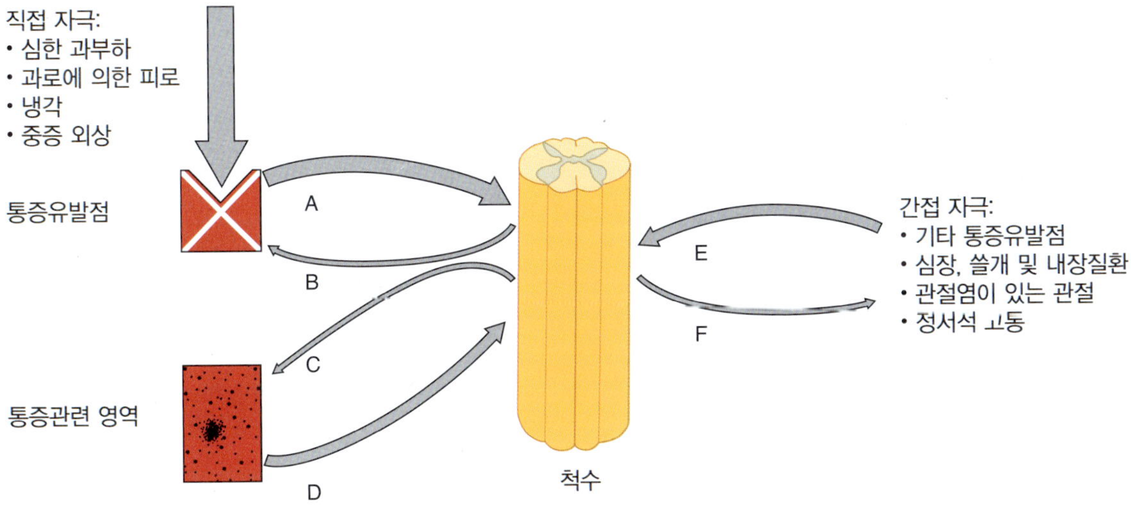

그림 6.1 직접적인 스트레스의 영향은 근육근막 통증유발점의 과다 반응성 신경구조를 침해할 수 있고 활동의 증가(A, B)만이 아니라 목표 영역(C, D)에 대한 관련 감각(통증, 지각이상, 교감신경 활동 항진)의 증가로 이어지며 이것은 척수로 되먹임을 하여 배경에 있는 스트레스 부하를 증가시킨다. 다른 자극은 멀리 떨어진 통증유발점과 추가적인 기능장애 영역(E, F)으로부터 척수에 도달한다.

(Bron & Dommerholt 2012)

- 연부조직에 반영되는 감정상태(McNulty et al, 1994)
- 내장의 관련된/반사의 관여에 의해 촉진된(신경학적으로 과다반응성) 분절을 척추주위에서 만들어낸다(Beal 1985; Hong 1994; Simons 1999).
- 과다 가동성(Muller 2003)
- 외상(적응을 통한 기능장애 진행에 대한 논의에 관해서는 2장을 참조할 것)(그림 6.1)

근육근막 통증유발점의 불활성화에 의한 중수성 감작의 감소

Reducing central sensitization by deactivating myofascial trigger points

Affaitati 등(2011)에 의한 연구에서는 FM과 CMP가 있는 56명의 여성 환자와 FM 관절통증이 있는 56명의 여성 환자가 참여하였다. 이들은 모두 무작위로 적극적인 치료(리도카인 주사×2/hydro-for-electrophoresis×2) 또는 플라시보 집단으로 나뉘었다.

적극적인 치료집단에서는 근육근막/관절 에피소드의 수 및 강도와 통증 약물치료 소비는 감소하였고, 통증유발점/관절에서의 압력 문턱값은 증가하였다($p<0.001$). FM 통증 강도는 감소하였고 모든 문턱값은 점진적으로 증가하였다($p<0.0001$). 3주 간의 성과관찰에서도 FM 통증 감소가 유지되었다.

결론

국부적인 근육/관절 통증은 말초 입력으로 인해 중추성 감작의 증가를 통해서 FM에 유의미하게 영향을 미치고 체계적 확인과 치료가 섬유근육통에서 권장된다.

요약

국소 근육과 관절통증의 양쪽이 증가된 중추성 감작(central sensitization; CS) 및 이들에 대한 성공적인 치료에 직접 영향을 미쳐 CS의 감소로 이어진다.

통증유발점의 특성

Trigger point characteristics

- 통증유발점(TrPs)에 대한 선도적인 연구자인 Simons 등(1999)은 통증유발점을 다음과 같이 정의하고 있다:근육의 팽팽하게 긴장된 띠 내에 있는 과도한 자극과민성 병소. 이것은 압박할 때 통증을 동반하고 멀리 떨어진 부위의 통증이나 다른 증상을 가리킨다("목표 영역").
- 초기의 통증유발점은 목표 영역에 있는 기존의 통증유발점의 "위성(satellite)"으로서 발달하는 경향이 있고, 이들은 이윽고 이들 자신의 위성을 만들어낸다.
- Wall과 Melzack(1990)에 따르면, TrPs의 거의 80%가 전통적인 중국의학에서 사용되는 것 같은 경혈(acupuncture points)로서 알려진 것과 정확히 같은 위치에 있다.
- 멀리 떨어진 부위에 증상을 나타내지 않는 통증을 동반하는 점("압통점")은 많은 경우 잠재적인 통증유발점이며, 더 큰 촉진을 만들어내기 위해 추가적인 스트레스를 경험하는 것을 필요로 할 뿐이고 그래서 활성화된 TrPs로 변환된다.
- TrPs가 가로놓여 있는 팽팽하게 긴장한 띠는 손가락이 이것을 가로지르면 경련을 일으키며, 보통은 적절한 치료가 적용되면 부드러워지고 이완하기 때문에, 딱딱하지만 보통은 섬유화가 되지 않는다. 즉, 섬유성 조직은 그렇게는 될 수 없는 일이다(Hong, 1994).
- TrPs를 갖고 있는 근육은 수축할 때(즉, 근육이 작동할 때) 흔히 손상되고, 신장(stretching)하면 거의 항상 통증이 있다.
- TrPs는 부적절한 국소 혈액순환으로 인해, 산소 공급이 저하하는 영역이다. 따라서 이러한 근육은 빨리 피로해진다(Shah & Phillips 2003).
- TrPs가 정상적인 정지 길이(resting length)에 도달할 수 없는 근육이 거의 끊임없이 단축된 위치로 유지되어 있다는 사실은 이러한 근육이 적절히 더 단축되지만 연장되는 것에 저항할 것이기 때문에 이들 근육이 자세이완 방법을 위한 이상적인 목표가 되도록 한다.
- Simons 등(1999)은 TrP가 있는 근육이 통증 또는 노력 없이 정상적인 정지 길이에 도달할 수 있을 때까지 TrP를 불활성화하려는 시도는 치료 후 재활성화가 될 것이기 때문에 일시적인 완화를 성취할 뿐이라는 것을 밝혔다.
- 능동적인 방법 또는 수동적인 방법을 사용하여 TrP가 있는 근육을 신장하는 것은 TrP만이 아니라 단축을 치료하는 하나의 유용한 방법이며, 그 이유는 이것이 그 영역에 혈액순환을 증가시킬 뿐만 아니라 수축(딱딱한 띠)을 감소시킬 수 있기 때문이고, 이러한 것들은 SCS와 같은 자세이완 방법으로도 달성할 수 있는 것이다(Vernon & Schneider 2009).
- 침술, 프로카인 주사, 직접 가하는 도수적인 압력(엄지손가락 등으로), 근육의 신장(stretching), 얼음찜질치료(ice therapy) 등을 포함하는 TrPs를 치료하는 여러 가지의 성공적인 방법이 있다. 어떠한 치료를 시행하든, 근육이 정상적인 정지 길이에 도달하도록 유도되지 않는 한, 이러한 치료는 어느 것이든 가치에 한계가 있을 것이다.

- 이들 방법(지압, 침술)의 일부는 자연 진통물질인 엔도르핀 및 엔도칸나비노이드(endocannabinoids)의 신체와 뇌에서의 방출을 야기하며, 이것은 통증이 경감될지도 모르는 방법의 하나를 설명해주고 있다(McPartland 2008).
- 통증은 또한 하나의 감각(지압 또는 침술 등)이 또 다른 감각(원래의 통증)으로 대체될 때 완화된다. 이와 같이 하여 통증 메시지는 부분적으로 또는 전체적으로 차단되거나 또는 통증 메시지가 도달하거나 뇌에 등록되는 것이 부분적으로 방지된다.
- 혈액순환 불균형을 개선하는 방법은 허혈성 조직의 영역을 내포하는 TrPs에 영향을 줄 것이며, 이와 같이 하여 이들을 불활성화하는 것 같다(Gerwin 2005; Hong 1994).
- TrP가 같은 위치에 있다면 TrP가 통증을 관련시키는 목표 영역은 누구에게나 동일할 것이지만, 이 통증 분포의 패턴은 알려져 있는 신경전도로와 관련이 없는 것처럼 보인다.
- TrPs에는 자기영속적인 주기(통증이 긴장 증가로 이어지고 그 긴장 증가가 더 심한 통증으로 이어지는)가 동반되고 적절히 치료되지 않는 한 불활성화가 되지 않을지도 모른다.
- TrP가 멀리 떨어져 있는 부위에 영향을 주는 방식에는 신경하저 메커니즘이 동반될지도 모르지만, TrPs가 이들 증상에 어떻게 영향을 주는가는 명확하지 않다.
- Langevin과 Yandow(2002)에 의한 주목할 만한 연구에서는 근막 구조가 감각이 전달되는 수단이 될 가능성에 많은 새로운 빛을 발했다.
- TrPs는 가장 기계적 스트레스를 받기 쉬운 근육의 부분에 존재하고 흔히 근육의 기시부와 부착부 가까이에 있으며, 또한 매우 흔하게 이들은 근막의 분할면(cleavage plane)에 위치하여 있다(Langevin & Yandow 2002).

무엇이 통증유발점을 발생시키는가?
What causes the trigger point to develop?

Simons 등(1999)은 임상의이며, 무엇보다도 우리가 통증유발점을 이해하는 것을 돕고 있다. 그들은 TrPs의 진행을 다음과 같이 설명하고 있다.

> *통증유발의 핵심에는 어떤 이유로든 문제가 있는 근육 방추가 있다. 니트 스웨터의 실 가닥과 같은 방추를 시각화한다. … 대사성 위기(metabolic crisis)가 발생하여 통증유발점에서 국소적으로 체온이 상승하고 근육의 미세한 부분(근육원섬유마디)을 단축시키며(스웨터의 실이 풀린 것 같이) 그리고 산소와 영양소를 통증유발점에 공급하는 것을 감소시킨다. 이 불안정한 에피소드가 있는 동안에 칼슘의 유입이 발생하고 근육 방추는 칼슘을 세포 밖으로 퍼낼 만큼 충분한 에너지를 갖고 있지 않다. 이와 같이 악순환이 유지되어 근육 방추는 긴장이 풀어질 수 없는 것 같고 병변이 있는 근육이 이완할 수 없다.*

Simons는 그의 개념을 시험하여 통증유발점의 핵심에는 이를 에워싸는 근육조직과 비교하여 산소가 부족하다는 것을 발견하였다.

Travell과 Simons(1992)는 다음의 요인들 모두가 통증유발점을 유지하고 강화하는 데 도움을 줄 수 있다는 것을 확인하였다.

- 영양소 결핍, 특히 비타민 C, B-복합체 및 철분 부족
- 호르몬 불균형(예를 들어, 갑상선기능저하, 폐경기 또는 월경 전 상황)
- 감염증(세균, 바이러스 또는 효모균)
- 알레르기(특히, 밀과 유제품)
- 조직의 저산소증(긴장, 스트레스, 활동부족,

불충분한 호흡으로 악화된다).

Bron과 Dommerholt(2012)는 병인학적 특성을 단순화하여 다음과 같이 주장하고 있다.

어떤 종류의 근육 과다사용 또는 근육에 대한 직접적인 외상은 TrPs의 발현으로 이어질 수 있다. 근육의 과부하는 지속적인 또는 반복적인 낮은 수준의 근육수축, 원심성 근육수축, 및 최대 또는 준최대 구심성 근육수축의 결과라 생각된다.

근육통증 및 호흡 기능장애
Muscle pain and breathing dysfunction

통증유발점 활동은 특히 목/어깨 영역의 근육에서 일반적이고, 이 근육은 또한 호흡 보조근, 특히 목갈비근(사각근)으로서의 역할을 한다(Gerwin 1991; Sachse 1995).

불안이 증가하고 만성피로가 있는 상황에서는 경계선상의 또는 명백한 과다호흡의 발생률이 높으며 공황발작, 공포행동의 불안과 관련된 현상만이 아니라 두통, 목, 어깨 및 팔의 통증, 현기증, 가슴의 두근거림, 실신, 척주 및 복부 불쾌감, 횡격막 약화 및 스트레스와 관련된 소화기증상을 포함하는 광범위한 2차 증상과 연관성이 있을지도 모른다(Bass & Gardner 1985; Njoo et al. 1995; Perri & Halford 2004).

임상적으로 상흉부에서의 호흡이 특징인 경우, 어깨의 상부 고정근육과 흉부영역의 갈비사이근(늑간근), 가슴근(흉근) 및 척주옆근육은 긴장성, 종종 섬유성으로 촉진되는 것 같고 활성 통증유발점이 일반적이다(Chaitow et al. 2014; Roll & Theorell 1987).

성공적인 호흡 재훈련과 에너지 수준의 정상화는 이러한 경우에 직접적으로 또는 간접적으로 호흡에 관여하는 근육의 기능적 완전성의 초기 정상화 후 가속화되고 강화되는 것 같다(넓은등근[광배근], 허리근[요근], 허리네모근[요방형근])(Lum 1984).

골반통증과 근육근막 통증유발점
Pelvic pain and myofascial trigger points

Slocumb(1994), Weiss(2001) 및 Fitzgerald et al.(2009)은 모두가 수술적인 중재를 받게 되어 있는 여성의 대다수의 만성 골반통증 문제에서, 증상의 주된 원인은 하부복부, 샅굴(회음) 내부 넓적다리 그리고 심지어는 질(vagina)의 근육의 TrPs의 활동을 동반한다는 것을 보여주고 있다.

그들은 또한 이들 TrPs의 적절한 불활성화는 간질성방광염과 만성관절통증 양쪽의 증상을 제거 또는 완화할 수 있다는 것을 입증하였다.

스트레인/카운터스트레인과 통증유발점
Strain/counterstrain and trigger points

Simons 등(1999)은 통증유발점의 치료에 관해서 스트레인/카운터스트레인을 논의하고 Jones의 원서(Jones 1981)에 나열된 TePs의 대부분과 후속되는 PRT 교과서(D'Ambrogio & Roth 1997)에서 설명된 TePs의 대부분은 부착부 통증유발점에 가깝다는 것을 제안하고 있다.

그러나 이것은 일반적으로 사실이 아니다.

65개의 압통점(Jones의 원서에서) 중에서 9개는 특정된 근육의 부착부 영역에서 확인되었다. 44개 압통점은 하나의 부착부 통증유발점을 발견할지도 모르는 근육 부착부 영역에 위치하거나 또는 가끔 중심 통증유발점이 위치할지도 모르는 근복에 위치한다.

Jones의 TePs의 적어도 일부, 그리고 다수가 Simons와 Travell의 TrPs와 같은 현상일 것 같다고 하면, 논리적으로는 하나(압통점)를 효과적으로 불활성화하는 치료적 접근법은 다른 것(통증유발점)에 유익하게 영향을 미쳐야 한다는 것을 시사하고 있다.

TrPs와 TePs의 유사점과 차이점에 대한 논의는 2장 상자 글 2.4를 참조하기 바란다.

자세이완 방법을 사용한 통증유발점의 치료 Treatment of TrPs using positional release methods

많은 연구에서는 자세이완 방법의 가치를 확인해 주고 있으며, 가장 두드러진 것은 그 자체에 대한 카운터스트레인(Dardzinski et al, 2000; Ibáñez-Garcia et al, 2009; Meseguer et al. 2006) 또는 아래에 설명되는(Chaitow 1994; Nagrale et al. 2010) *통합 신경근육 억제기법*(INIT)으로서 기술되는 카운터스트레인을 포함하는 방법들의 조합 중 하나이다.

INIT 통증유발점 치료 프로토콜의 일부로서 자세이완을 기술하기 전에 TrPs를 확인하기 위한 방법을 필요로 한다.

촉진 PALPATION

압통점과 통증유발점에 대한 촉진검사 Palpation tests for tender and trigger points

섬유근육통(FM) 또는 만성 근육근막통증(CMP)의 진단을 담당하는 전문가에 의해 TrP 촉진의 정확성을 평가하기 위한 근육근막의 연구에서 2명의 선도적인 인물에 의해 연구가 1992년에 시행되었다(Wolfe et al. 1992).

- 3개 집단으로부터의 지원자를 검사하였다. FM이 있는 사람, CMP가 있는 사람 그리고 통증 또는 다른 증상이 없는 사람의 3개 집단이다.
- FM 환자는 용이하게 확인되었다. FM 환자의 38%가 활성 통증유발점을 갖고 있다는 것을 알게 되었다.
- CMP 환자 중, 23.4%만이 통증유발점을 갖고 있는 것으로 확인되었고 정상적 지원자 중에서 2% 미만이 아무 증상도 없었다.
- CMP 환자의 대다수가 대개 FM에서 검사된 장소에서 압통점을 갖고 있었고, 이 진단에도 자격이 있어야 할 것이다.

권장되는 통증유발점 촉진방법 Recommended trigger point palpation method

통증유발점(또는 압통점)을 신속하게 확인할 수 있게 하는 다양한 촉진방법이 있다. 그 중에서도 가장 간단하고 가장 효과적인 것은 2장에서 상세히 논의된 "끌기(drag)" 촉진이라 불리는 것을 사용하는 것이다(Chaitow 1991).

- 피부가 주위의 피부와 비교하여 수분함량이 증가하여 있는 경우, 피부를 가로질러 하나의 손가락, 손가락 또는 엄지손가락이 가볍게 지나가는 것(깃털 같은 가벼운 접촉)은 망설이는 느낌(저항감) 또는 "끌기"를 유발한다.
- 발한(땀을 흘리는 것)이 증가하는 것은 교감신경 활동의 증가와 상관성이 있는 것 같으며, 이것은 일반적으로 국소적인 조직 기능장애와 특히 통증유발점 활동을 동반한다(Lewit 1999).

Lewit (1999)는 통증유발점 위에 가로놓인 피부는 가볍게 신장하였을 때 주위의 피부와 비교하여 탄력성의 감소를 나타낼 것이다.

Lewit는 이러한 영역을 "통각과민 피부구역"이라 일컫고 추가적인 특징을 확인하고 있다. 그 특징은 기저에 있는 근막 위의 피부가 움직이는 정도의 감소, 피부를 미끄러뜨리거나 "굴리려고" 시도할 때 촉진할 수 있다는 것이다.

이들 피부 변화의 3가지 특징은 기저에 있는 기능장애에 대한 간단하고 효과적인 단서를 제공한다.

- 근막 위 피부의 활주운동 감소
- 국소적인 탄력성 감소
- 발한(땀을 흘림)의 증가

TrP 위치의 기록(그 불활성화)에 대한 체계적인 접근법도 또한 신경근육 기법(NMT)과 같은 시스템에 의해 제공되었으며, 이 시스템에서는 촉진탐색의 방법론적 순서가 Simons 등(1999)이 설명한 것 같은 통증유발점 "지도"에 기초하여 수행되었다.

심부에 있는 통증유발점의 촉진을 시도할 때, 단순히 피부징후를 사용하는 것이 아니라, 유념해야 할 특별히 유용한 문구는 NMT의 공동 개발자인 Stanley Lief DC에 의해 사용된 다음과 같은 문구이다(Chaitow 1996):

(통증유발점과 같은) 국소적인 변화를 발견하려면, 조직 긴장에 "맞춰" 끊임없이 촉진 압력을 변화시킬 필요가 있다.

D'Ambrogio와 Roth(1997)는 이것을 다르게 말하고 있다.

조직에는 점진적으로 진입해야 하며, 조직 층을 통해 촉진하기 위해 필요한 압력만을 사용하여야 한다.

주: 4장에서 상세히 설명한 것처럼 카운터스트레인은 효과적인 TrP 치료로서 자체적으로 사용될지도 모르지만, 다른 치료양식과 조합될 때 더 효과적이고 지속적인 효과를 만들어낸다는 것을 발견하였다.

통합 신경근육 억제기법(INIT)

Integrated neuromuscular inhibition technique (INIT)
(Chaitow 1994)

카운터스트레인은 통합 신경근육 억제기법(INIT)에서 사용되는 것과 같은 다른 치료양식과 조합하여 사용될지도 모른다. INIT의 방법은 아래에 설명한다.

- Pyszora 등(2010)은 INIT와 키네시오 테이핑의 조합이 중증 환자의 완화치료에 효과적이라는 것이 증명되었다고 보고하였다. 즉, *질병의 합병증과 영향을 최소한으로 억제하고 환자의 상태를 최적화한다.*
- Abha 등(2010)은 INIT가 *상부 등세모근의 통증유발점 치료에 매우 효과적*이라는 것을 입증하였다.
- 근육근막 통증유발점에서부터 초래되는 목의 통증과 관련하여 Nagrale 등(2010)이 유사한 결과를 보고하였다.
- 인도의 Bangalore에 있는 Rajiv Gandhi건강과학대학에서 한 연구가 시행되어(Nayak 2013) 상부 등세모근의 근육근막 통증유발점과 연관성이 있는 급성 목의 통증의 치료에서 INIT와 비교한 플라시보 초음파와 비교하여, 치료적 초음파(US)와 조합된 INIT의 효험을 규명하였다. 이 연구에서는 US와 함께 사용한 INIT와 플라시보 US와 함께 사용한 INIT 양쪽 모두가 통증을 감소시키고 목의 장애를 감소시키며 가동범위를 개선

한다고 결론을 내렸다. 그러나 INIT에 치료적 US를 더한 치료를 받은 사람들은 INIT에 플라시보를 더한 치료를 받은 사람보다 더 유의미한 개선을 보여주었다.

INIT 방법 INIT method

1. TrP를 손가락 또는 엄지손가락의 압력으로 직접 촉진할 때, 그리고 통증유발점이 있는 조직이 통증을 제거하는(전적으로 또는 적어도 크게) 것 같은 방식으로 위치되었을 때, 통증유발점이 수용되어 있는 가장 스트레스를 받은(스트레스를 받지 않은) 섬유는 비교적 풀림의 위치에 있다(그림 6.2. 이 그림의 캡션에서 INIT 방법론의 개략을 설명하고 있다).
2. 이 시점에서 TrP는 직접적인 억제압력(점진적 또는 간헐적) 하에 있을 것이고 TrP를 수용하는 조직이(비교적 또는 완전히) 이완되도록 위치할 것이다.
3. 20-30초간의 이 풀림과 억제성 압력의 시간이 지난 후에, 환자에게 조직에 등척성 수축을 도입하고 이것을 7-10초 동안 유지하도록 지시한다. 이때 스트레인/카운터스트레인의 이완을 얻기 위해 재배치된 정확한 섬유를 포함한다.
4. 이 등척성 수축의 효과는 (수축에 이어서) 이들 조직의 긴장을 어느 정도 낮추는 것인 것이다(등척성 수축 후의 결과로서).
5. 그 다음에 과다 긴장 또는 수축된 조직은 어떤 근육에너지 절차(방법)와 마찬가지로 30초 동안 까지 전신적으로 신장될 수 있고 특정의 목표 섬유가 신장될 가능성이 매우 높아진다.
6. 이것에 이어서, 근육 전체의 등척성 수축, 이어서 근육 전체의 신장(최대 30초간)이 시행된다.

임상 관련성 Clinical relevance

위에서 상세히 설명한 것처럼, 통증의 다수와 중추성 감작으로 이어지거나 중추성 감작을 유지하는 것에 도움이 되는 말초 자극은 국소적 근육근막(TrP) 통증을 동반한다는 많은 합의가 있다.

이것을 염두에 두면, 카운터스트레인과 다른 자세이완 방법과 같은 비침습적이고 효과적인 방법은 FM과 같은 만성 통증증후군 관리에서의 임상적 사용을 위한 유용한 치료양식의 조합을 제공한다는 것을 알 수 있다.

섬유근육통증후군(FM) FIBROMYALGIA SYNDROME(FM)

FM은 Moby의 의학사전에 의해 다음과 같이 정의된다.

> *비관절류머티즘의 형태는 근육-골격 통증, 연축(spasm), 강직(stiffness), 피로 및 중증의 수면장애로 특징지어진다. 통증 또는 강직의 일반적인 부위는 허리, 목, 어깨 영역, 팔, 손, 무릎, 엉덩관절, 허벅지, 다리 및 발을 포함한다. 이들 부위는 통증유발점으로서 알려져 있다. 물리치료, 비스테로이드성 항염증 약제 및 근육이완제는 일시적인 완화를 제공한다. 또한, 섬유염(fibrositis), 연부조직 류마티즘이라고도 불린다(상자 글 6.1, 6.2를 참조할 것).*

카운터스트레인과 섬유근육통 Counterstrain and fibromyalgia

스트레인/카운터스트레인(SCS) 및 근육 에너지 기법(MET)만이 아니라 다른 정골요법을 사용하는

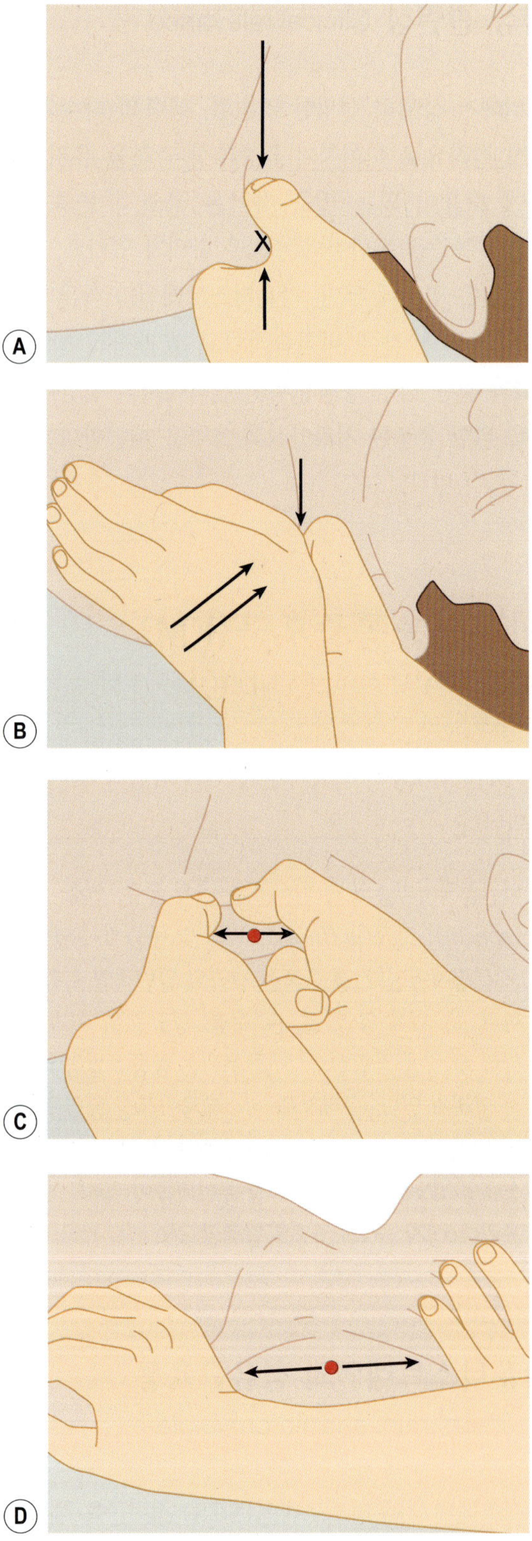

그림 6.2 (A) 상부 등세모근의 압통/통증/통증유발점이 위치하는 INIT의 첫 단계는 단속적 또는 지속적인 어느 것인가에 의해 허혈성으로 압박된다. (B) 풀림의 위치를 찾아냄으로써 압통/통증/통증유발점으로부터 통증이 제거되며 이것을 적어도 20초간 유지하고 그 후 이 점을 수용하는 국소적인 조직을 포함하는 등척성 수축이 달성된다. (C) 등척성 수축을 5-7초간 유지한 후, 그 점이 놓여있는 국소 근육조직은 신장된다. (D) 전체 근육의 추가적인 등척성 수축 후 전체 근육이 신장된다. 이로써 INIT 시퀀스가 완료된다.

정골의사는 FM의 확정 진단을 받은 환자를 포함하는 수많은 연구를 시행하였다.

SCS가 FM 치료의 주된 형태이었던 연구 중에는 다음과 같은 것이 있다.

1. 정골의학을 연구하는 Chicago대학 임상의들은 압통점의 통증강도에 대해서 FM의 모든 기준에 해당되는 18명의 환자를 대상으로 정골요법 도수치료(OMT – SCS와 MET의 양쪽을 포함)의 효과를 측정하였다. 각각의 환자는 6회의 방문과 치료를 받았고 1년간에 걸쳐서 환자 중 12명은 잘 반응하여 압통점이 덜 민감해졌다(잘 반응하지 않은 6명의 환자에서는 민감도가 34% 증가한 것에 반해서 잘 반응한 환자에서는 민감도가 14% 감소하였다). 대부분의 환자들(SCS와 MET를 받았던 반응하는 사람과 반응하지 않는 사람)은 그들의 압통점이 이전보다 그 과정 후에 더 대칭적으로 확산되었다는 것을 (온도기록 영상을 사용하여) 보여주었다. 일상생활 활동은 유의미하게 개선되었고 일반적인 통증증상이 감소하였다(Stolz 1993).
2. 정골의학을 연구하는 Kirksville대학 임상의들은 섬유근육통을 갖고 있다고 분류된 19명의 환자를 매주 1회의 치료를 4주 동안 SCS와 MET 접근법을 사용하여 치료하였다. 환자의 약 84.2%가 수면패턴의 개선을 보였고 94.7%가 이 짧은 과정의

상자 글 6.1 섬유근육통 진단을 위한 미국 류마티스학회의 기준 (Wolfe et al. 1990)

1. 광범위한 통증의 병력

통증은 다음의 모든 것이 존재할 때 널리 퍼진다고 생각된다.

- 신체 왼쪽에 있는 통증
- 신체 오른쪽에 있는 통증
- 허리보다 위의 통증
- 허리보다 아래의 통증

게다가 환자는 척추 또는 목 또는 가슴 앞쪽, 또는 등뼈(흉추) 또는 허리에 통증을 호소할 것이다.

2. 촉진된 18개 부위 중 11개 부위의 통증

다음의 부위 중 11개 부위 이상에 대해 압력(최대 약 4㎏의 압력)을 가할 때 통증이 있어야 한다.

- 뒤통수밑근(후두하근)이 부착하는 머리뼈 바닥의 양쪽
- 제5목뼈(경추)와 제7목뼈 사이 목 쪽의 양쪽 (기술적으로 "가로돌기사이 공간의 앞쪽 면"이라 기술된다).
- 목에서부터 어깨(상부 등세모근)로 뻗는 근육의 중간점 위 신체의 양쪽
- 어깨뼈의 위 모서리를 따라 뻗는 가시위근(극상근) 기시부 위 신체의 양쪽
- 제2갈비뼈가 가슴근육(흉근)에서 복장뼈(흉골)와 만나는 갈비뼈 윗면의 양쪽
- 융기(위관절융기)의 바로 밑에 있는 양쪽 팔꿈치의 바깥 면 위
- 큰 볼기근육의 양쪽, 근육(중간볼기근) 앞 주름의 위 바깥 면
- 궁둥구멍근(이상근)의 근육 부착부에 있는 양쪽 엉덩관절 큰 융기의 바로 뒤
- 관절 안쪽 면 바로 위에 있는 지방체(fatty pad)의 양쪽 무릎 위

치료 후 유의미한 통증의 감소가 보고되었다 (Lo et al. 1992).

3. 정골의학을 연구하는 Texas대학 임상의들은 FM 환자의 3개 집단을 선정하였고 그 집단의 하나는

상자 글 6.2 섬유근육통(FM)과 만성근육근막통증(CMP) 사이의 유사점과 차이점

FM과 CMP는 양쪽이 유사하다:

- 추운 날씨에 영향을 받는다.
- 교감신경의 활동 항진이 동반될지도 모르고 레이노 현상(Raynaud's phenomenon)과 같은 증상이 동반될지도 모른다.
- 주된 연관 증상으로서 긴장성 두통 및 지각이상(paraesthesia)이 있다.
- 코르티손(cortisone)형 또는 표준 제제에 관계없이 항염증제(소염제) 또는 진통제의 약물에 영향을 받지 않는다.

FM과 CMP는 다르다:

- CMP는 남성과 여성에게 똑같이 영향을 준다; 섬유근육통(FM)은 주로 여성에게 영향을 준다.
- CMP는 신체의 많은 부위에 동시에 영향을 미칠 수도 있지만, 보통은 목과 어깨, 또는 허리와 다리와 같은 영역에 국한되어 있고, 반면에 섬유근육통은 흔히 신체의 네 모퉁이(말초) 모두를 동시에 동반하는 일반화된 질환이다.
- "딱딱한 고무 밴드처럼" 느껴지는 영역이 포함되는 근육은 CMP가 있는 사람의 약 30%의 근육에서 발견되고 FM이 있는 사람의 60% 이상의 근육에서 발견된다.
- FM이 있는 사람은 CMP가 있는 사람보다 더 빈약한 근육 지구력을 갖고 있다.
- CMP는 때로는 수면장애를 야기할 만큼 중증이다; 섬유근육통에서 수면장애는 더 원인이 되는 역할을 갖고 있고 증상의 하나의 확연한 특징이다.
- CMP가 있는 환자는 보통 "아침의 뻣뻣함(morning stiffness)"에 의해 고통을 받지 않지만, 섬유근육통이 있는 사람은 "아침의 뻣뻣함"에 의해 고통을 받는다.
- 피로는 보통 CMP와 연관성이 없지만 섬유근육통에서는 이것이 일반적이다.
- CMP는 때로는 우울증(반응성)과 불안으로 이어질 수 있지만, 낮은 비율의 섬유근육통 사례에서는(일부 선도적 연구자가 믿고 있다) 이들 증상은 원인이 될 수 있다.
- 과민성장증후군, 월경불순 및 주관적 "관절종창"의

상자 글 6.2 계속

감각과 같은 증상이 섬유근육통에서 인지되지만 CMP에서는 드물다.
- 낮은 투여량의 삼환계 항우울증 약제는 FM과 연관성이 있는 수면문제와 섬유근육통의 많은 증상을 다루는 데 도움이 되지만, CMP의 증상에 대해서는 도움이 되지 않는다.
- 연습 프로그램(심혈관 피트니스)이 섬유근육통 환자에게 도움이 될 수 있지만, 전문가에 따르면, 이것은 CMP에서 유용한 접근법이 아니다.

SCS를 포함하는 OMT를 받았고 또 다른 집단은 OMT에 자기학습(상태와 자구책[self-help measure]의 연구)을 더 한 것을 받았으며, 세 번째 집단은 습열치료(moist-heat treatment)만 받았다. 6개월의 치료 후 통증이 가장 낮은 수준으로 보고된 것은 OMT를 받은 집단이었고 자기학습 집단에서도 이득이 인지되었다(Gamber et al. 1993).

4. Texas의 임상의들의 또 다른 집단은 FM을 가진 37명의 환자를 대상으로 한 연구에서(Rubin et al. 1990) 아래의 치료로부터 발생하는 차이를 조사하였다. 약물치료 단독(이부프로펜, 알프라졸람); 정골요법의 치료(SCS를 포함)에 약물치료를 더한 것; 정골요법의 치료에 가짜 약물치료(플라시보)를 더한 것; 플라시보 단독. 그 결과는 다음과 같이 보여주었다.
   - 약물치료 단독이 약물치료와 정골요법을 더한 것, 또는 플라시보의 사용과 정골요법 치료를 더한 것, 또는 플라시보 단독보다 압통이 유의미하게 경감되었다고 보고되고 있다.
   - 플라시보에 정골요법 도수치료를 더한 것을 받은 환자가 다른 집단보다 유의미하게 덜 피로하였다고 보고되었다.
   - 약물치료와 (주로) 정골요법의 연부조직 치료를 받은 집단이 생활의 질(QOL)의 가장 큰 개선을 보여주었다.
5. Gamber 등(2002)은 증상, 습열 및 표준 의료에 관한 교육을 받은 환자, 받지 않은 환자를 대상으로 하여 SCS를 포함하는 정골요법의 상대적인 이득을 평가하였다. 통증 문턱값의 척도, 지각된 통증, 치료에 대한 태도, 일상생활활동 및 지각된 기능적 능력에 대한 4개 치료집단 사이의 유의미한 조사결과가 나왔다. 이들 조사결과의 모두는 정골요법(SCS)의 방법을 지지하였다. 이 연구에서는 표준 의료와 조합된 정골요법 치료가 표준 치료 단독보다 FM 치료에서 더 효과적이라는 것을 알게 되었다.

섬유근육통의 소인이 되는 또는 이에 동반되는 주된 증상은 상자 글 6.3에 요약되어 있다.

기저에 있는 원인에 대한 치료
Attention to underlying causes

FM과 CMP의 관리가 이들 증상의 진행, 유지 또는 악화의 원인이 되었을지도 모르는 요인의 제거와 마찬가지로 재교육(자세, 호흡, 완화 등)을 포함해야 한다는 것을 임상경험은 물론 상식적으로 규정하고 있다. 이것에는 가정이나 직장의 인간공학적 평가에 더하여 자세, 운동 또는 호흡패턴의 재교육 방법의 도입과 전용적인 적용이 포함될 수 있다.

연부조직과 기타의 변화를 정확히 확인하고 대처하지 않는 한, 어떤 치료법도 단기적 완화 이상의 효과를 거두지는 못할 것이다.

근골격계에서의 제한, 불균형 및 협응장애에 만족스럽게 대처하고 가능한 경우는 역전시키기 위해,

상자 글 6.3 섬유근육통의 소인이 되고 이에 동반되는 주된 관련 증상

이들은 다음의 것을 포함한다(Block 1993; Duna & Wilke 1993; Fishbain 1989; Goldenberg 1993; Jacobsen 1992; Kalik 1989; Rothschild 1991):

- FM이 있는 사람 중에서 100%가 근육통, 쑤심, 뻣뻣함(특히, 아침에)을 갖고 있다.
- 거의 모두가 피로로 고통을 받고 심하게 수면을 방해받고 결과적으로 성장호르몬 생성이 감소한다.
- 증상은 춥거나 습한 기후에 거의 언제나 악화한다.
- FM이 있는 다수의 사람이 증상이 시작되기 전 1년 이내에 때로는 중증이지만 흔히 아주 작은 부상의 병력이 있다.
- 70-100%(다른 연구에서는 숫자가 가변적이다)가 우울증이 있는 것으로 드러났다(이것이 원인의 일부라기보다는 근육통의 결과인 것 같다).
- 34-73%가 과민성장증후군을 갖고 있다.
- 44-56%가 심한 두통을 갖고 있다.
- 30-50%가 레이노 현상을 갖고 있다.
- 24%가 불안으로 고통을 받는다.
- 18%가 안구 건조증 또는 구강 건조증을 갖고 있다(건조증후군).
- 12%가 골관절염을 갖고 있다.
- 7%가 류마티스관절염을 갖고 있다.
- 아직도 미확인된 수의 FM을 가진 사람들이 실리콘 유방삽입을 한 일이 있었고 새로이 확인된 실리콘 유방삽입증후군(SBIS)이 현재 규정되고 있다.
- 3%와 6% 사이에서 물질(약물/알코올) 남용 문제를 갖고 있는 것으로 드러났다.

개인을 적절히 치료하고 개선된 사용 패턴을 가르칠 필요가 있다.

적절한 치료를 제공하기 위해서는 평가방법이 다음에 열거하는 것에 대한 확인과 수정으로 이어질 필요가 있다.

- 오용, 과다사용 등의 패턴
- 자세 불균형
- 만성적으로 단축된 자세근육
- 만성적으로 약화된 근육
- 기능적 협응장애와 불균형의 패턴
- 근육 내의 국소적 변화(통증유발점과 같은) 및 다른 연부조직(예. 근막)
- 관절 제한
- 보행, 호흡 등에서의 기능적 불균형

입원환자 HOSPITALIZED PATIENTS

병원에서의 도수치료 제공의 문제
Problems of manual treatment delivery in hospital

실제로 아픈 환자들은 도수치료를 고려할 때 매우 특별한 문제와 어려움이 있다. 이들은 약간 밖에는 움직일 수 없다는 것, 아마도 "복수의 정맥 내 및 빗장밑(쇄골하) 천자(tap), 모니터 또는 다양한 유형의 카테터"로 인한 도수치료 협응의 어려움, 아울러서 질병에 기인하든 수술 전 또는 수술 후의 어느 것인가에 기인하든 현재의 취약성의 특별한 상황과 관련이 있다(Schwarts 1986).

그 당시 Maine주에 있는 Waterville 정골요법 병원의 정골의료 책임자였던 Edwars Stiles(1976)는 병원 장면에서 환자에 대한 정골 치료의 유용성을 평가하였다(Stiles 1976). 그는 특히 최대 환기능력을 확립하기 위한 흉곽의 가동범위에 관해서 일반적인 정골 치료가 수술 전 및 수술 후 환자의 치료에서 가치가 있다는 것을 알게 되었다.

이것은 특히 상부 위장관 수술 및 흉부 수술을 받는 환자에서 중요한데, 그 이유는 흉곽 가동범위 감소가 흉곽의 부목고정에 대한 환자의 민감성을 증가시키고 환기능력을 방해할 수 있기 때문이다.

Stiles는 이 장의 후반에서 자리보전하고 있는 환자에 관해 설명하고 있는 것처럼, 통증, 제한 및 환자가 자세를 변경하는 능력에 제한이 있는 상황에 특별히 관련되어 있는 자세이완 방법의 수정법을 적용하는 것보다 더 효과적으로 이 목적을 달성한 방법은 거의 없다는 것을 발견하였다.

상자 글 6.4에는 입원환자에서 자세이완 방법을 사용하는 것으로부터 생기는 주된 이득의 예를 열거한다.

수술 후 상황 Postoperative situations

수술 후 자세이완의 사용

Dickey(1989)는 정중 복장뼈(흉골)절개술(median sternotomy)에 의해 매년 수술을 받은 수천 명의 사람들의 특정 요구에 주의를 집중하였다. 정중 복장뼈절개술에서는 흉곽을 앞쪽으로 열어 심장이나 흉부 조직에 접근할 수 있다. 250,000명 이상의 환자가 매년 관상동맥 우회이식술을 받는다(미국에서만). 이 수술은 널리 받아들여지고 있는 접근법인 정중 복장뼈 절개술을 거쳐 달성된다.

- 이 형태의 수술에서 절개는 목아래패임(흉골상 절흔; suprasternal notch)에서부터 칼돌기(검상돌기) 아래로 절개가 이루어진다.
- 피부 아래의 연부조직은 투열요법(diathermy)으로 치료하여 출혈을 억제하고 복장뼈는 전동뼈 톱으로 분할되며 노출된 모서리는 뼈 왁스로 덮는다.
- 그 다음에 복장뼈를 끌어들여 상부 높이를 제2갈비뼈 높이에 놓는다.
- 무언가의 외과적 중재가 시행된 후, 복장뼈 모서리는 한데 모아 스테인리스강의 봉합사로 유지된다.

상자 글 6.4 병원환경에서의 간접 방법(SCS를 포함하는)의 효능에 대한 세 가지 예

1. 수술 후 입원기간의 단축

정골 도수치료(SCS와 기능적 기법을 포함)는 급성 통증의 효과적인 완화로 인해서 입원기간이 단축된다는 측면에서 수월하게 시행되고 비용 효율이 높은 것으로 보인다. 수술 전 모르핀 투약과 수술 후 정골 치료를 받는 환자는 수술 후 통증이 덜 하고 정맥 내 모르핀 투여를 적게 하는 경향이 있다. 게다가 정골 치료를 받는 사람들은 조기 보행과 신체운동은 물론 수술 후 이환율과 사망률의 감소 및 환자 만족도의 증가를 보여주었다(Noll et al. 2000).

2. 췌장염 환자를 위한 짧은 입원기간

성과 조사연구에서 Radjieski 등(1998)은 췌장염이 있는 6명의 환자를 입원기간 동안에 표준 치료에 더하여 매일의 정골 도수치료(근육근막 이완, 연부조직 및 스트레인/카운터스트레인으로 구성되는)를 받게 하거나, 또는 표준 치료만 받도록(8명의 환자) 무작위로 할당하였다. 정골 치료는 표준화된 프로토콜 1일에 10-20분이 동반되었고 담당임상의는 그룹의 할당에 대해 맹검화되었다. 결과는 정골 치료를 받은 환자는 퇴원 전 병원에서의 평균 일수가 대조실험대상자보다 유의미하게 적었다는 것을 보여주었는데(평균 감소, 3.5일), 음식 섭취 시간이나 진통제 사용 시간에는 유의미한 차이가 없었다.

3. 고령 폐렴환자를 위한 입원기간의 단축과 정맥 내 항생제 주사의 기간

급성폐렴으로 입원한 고령 환자를 무작위로 두 집단으로 나누었다. 즉, 28명의 치료집단과 30명의 대조집단으로 나누었다. 치료집단은 표준화된 정골 치료 프로토콜(SCS와 기능적 방법을 포함하는)을 받았고, 한편 대조집단은 가벼운 터치 프로토콜을 받았다. 연령, 성별 또는 단순화된 생리학적 득점에 대한 집단 사이의 통계학적 차이는 없었다. 치료집단은 정맥 내 항생제 주입 치료기간이 유의미하게 짧았고 입원기간도 짧았다(Noll et al. 2000).

- 수술 후 칼돌기 아래에서부터 나가는 배액관

(drainage tubes)이 삽입되는 일이 흔히 있다.

특히 가슴을 연 상황이 많은 시간동안 유지될지도 모른다는 것을 고려하면 그 부위의 모든 조직이 받은 스트레스와 손상의 정도는 분명히 크다. 이 외상의 결과로서 일어나는 증상은 Dickey(1989)가 설명하는 것처럼 다양하고 다음의 것을 포함한다.

벌어짐(dehiscence), 흉골하 및 심장막 감염, 복장뼈(흉골)의 불유합(nonunion), 심장막 협착, 횡격막 신경 손상, 갈비뼈 골절 및 위팔신경얼기(상완신경총) 손상.

이들 수술을 받는 환자의 무려 23.5%가 팔신경얼기 손상이 발생한다.

Dickey는 10구의 사체에 대해 실험적으로 수행된 이 외과수술에 대해 보고하였으며, 그 중 7구는 제1갈비뼈 골절을 지속하여 골절된 끝 부분이 종종 위팔신경얼기의 하부 몸통을 찌르고 있다. 이러한 부정적인 효과가 보통 수술 직후에 인지되지만, 많은 문제는 그 뒤까지 출현하지 않으며 이들은 수주일 또는 수개월 동안 명백해지지 않는 흉부 역학의 구조적 및 기능적 변화를 포함할지도 모르고 특히 근막 및 횡격막 변화만이 아니라 등뼈 및 흉곽에 영향을 주는 제한이 있다.

Dickey(1989)는 자세이완 방법을 포함하는 회복을 돕기 위한 수많은 적절한 도수적 방법의 개요를 서술하였다. 그는 수술 전후 모두에서 다양한 유형의 도수치료 방법으로 구조 평가와 치료를 하는 것의 중요성을 강조하고 있다. 그러나 이 책의 맥락에서 논의되는 그가 제창하는 것은 특히 이들 자세이완 접근법이다.

광범위한 뒤당김(retraction)이 동반되기 때문에 상부 갈비뼈(더 견고하게 부착되어 있기 때문에) 최대한도의 스트레인이 지속된다. 뼈 사이의 수축, 근막 스트레인 및 횡격막 기능장애는 모두 촉진할 수 있고 어느 정도 치료할 수 있다.

이러한 형식의 수술을 받고 있는 환자는 중년을 넘어서 있을 가능성이 높고, 일반적으로 기존의 근골격의 가동범위 제한이나 기능장애가 있으며, 따라서 정상적인 기능이 완전히 회복될 전망이 한정된다는 것을 상기해야 한다(Nicholas & Oleski 2002; O-Yurvati 2005).

외과적으로 외상을 받은 조직의 기능적 치료

이것은 기능적 기법 방법론의 일부이며, 여기서는 "압통점" 모니터를 사용하기보다는 치료되는 조직이 움직임(풀림)의 자유도 방향에 대해 평가되고 자발적 변화가 일어날 때까지 이들 방향에서 유지된다(그림 6.3).

- 환자는 반듯이 누운 자세가 되어야 한다.
- 치료사는 한 손을 어깨뼈 사이에 놓고 다른 쪽 손은 복장뼈 정중선 표면 위에 얹는다(그림 6.3).
- 각각의 손은 독립적으로 시계방향으로 그리고 그 다음에 반시계방향으로 조직 선호도를 검사하여, 피부와 표층 근막과 관련된 "조직 선호 패턴"의 평가를 가능케 한다.
- 다시 말해서, 조직위에 있는 두 손은 앞쪽과 뒤쪽을 평가할 때, "이들 조직이 어느 방향으로 가장 용이하게 움직이고 있는가?"라 묻고 있는 것이다.
- 일단 평가되고 확인되었으면, 소식(앞쪽과 뒤쪽을 동시에)은 현재 나타내고 있는 선호하는 움직임의 방향을 향해 각각의 방향으로 가져가 진다.
- 어느 회선방향이 가장 "용이"한 방향이든 긴장이 풀릴 때까지, 각각 선호하는 방향으로 앞뒤로 (최소 90초) 동시에 유지되어야 한다.
- 이것은 일반적으로 최근에 근막에서 얻은 스트레

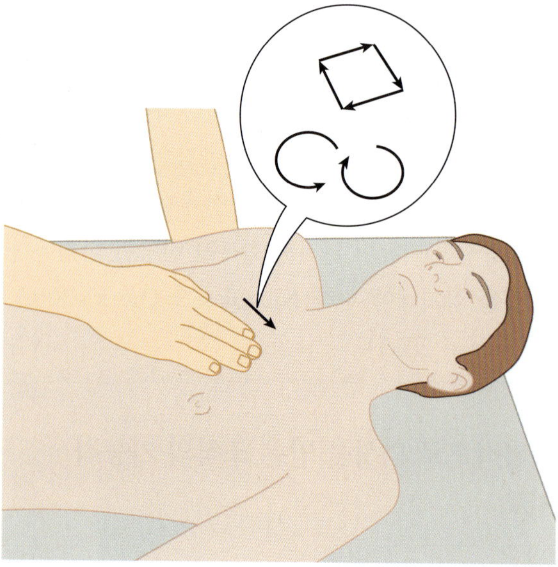

그림 6.3 외상을 받은 근막 구조의 이완. 이 그림에서 치료사의 왼손을 환자의 어깨뼈 사이에 놓고, 한편 오른손은 복장뼈(흉골) 위에 놓는다. 두 손은 독립적으로 "조직 선호 패턴(tissue preference pattern)"을 평가한다(Dickey 1989). 일그러진 근막 패턴을 수정 또는 정상화할 수 있도록 이들 "풀림의 위치"를 90초 동안까지 유지한다.

스 패턴을 이완하고 대처할 수 있는 오래된 패턴을 드러낼 가능성이 있다.

- 이 접근법은 변형된 근막 패턴이 해결되거나, 변경이 용이해질 때까지 적어도 1주일에 1회 적용되어야 하며, 이것은 난치성(감당하기 어려울 정도)으로 고정된 상태를 나타낸다.

정상적이고 스트레스를 받지 않은 조직은 외과적인 외상이 요인이 아닌 경우에도 성인에서는 거의 발견되지 않지만 양쪽의 회전방향 모두에서 동일한 가동범위를 나타내야 한다(Lewit 1999); Zink & Lawson 19790, 이 방법을 1장 기능적 기법의 수정법: 통합된 신경근육 이완에서 설명한 앉은 자세 버전과 비교한다.

연구 검증

이 방법의 심장 혈류동태에 미치는 영향을 판단하기 위해 O-Yurvati 등(2005)은 관상동맥 우회이식술(CABG) 후 광범위한 정골요법 중재의 일부로서 외상을 받은 흉부조직에 적용한 기능적 자세이완(FuPR)의 효과를 기록하였다.

- CABG를 받은 10명의 실험대상자에 대해 흉부 임피던스, 혼합 정맥산소포화도 및 심장지수를 수술 전과 수술 후에 측정하여 비교하였다.
- CABG 수술 직후에 정중 복장뼈절개술에 의해 초래된 흉곽의 해부학적 기능장애를 완화하기 위해, 그리고 호흡기능을 향상시키기 위해 *마취하에 그리고 약물이 투여된 마비 환자*에게 FuPR를 제공하였다.

이 접근법에서는 어깨뼈 사이의 조직을 이완/촉진하기 위해 치료사가 한쪽 손을 반듯이 누운 환자 밑에 놓는 것이 포함된다. 동시에 다른 쪽 손은 수술하여 외상이 있는 조직의 위에 직접 앞쪽으로 놓았다. 검사할 방향으로 표층 피부와 근막이 움직일 수 있도록 충분한 압력만을 가했다(그림 6.3).

- 각각의 손은 독립적으로 조직의 선호하는 방향을 평가하였다. 위/아래?
- 왼쪽의 가쪽/오른쪽의 가쪽?
- 시계방향/반시계방향?
- 각각의 평가는 이전 평가의 "풀림"의 위치부터 시작하였다.

독립적으로 각각의 손에 의해 일단 최종 풀림의 위치가 확인되면, 조직은 이들 위치에서 90초 동안 유지되었고 그 후 시작위치로 서서히 되돌아왔다.

결과: 개선된 말초순환과 혼합 정맥산소포화도의 증가가 치료 후에 명백하였고 유의미한 심장지수의

개선이 동반되었다.

1장의 통합 신경근육 이완에 대한 주석과 그림 1.3도 참조하기 바란다.

횡격막 부착부위의 기능적 이완
Functional release of the diaphragm attachment area

- 환자는 반듯이 누운 자세가 되고 치료사는 머리 쪽을 향해서 허리 높이에 서서 치료사의 손을 중간 및 하부 흉곽 구조 위에 놓고 손가락은 갈비뼈 축을 따라 대도록 한다(그림 6.4).
- 촉진된 구조를 하나의 원기둥으로서 다루어 손은 이 원기둥이 그 중심축 주위를 한 방향으로, 다음으로 다른 쪽 방향으로 회전해야 한다는 선호도를 검사한다. 하부 흉곽은 오른쪽 또는 왼쪽으로 더 용이하게 회전하는가?

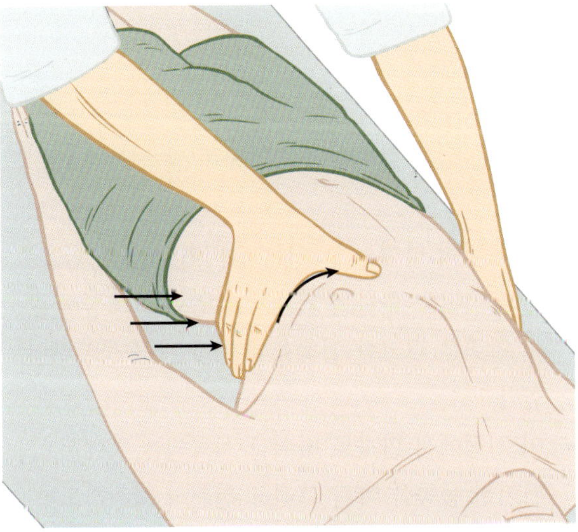

그림 6.4 이 기능적 접근법에서는 하부 흉곽이 우선 방향(preferred direction)의 회전과 옆굽힘으로 이동하고 거기서 횡격막 부착영역을 이완하기 위해 90초까지 유지된다. 그림 6.2와 설명된 기능적 연습도 참조하기 바란다.

- 일단 최대로 회전이 용이한 방향이 확립되어 하부 흉곽이 이 "선호하는" 방향으로 회전한다면, 한 방향으로 옆굽힘을 하고 다음으로 다른 방향으로 옆굽힘을 하는 것이 평가된다. 회전이 용이성을 향해 이루어질 때, 하부 흉곽의 옆굽힘은 오른쪽 또는 왼쪽으로 더 용이해지는가?
- 일단 이들 두 가지 정보가 확립되면 이 조합된 풀림의 위치는 서로 "포개어 싸인다". 즉, 하부 흉곽은 가장 용이한 방향으로 회전하고 그 다음에 가장 용이한 방향으로 향해 옆굽힘이 도입된다.
- 이들 위치는 90초 동안까지 유지되고 그 후 서서히 이완한다.
- 이때, 횡격막은 더 정상적으로 기능해야 하고 관련된 연부조직의 이완, 그리고 이전에 제한된 조직의 더 대칭적인 회전과 옆굽힘의 가능성이 동반해야 한다.

간접적인 갈비뼈 치료

5장의 SCS 갈비뼈 치료에 대한 설명도 참조하기 바란다.

Dickey는 위에서 설명한 비특이적 근막이완 방법(그림 6.3)에 이어서 호흡주기 동안에 움직임의 범위가 대칭이 아닌 갈비뼈를 확인하기 위해 표준 갈비뼈 기능검사를 하여 제한되어 있는 것을 정상화하는 것을 돕기 위한 치료가 도입되도록 해야 한다고 제안하고 있다.

초기의 수술 후 단계에서 고전적 성골 효빕 자세이완 접근법을 제안되고 있다(Kimberly 1980).

방법

- 환자는 치료 테이블의 한쪽에 앉고 치료사는 다른 쪽에 반대방향으로(등을 돌리고) 앉는다.
- 이와 같이 하여 환자를 향해 몸을 반쯤 돌림으로

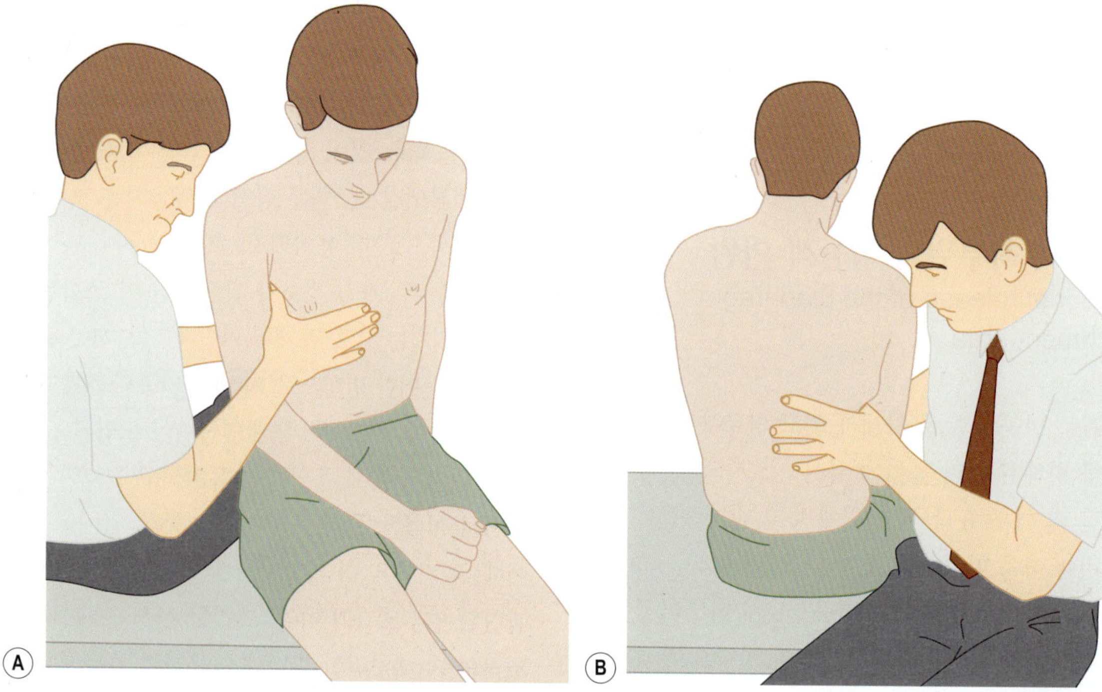

그림 6.5 (A, B) 치료사는 이전에 기능장애가 있는 갈비뼈(올라가 있다, 내려가 있다, 제한되어 있다)를 견고하지만 점진적으로 접촉한다. 환자는 치료사를 향해 기댐으로써 손의 압력의 정도를 조절하고 그 다음에 치료되는 반대쪽을 향해 약간 돌리며, 이것은 반관절면(demifacet)을 이완한다. 그 다음에 환자는 갈비뼈가 가장 풀려 있는 단계를 평가할 때 숨을 들이쉬고 내쉰다. 환자는 개선된 기능이 인지될 때까지 1회 또는 몇 회, 안락한 한, 이 단계를 유지한다(Dickey 1989). 환자는 어떤 치료 세션에서 제한된 갈비뼈에 대한 움직임 자유도를 달성하기 위해 몇 번 이 호흡단계를 반복할 필요가 있을지도 모른다.

서 가쪽 흉벽에 용이하게 접근할 수 있다.

- 표준적인 평가절차(3장에서 설명한 것처럼)를 사용하여 가동범위가 제한된 갈비뼈를 미리 확인한 후, 치료사는 한쪽 손의 집게손가락과 가운데손가락이 치료될 제한된 갈비뼈에 앞쪽 면을 따라 앞쪽으로 향하면서 접촉하도록 손을 놓는다. 한편 다른 쪽 집게손가락과 가운데손가락은 마찬가지의 갈비뼈에 뒤쪽 면을 따라 뒤쪽으로 향하면서 접촉하도록 손을 놓는다(그림 6.5).
- 두 엄지손가락은 겨드랑이선 중간에서 끝과 끝이 서로 닿아 있다.
- 환자로 하여금 똑바로 앉아서 치료사에게 살짝 기대게 하여 갈비뼈와 손가락이 잘 접촉하도록 한다.
- 이와 같이 하여, 치료사는 갈비뼈를 향해 힘을 가하지 않고 환자는 가해지는 압력을 조절하며, 이 압력은 견고한 접촉을 유지할 만큼 충분해야 한다.
- 이 시점에서 환자로 하여금 치료되는 쪽에서 떨어진 몸통을 약간 그리고 천천히 회전하도록 지시하며, 이것에 의해 갈비뼈가 반관절면에서부터 떨어져 효과적으로 풀리도록 한다.
- 이것이 달성되었다고 치료사가 감지할 때, 어느 호흡주기의 단계가 촉진 가능한 풀림(즉, 긴장으

로부터의 해방)의 최대 감각을 유도하는가에 대한 평가를 하기 위해 환자에게 부분적으로 숨을 들이쉬고 그 다음에 숨을 내쉬도록 지시한다.

- 이 평가는 환자에게 전달하여 환자가 편안한 한 오랫 동안 최대 풀림을 유발하는 단계에서 숨을 유지하도록 지시한다.
- 치료사는 최대한도의 풀림을 달성하기 위해 갈비뼈에 대한 접촉을 유지해야 한다.
- 긴장, "묶임"이 되돌아온다는 어떠한 감각도 갈비뼈가 유지되는 방향으로 약간의 수정 (미세 조정)을 필요로 한다.

환자는 어떤 치료 세션에서도 제한된 갈비뼈에 대한 움직임 자유도를 달성하기 위해 호흡 단계를 여러 번 반복할 필요가 있을지도 모르며, 갈비뼈 모두가 가능한 정도로 이완될 때까지 매주 반복되어야 한다.

4장에서 그 개요를 설명한 것처럼 갈비뼈 기능장애 교정에 대한 SCS 기법도 또한 이 방법을 뒷받침하기 위해 채택될 수 있다.

림프 배액의 개선

수술을 받은 환자에서는 뒤쪽 겨드랑이 주름 영역에서의 종창/부종에 의해 입증되어 있는 것처럼 림프 정체가 있을 수도 있다.

Dickey(1989)는 치료사가 다음과 같이 해야 한다고 제안하고 있다: "위팔과 아래팔의 조직 선호 패턴"을 평가해야 한다. 일단 확립되면, 양쪽 부위는 "긴장 완화를 지각할 때까지 팔꿈치와 어깨를 가볍게 압박하여" 조직이 선호하는 방향으로 가져가야 한다.

이 접근법은 조직 배액이 정상일 때까지 방문할 때마다 반복된다.

Dickey가 제안한 수술 후 방법과 이 책의 다른 곳에서 설명한 것 같은 SCS 및 기능적 기법의 개념 사이의 유사성을 찾아보는 것은 어렵지 않다. 특히 4장에서 설명한 것 같은 Spencer 순서의 다양한 측면을 참조하고, 5장에 있는 Hoover의 빗장뼈(쇄골) 및 흉부 연습도 참조하기 바란다.

공통점은 치료되는 구조가 뼈로 이루어진 것(갈비뼈, 어깨관절, 빗장뼈)이든 또는 부드러운 것(근막, 근육)이든 관계없이, 해결이 될 때까지 그 상태에서 조직을 지지하고 비침습적으로 유지하는 것과 함께 조직의 풀림 방향을 감지한다는 것이다.

SCS와는 달리, 이들 방법은 통증 모니터링의 점을 사용하지 않고 촉진평가에 의해서 최대한의 풀림의 위치(position of ease)를 전적으로 달성한다.

자리보전하는 입원환자의 SCS 방법

SCS methods in bed-bound hospital patients

Schwartz(1986)는 정골요법 병원에서 일상적으로 사용되는 주된 도수조작 방법의 하나인 SCS는 "빗장뼈, 갈비뼈, 복장뼈 및 앞뒤 척추분절만이 아니라 횡격막"을 포함하는 호흡의 역학적 측면의 가동화에 특별한 가치가 있다는 것에 주목하고 있다.

수술 예정인 환자는 수술 후 장폐색(ileus)에 대한 치료만이 아니라 호흡기능을 정상화하기 위한 치료도 일상적으로 시행된다.

자리보전하고 있는 환자 또는 상당한 통증이나 고통이 있는 환자에게 비침습적이고 용이하게 적용되는 방법들의 가능성 있는 가치와 중요성은 자명하다.

기술되어 있는 방법에는 수술 전후 환자, 그중 일부는 방광절개술, 위절개술 및 다른 대수술을 받은 환자를 포함하는 외과, 산부인과 및 소아과 병동의 환자를 포함하고 있다.

Schwartz(1986)는 모든 카운터스트레인 위치가 수정되고 자리보전 환자에게 성공적으로 적용될 수 있다는 Jones의 주장을 확인해주면서 다음과 같이 말하고 있다. "예외 없이, 이 관찰은 유효하다는 것이 판명되었다." (SCS 사용에 대한 더 상세한 것은 3장과 4장을 참조).

주: 이 장에서 Schwartz(1986)가 설명한 것은 SCS에 대한 원래의 Jones의 정형화된 모델에 기초하였다.

자리보전하는 입원환자를 치료할 때, 4장에서 설명한 것처럼 Goodheart의 접근법을 완전히 적용하는 것은 불가능할지도 모른다. 이 접근법에서 환자는 통증 또는 움직임 제한이 있다고 설명하고 이것은 그 다음에 이상적인 "압통점" 부위의 위치를 치료사에게 유도하는 데 사용된다.

압통점에 대한 Schwartz의 설명

Schwartz(1986)는 SCS 적용에서 모니터로서 사용되는 압통점을 다음과 같이 설명하고 있다.

> *근막, 근육의 덩굴손(muscle tendrils), 결합조직 및 신경섬유, 그리고 일부 혈관 요소의 완두콩 크기의 다발 또는 종창.*

흥미롭게도 많은 다른 저자와는 달리, 그는 다음과 같이 언급하고 있다.

> *항상 이러한 것은 아니지만, 일반적으로 압통점에 압력을 가하면 압통점 그 자체에서 떨어져 있는 부위에 통증을 야기할 것이다.*

이 설명은 물론 압통점만이 아니라 통증유발점과 같은 점을 정의하고 있다.

그는 또한 다음과 같이 인정하고 있다.

> *압통점은 Champman의 신경림프반사와 Travell의 근육근막 통증유발점의 양쪽과 유사하다(Owens 1982; Travell & Simons 1983).*

Schwartz는 다음과 같이 말하면서 치료에서 이러한 점을 사용하는 SCS와 다른 방법 사이의 차이점을 강조하고 있다.

> *다른 방법들은 각 점 그 자체를 침해한다. 예를 들어, 침술에서 침에 의한 것, 그 점에 리도카인 주사, 또는 압통점을 파괴하기 위해 압력 또는 초음파를 사용하는 것 등이다.*

주: 통합 통증유발점 불활성화 순서(통합 신경근육 억제기법, INIT)의 설명에 대해서는 이 장의 초반을 참조하기 바란다.

촉진의 변경

Schwartz는 SCS를 사용할 때, 풀림의 위치가 달성되고 압통이 촉진된 점에서부터 사라진다면, 많은 감각 중의 하나가 "갑작스런 해방감(sudden release)", 또는 "흔들림(wobble)" 또는 "탄력성(give)" 또는 "녹아버림(melting away)"으로서 치료사에게 나타날지도 모른다. 즉, 이들의 모두는 치료사에 의해 초래된 자세 변화에 반응하여 조직이 변화한다는 것을 나타낸다.

위치결정 과정의 두 단계가 강조된다. 첫 번째의 단계는 부위 또는 환자를 대략적인 풀림의 위치로 이동시키는 "크고 투박한" 움직임(gross movement)과 촉진된 압통점에서부터의 통증을 더욱 감소시키는 "미세 조정"이다.

자리보전 환자에서 카운터스트레인을 사용하기 위한 가이드라인

뒤에 이어지는 자리보전 환자에 대한 제안의 요약에서는 이러한 상황에서 필요한 특정의 수정만이 강조된다. 더 상세한 설명에 대해서 4장을 참조하기 바란다.

다음의 것을 상기하기 바란다.

- 특이하게 민감한 국소 영역("압통점")은 국소적인 기능장애의 측면을 나타낸다.
- 압통점은 보통 과다 긴장한 단축된 연부조직에서 발견된다.
- 이들 조직의 활발한 수축, 또는 이들을 신장시키는 움직임은 개인에게 제한되거나 불편하거나 또는 정말 아픈 것처럼 느껴질 수 있다.
- 감소된 "압통 득점"과 조합하여 긴장의 감소를 촉진하면서 조직의 "단축"을 증가시키는 방식으로 조직을 위치시키는 것은 자연스런 이완이 일어날 수 있게 할지도 모르는 풀림의 위치로 유도한다.

주: "자리보전 상태"에서의 이들 방법에 대한 여러 삽화는 이전 장에서 볼 수 있다 (특히, 3장 및 4장을 참조).

1. 자리보전 환자에서의 목뼈 앞부분의 기능장애 Anterior cervical dysfunction in bed-bound individuals

- 가로돌기 끝 주위에 위치한 목뼈 앞부분 압통은 풀림의 위치가 이러한 것처럼 자리보전 환자에서 용이하게 접근할 수 있으며(그림 4.12A 참조), 이들의 거의 모두가 압통점 쪽을 향한 옆굽힘 및 압통점에서 멀어지는 회전과 함께 어느 정도의 굽힘을 필요로 한다.

2. 자리보전 환자에서의 목뼈 뒷부분의 기능장애 Posterior cervical dysfunction in bed-bound individuals

- 목뼈 뒷부분의 압통점은 가시돌기(극돌기) 끝의 위 또는 주위에 놓여있고 전체로서 목 위의 머리 또는 목의 폄을 필요로 하며, 이것은 통증이 있는 쪽을 가장 위로 하여 옆으로 누운 자리보전 환자에서 용이하게 달성할 수 있다고 제안되고 있는데, 그 이유는 (Schwartz의 가이드라인에 따르면) "풀림"으로 주된 옆굽힘과 회전을 하려면 환자가 통증이 있는 쪽으로 눕는 것이 어려울 것인 통증이 있는 쪽을 향할 필요가 있기 때문이다.
- C3의 뒤쪽 압통점은 풀림을 만들어내기 위해 폄 또는 굽힘을 필요로 할지도 모르며, 양쪽 방향은 민감도의 최대 감소가 달성될 때까지 점진적으로 시도해야 한다.

3. 자리보전 환자에서의 등뼈 뒷부분의 기능장애 Posterior thoracic spinal dysfunction in bed-bound individuals

- 뒤쪽등뼈 및 허리뼈 압통점은 상부등뼈 영역의 가시돌기 가까이에 있고, 차츰 가쪽으로 이동하여 하부등뼈 또는 허리뼈 가로돌기의 위 또는 주위에 놓이게 된다.
- 상부 4개의 등뼈분절은 가능하면 팔을 어깨 높이(그림 4.42 참조)에 놓고 환자를 옆으로 누운 자세로 하는 것이 가장 잘 치료가 되며, 이때 회전

되는 것을 피하기 위해 베개로 위팔을 지지한다.

- 촉진된 압통을 감소 또는 제거하기 위해 환자의 상부 척추를 압통점 높이까지 펴야 한다.
- 중간등뼈에 대해서는 환자가 옆으로 누운 자세에서 뒤쪽 압통점이 치료되지만, 이번에는 환자가 폄으로 이동할 때 팔을 머리 위로 유지한다.
- 하부 4개의 등뼈는 환자가 반듯이 누운 자세가 되고 치료사는 압통점을 촉진하기 위해 한 손을 환자의 밑에 놓은 상태에서 기능장애가 있는 쪽에 서서 뒤쪽 압통점(폄 스트레인)을 치료한다.
- 통증이 있는 반대쪽의 환자 손을 잡고 팔을 치료사를 향해 가슴을 가로질러 끌어당겨, 그쪽에 있는 어깨가 침대에서부터 30−40° 들려올라가고 그 시점에서 미세 조정하여 남아있는 통증을 제거해야 한다.
- 환자의 상태가 옆으로 돌리는 것이 불가능하다는 것을 의미하는 경우, 하부등뼈에 대해 제안되어 있는 방법은 위에서 설명한 옆으로 누운 자세로 대체할 수 있다.

4. 자리보전 환자에서의 허리뼈 뒷부분의 기능장애 Posterior lumbar dysfunction in bed-bound individuals

- 이 장에서 설명하고 그림으로 나타낸, 그리고 보통 환자를 엎드려 누운 자세로 하여 치료되는 허리뼈 뒷부분 압통점은 이 옆으로 누운 자세로도 효율적으로 치료할 수 있다.
- L1, L2, L3 및 L4는 기능장애가 있는 쪽을 가장 위로 하여 옆으로 누운 자세의 환자와 관계가 있다.
- L1과 L2(그림 4.44B 참조)에서는 윗다리를 똑바로 편 다음에 외전 또는 내전, 또는 (다리의) 회전의 어느 것으로든 가져갈 필요가 있으며, 어느 쪽의 조합이든 큰 풀림을 제공한다.
- L5의 상극(제5허리뼈의 가시돌기와 제1엉치뼈 가시돌기 사이에 있다, 그림 4.4B 참조)과 L5의 하극(엉치뼈 몸통의 중간에 위치하고 있다, 그림 4.4B 참조) 만이 아니라 L3 및 L4의 치료에서 다리의 외전과 폄을 도입하고, 미세 조정은 폄 정도의 변화 및 발의 안쪽 또는 바깥쪽으로의 회전의 도입에 의해 달성된다.
- L5의 중간극 압통점(엉치뼈의 위고랑에 있다)의 치료를 위해서는 옆으로 누운 환자의 위쪽 다리(기능장애가 있는 쪽)를 엉덩관절과 무릎관절에서 굽히고 이것을 치료사의 넓적다리에 올려놓는다.
- 이것은 다리를 크거나 작은 엉덩관절 굽힘으로 이동하는 것에 의해 그리고 풀림을 만들어내는 데 필요한 외전 또는 내전의 정도에 의해 미세 조정된다.
- 다음으로 환자의 같은 쪽 팔은 침대의 끝을 넘어 앞쪽 또는 아래쪽으로 늘어뜨림으로써 미세 조정에 사용될지도 모른다.

5. 자리보전 환자에서의 등뼈 앞부분의 기능장애 nterior thoracic dysfunction in bed-bound individuals

등뼈 앞부분의 압통점은 흉곽의 앞쪽 또는 표면에 존재하고 최초의 6개는 정중선 위에 있으며, 그 아래의 것은 그보다 약간 가쪽에 있고 대략 1−2㎝(1/2에서 1인지) 간격으로 양측성으로 있기 때문에 T8에서부터 이후는 압통점이 복부근육에 위치한다.

- 이들 압통점은 호흡기능장애에 직접 관계가 있고

SCS 방법에 극적으로 신속하게 반응한다.

- 호흡기능의 개선은 보통 즉각적으로 환자에게 나타난다.
- 자리보전 환자에서, 환자는 반듯이 누운 자세가 되고 굽힘을 도입할 때 환자를 지지하는 것을 보조하기 위해 보통 베개 또는 베개 받침을 필요로 한다(그림 4.40A 참조).
- 최초의 6개 등뼈 앞부분의 압통점(복장뼈 위에 존재한다)에 대해서 환자의 팔이 신체에서 약간 떨어져 있게 하여, 무릎관절과 엉덩관절은 굽히고 발은 침대 위에 얹혀 있게 한다. 보통 압통을 풀기 위해 필요한 유일한 움직임은 머리와 목을 가슴 쪽을 향해 굽히는 것이다(압통점이 낮게 있을수록 굽힘의 정도는 커진다).
- 미세 조정은 머리를 촉진된 통증부위로 향하거나 멀리 떨어지는 방향으로 움직이는 것이 포함된다.
- T7 이후의 압통점 치료에 대해서는 환자의 궁둥이를 베개 위에 올려놓아 관련되는 분절이 지지되지 않아 저절로 굽혀지게 한다.
- 대신에, 치료사는 굽혀진 무릎을 지지하여 머리 쪽으로 향하게 할 수 있고 따라서 허리뼈와 등뼈를 굽힌다(그림 4.41 참조).
- 미세 조정은 환자의 발목을 교차시키거나 촉진된 압통점이 있는 쪽으로 또는 떨어지는 방향으로 옆굽힘을 하는 것이 포함될지도 모르며, 어느 조합이든 민감도를 더 감소시킨다.

6. 자리보전 환자에서의 허리뼈 앞부분의 기능장애 Anterior lumbar dysfunction in bed-bound individuals

허리뼈 앞부분(그림 4.4A를 참조)의 압통점은 등뼈의 압통점과 마찬가지의 위치결정이 필요하다.

갈비뼈 기능장애와 갈비뼈사이공간의 기능장애에 대한 적절한 치료는 이 장에서 설명되어 있고 어떠한 수정이 없이 자리보전 환자에게 적용할 수 있다.

Schwartz(1986)는 다음과 같이 보고하고 있다:

> *갈비뼈사이공간의 기능장애는 갈비연골염(늑연골염), 급성심근경색, 비정형 협심증, 앞흉벽증후군을 앓는 환자의 지속되는 가슴통증과 관계가 있다. 이들은 갈비뼈의 움직임이 제한되어 갈비뼈가 내려가거나 올라가는 것과 함께 강력이 관여하고 있기 때문에 많은 호흡기질환의 병인(etiology)과 이환율(morbidity)의 원인이 된다.*

이 장

이 장은 섬유근육통과 같은 만성통증 상황에서만이 아니라, 특히 입원/자리보전 환자를 포함하는 임상환경에서 자세이완 방법의 사용에 대해 상세하게 설명하고 있다.

다음 장

다음 장은 근막 기능장애와 관련된 자세이완 방법의 사용에 대한 특정 측면을 요약하고 있다.

참고문헌

Abha, S., Angusamy, R., Sumit, K., et al., 2010. Efficacy of post-isometric relaxation versus integrated neuromuscular ischaemic technique in the treatment of upper trapezius trigger points. Indian Journal of Physiotherapy and Occupational Therapy 4, 1–5.

Affaitati, G., Costantini, R., Fabrizio, A., et al., 2011. Effects of treatment of peripheral pain generators in fibromyalgia patients. European Journal of Pain 15, 61–69.

Baldry, P., 2010. Myofascial Pain and Fibromyalgia Syndromes. Churchill Livingstone, Edinburgh.

Bass, C., Gardner, W., 1985. Respiratory abnormalities in chronic symptomatic hyperventilation. British Medical Journal 290, 1387–1390.

Beal, M., 1985. Viscerosomatic reflexes review. Journal of the American Osteopathic Association 85, 786–800.

Block, S., 1993. Fibromyalgia and the rheumatisms. Controversies in Rheumatology 19, 61–78.

Bron, C., Dommerholt, J., 2012. Etiology of myofascial trigger points. Current Pain and Headache Reports 16, 439–444.

Chaitow, L., 1991. Palpatory Literacy. HarperCollins, London.

Chaitow, L., 1994. INIT in treatment of pain and trigger points. British Journal of Osteopathy XIII, 17–21.

Chaitow, L., 1996. Modern Neuromuscular Techniques. Churchill Livingstone, Edinburgh.

Chaitow, L., Bradley, D., Gilbert, C., 2014. Recognizing and Treating Breathing Disorders: A Multidisciplinary Approach, second ed. Churchill Livingstone, Edinburgh.

Cuadrado, M., Young, W.B., Fernández-de-las-Peñas, C., et al., 2008. Migrainous colpalgia: body pain and allodynia associated with migraine attacks. Cephalalgia: An International Journal of Headache 28, 87–91.

D'Ambrogio, K., Roth, G., 1997. Positional Release Therapy. Mosby, St. Louis, MO.

Dardzinski, J.A., Ostrov, B.E., Hamann, L.S., 2000. Myofascial pain unresponsive to standard treatment. Successful use of a strain and counterstrain technique with physical therapy. Journal of Clinical Rheumatology 6, 169–174.

Dickey, J., 1989. Postoperative osteopathic manipulative management of median sternotomy patients. Journal of the American Osteopathic Association 89, 1309–1322.

Dommerholt, J., Bron, C., Franssen, J., et al., 2006. Myofascial trigger points; an evidence-informed review. Journal of Manual and Manipulative Therapy 14, 203–221.

Duna, G., Wilke, W., 1993. Diagnosis, etiology and therapy of fibromyalgia. Comprehensive Therapy 19, 60–63.

Fernández-de-las-Peñas, C., Sohrbeck Campo, M., Fernandez Carnero, J., et al., 2005. Manual therapies in myofascial trigger point treatment: a systematic review. Journal of Bodywork and Movement Therapies 9, 27–34.

Fishbain, D., 1989. Diagnosis of patients with myofascial pain syndrome. Archives of Physical and Medical Rehabilitation 70, 433–438.

Fitzgerald, M.P., Anderson, R.U., Potts, J., et al., 2009. Randomized multicenter feasibility trial of myofascial physical therapy for the treatment of urological chronic pelvic pain syndromes. Journal of Urology 182, 570–580.

Gamber, R.G., Rubin, B.R., Jiminez, C.A., 1993. Treatment of fibromyalgia with OMT and self-learned techniques [abstract]. Journal of the American Osteopathic Association 93, 870.

Gamber, R.G., Shores, J.H., Russo, D.P., et al., 2002. Osteopathic manipulative treatment in conjunction with medication relieves pain associated with fibromyalgia syndrome: results of a randomized clinical pilot project. Journal of the American Osteopathic Association 102, 321–325.

Ge, H.-Y., Nie, H., Madeleine, P., et al., 2009. Contribution of the local and referred pain from active myofascial trigger points in fibromyalgia syndrome. Pain 147, 233–240.

Ge, H.-Y., Wang, Y., Danneskiold-Samsøe, B., et al., 2010. Predetermined sites of examination for tender points in fibromyalgia syndrome are frequently associated with myofascial trigger points. Journal of Pain 11, 644–651.

Gerwin, R., 1991. Neurobiology of the myofascial trigger point. Bailliere's Clinical Rheumatology 88, 747–762.

Gerwin, R.D., 2005. A review of myofascial pain and fibromyalgia – factors that promote their persistence. Acupuncture in Medicine 23, 121–134.

Giamberardino, M., Tafuri, E., Savini, A., et al., 2007. Contribution of myofascial trigger points to migraine symptoms. Journal of Pain 8, 869–878.

Goldenberg, D.L., 1993. Fibromyalgia, chronic fatigue syndrome, and myofascial pain syndrome. Current Opinion in Rheumatology 5, 199–208.

Harden, R., 2007. Muscle pain syndromes. American Journal of Physical Medicine and Rehabilitation 86, S47–S58.

Hong, C.Z., 1994. Lidocaine injection versus dry needling to myofascial trigger point. The importance of the local twitch response. American Journal of Physical Medicine and Rehabilitation 73, 256–263.

Ibáñez-García, J., Alburquerque-Sendín, F., Rodríguez-Blanco, C., et al., 2009. Changes in masseter muscle trigger points following strain-counterstrain or neuro-muscular technique. Journal of Bodywork and Movement Therapies 13, 2–10.

Jacobsen, S., 1992. Dynamic muscular endurance in primary fibromyalgia compared with chronic myofascial pain syndrome. Archives of Physical and Medical Rehabilitation 73, 170–173.

Jones, L., 1981. Strain/Counterstrain. Academy of Applied Osteopathy, Colorado Springs.

Kalik, J., 1989. Fibromyalgia: diagnosis and treatment of an important rheumatologic condition. Journal of Osteopathic Medicine 90, 10–19.

Kimberly, P. (Ed.), 1980. Outline of Osteopathic Manipulative Procedures. Kirksville College of Osteopathic Medicine, Kirksville, MO.

Langevin, H., Yandow, J., 2002. Relationship of acupuncture points and meridians to connective tissue planes. Anatomical Record (New Anat.) 269, 257–265.

Lewit, K., 1999. Manipulative Therapy in Rehabilitation of the Locomotor System. Butterworths, London.

Lo, K., Kuchera, M.L., Preston, S.C., et al., 1992. Osteopathic manipulative treatment in fibromyalgia syndrome. Journal of the American Osteopathic Association 92, 1177.

Lum, L., 1984. Editorial: Hyperventilation and anxiety state. Journal of the Royal Society of Medicine Jan, 1–4.

McNulty, W., Gervirtz, R., Hubbard, D., et al., 1994. Needle electromyographic evaluation of trigger point response to a psychological stressor. Psychophysiology 31, 313–316.

McPartland, J.M., 2008. Expression of the endocannabinoid system in fibroblasts and myofascial tissues. Journal of Bodywork and Movement Therapies 12, 169–182.

Mense, S., 1993. Nociception from skeletal muscle in relation to clinical muscle pain. Pain 54, 241–290.

Mense, S., 2008. Muscle pain: mechanisms and clinical significance. Deutsches Ärzteblatt International 105, 214–219.

Meseguer, A., Fernández-de-las-Peñas, C., Navarro-Poza, J.L., et al., 2006. Immediate effects of the strain/counterstrain technique in local pain evoked by tender points in the upper trapezius muscle. Clinical Chiropractic 9, 112–118.

Mosby's Medical Dictionary. 2009. eighth ed. Elsevier, St. Louis, Missouri.

Muller, K., Kreutzfeldt, A., Schwesig, R., et al., 2003. Hypermobility and chronic back pain. Manuelle Medizin 41, 105–109.

Nagrale, A., 2010. The efficacy of an integrated neuromuscular inhibition technique on upper trapezius trigger points in subjects with non-specific neck pain: a randomized controlled trial. Journal of Manual and Manipulative Therapy 18, 3743

Nayak, P.P., 2013. A Study to Establish the Efficacy of INIT Combined with Therapeutic Ultrasound, Compared with INIT with Placebo Ultrasound in the Treatment of Acute Myofascial Trigger Point in Upper Trapezius. Dissertation. The Oxford College of Physiotherapy, Hongasandra, Bangalore.

Nicholas, A., Oleski, S., 2002. Osteopathic manipulative treatment for postoperative pain. Journal of the American Osteopathic Association 102, S5–S8.

Niddam, D.M., Chan, R.C., Lee, S.H., et al., 2008. Central representation of hyperalgesia from myofascial trigger point. Neuroimage 39, 1299–1306.

Njoo, K.H., Van der Does, E., 1995. The occurrence and inter-rater reliability of myofascial trigger points on quadratus lumborum and gluteus medius. Pain 61, 159.

Noll, D., Shores, J., Gamber, R., 2000. Benefits of osteopathic manipulative treatment for hospitalized elderly patients with pneumonia. Journal of the American Osteopathic Association 100, 776–782.

Owens, C., 1982. An Endocrine Interpretation of Chapman's Reflexes. Academy of Applied Osteopathy, Colorado Springs.

O-Yurvati, A.H., Carnes, M.S., Clearfield, M.B., et al., 2005. Hemodynamic effects of osteopathic manipulative treatment immediately after coronary artery bypass graft surgery. Journal of the American Osteopathic Association 105, 475–481.

Perri, M., Halford, E., 2004. Pain and faulty breathing – a pilot study. Journal of Bodywork and Movement Therapies 8, 237–312.

Pyszora, A., Wójcik, A., Krajnik, M., 2010. Are soft tissue therapies and Kinesio Taping useful for symptom management in palliative care? Advances in Palliative Medicine 9, 87–92.

Radjieski, J.M., Lumley, M.A., Cantieri, M.S., 1998. Effect of osteopathic manipulative treatment of length of stay for pancreatitis: a randomized pilot study. Journal of the American Osteopathic Association 98, 264–272.

Roll, M., Theorell, T., 1987. Acute chest pain without obvious cause before age 40 – personality and recent life events. Journal of Psychosomatic Research 31, 215–221.

Rothschild, B., 1991. Fibromyalgia: an explanation for the aches and pains of the nineties. Comprehensive Therapy 17, 9–14.

Rubin, B.R., Gamber, R.G., Cortez, C.A., et al., 1990. Treatment options in fibromyalgia syndrome. Journal of the American Osteopathic Association 90, 844–845.

Sachse, J., 1995. The thoracic region region's pathogenetic relations and increased muscle tension. Manuelle Medizin 33, 163–172.

Schwartz, H., 1986. The use of counterstrain in an acutely ill in-hospital population. Journal of the American Osteopathic Association 86, 433–442.

Shah, J., Phillips, T., 2003. A novel microanalytical technique for assaying soft tissue demonstrates significant quantitative biomechanical differences in 3 clinically distinct groups: normal, latent and active. Archives of Physical Medicine and Rehabilitation 84, A4.

Simons, D., Travell, J., Simons, L., 1999. Myofascial Pain and Dysfunction – the Trigger Point Manual. Williams & Wilkins, Baltimore, MD.

Slocumb, J., 1984. Neurological factors in chronic pelvic pain trigger points and abdominal pelvic pain. American Journal of Obstetrics and Gynecology 49, 536.

Stiles, E.G., 1976. Osteopathic manipulation in a hospital environment. Journal of the American Osteopathic Association 76, 243–258.

Stoltz, A., 1993. Effects of OMT on the tender points of FM. Journal of the American Osteopathic Association 93, 866.

Travell, J., Simons, D., 1983. Myofascial Pain and Dysfunction, vol. 1. Williams & Wilkins, Baltimore, MD.

Travell, J., Simons, D., 1992. Trigger Point Manual. Williams & Wilkins, Baltimore, MD.

Vernon, H., Schneider, M., 2009. Chiropractic management of myofascial trigger points and myofascial pain syndrome: a systematic review of the literature. Journal of Manipulative and Physiological Therapeutics 32, 14–24.

Wall, P., Melzack, R., 1990. The Textbook of Pain. Churchill Livingstone, Edinburgh.

Weiss, J., 2001. Pelvic floor myofascial trigger points: manual therapy for interstitial cystitis and the urgency-frequency syndrome. Journal of Urology 166, 2226–2231.

Wolfe, F., Simons, D., Fricton, J., et al., 1992. The fibromyalgia and myofascial pain syndromes: a preliminary study of tender points and trigger points in persons with fibromyalgia, myofascial pain syndrome and no disease. Journal of Rheumatology 19, 944–951.

Wolfe, F., Smythe, H., Yunus, M., et al., 1990. American College of Rheumatology. 1990. Criteria for classification of fibromyalgia. Arthritis and Rheumatism 33, 160–172.

Zink, G., Lawson, W., 1979. Osteopathic structural examination and functional interpretation of the soma. Osteopathic Annals 7, 433–440.

제7장 | 7 |

자세이완과 근막

Positional release and fascia

제7장의 목차

이 짧은 장에서는 특별히 근막관련 질환의 관리에서 자세이완 기법(PRT)을 사용하는 가능성에 대한 배경정보를 제공하고 있다. 게다가 근막 기능(예를 들어, 기계적 에너지 변환)이 임상효과에 대한 통찰력을 제공하는 연구가 기술되어 있다.

이 정보의 일부는 초기의 장에 포함되어 있었으나 근막관련 정보를 함께 끌어냄으로써 독자가 특히 임상상황에서 PRT 방법의 가능성 있는 적용에 반영하는 것에 도움이 될지도 모른다.

결합조직과 근막의 개념 CONNECTIVE TISSUE AND FASCIAL CONCEPTS

근막은 발바닥에서부터 뇌를 에워싸는 뇌척수막까지 문자 그대로 "모든 것을 결부시키는" 구조인 하나의 통합된 매체이다.

이 흔히 볼 수 있는 물질은 모든 다른 연부조직에 지지, 분리 및 구조화를 제공하며, 이것 때문에 그 안에서 기능장애가 일어날 때는 언제나 멀리 떨어진 곳에 영향을 준다(Schleip et al. 2012; Swanson 2013).

Lewin(1986)은 부분적으로 정수압(hydrostatic pressure)에 의해 신장이 신체의 온갖 부분과의 사이에서 전달되는 운동연쇄를 실제로 만들어내는 20면체(20면 구조)로서 형성된 수없이 많은 빌딩 블록을 포함하는 것으로서 근막을 설명하고 있다(그림 7.1).

몇 년 전에 Deane Juhan(1989)은 근막의 텐세그리티(tensegrity) 특성을 되돌아보았다.

이 정수압(바깥쪽을 덮는 근막만이 아니라 온갖 근막 구획에 의해 가해진) 이외에 이 결합조직의 틀은 (활

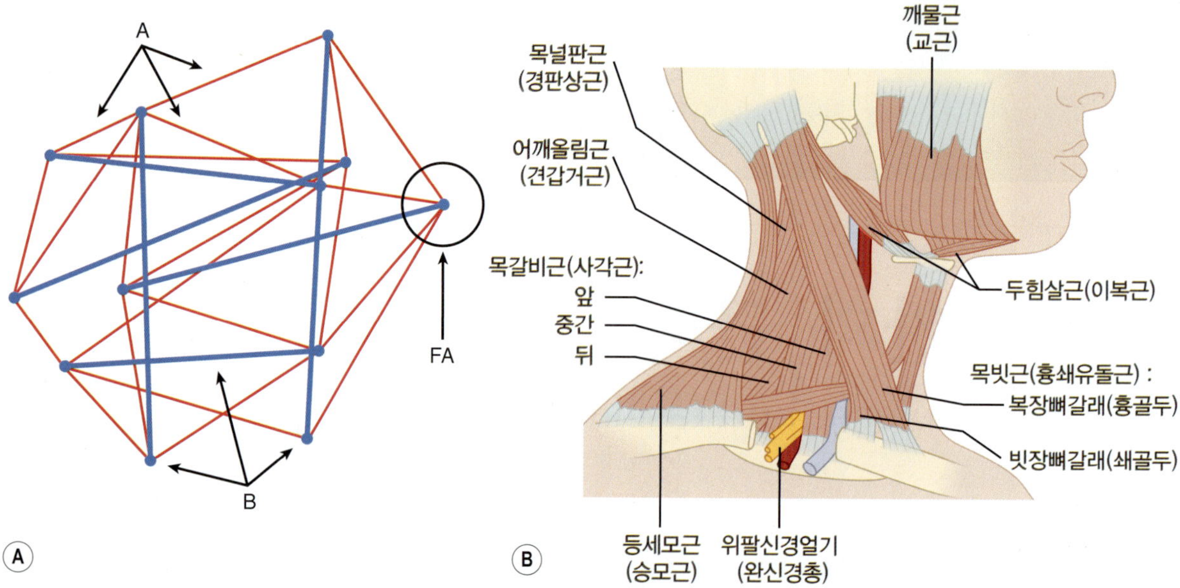

그림 7.1 바이오텐세그리티(biotensegrity) 모델(Swanson 2013). A: 미세섬유, 근육, 힘줄, 인대 등을 포함하는 바이오텐세그리티 구조의 장력 요소. B: DNA 나선, 미세소관, 갈비뼈, 뼈, 근막을 포함하는 바이오텐세그리티 구조의 압축 요소. FA: 세포골격과 세포 밖 매트릭스를 연결하는 세포 내 병소유착 복합체(focal adhesion complex). (B) 몸 전체에 걸쳐 발견되는 매크로 텐세그리티(macro-tensegrity) 모양의 패턴을 그림으로 설명하는 목 근육과 인대.

동적인 근육과 함께) 골격의 직립 구조에 중요한 또 다른 종류의 긴장성 힘을 제공한다. 우리는 서로 안정되게 얹혀있는 빌딩 블록 더미로 구성되어 있는 것이 아니라, 기둥과 당김 줄로 구성되어 있으며 그 안정성은 평탄하게 쌓은 표면에 의존하는 것이 아니라 기둥의 적절한 각도와 당김 줄의 균형 잡힌 장력에 의존하고 있는 것이다. Buckminster Fuller는 이 구조의 원리를 설명하기 위해 "텐세그리티(tensegrity)"라는 용어를 만들어내었고, 이에 대한 그의 창의적인 실험으로 이것을 최소의 재료로 최대의 안정성을 달성하기 위한 자연계에 흔히 볼 수 있는 장치의 하나로서 명확히 하였다.

Juhan은 계속해서 다음과 같이 언급하고 있다.

이 텐세그리티의 원리는 결합조직, 근육 및 골격 사이의 관계를 정확히 설명하고 있다. 쌓아 올려갈 어느 것을 위한 안정된 기반을 제공해주는 골격의 어느 곳에도 단일의 수평면은 없다. 우리의 신체 설계는 석공(stonemason)에 의해 고안된 것이 아니다. 어떤 뼈에 가해진 중량을 제자리에 유지하고 축을 중심으로 한 회전을 조절할 장력의 균형이 없다면, 즉각 그 관절에서 미끄러져 떨어질 것이다. 단순한 텐세그리티 구조의 대들보와 같이 우리의 뼈는 압축요소라기보다는 간격을 유지하는 요소로서 작용한다. 실제로 중량은 골성 들보(bony beam)에 의해 견디어내기보다는 케이블의 결합 시스템에 의해 견디어낸다.

이 압축력 및 인장력에 용이하게 순응하는 텐세그리티 구조와 결합조직의 독특한 가소성과 탄력성 특성만이 아니라 쌓아올리고 포장한 20면체의 모델을 염두에 두고 우리는 다양한 힘과 적응을 흡수하고 수용할 수 있는 구조를 시각화할 가능성을 갖고 있다. 스트레스를 받았을 때 조직을 풀림으로 유지하는 유익한 효과도 나타난다.

D'Ambrogio와 Roth(1997)는 다음과 같이 설명하고 있다.

신체의 한 영역에서 지각된 증상은 또 다른 영역에 그 기원을 갖고 있을지도 모르고 그 소스에서의 치료적 행동은 증상이 나타나는 부위를 포함하는 모든 2차 영역에 즉각적인 영향을 줄 것이다. 또한 [자연발생적] 이완현상을 일으키는 생리학적 효과의 일부를 설명해 줄지도 모른다.

근막의 "경락"
FASCIAL "MERIDIANS"

Langevin과 Yandow(2002)는 근막 구조가 통증을 포함하는 감각을 전달하는 매체를 제공한다는 것을 제안하고 있다(상자 글 7.1). 이것은 명백히 관련이 없는 다음과 같은 다양한 요소에 대한 설명을 제공하는 데 큰 도움이 된다.

- 경혈점과 통증유발점 사이의 유사점
- 통증 패턴이 이러한 점과 관련되는 수단
- 이러한 점을 자극함으로써 어느 정도의 원격효과가 얻어질 수 있는가(침술 또는 도수조작)
- 침술 경락의 본질
- 조직의 위치결정이 통증을 발생시키는 "점"인 것 같은 것의 행동을 어떻게 수정할 수 있는가?

상자 글 7.1 근막 신호

침술 이론의 중요한 특징의 하나는 적절히 선택된 경혈에 침을 놓음으로써 바늘의 삽입부위에서부터 떨어진 부위로 예측할 수 있는 효과가 있고 이 효과는 경락 시스템에 의해 매개된다.

Langevin과 Yandow(2002)는 다음과 같이 언급하고 있다. *오늘날까지 이들 원격 효과를 설명하려고 하는 생리적 모델은 신경계를 포함하는 시스템의 메커니즘을 상기시켰다*(Pomeranz 2001).

Langevin과 Yandow는 그들의 연구가 감각기계 수용기가 관여하는 결합조직을 통해 신호전달이 일어나는 것 같다는 것을 보여준다고 계속해서 보고하고 있다.

그들은 경혈과 경락의 네트워크가 사이질(간질) 결합조직에 의해 형성되는 네트워크의 표현이라 간주할 수 있다고 가정하였다.

이 가설은 인간의 가장 전통적인 경혈에서의 결합조직 분할면(cleavage plane)을 보여주는 초음파 영상에 의해 뒷받침된다.

그들은 도표로 나타낸 경혈의 무려 80%가 근육사이 또는 근육 내 결합조직 면의 가까이에 위치한다는 것을 발견하였다.

그들은 경혈을 결합조직 면이 수렴하는 점이고 "모든 신체 에너지 현상(대사, 움직임, 신호전달, 정보전달)의 총합"에 관여하고 있다는 것을 나타내는 것으로 간주하고 있다.

의미하는 것

자세이완 방법에 관하여 이들 개념이 의미하는 것은 분명한 것 같다. – 즉, 결합조직 기능장애의 정상화 또는 기능 개선은 가능성 있게 이 "신호전달" 메커니즘을 수정할지도 모르고 자세이완이 어떻게 그리고 왜 그 결과에 영향을 주는가를 설명하는 것은 당연하다.

도수적인 압력을 가함으로써 민감하고 고통스러운 조직에서 지각된 통증이(카운터스트레인 방법에서와 같이) 자세잡기(positioning)에 의해 완화될 수 있다는 생각은 이 "풀림"의 위치가 방해된 신호전달이 정상화될 수 있을지도 모른다는 것을 시사하고 있다.

연쇄, 연속 및 자세이완
Chains, trains and positional release

Myers(1997)는 임상적으로 유용한 얼마간의 근육근막 연쇄의 세트 즉, 그가 "해부학 연속(anatomy train)"이라 부르는 서로 다른 구조 사이의 연결("긴 기능적 연속성")을 설명하였다.

이들은 텐세그리티 특성과 다르지는 않지만, 일부 자세이완 방법이 수행되었을 때 연결된 것처럼 보일지도 모르는 더 특이한 연결이다. 특히 갈비뼈 제한을 정상화하기 위한 SCS 방법은 두드러진 효과와 함께 몸 전체의 정교한 위치결정을 동반할 수 있다(4장 pp.98, 99를 참조).

이들의 그림은 Myers의 "근막 연속의 예이다(그리고 많은 다른 것이 있다. 상세한 것에 대해서는 Meyers(2013)의 해부학 연속을 참조하기 바란다).

앞 표면의 선(그림 7.2A)

- 정강뼈(경골)의 앞 구획과 뼈막은 발가락 등쪽면을 정강뼈거친면(경골조면)에 연결한다.
- 넙다리곧은근(대퇴직근)은 정강뼈거친면을 앞아래엉덩뼈가시(하저장골극)와 두덩뼈결절(치골결절)에 연결한다.
- 배곧은근(복직근), 가슴근(흉근) 및 복장근(흉골근) 근막은 두덩뼈결절 및 앞아래엉덩뼈가시를 복장뼈자루(흉골병)에 연결하고 목빗근(흉쇄유돌근)에 연결하며, 복장뼈자루를 관자뼈(측두골)의 꼭지돌기(유돌기)에 연결한다.

팔 뒷면의 선(그림 7.2B)

- 등세모근의 폭넓은 퍼짐은 뒤통수 능선과 목뼈가시돌기를 어깨뼈가시(견갑극)와 빗장뼈에 연결한다.
- 어깨세모근(삼각근)은 가쪽 위팔근육사이막(상완근 중격)과 함께 어깨뼈와 빗장뼈를 가쪽위관절융기(외측상과)에 연결한다.
- 가쪽위관절융기는 공통 폄근힘줄에 의해 손과 손가락에 연결된다.
- 팔의 뒷면의 또 다른 경로는 마름근(능형근)에서부터 시작될 수 있으며, 이것은 등뼈 가로돌기를 어깨뼈의 안쪽모서리에 연결한다.
- 어깨뼈는 가시아래근(극하근)과 위팔세갈래근(상완삼두근)에 의해 차례로 자뼈(척골)의 팔꿈치머리에 연결된다.
- 자뼈의 팔꿈치머리는 자뼈의 뼈막에 의해

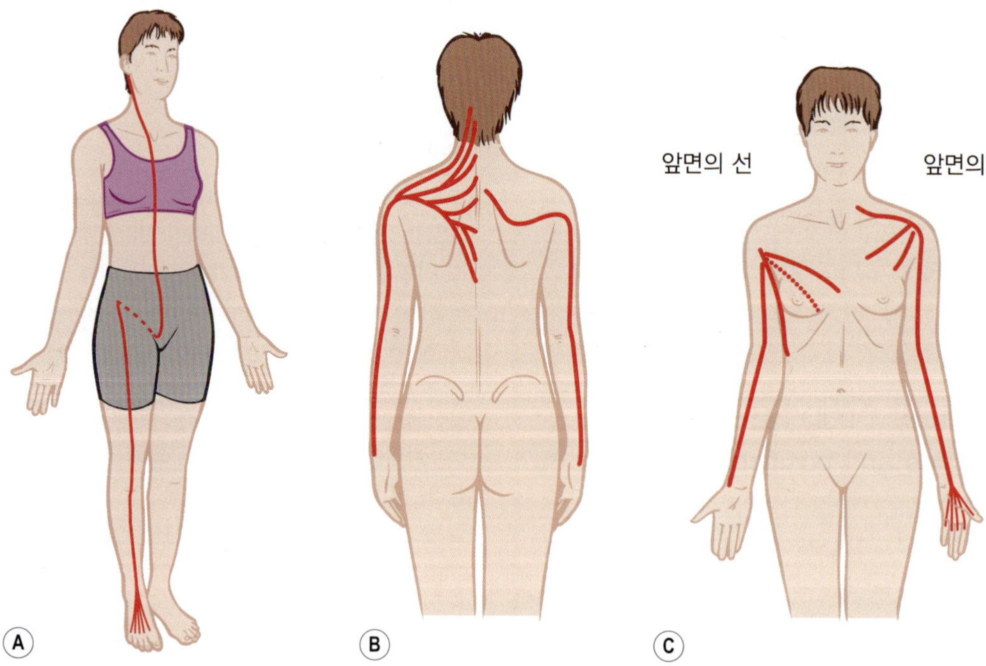

그림 7.2 (A) 앞 표면의 선. (B) 팔 뒷면의 선. (C) 팔 앞면의 선.

새끼손가락에 연결된다.

- 팔의 뒷면에서의 "안정화" 특징에는 다리에 부착부를 가진 넓은등근(광배근)과 등허리근막이 관여한다.

팔 앞면의 선(그림 7.2C)

- 넓은등근, 큰원근(대원근) 및 큰가슴근(대흉근)은 안쪽 위팔근육사이막(MIS)의 가까이에 있는 위팔뼈에 부착하고 그것을 몸통의 등 부분에 연결한다.
- MIS는 위팔뼈를 안쪽 위관절융기에 연결하고 이것은 공통 굽힘근힘줄에 의해 손바닥 및 손가락과 연결된다.
- 팔 앞면에 있는 추가적인 선은 작은가슴근(소흉근), 갈비부리인대(costocoracoid ligament), 위팔신경혈관다발 및 빗장가슴근(쇄골흉근) 근막이 동반되고 부리돌기(오훼돌기)에 부착한다.
- 부리돌기는 또한 위팔두갈래근의 부착부를 체공하고, 이것을 아래팔의 굽힘근 구획에 의해 노뼈(요골)와 엄지손가락에 연결한다.
- 팔의 앞면에 있는 "안정화"선은 배바깥빗근(외복사근)이 이러한 것처럼 갈비뼈에 부착하는 큰가슴근이 포함되고 다음으로 긴모음근(장내전근), 두덩정강근(박근), 거위발 및 정강뼈 뼈막에 연결되는 두덩뼈결절(치골결절)로 뻗는다.

이것은 가능한 것 같다. - 실제로 고통스럽고 긴장된(만성 또는 급성) 근육 또는 관절을 통증 없이 관여하는 조직의 긴장 감소를 가능케 하는 위치로 가져갈 때, 국소 순환의 개선만이 아니라 신경전달의 일부 수정도 일어날 가능성이 있다(연구에 대한 논의는 제2장을 참조할 것). 긴장의 어떠한 변화도 긴장된 조직이 속하는 근막 연쇄에 반영되는 것 같다.

D'Ambrogio와 Roth(1997)는 PRT를 시행하는 동안에 근막에 무엇이 일어날 것으로 생각되는지에 대해 다음과 같이 요약하고 있다.

> *PRT는 또한 근육근막 시스템에 있는 긴장을 감소시킴으로써 기능장애의 근막 구성요소에도 관여한다고 가정되고 있다. 콜라겐 가교(cross-linkage)의 장력 감소는 전기화학적 결합의 이탈과 [gel 상태]에서부터 sol 상태 [solate]로의 전환을 유발하는 것 같다.*

일반적인 보상-근막-패턴
COMMON COMPENSATORY - FASCIAL - PATTERNS

2장에서 "일반적인 보상 패턴"이 논의되고 그림으로서 성명되었다(상자 글 2.2 및 그림 2.1을 참조할 것). Zink와 Lawson(1979) 및 Pope(2003)에 따르면, 대부분의 사람의 수정된 근막 상태는 잘 보상된 패턴을 제공하는 것 같다.

패턴이 잘 보상되지 않은 것으로 판명된 경우(2장 참조), 사람들은 최적의 건강상태를 경험하지 못하는 것 같고 도수치료의 피할 수 없는 적응 요구를 포함하는 스트레스에 대한 예측할 수 없는 반응을 나타내는 경우가 있다.

이전의 장에서 그 개요를 설명한 것처럼, 대략 20%의 사람들이 비침습적이고 간접적인 자세이완 접근법에 대한 이상적인 후보가 된다는 것을 시사하고 있다.

이것은 잘 보상된 나머지 80%가 자세이완 방법의 혜택을 받지 못한다는 것을 의미하는 것은 아니다.

세포근막 연구와 카운터 스트레인
CELLULAR FASCIAL RESEARCH AND COUNTERSTRAIN

많은 실험실 연구에서는 "스트레스를 받을" 때, 섬유모세포(결합조직의 주요 활성세포)는 그들의 유전자 행동을 수정하여 염증성 물질을 배출한다는 것을 시사하고 있다.

기계적 에너지 변환으로서 알려진 하나의 과정을 동반하는 이들 변화는 세포에 가해지는 부하를 바꿈으로써 반전될 수 있으며, 이들의 작용은 카운터 스트레인 또는 근막이완의 어느 것인가와 유사하다.

세포의 구조적 형태는 중요하며, 이것은 부하수준 변경으로 인해 변화하는 것처럼 그 기능도 마찬가지로 변화한다. 이 책과 특별히 관련이 있는 것은 자세이완에서 발생하는 것 같은 부하 감소의 세포형태 변화의 중요성이다.

또한 이 장의 후반에서 언급하는 것처럼, 이들의 관찰은 예를 들어, 발바닥 근막염(Urse 2012), 또는 연부조직 밀도(Barnes et al. 2013)와 같은 임상 연구에 반영된다.

연구 Studies

- Dodd 등(2006)은 다음과 같이 보고하고 있다. *"인간의 섬유모세포는 염증성 사이토카인을 분비하고, 과형성(hyperplasia)을 받아 세포의 형태와 배열을 바꿈으로써 스트레인에 반응한다.… 그리고 손상, 신체 기능장애, 또는 [SCS와 같은 연부조직 도수조작]의 어느 것이 원인이든 관계없이 생물물리학적 [조직 변화]가 가동범위, 통증 그리고 국소 염증에 영향을 준다."*
- 2007년에 Standley와 Meltzer는 다음과 같이 관찰하였다. *"[이] 연구로부터의 데이터는 섬유모세포 증식과 염증유발성 또는 항염증성 인터루킨의 발현/분비가 간접적 정골요법의 도수조작 기법의 임상적 효능에 기여할지도 모른다."*
- Standley와 Meltzer(2008)는 신체 기능장애를 치료하기 위해 사용된 다양한 임상적으로 적용되는 근막 스트레인(근육근막 이완만이 아니라 카운터스트레인)에 대해 보고하였다. 이들 방법들은 통증 감소, 진통제 사용의 감소, 및 가동범위 개선과 같은 긍정적인 결과를 가져왔다. 그들은 다음과 같이 언급하고 있다. *"스트레인의 방향, 빈도 및 지속기간이 통증, 염증 및 가동범위를 중재한다고 알려진 중요한 섬유모세포의 생리학적 기능에 영향을 주는 것은 명백하다."*
- Meltzer 등(2010)은 외상을 입은 근막은 신체의 정상적인 생체역학을 교란하여 시스템에 가해진 긴장을 증가시키고 근막통증과 가동범위 감소를 야기한다고 언급하고 있다. 그들은 결과적으로 발생하는 섬유모세포에 의한 염증반응이 카운터 스트레인 또는 근육근막 이완의 어느 것에 의해 제공된 조직에 대한 부하의 변화에 의해 반전될 수 있다는 것과 이러한 변화가 나타나는 데 불과 60초 밖에 걸리지 않는다는 것을 알게 되었다.

카운터스트레인의 진통 및 항염증 효과
Analgesic and anti-inflammatory effects of counterstrain

위에서 열거한 실험실 연구증거를 기반으로 하여 많은 연구와 보고는 통증 감소와 항염증(소염) 효과를 포함하는 임상적 이득을 나타내고 있다.

- 카운터스트레인은 발바닥 근막염에 유익하게

영향을 주고, "카운터스트레인 치료[SCS]에 반응하는 발바닥 근막염을 가진 실험대상자에서 임상적 개선이 일어난다는 것을 보여주고 있다. 이 임상적 반응은 장딴지근(비복근)의 반사반응에서 전기적 변화가 아니라 기계적 변화가 동반된다(Wynne et al. 2006).

- Urse(2012)는 발바닥 근막염 치료를 위한 카운터스트레인 방법을 다음과 같이 설명하고 있다: *"반듯이 누운 환자의 무릎을 굽히고 발바닥의 압통점[국소의 과민성 영역]은 근막이 발꿈치뼈(종골)에 부착하는 부위에서 확인된다. 압통점을 모니터링하기 위해 하나의 엄지손가락이 사용된다. …(한편) 반대쪽 손은 압통점을 따라 곡선을 그리면서 발가락과 발목의 바닥쪽굽힘을 시킨다. 긴장에 대한 추가적인 조정은 모니터링하는 엄지손가락의 밑에 있는 압통의 증상 완화가 있을 때까지 발의 뒤침(회외) 또는 엎침(회내)에 의해 이루어질지도 모른다."* 이 풀림의 자세는 90초 동안까지 유지하고 그 후 천천히 중립으로 되돌려서 재평가를 한다.
- 아킬레스힘줄염의 치료에서 Howel(2006)은 카운터스트레인을 포함하는 치료 후, 통증의 변화가 있다는 것에 주목하였다: *"실험대상자는 통증, 강직(stiffness) 및 종창의 임상적으로 유의미한 개선을 나타냈다. … 실험대상자의 통증 평가도 또한 치료 직후 감소하였기 때문에, 감수한 침해수용기 활동이 아마도 신징빈사 진폭을 비꿈으로써 신체 기능장애에 추가적인 역할을 할지도 모은다."*
- Dardzinski 등(2000)은 다음과 같이 보고하였다: *"SCS 기법은 이전에 근육근막 통증증후군의 표준 치료에 빈응하지 않은 횐지에 대한 보소 요법으로서…고려되어야 한다" "엉덩정강근막띠(장경인대) 마찰증후군(ITBFS)이 있는 30세의 장거리 달리기 선수의 증상은 OMT 특히 SCS의 도움으로 경감되었다. 이 기법은 고유수용기 활동의 감소에 도움을 주면서 병변이 있는 신체부위를 최대의 편안한 위치로 이동시킴으로써 압통점에서의 통증 완화를 가능케 한다. 이 압통점은 가쪽 넙다리뼈 위관절융기(외측 대퇴골 상과)의 약 2㎝ 몸쪽에 위치하고 있었다. 이 특정 압통점에 대한 정골요법 도수치료의 선행문헌은 없다. 따라서 이 사례보고는 먼쪽 엉덩정강근막띠 압통점에 대해 초기에 확인한 것과, ITBFS에 대한 새로운 치료 양식을 반영하고 있다."*(Pedowitz 2005).

카운터스트레인, 균형 잡힌 인대 긴장 및 근막 강직 Counterstrain, balanced ligamentous tension and fascial stiffness

"조직의 강직(stiffness)" 변화만이 아니라 양쪽 증상에 대한 카운터스트레인(제3장과 제4장을 참조)과 균형 잡힌 인대 긴장(제8장)에 대한 특정 효과는 Barmes 등(2013)에 의한 연구에서 나오고 있다.

도수치료 전후에 측정된 "조직 강직"의 변화는 사용된 방법의 효과를 평가하는 하나의 방법이다. 조직의 강직이 증가하거나 감소하는 것에 관계없이 변화는 이력현상(hysteresis)으로서 알려져 있다. Barnes 등에 의해 실시된 2013년 연구에서는 다양한 도수치료 후 근막이 강직 정도의 변화(즉, 이력현상)를 측정하였다.

프로토콜은 다음과 같다.

1. 주의 깊게 조질된 촉진평가 방법을 시용하여 240 명의 환사에서 목뼈관질의 신체 기능장애가 확인되었다.
2. 일단 기능장애(예를 들어, 제한 또는 통증)가 확인되고, 치료(또는 거짓 치료)가 적용되기 전에

기능장애가 있는 조직에서의 강직(stiffness)의 정도를 그 목적을 위해 설계된 기구인 경도계를 사용하여 측정하였다.

3. 이 경도계는 각 목뼈분절 위에 가로놓인 근육근막 조직의 밀도/강직을 단일의 일관된 압전기 임펄스(piezoelectric impulse)를 사용하여 측정하였다. 이것은 네 가지의 서로 다른 조직 특성인 "저항" 및 가동범위를 포함하는 고정성, 가동성, 빈도 및 운동성(분절의 전체적인 변화의 정도로서 설명된다)을 확인하는 것을 가능케 하였다. 이 측정은 상대적인 가동성과 강직의 정도를 확인하였다.
4. 네 가지 서로 다른 기법이 사용되었다: 즉, 8장에서 설명되는 *균형 잡힌 인대성 긴장*; 근육에너지 기법(INIT의 구성요소가 되는 것 이외에도 이 책에서 논의되지 않는, 6장 참조); 고속 *도수치료*(또한 논의되지 않는다); 그리고 카운터스트레인, 3, 4장 및 9장을 참조할 것. 거짓 기법만이 아니라, 이들 네 가지 방법의 단일 적용은 모든 참여자의 기능장애가 있는 목뼈 조직의 가장 중증의 영역에 무작위로 적용되었다.
5. 단 한 차례의 치료 10분 후, 조직 "강직"의 변화(즉, 이력현상)를 경도계를 사용하여 다시 측정하였다.
6. 위에서 언급한 네 가지(또는 거짓 기법) 방법 중의 하나를 1회 사용하는 전후에 제한/강직의 정도가 존재하는 경우, 그 결과는 카운터스트레인(3 및 4장을 참조)이 다른 방법 또는 거짓 치료와 비교하여 가장 큰 변화를 만들어내었다는 것을 보여주었다.

이 연구의 결과는 제한된 관절(이 경우에는 목)과 연관성이 있는 연부조직의 행동이 *검사된 네 가지 방법의 어느 것인가*를 사용하여 신속히 수정될 수 있어(덜 강직된다) *카운터스트레인 후 최대의 효과가* 관찰된다는 것을 시사하고 있다.

이 연구에서 연구자들이 결론을 내린 주목할 만한 것의 일부에서 흥미가 있는 것은 다음과 같다:

- "많은 경우, 단일의 확인된 중요한 기능장애를 치료하는 것이 다른 기저에 있는 또는 인접한 신체 기능장애가 때로는 수정된다는 것이 명백해졌다.
- 결과는 "서로 다른 목뼈 수준이 특정 치료에 더 잘 반응하였다는 것을 시사하고 있는 것 같다".
- 기능장애를 "급성"(표면상은 조직에 더 체액을 함유하는) 또는 "만성"(표면상은 더 강직된 조직)으로 분류하는 것은 변화의 … 부차적 분석 또는 더 나은 해석으로도 이어질지 모른다.

스트레스를 받았거나 "스트레스가 풀렸을" 때(예로, 카운터스트레인을 모델로 하는 것에 의해서) 섬유모세포의 행동에 대한 실험실 연구와 근막염의 연구와 Barnes와 동료들에 의한 "강직(뻣뻣함)"에 대한 실험실의 연구로부터 나온 것은 근막 구조가 카운터스트레인의 부하제거 접근법 및 균형 잡힌 인대 긴장(8장 참조)에서와 같이 이들의 "스트레스를 푸는" 방법에 잘 반응하는 것 같다.

변경된 부하가 인대반사에 미치는 영향

THE EFFECTS OF ALTERED LOAD ON LIGAMENTOUS REFLEXES

Goodheart의 수정된 카운터스트레인 방법(4장에서 설명한 것처럼)은 "풀림의 자세"를 확인한 후 가해지는 추가적인 압박 또는 신연(distraction) 부하를 동반한다.

Schiowitz의 촉진된 자세이완(FPR)(5장에서 설명된 것처럼)도 또한 기능적으로 달성된 풀림의 자세에 가해진 추가적인 "촉진하는" 힘을 동반한다.

힘을 촉진하는 "부하"의 효과에 대한 하나의 가능성 있는 설명이 인대기능의 선도적인 연구자인 Solomonow(2009)에 의해 제공되어 있다. 그는 인대가 감각기관이며 근육의 반사적/공동 활성화에 대한 유의미한 입력을 갖고 있다고 언급하고 있다. 예를 들어, 앞십자인대로부터의 반사와 연관성이 있는 근육 활동은 관절의 신연을 방지함과 동시에 인대의 긴장을 감소시키도록 작용한다.

인대근육반사는 관련 압통점과 연관성이 있는 근육에 대한 억제효과가 있으며 관절을 불안정하게 하는 근육을 억제하거나 또는 대항근의 공동 활성화를 증가시켜 관절을 안정화시키는 데 도움이 된다는 증거도 있다. 이 인대기능의 잠재적인 치료적 사용의 하나는 프로토콜의 일부로서 관절의 밀집(압축)을 포함하는 어떤 자세이완 방법에서 볼 수 있다.

인대의 "밀집" The 'crowding' of ligaments

Solomonow는 인대의 기능 연구에 여러 해를 보냈고 그렇게 함으로써 감각의 잠재능력 및 관련된 근육에 억제적 영향을 미치는 많은 주요 인대근육반사를 확인하였다.

> *관절에 60-90초의 이완 압박만을 가한다면 … 1시간 이상의 근육 이완이 일어날지도 모른다. 이것은 인대에서부터만이 아니라 관절주머니나 힘줄에서부터도 발생할 가능성이 있다.*
>
> 개인 서신 2009년 1월 8일

이러한 영향은 일시적(20-30분)이지만 이것은 이전에 제한된 구조를 가동화 또는 운동하는 능력을 높일 수 있게 하는 데 충분할 것이다.

Wong(2012)은 인대근육반사와 SCS에 관한 현재의 생각을 요약하고 있다.

> *인대의 긴장은 인대를 보호하기 위해 긴장을 높이는 근육의 수축을 억제하고, 긴장을 완화하는 근육을 자극한다(Krogsgaard et al, 2002). 예를 들어, 앞십자인대 긴장은 넙다리네갈래근(대퇴사두근)을 억제하고 뒤넙다리근(hamstrings)의 수축을 자극하여 앞정강근의 신연을 감소시킨다(Dyhre-Poulsen 및 Krogsgaard 2000).*
>
> *또한 인대반사의 활성화는 간접적으로 관절에 영향을 주는 국소적인 근육반응을 유발한다(Solomnow 및 Lewis, 2002). 카운터스트레인이 인대-근육 보호반사를 바꿔서 관절인대 또는 공동근육의 단축에 의해 기능장애를 감소시킬 가능성이 있는지 아닌지를 탐구할 연구가 필요하다(Chaitow, 2009).*

수압효과 Hydraulic effects

동시 발생적으로, 연부조직의 밀집(압박)은 근막의 수분함량에 영향을 주어 근막 구조의 강직(뻣뻣함)의 일시적인(또는 20-30분) 감소로 이어지고 그 기간 동안에 유사한 가동성 향상이 있을 것이다.

이 장

이 장에서는 항염증 효과, 가능성 있는 "신호전달"의 특성, "근육연쇄"의 영향, 가능성 있는 반사요인, 그리고 수압효과를 동반하는 카운터스트레인 후의 강직/밀도의 변화를 시사하는 세포 연구를 포함하는 자세이완 접근법과 다양한 근막관계에 대한 정보와 증거를 제공하였다.

다음 장

Raymond J. Hruby, DO에 의한 다음 장에서는 균형 잡힌 인대긴장 기법에 대해 상세하게 그 개요를 설명한다.

참고문헌

Barnes, P., Laboy, F., Noto-Bell, L., et al., 2013. A comparative study of cervical hysteresis characteristics after various osteopathic manipulative treatment (OMT) modalities. Journal of Bodywork and Movement Therapies 17, 89–94.

D'Ambrogio, K., Roth, G., 1997. Positional Release Therapy. Mosby, St Louis.

Dardzinski, J.A., Ostrov, B.E., Hamann, L.S., 2000. Myofascial pain unresponsive to standard, treatment: successful use of a strain/counterstrain technique with physical therapy. Journal of Clinical Rheumatology 6, 169–174.

Dodd, J.G., Good, M.M., Nguyen, T.L., et al., 2006. In-vitro biophysical strain model for understanding mechanisms of osteopathic manipulative treatment. Journal of the American Osteopathic Association 106, 157–166.

Howell, J.N., Cabell, K.S., Chila, A.G., et al., 2006. Stretch reflex and Hoffmann reflex responses to osteopathic manipulative treatment in subjects with Achilles tendinitis. Journal of the American Osteopathic Association 106, 537–545.

Juhan, D., 1998. Job's Body, second ed. Station Hill Press, Barrytown, NY.

Langevin, H., Yandow, J., 2002. Relationship of acupuncture points and meridians to connective tissue planes. The Anatomical Record (New Anat.) 269, 257–265.

Levin, S., 1986. The Icosahedron as the Three-Dimensional Finite Element in Biomechanical Support. Proceedings of the Society of General Systems Research on Mental Images, Values and Reality, May. Society of Systems Research, Philadelphia, PA.

Meltzer, K.R., Cao, T.V., Schad, J.F., et al., 2010. In vitro modeling of repetitive motion injury and myofascial release. Journal of Bodywork and Movement Therapies 14, 162.

Myers, T., 1997. Anatomy trains. Journal of Bodywork and Movement Therapies 1, 91–101.

Myers, T., 2013. Anatomy Trains: Myofascial Meridians for Manual and Movement Therapists, third ed. Churchill Livingstone, Edinburgh.

Pedowitz, R., 2005. Use of osteopathic manipulative treatment for iliotibial band friction syndrome. Journal of the American Osteopathic Association 105, 563–567.

Pomeranz, B., 2001. Acupuncture analgesia basic research. In: Stux, G., Hammerschlag, R. (Eds.), Clinical Acupuncture Scientific Basis. Springer-Verlag, Berlin.

Pope, R.E., 2003. The common compensatory pattern: its origin and relationship to the postural model. American Academy of Osteopathy Journal 14, 19–40.

Schleip, R., Findley, T., Chaitow, L., et al., 2012. Fascia: The Tensional Network of the Human Body. Elsevier Churchill Livingstone, Edinburgh.

Standley, P., Meltzer, K., 2007. Modeled repetitive motion strain and indirect osteopathic manipulative techniques in regulation of human fibroblast proliferation and interleukin secretion. Journal of the American Osteopathic Association 107, 527–536.

Standley, P., Meltzer, K., 2008. In vitro modeling of repetitive motion strain and manual medicine treatments: potential roles for pro- and anti-inflammatory cytokines. Journal of Bodywork and Movement Therapies 12, 201–203.

Solomonow, M., 2009. Ligaments: a source of musculoskeletal disorders. Journal of Bodywork and Movement Therapies 13, 136–154.

Swanson, R.L., 2013. Biotensegrity: a unifying theory of biological architecture. Journal of the American Osteopathic Association 113, 34–52.

Urse, G.N., 2012. Plantar fasciitis: a review. Osteopathic Family Physician 4, 68–71.

Wong, C.K., 2012. Strain counterstrain: current concepts and clinical evidence. Manual Therapy 17, 2–8.

Wynne, M.M., Burns, J.M., Eland, D.C., et al., 2006. Effect of counterstrain on stretch reflexes, Hoffmann reflexes, and clinical outcomes in subjects with plantar fasciitis. Journal of the American Osteopathic Association 106, 547–556.

Zink, G., Lawson, W., 1979. Osteopathic structural examination and functional interpretation of the soma. Osteopathic Annals 7, 433–440.

제8장 | 8 |

균형 잡힌 인대장력 기법
Balanced ligamentous tension techniques

제8장의 목차

배경 BACKGROUND

균형 잡힌 인대장력(BLT), 균형 잡힌 막 장력(BMT) 및 관련된 정골요법 도수치료 기법에 대한 개념은 William G. Sutherland, DO에 의해 처음으로 설명되었다(DiGiovanna et al, 2005; Magoun 1976; Speece & Crow 2001). Sutherland는 American School of Osteopathy의 졸업생이고 osteopathy profession의 창립자인 Andrew Taylor Still, MD, DO의 학생이었다. Dr. Sutherland는 머리뼈 분야의 정골요법의 발견자이고 개발자로서 잘 알려져 있다. 일반적으로 "머리뼈 기법"이라 불리고 있지만, Sutherland는 그의 기법이 인체의 나머지 부위에 적용되는 정골요법과는 별개의 것을 의미한다고 생각하였기 때문에 이 용어를 거부하였다. Sutherland는 자기가 단지 Still의 원래의 머리에 대한 원칙을 적용할 뿐이라고 확신하고 항상 그렇게 언급하였다. Sutherland는 자기의 관점을 증명하기 위해 1947년에 한 강좌를 그의 추종자들에게 가르쳤는데 그는 그 강좌에서 머리뼈에 대한 어떤 방법도 논의하거나 시범을 보이거나 하지 않았다. 이보다는 오히려 그의 접근법을 몸 전체에 적용하는 방법을 학생들에게 가르치는 데 전체 시간을 보냈다. Sutherland가 이 강좌에서 가르친 개념과 기법은 그의 학생 중의 한명인 Howard A. Lippincott, DO에 의해 기록되어 *"The Osteopathic Technique of Win. G. Sutherland, D.O."*라는 제목으로 American Academy of Osteopathy의 1949년 연감에 공표되었다(Lippincott 1949).

기본 개념 BASIC CONCEPTS

BLT의 원칙은 인대성 관절 메커니즘을 이해하는 것을 중심으로 공식화되어 있다. 인대는 신체의 모든 관절 메커니즘에서의 움직임을 조정하고 유도한다. 대부분의 관절에서는 이들은 근육의 수의운동에 대한 억지력으로서의 역할을 한다. 한 관절 주위에의 인대의 배치는 다양한 받침점을 만들어내어 뼈의 복잡한 움직임이 일어나는 것을 점검한다. Sutherland는 이것을 인대성 관절 메커니즘이라 설명하였다. 알아야 할 추가적인 개념은 뼈의 위치는 변화할 가능성이 있으나, 인대에 대한 전체적인 장력은 대칭적인 배열 그대로 있다 하는 것이다. 즉, 하나의 관절이 생리학적인 가동범위 내에서 움직이는 한, 관련되는 인대 내의 장력은 균형이 그대로 유지될 것이다. Sutherland는 이것을 "균형 잡힌 인대성 관절 메커니즘"이라 불렀다. 그의 모델에서 신체에 있는 관절은 균형 잡힌 인대성 관절 메커니즘이라 간주된다. 인대는 고유수용감각 정보를 제공하여 관절 위치에 대한 근육반응을 유도하고, 인대는 관절 구성 요소의 움직임을 유도한다.

Sutherland는 인대 구조의 균형 잡힌 장력의 이 개념을 더욱 해명하기 위해 인대성 관절 메커니즘의 추가적인 기술어(descriptor)로서 "상호 장력 인대" 및 "상호 장력 메커니즘"이라는 용어를 도입하였다(Magoun 1976). 핵심 개념은 관절의 생리학적 가동범위 내에서 인대 장력은 일정하게 유지된다는 것이다. 인대는 신장되지도 느슨해지지도 않는다.
관절의 역학적 움직임은 관절 주위의 인대 장력의 어떤 전체적인 변화라기보다는 관절공간의 형태 변화의 결과로서 일어난다(Carriero 2003).

정의 DEFINITIONS

위의 개념을 고려하여, Sutherland(Magoun 1976)는 그의 치료 모델의 일부로서 다음의 용어를 소개하였다.

1. **균형 잡힌 인대 장력(BLT)**: 정상적이고 생리학적으로 움직이는 관절에서 관련된 인대의 전체적인 장력이 대칭이거나 균형이 잡혀 있다는 개념이다.
2. **인대성 관절 스트레인(LAS)**: 외상, 염증 또는 다른 비정상적인 상태의 결과로서 관절의 인대 구조 일부 또는 전체에서의 비정상적인 장력(스트레인)에 의해 특징지어지는 신체 기능장애의 유형이다.

독자는 머리뼈 영역에서의 정골요법의 Sutherland 모델에서 경질막은 머리뼈에 대한 인대성 관절 메커니즘이라 생각된다는 것에 주목해야 한다. 따라서 "균형 잡힌 막의 장력" 및 "막성 관절 스트레인"이라는 용어는 머리뼈에 적용되는 이들 원칙을 설명하기 위해 Sutherland에 의해 사용되었다. 이들 머리뼈 적용에 대한 추가적인 설명은 이 장의 범위를 벗어난다.

인대성 관절 스트레인 LIGAMENTOUS ARTICULAR STRAIN

앞에서 언급한 것처럼, 인대성 관절 스트레인(LAS)은 BLT 기법과 연관성이 있는 신체 기능장애의 특정 유형에 붙여진 이름이다. 이 신체 기능장애(2장 참조)의 본질은 무엇이며 이것이 어떻게 일어나는가? LAS의 단순한 정의는 비정상적인 인대의 긴장 또는 스트레인을 초래하는 신체 기능장애라는 것이다. Lippincott(1949)는 Sutherland의 원래의 개념을 다음과 같이 설명하였다.

> *정골요법에서의 병변은 신체조직의 스트레인이다. 이들이 관절을 동반하는 경우, 주로 영향을 받는 것은 인대이기 때문에 "인대성 관절 스트레인"이라는 용어는 Sutherland 박사가 선호하는 것이다. 관절의 인대는 균형이 잡힌 상호적인 긴장상태에 있고 정상적인 가동범위 전체를 통해 완전히 이완되어 있는 일은 거의 없다. 움직임이 범위를 넘어 수행될 때 장력은 불균형 상태가 되어 그 방향으로의 움직임을 제한하는 인대 구조의 구성요소는 변형되고 약화된다.*
> *병변은 변형되어 있지 않은 구성요소에 의한 상호장력의 과다균형에 의해 유지된다. 이것은 관절 메커니즘을 고정하거나 자유롭고 정상적인 움직임을 방해한다. 균형이 잡히지 않은 장력에 의해 뼈는 장력이 정상인 경우보다도 스트레인이 생성된 위치에 가까운 위치를 취하게 되어, 인대의 약화된 부분이 정상을 넘어서는 병변 방향으로 움직이는 것을 가능케 한다. 반대방향의 가동범위는 스트레인이 없었던 구성요소의 더 견고하고 대립되지 않는 장력에 의해 제한된다.*

LAS는 먼저 생리학적 관절운동과 연관성이 있는 특성을 검토하고 다음으로 어떤 불리한 조건이 발생하였을 때 이 움직임을 바꾸기 위해 무엇이 일어나는가를 추론하는 것에 의해 이해될지도 모른다.

> *임의의 관절에서 발생할지도 모르는 움직임의 유형은 관절표면의 형상, 인대의 위치, 및 관절에 작용하는 근육의 힘에 의해 결정된다. 인대는 근육이 이러한 것처럼 신장하거나 수축하지 않는다. 따라서 인대의 장력은 거의 변화하지 않는다. 임의의 관절의 인대 전체에 걸쳐 분포된 장력은 균형을 유지하고 있다. 정상적인 움직임에서 관절이 위치를 바꿀 때 관절의 인대사이의 관계도 또한 바뀌지만, 인대성 관절 메커니즘 내의 전체 장력은 변화하지 않는다. 그러나 관절이 손상, 염증 또는 역학적 힘에 의해 침해될 때 인대 사이 장력의 분포는 바뀐다. 이것이 신체 기능장애에서 일어나고 있는 것이다. 임의의 인대 내의 장력의 분포와 벡터는 관절 내 스트레인의 위치에 따라 변화할 것이다. 그러나 임의의 관절의 인대성 관절 메커니즘 내의 공유된 장력은 인대가 손상되지 않는 한 일정한 장력을 유지한다. 이것은 상호 장력 메커니즘이라 불려왔다. 물론, 관절이 생리학적 가동범위를 넘어서서 부적절하게 움직인 경우 인대성 관절 메커니즘 내의 균형에는 부담이 걸릴 수 있다. 전자의 경우, 이것은 장력의 균형이며, 일그러져 있다. 후자의 경우, 인대의 섬유는 미세한 파열과 신장(stretching)을 받게 된다. 이것(후자)은 거의 틀림없이 관절인대의 균형에 대한 스트레인을 야기할 것이지만, 균형을 왜곡하기 위해 인대에 지장을 줄 필요는 없다. 균형의 왜곡은 하나의 기계적 스트레인이고 이것은 해부학적 스트레인을 동반할지도 동반하지 않을지도 모른다. 몇몇 신체 기능장애에는 균형 잡힌 인대성 관절 메커니즘에 항상 스트레인이 존재한다.*

제안된 BLT 작용의 메커니즘
PROPOSED MECHANISM OF ACTION OF BLT

BLT의 원칙을 적용하려면 인대성 관절 스트레인으로 변화를 유도하기 위해 사용되는 받침점과 지렛대를 설정할 필요가 있다. 일반적인 원칙은 치료사가 받침점을 마련하고 그 다음에 환자가 활성화시키는 힘을 만들어내게 하는 것이다. 예를 들어, 활성화하는 힘에는 호흡, 자세변화 및 유체압력 변화의 유발이 포함될 수 있다. 치료사는 받침점이 설정되도록 치료되는 관절의 인대성 구조 내에서 모든 힘의 균형을 잡는다. 다음으로 활성화하는 힘은 신체 기능장애를 교정하기 위해 사용될 수 있다(Carriero 2003; Crow 2011; Speece et al, 2001).

BLT를 사용하여 생리학적 운동이 회복되는 정확한 작용 메커니즘은 알려져 있지 않다.

일반적으로 생각되고 있는 이론은 주위의 인대장력을 최소화하는 방식으로 병변이 있는 관절을 배치하면(즉, 균형 잡힌 인대장력의 점이 달성된다), 병변이 있는 관절 구조로부터 중추신경계에의 구심성 입력의 감소를 초래한다는 것이다. 이것은 중추신경계가 관절 운동조절의 더 생리학적인 상태를 재확립함으로써 반응하는 것을 가능케 한다. 환자의 자세잡기, 자세조정 및 호흡과 같은 활성화하는 힘은 정상적인 운동조절의 재확립을 촉진하고 치료과정의 성공을 높이는 것 같다(Ban Buskirk 1990).

BLT와 기타의 자세이완 기법
BLT AND OTHER POSITIONAL RELEASE TECHNIQUES

BLT는 자세이완 기법의 한 유형으로 분류될지도 모르는 많은 도수치료 양식 중의 하나이다. 일반적으로 자세이완기법은 모두 유사한 치료원리를 이용한다. 병변이 있는 관절 또는 조직은 더 중립위치에 놓이며, 그 위치는 보통 근육, 근막, 인대 및 힘줄과 같은 이환된 조직(involved tissue)의 감지할 수 있는 이완이 있는 위치로서 환자에 의해 인식된다. 조직이 완전히 이완될 때까지 환자를 이 위치로 유지한다(Seffinger & Hruby 2007). 임상적으로 환자는 통증 또는 불편함의 두드러진 감소 또는 제거가 있고 이것이 치료가 완료될 때 지속되는 위치로서 중립위치를 인식하고 있다. 일반적으로 알려진 일부 자세이완기법 사이의 유사점과 차이점을 이해하기 위해 독자는 이들 기법의 정의와 간단한 설명을 포함하는 표 8.1을 참조하기 바란다(또한 1장의 자세이완 수정법에 대한 논의도 참조할 것).

진단의 원칙
PRINCIPLES OF DIAGNOSIS

BLT에 대한 특정 진단평가 방법은 기술되어 있지 않다. LAS의 진단은 먼저 정골요법 구조검사를 수행하고 특정 관절의 신체 기능장애의 압력을 결정함으로써 달성된다. 신체 기능장애가 발견되는 경우, 치료사는 최대 풀림의 위치가 발견될 때까지 그 움직임의 모든 평면에서 기능장애가 있는 관절을 검사하기 위해 환자의 호흡협력 노력과 함께 촉진을 사용할 수 있다. 치료사는 "끝느낌(end feel)"이라고도 알려진 최종가동범위 검사에서 조직이 어떻게 느끼고 있는지에도 주목하고 있다. 끝느낌의 질은 관절성, 근육성, 근막성, 부종성 또는 인대성 등의 가장 가능성 있는 유형의 움직임 제한이 존재한다는 것을 가리킨다. LAS와 연관성이 있는 끝느낌은 딱딱하고 갑작스럽고 조직의 탄력성이 거의 완전히 상실된다고 설명되고 있다. 따라서 이러한 연구결과는 BLT를 문제의 관절과 연관성이 있는 LAS를 치료하기 위한 우수한 기술적 선택이 되게 한다(Ehrenfeuchter 2011).

치료의 원칙
PRINCIPLE OF TREATMENT

BLT를 사용하는 치료에서의 제1(가장 중요한) 단계는 치료사가 인대에 걸리는 모든 장력이 그 최소가 되는 위치에 긴장된 관절 구조를 두는 것이다. 그 위치는 균형 잡힌 인대 장력의 점이라 불린다(Carriero 2003). 일단 달성되면, 치료사는 이환된 관절 구조에서 LAS를 치료하기 위해 이전에 설명한 하나 이상의 활성화하는 힘을 이용할 수 있다.

표 8.1 일부 대표적인 자세이완 기법

기법	정의	설명
카운터스트레인 counterstrain	기능장애가 지속적이고 부적절한 스트레인 반사라 간주하는 진단 및 치료 시스템이며, 이 시스템은 반사의 위치와 정확히 반대방향으로 점진적 스트레인의 위치를 응용함으로써 억제된다. 이것은 원하는 치료반응을 달성하기 위해 압통점에 대한 특정 방향이 부여된 위치결정에 의해 달성된다.	치료사는 보통 근육힘줄 또는 근막조직과 연관성이 있고 관절 구조에 존재하는 신체 기능장애와 연관성이 있다고 생각되는 "압통점"이라 불리는 특정 카운터스트레인 점의 위치를 찾아낸다. 압통점을 모니터링하면서 치료사는 카운터스트레인 점에서 촉진에 대한 압통이 최소화될 때까지 환자를 적절한 위치에 둔다. 치료사는 환자를 이 위치에서 90초 동안 유지하고 다음으로 환자를 천천히 그리고 수동적으로 중립위치로 되돌린다. 이 압통점은 치료의 성공을 판단하기 위해 재평가된다.
촉진 자세이완 facilitated positional release	간접적인 근육근막 이완 치료의 시스템이다. 신체의 구성부위를 중립위치에 두어 모든 평면에서의 조직과 관절의 긴장을 약화시키고 활성화하는 힘(압박 또는 비틀림)을 가한다.	존재하는 조직 장력을 경감하기 위해 중립위치에 배치된 병변이 있는 관절 또는 영역. 압박 또는 비틀림과 같은 활성화하는 힘이 가해지고 유지되며, 그 후, 신체 기능장애가 상대적인 자유도의 3개 평면 모두에 추가로 배치된다. 이 점까지의 전체 과정은 몇 초 걸린다. 그 다음에 기능장애는 재평가된다.
기능적 자세이완	동적인 균형점과 다음의 것 중의 하나를 찾아내는 것을 동반하는 간접적인 치료 접근법: 간접적인 유도하는 힘을 가하는 것, 자세를 유지하거나 자세를 연출하기 위해 압박을 가하여 자발적인 재조정을 가능케 하는 것. 정골요법 치료사는 유도된 움직임에 대한 생리학적 반응의 계속적인 되먹임을 얻기 위해 기능장애가 있는 영역이 촉진되는 동안 도수적인 방법을 유도한다. 정골요법 치료사는 조직저항의 감각을 감소시키도록 기능장애가 있는 부위를 유도한다(순응성의 증가).	치료사는 기능장애를 최대 풀림의 위치에 두고 그 위치를 유지한다. 한쪽 손은 기능장애를 모니터링하고(감지하는 손) 다른 손은 환자를 배치한다(운동하는 손). 감지하는 손(sensory hand)이 조직이 이완하기 시작하는 것을 느낌에 따라 운동하는 손(motor hand)은 신체를 그 방향으로 움직여 병변이 있는 부위가 이전의 위치로 되돌아가지 않도록 한다. 치료사는 기능장애가 해결될 때까지 이 과정을 계속한다.
근육근막 이완 myofascial release(MFR)	Andrew Taylor Still과 그의 조기 학생에 의해 처음으로 설명된 진단 및 치료 시스템이며, 이것은 근육근막 조직의 이완을 달성하기 위해 계속적인 촉진 되먹임에 관여한다. 직접적인 MFR를 사용하면 근막조직 제한장벽이 근막조직에 결합되고 조직 이완이 일어날 때까지 조직에 일정한 힘이 가해진다. 간접적인 MFR을 사용하면 기능장애가 있는 조직은 자유로운 움직임이 달성될 때까지 저항이 최소가 되는 경로를 따라 유도된다.	MFR의 직접적인 형태는 이완된 근육근막 조직의 제한장벽에 관여한다. 이완이 일어날 때까지 조직에 대한 일정한 힘이 유지된다. 직접적인 MFR은 근막의 신장(stretching) 또는 연장(elongation)에 의해 근육근막 조직의 변화를 가져오려고 시도한다. 치료사는 깊은 층에 도달할 때까지 근막의 다양한 층을 통해 느린 움직임을 적용한다.

표 8.1 일부 대표적인 자세이완 기법—계속

기법	정의	설명
근육근막 이완 myofascial release(MFR)		간접적인 방법은 온화한 신장을 가하여 근막이 자연스럽게 이완하는 것을 가능케 하는 것을 포함하고, 때때로 "풀기(unwinding)"라 불린다. 제한된 조직은 자유로운 움직임이 발생할 때까지 풀림(ease)의 자세로 유도한다.
머리영역의 정골요법 osteopathy in the cranial field	정골요법 치료사가 주요 호흡 메커니즘과 균형 잡힌 막의 장력을 사용하여 시행하는 진단과 치료 시스템.	이 기법에는 머리뼈 또는 엉치뼈 영역에 대한 BLT 원칙의 적용을 포함한다. 경질막은 긴장된 "인대성" 구조라 생각되고, "균형 잡힌 막성 장력"이라는 용어가 이 패러다임에서 적용되는 스트레인 메커니즘과 기법을 언급하기 위해 사용된다.
내장 visceral	생리학적 기능을 개선하기 위해 내장을 지향하여 시행하는 진단과 치료 시스템.	위에서 설명한 근육근막 이완 원칙을 사용하여 이환된 기관을 그 관련된 근막 부착부분에 대한 장력을 최소화하기 위해 그 풀림의 위치를 향해 움직인다. 이완이 일어날 때, 치료사는 근막 구조에서의 정상적인 생리학적 운동의 존재 또는 이환된 기관의 정상적인 고유 운동의 회복에 주목한다.

출처: Chila A G(Executive Ed.). 2011. Glossary of osteopathic terminology. In: Foundations of Osteopathic Medicine, 2nd edn. Lippincott Williams & Wilkins, Philadelphia, PA.

BLT의 치료원칙은 Lippincott(1949)에 의해 최초로 다음과 같이 설명되었다 :

> *병변의 유지에 주로 관여하는 것은 인대이기 때문에, 주된 감소의 작용으로서 사용되는 것은 근육의 지렛대 작용이 아니라 인대이다. 관절은 병변의 방향으로 이동되어 인대 구조의 약화된 요소의 장력이 긴장하여 있지 않았던 것의 장력과 동등하거나 또는 약간 과잉이 되도록 필요한 한 병변 위치를 연출한다. 이것이 균형 잡힌 장력의 점이다. 관절을 강제로 그 점을 넘어서 움직이게 하면 이미 존재하는 스트레인이 추가된다. 관절을 병변의 방향에서부터 강제로 되돌리면, 정상이고 대립하고 있지 않은 인대에 부하가 가해져 이것이 추진력 또는 반사운동(jerk)으로 시행될 경우, 인대의 섬유가 뼈의 부착부에서부터 분리될 가능성이 명백히 있다. 장력이 적절히 균형 잡힐 때 환자의 호흡 또는 근육 협응은 병소의 이완에 대한 신체의 방어 메커니즘의 저항을 극복하기 위해 사용된다. 환자가 가능한 한 들숨 또는 날숨을 참는다면 이완이 일어날 때 숨을 다시 쉬려는 무의식적으로 노력하는 기간이 있다. 팔다리의 병변에서는 환자는 연출된 위치의 관절을 유지하고 근육이 이완될 때 또는 직전에 인대의 작용을 통해 이완이 일어난다.*

더 최근의 정골요법 저자들은 임상 경험에 기초한 이들 원칙을 상세히 설명하였다. 예를 들어, Speece와 Crow(2001)는 BLT의 원칙에 대해 다음과 같이 설명하고 있다.

일단 기능장애 영역이 특정되었으면, 손상을 관절면 또는 근막 면을 압축 또는 감압하여 손상을 풀어주고 전위된 뼈가 이동할 수 있도록 한다. [이것은 자동차의 기어를 변속하기 위해 클러치를 밟는 것과 유사하다.] 그 다음에 손상된 부위를 저항이 최소가 되는 방향으로 이동시키고 이것을 손상이 있는 동안 강제되었던 원래의 위치로 되돌린다. 손상을 원하는 방법으로 가져가는 것이 간접적인 치료방법이며 또한 신체 기능장애가 있는 방향을 따르는 방법이기도 하다. 최초의 손상 직후에 손상된 부분은 정상적인 위치로 되돌아왔지만, 손상된 위치와 정상적인 기능적 위치 사이에 불안정한 상태가 되었다는 것을 상기하기 바란다. 따라서 손상을 수복할 때는 손상 부위를 손상의 정확한 위치로 되돌리고 신체가 기능장애를 에워싸는 모든 결합조직의 균형을 다시 잡을 때까지 그 위치를 유지하고 그 부위를 정상적인 기능적 생리학적 위치로 끌어서 되돌려야 한다. 이것은 직접적인 기법 그리고 간접적인 기법 또는 직접 및 간접 방법의 조합을 사용하여 수행할 수 있다.

BLT의 치료사들(Crow 2011; DiGiovanna et al. 2005; Speece & Crow 2001)은 이 기법의 적용에는 해제(disengagement), 연출(exaggeration) 및 균형(balance)이라는 세 가지 주요 요소가 있다는 것에 동의한다.

1. *해제*: 치료사는 저항 없이 이용 가능한 최대량의 움직임을 얻기 위해 기능장애가 있는 관절면 또는 근막 면에 점진적 압박 또는 견인을 가한다.
2. *연출*: 치료사는 기능장애의 영역을 풀림의 위치를 향해 즉, 균형 잡힌 인대 장력의 점이 이루어질 때까지 원래의 손상 위치로 되돌린다.
3. *균형*: 치료사는 이 "풀림"의 위치를 유지하고 이완이 일어날 때까지 이전에 논의된 활성화하는 힘의 지원을 동원할지도 모른다. 치료사는 기능장애가 있는 관절을 계속해서 모니터링하고 치료 과정 전반에 걸쳐 균형 잡힌 인대장력의 점을 유지하기 위해 주기적으로 자세잡기를 변경할 필요가 있을지도 모른다. 관절은 중요한 방향으로 점진적으로 이동하고 그 다음에 균형 잡힌 인대장력의 점으로 되돌아갈 것이다. 이완이 일어날 때, 이환된(병변이 있는) 관절은 정상적인 생리학적 위치로 천천히 되돌아갈 것이다.

적응과 금기
INDICATIONSS AND CONTRAINDICATIONS

BLT의 사용에 대한 특정한 적응(Nicholas & Nicholas 2012)은 다음과 같다 :

1. 관절 구조의 급성 또는 만성 기능장애
2. 인대 염좌 또는 스트레인
3. 근육근막 구조의 신체 기능장애
4. 림프 울체 또는 국소 부종의 영역

BLT에 대한 금기는 거의 없으며, 대부분의 저자는 이것을 상대적인 금기라 생각한다.

이것은 다음과 같다 :

1. 대처할 영역의 골절, 탈구 또는 현저한 불안정성
2. 치료할 부위에서의 악성종양, 감염 또는 중증의 골다공증.

안전과 효능
SAFETY AND EFFICACY

BLT의 치료사들(Nicholas & Nicholas 2012; Seffinger & Hruby 2007)은 안전하고 효과적인 기법을 고려하고 있다. LAS의 치료를 위한 BLT의 사용으로부터 초래되는 손상, 부작용 또는 중증의 합병증에 대해 알려지거나 보고된 것은 없다.

대표적인 기법
REPRESENTATIVE TECHNIQUES

목뼈 ervical spine

하부목뼈 (C3-C7)
(그림 8.1, 8.2)

1. 환자는 반듯이 누운 자세가 된다.
2. 치료사는 치료테이블의 머리 쪽에 앉는다.
3. 치료사는 양손의 엄지두덩과 새끼두덩을 상항선(superior nuchal line)에 대고 가운데손가락의 손끝 바닥을 치료할 목뼈분절의 관절기둥에 대어 환자의 뒤통수를 부드럽게 감싼다.
4. 그 다음에 치료사는 가운데손가락의 손끝 바닥을 제한된 분절의 바로 아래의 점으로 아래쪽으로 미끄러뜨린다.
5. 다음으로 치료사는 가운데손가락의 손끝 바닥으로 앞쪽 및 위쪽으로 움직이게 하고 BLT의 점이 달성될 때까지 손가락을 엄지두덩과 새끼두덩을 향해 끌어당긴다.
6. 치료사는 양손 사이의 조직 긴장을 모니터링함으로써 BLT의 점을 유지한다.
7. 치료사는 환자가 자기의 호흡(들숨이든 날숨이든)을 참게 함으로써 활성화하는 힘을 가할 수 있으며, 이것은 어느 단계이든 BLT 점의 유지를 촉진한다.
8. 환자가 더 이상 호흡을 참을 수 없는 시점에서 또는 그 직전에 인대 장력의 이완을 느낄 것이다.

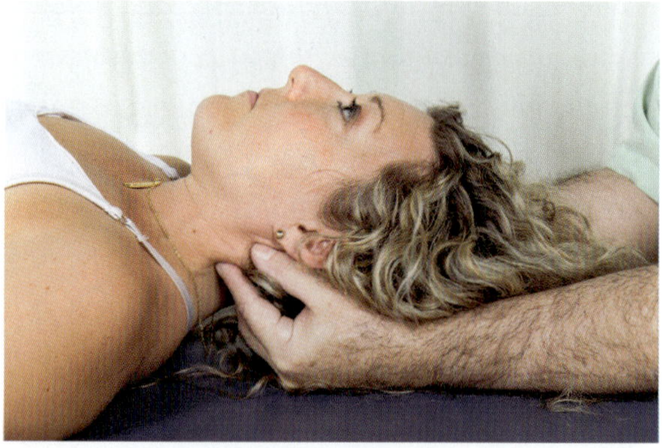

그림 8.1 하부목뼈에 대한 치료 위치.

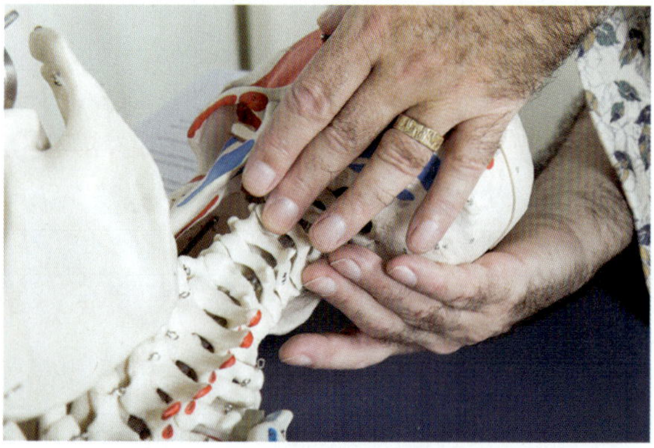

그림 8.2 하부목뼈 치료를 위한 손의 배치를 보여주는 골격도.

고리중쇠관절 (AA, 환축관절)
(그림 8.1, 8.2)

1. AA관절은 하부목뼈에 대한 것과 같은 손의 위치를 사용하여 치료될지도 모르며, 한편 적절한 관절기둥(articular pillar)에 접촉한다.

고리뒤통수관절
(그림 8.3, 8.4)

1. 환자는 반듯이 누운 자세가 된다.
2. 치료사는 치료테이블의 머리 쪽에 앉는다.

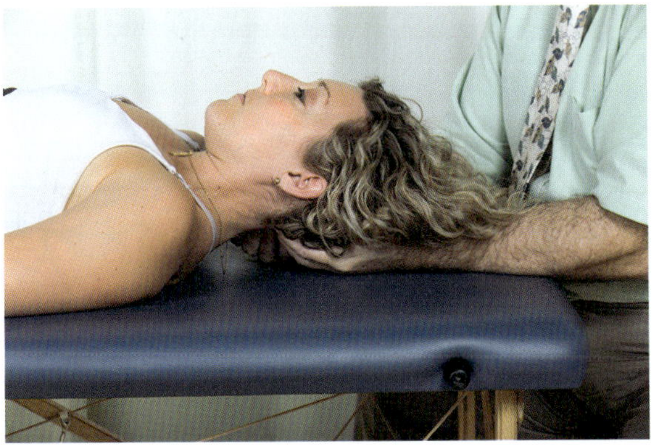

그림 8.3 고리뒤통수관절(환추후두관절)을 위한 치료 위치.

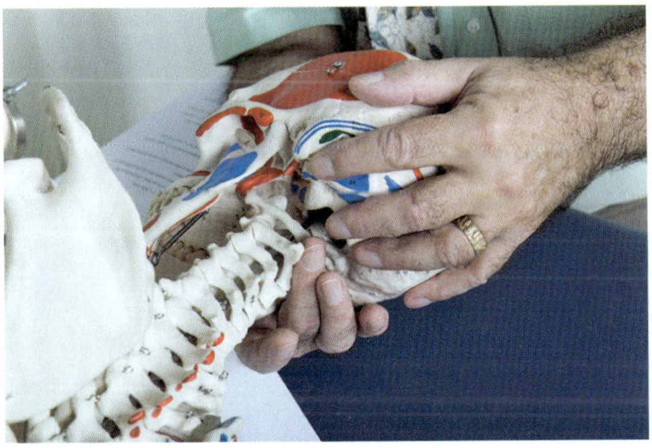

그림 8.4 고리뒤통수관절 치료를 위한 손의 배치를 보여주는 골격도.

3. 치료사는 한손의 엄지두덩과 새끼두덩을 상항선에 대고 가운데손가락은 정중선에 놓아 큰구멍뒤점(opisthion)(대후두공의 뒤쪽 모서리의 중간점)을 가리키면서 환자의 뒤통수를 부드럽게 감싼다.
4. 집게손가락과 반지손가락은 정중선 가쪽 그리고 대략 뒤통수관절융기(후두과) 평면에 있다.
5. 치료사의 다른 쪽 손은 가운데손가락의 손끝바닥을 C2 가시돌기 바로 위의 정중선에 올려놓고 상부목뼈영역 밑에 놓는다.
6. 환자에게 발의 등쪽굽힘을 하도록 지시한다.
7. 환자에게 머리를 치료사의 손에 편안하게 올려놓고 그 다음에 BLT점이 달성될 때까지 턱을 가슴을 향해 밀어 넣도록 지시한다.
8. 이 시점에서 치료사는 C2 위에 있는 손가락 손끝바닥이 위로 움직여 C1의 결절에 접촉하는 것을 느낀다.
9. 치료사는 두 손 사이의 조직 장력을 모니터링하면서 C1과 뒤통수 사이의 BLT 점을 유지한다.
10. 치료사는 환자가 자기의 호흡(들숨이든 날숨이든)을 참게 함으로써 활성화하는 힘을 가할 수 있으며, 이것은 어느 단계이든 BLT 점의 유지를 촉진한다.
11. 환자가 더 이상 호흡을 참을 수 없는 시점에서 또는 그 직전에 인대장력의 이완을 느낄 것이다.

등뼈와 허리뼈

Thoracic and lumbar spine

하부등뼈와 허리뼈

(그림 8.5–8.7)

1. 환자는 반듯이 누운 자세가 된다.
2. 치료사는 치료테이블의 머리 쪽에 앉는다.

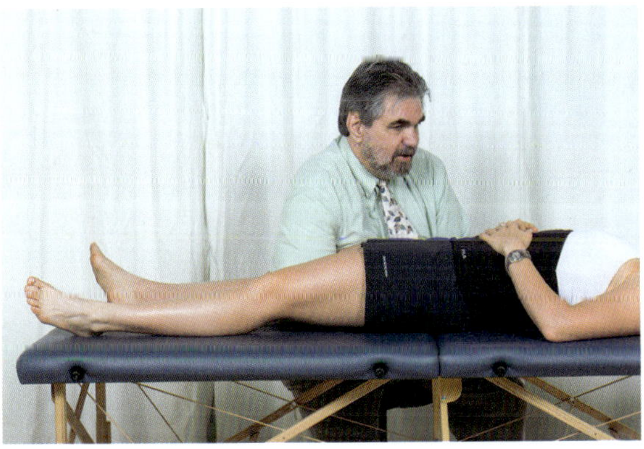

그림 8.5 하부등뼈 또는 허리뼈의 치료를 위한 치료사와 환자의 자세.

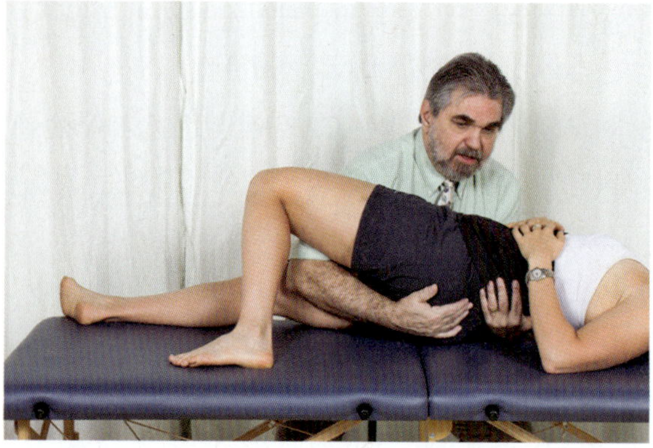

그림 8.6 하부등뼈 또는 허리뼈의 치료를 위한 손의 위치.

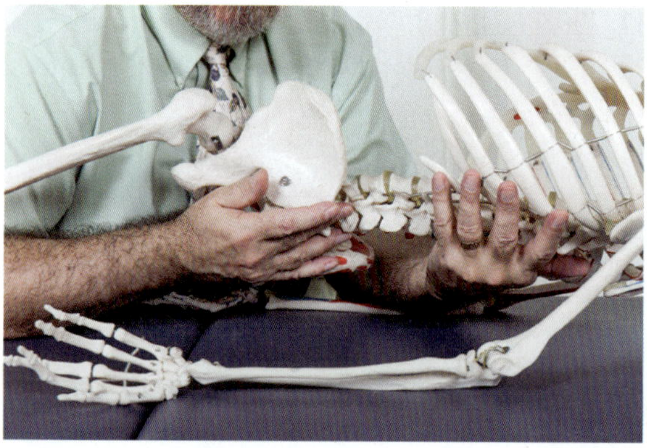

그림 8.7 하부등뼈 또는 허리뼈의 치료를 위한 손의 배치를 보여주는 골격도.

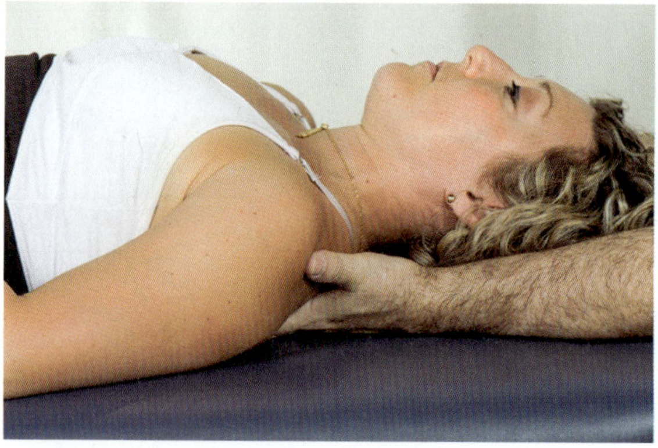

그림 8.8 상부등뼈를 위한 치료 위치.

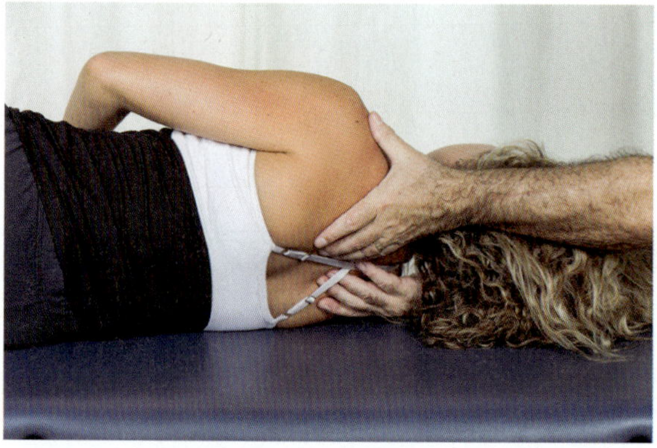

그림 8.9 상부등뼈 치료를 위한 손의 위치를 보여주는 측면도.

3. 치료사는 한쪽 손을 엉치뼈에 놓고 손가락 끝을 허리엉치뼈 접합부에 놓아, 엉치뼈가 손바닥 안에 편안하게 있게 한다.
4. 치료사의 다른 쪽 손은 치료할 척추 위에 가로로 놓아 가시돌기가 손바닥 안에 있게 하고 손가락 손끝 바닥이 치료사에서 가장 먼 곳에 있는 척주옆근육에 접촉하도록 한다. 그리고 엄지두덩 및 새끼두덩이 치료사에서부터 가장 가까운 곳에 있는 척주옆근육에 접촉하도록 한다.
5. 엉치뼈를 제자리에 유지하면서 치료사는 BLT의 점이 달성될 때까지 이환된 척추뼈 분절을 앞쪽과 위쪽 방향으로 움직인다.
6. 치료사는 환자가 자기의 호흡(들숨이든 날숨이든)을 참게 함으로써 활성화하는 힘을 가할 수 있으며, 이것은 어느 단계이든 BLT 점의 유지를 촉진한다.
7. 환자가 더 이상 호흡을 참을 수 없는 시점에서 또는 그 직전에 인대장력의 이완을 느낄 것이다.

상부등뼈

(그림 8.8, 8.9)

1. 환자는 반듯이 누운 자세가 된다.
2. 치료사는 치료테이블의 머리 쪽에 앉는다.

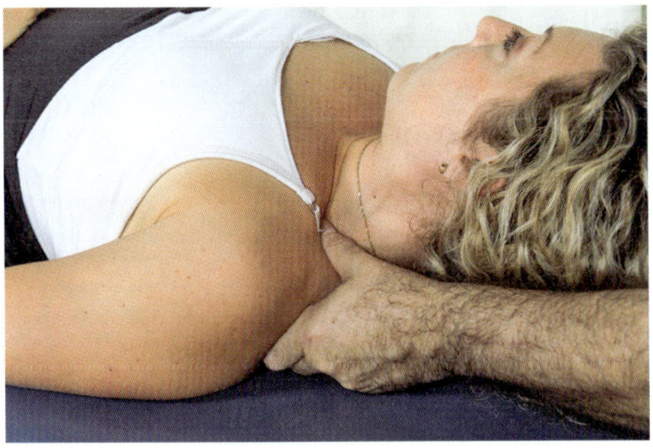

그림 8.10 제1갈비뼈의 치료 자세.

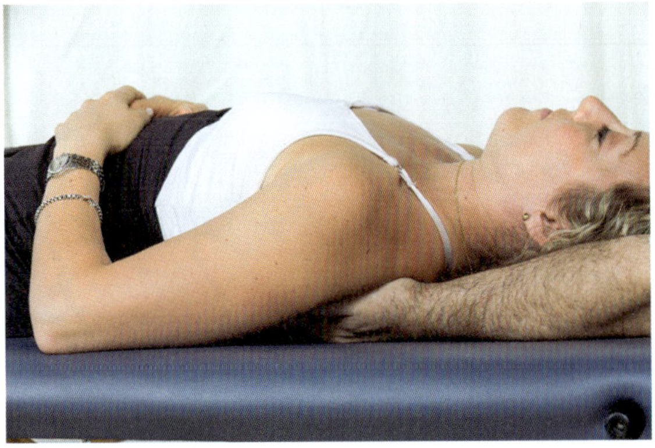

그림 8.11 제2-제12 갈비뼈의 치료 자세.

3. 치료사는 손바닥을 천장을 향하게 하여 환자의 흉곽 아래에서 손을 제한된 척추뼈의 높이까지 미끄러뜨린다.
4. 집게손가락과 가운데손가락의 손끝 바닥을 가시돌기에 대해서 약 1.5인치 가쪽의 제한된 척추뼈 양쪽 놓는다.
5. 치료사는 BLT의 점이 달성될 때까지 집게손가락과 가운데손가락의 손끝 바닥을 앞쪽 및 위쪽 방향으로 양쪽으로 움직이고 그 위치를 유지한다.
6. 치료사는 환자가 자기의 호흡(들숨이든 날숨이든)을 참게 함으로써 활성화하는 힘을 가할 수 있으며, 이것은 어느 단계이든 BLT 점의 유지를 촉진한다.
7. 환자가 더 이상 호흡을 참을 수 없는 시점에서 또는 그 직전에 인대장력의 이완을 느낄 것이다

흉곽 Rib cage

제1갈비뼈

(그림 8.10)

1. 환자를 앉은 자세 또는 반듯이 누운 자세로 한다.
2. 치료사는 자기 엄지손가락을 갈비가로돌기관절(늑골횡돌기관절)의 바로 가쪽에 놓아 제1갈비뼈의 위쪽 표면에 접촉한다.
3. 제1갈비뼈를 모니터링하면서 치료사는 반대쪽 손을 사용하여 BLT의 점이 달성될 때까지 굽힘, 폄, 인쪽 또는 오른쪽 회전, 또는 인쪽 또는 오른쪽 옆굽힘의 어떤 조합을 유도한다. 그 다음에 치료사는 그 위치를 유지한다.
4. 치료사는 환자가 자기의 호흡(들숨이든 날숨이든)을 참게 함으로써 활성화하는 힘을 가할 수 있으며, 이것은 어느 단계이든 BLT 점의 유지를 촉진한다.
5. 환자가 더 이상 호흡을 참을 수 없는 시점에서 또는 그 직전에 인대장력의 이완을 느낄 것이다.

제2-12갈비뼈

(그림 8.11-8.13)

1. 환자는 반듯이 누운 자세가 된다.
2. 치료사는 치료테이블의 머리 쪽에 앉는다.
3. 치료사는 손바닥을 천장을 향하게 하여 환자의 흉곽 아래에서 손을 제한된 척추뼈의 높이까지 미끄러뜨린다.
4. 치료사는 한쪽 손의 집게손가락, 가운데손가락 및 반지손가락을 갈비뼈의 각을 따라 놓는다.

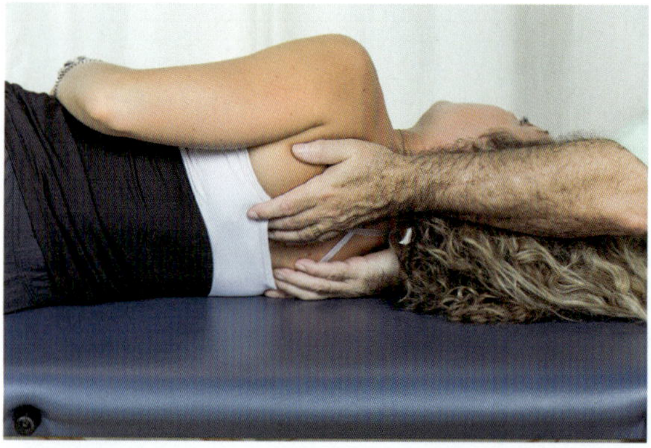

그림 8.12 제2-제12 갈비뼈의 치료를 위한 손의 배치를 보여주는 측면도.

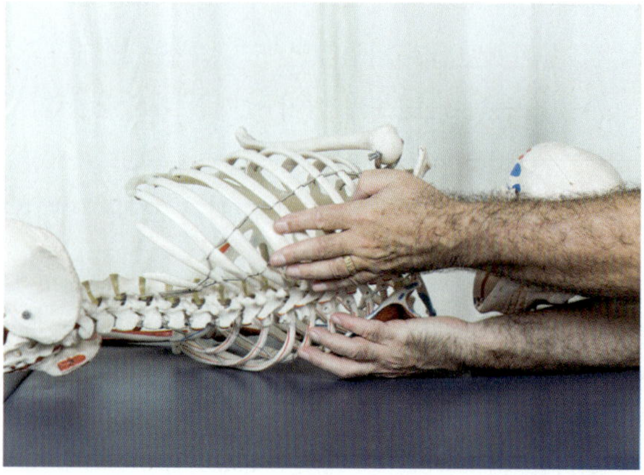

그림 8.13 제2-제12 갈비뼈의 치료를 위한 손의 배치를 보여주는 골격도.

5. 다음으로 치료사는 제한된 갈비뼈를 앞쪽으로 가져가고, 그 다음에 BLT의 점이 달성될 때까지 위쪽 및 가쪽으로 가져간다. 그리고 치료사는 그 위치를 유지한다.
6. 치료사는 환자가 자기의 호흡(들숨이든 날숨이든)을 참게 함으로써 활성화하는 힘을 가할 수 있으며, 이것은 어느 단계이든 BLT 점의 유지를 촉진한다.
7. 환자가 더 이상 호흡을 참을 수 없는 시점에서 또는 그 직전에 인대장력의 이완을 느낄 것이다

골반 Pelvis

허리엉치뼈 감압

(그림 8.14 – 8.16)

1. 환자는 반듯이 누운 자세가 된다.
2. 치료사는 환자의 골반 높이에서 치료테이블 옆에 앉는다.
3. 치료사는 한쪽 손을 엉치뼈(천골) 위에 놓고 손가락 끝을 허리엉치뼈(요천골) 접합부에 오게 하여 엉치뼈가 편안하게 손바닥 안에 있게 한다.
4. 치료사의 다른 쪽 손을 허리뼈를 가로질러 가로 놓이게 하고, 손의 자쪽(척골측)이 엉치뼈 위에서 그 손의 손가락 끝과 접촉하게 하여 하부허리뼈 가시돌기가 손바닥 위에 얹히도록 하다.
5. 치료사는 엉치뼈에서부터 L5가 분리되도록 점진적인 견인을 가하든지, 또는 L5와 엉치뼈를 접근 시키도록 점진적인 압박을 가하든지 한다. — 어느 움직임이든 BLT 점의 달성을 가능케 한다. 다음으로 치료사는 그 위치를 유지한다.
6. 치료사는 환자가 자기의 호흡(들숨이든 날숨이든)을 참게 함으로써 활성화하는 힘을 가할 수

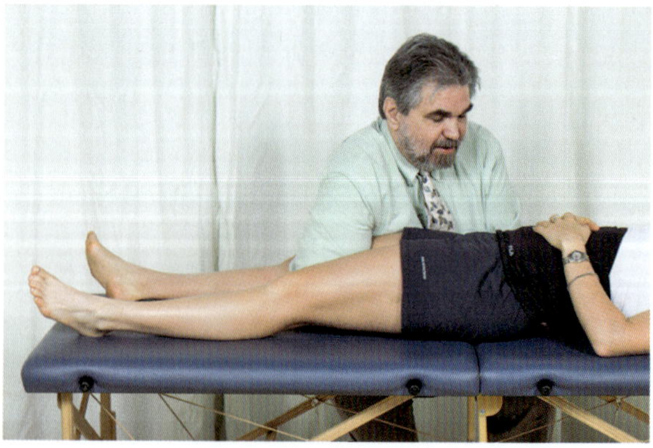

그림 8.14 허리엉치뼈 감압을 위한 치료사와 환자의 자세.

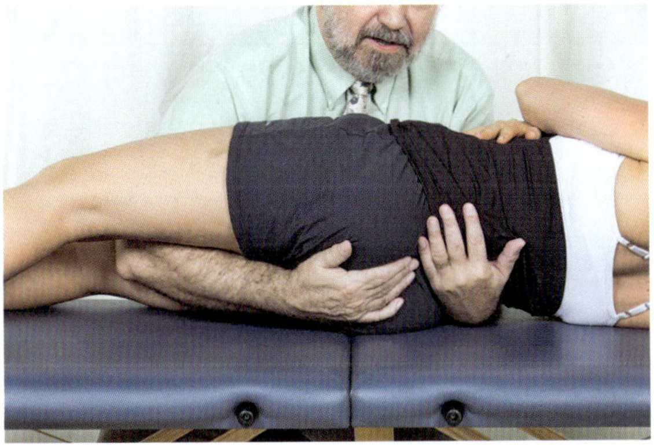

그림 8.15 허리엉치뼈 감압의 치료를 위한 손의 위치를 보여주는 측면도.

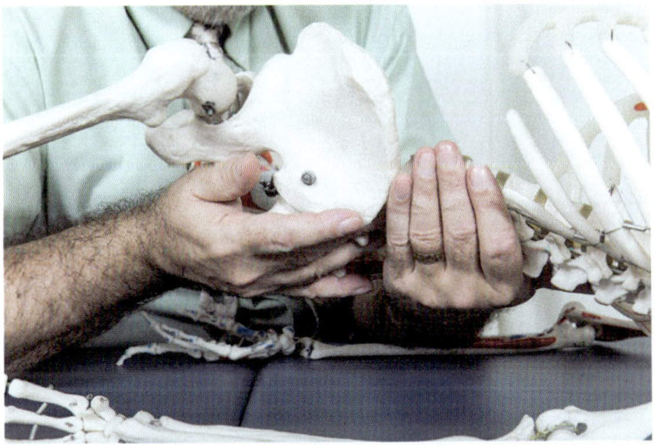

그림 8.16 허리엉치뼈 감압의 치료를 위한 손의 위치를 보여주는 골격도.

있으며, 이것은 어느 단계이든 BLT 점의 유지를 촉진한다.

7. 환자가 더 이상 호흡을 참을 수 없는 시점에서 또는 그 직전에 인대장력의 이완을 느낄 것이다.

엉치엉덩관절 감압

(그림 8.17 – 8.19)

1. 환자는 반듯이 누운 자세가 된다.
2. 치료사는 치료테이블 옆에 선다.
3. 엉덩이를 치료테이블에서부터 들어 올리도록

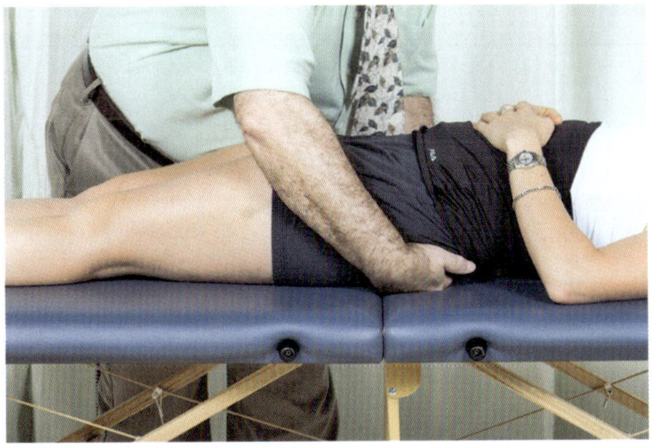

그림 8.17 엉치엉덩관절(천장관절) 감압을 위한 치료사와 환자의 자세.

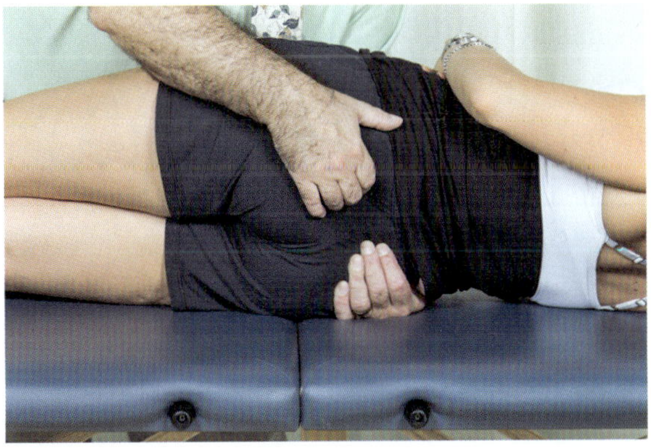

그림 8.18 엉치엉덩관절 감압을 위한 손의 배치를 보여주는 측면도.

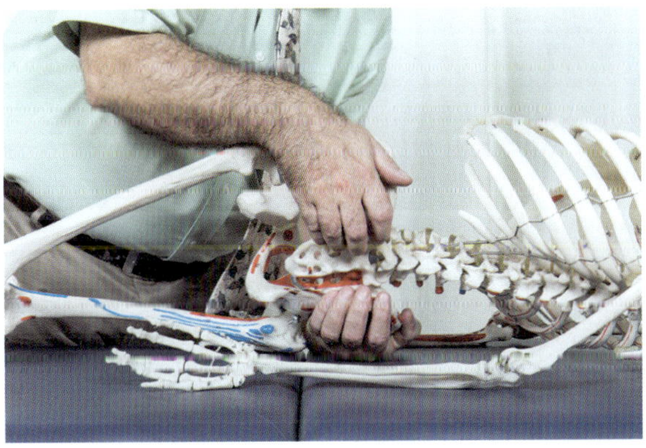

그림 8.19 엉치엉덩관절 감압을 위한 손의 배치를 보여주는 골격도.

환자에게 지시한다.
4. 치료사는 환자의 골반 주위에 손을 뻗어 자기 양손의 손끝 바닥을 양쪽의 엉치뼈고랑(천골구)에 댄다. 그 다음에 환자는 골반을 치료테이블로 내려 골반이 치료사의 양손 안에 편안하게 얹혀 있게 한다.
5. 치료사는 각각의 손으로 가쪽 및 아래쪽으로 점진적 견인을 가하고 BLT의 점이 달성될 때까지 볼기뼈(관골)를 엉치뼈에서부터 떨어지게 한다. 그 다음에 치료사는 그 위치를 유지한다.
6. 치료사는 환자가 자기의 호흡(들숨이든 날숨이든)을 참게 함으로써 활성화하는 힘을 가할 수 있으며, 이것은 어느 단계이든 BLT 점의 유지를 촉진한다.
7. 환자가 더 이상 호흡을 참을 수 없는 시점에서 또는 그 직전에 인대장력의 이완을 느낄 것이다

볼기뼈 이완

(그림 8.20)

1. 환자는 반듯이 누운 자세가 된다.
2. 치료사는 환자의 골반 높이에서 치료테이블 옆에 선다.

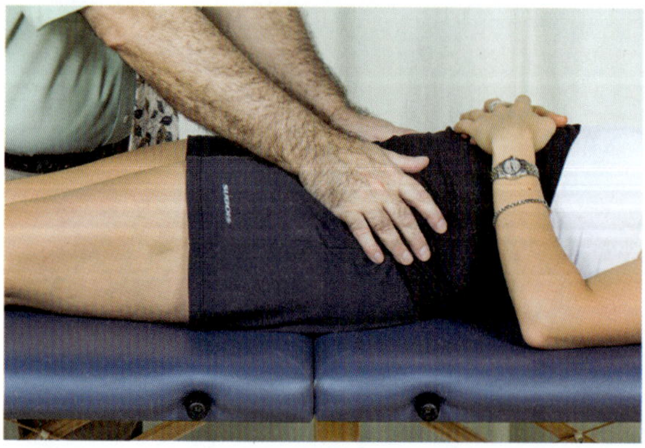

그림 8.20 볼기뼈(innominate) 이완을 위한 치료 자세.

3. 치료사는 자기 양손의 손바닥을 환자의 앞위엉덩뼈가시(상전장골극: ASISs) 위에 놓는다.
4. 그 다음에 치료사는 ASISs를 안쪽으로 점진적으로 압박한다.
5. 다음으로 치료사는 한쪽의 볼기뼈를 앞쪽으로 그리고 다른 쪽 볼기뼈를 뒤쪽으로 동시에 점진적으로 회전시킴으로써 볼기뼈가 어느 방향으로 움직이는 것을 선호하는지를 결정하고 그 다음에 이 연습을 반대방향으로 반복한다.
6. 그 다음에 치료사는 BLT의 점이 달성될 때까지 저항이 최소가 되는 방향(풀림의 방향)으로 볼기뼈를 회전시킨다. 다음으로 치료사는 그 위치를 유지한다.
7. 치료사는 환자가 자기의 호흡(들숨이든 날숨이든)을 참게 함으로써 활성화하는 힘을 가할 수 있으며, 이것은 어느 단계이든 BLT 점의 유지를 촉진한다.
8. 환자가 더 이상 호흡을 참을 수 없는 시점에서 또는 그 직전에 인대장력의 이완을 느낄 것이다.

팔 Upper extremity

빗장뼈(쇄골)

(그림 8.21)

1. 환자는 앉은 자세가 된다.
2. 치료사는 환자를 마주보고 앉거나 설 수 있다.
3. 치료사는 한쪽 손의 엄지손가락을 복장빗장관절(흉쇄관절) 바로 가쪽 빗장뼈의 아래 안쪽 면 위에 놓는다.
4. 치료사의 다른 쪽 엄지손가락은 봉우리빗장관절(견봉쇄골관절)의 안쪽 및 아래쪽 빗장뼈 가쪽 끝의 아래 안쪽 면 위에 놓는다.

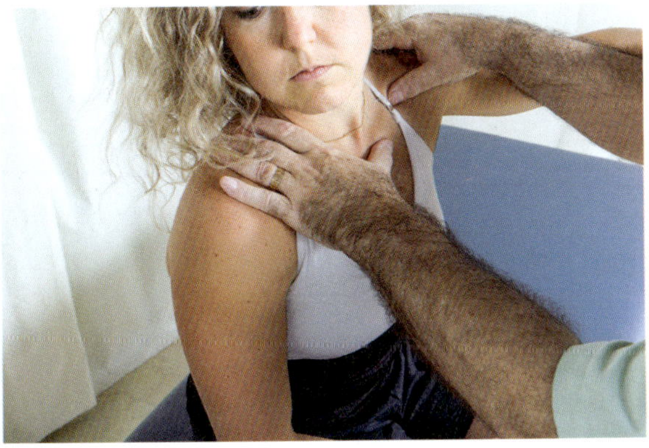

그림 8.21 빗장뼈 이완을 위한 치료 자세.

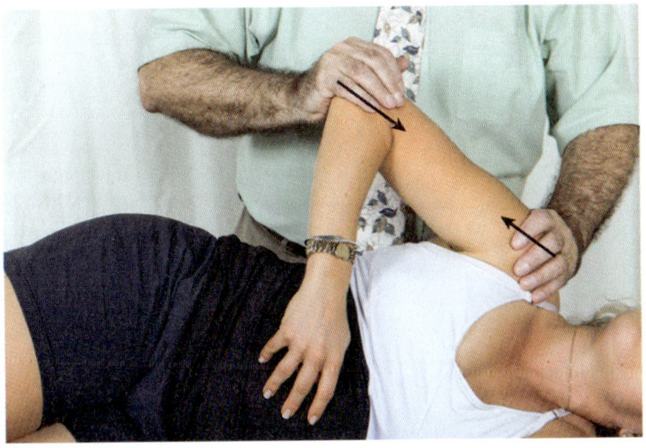

그림 8.22 위팔어깨관절의 치료를 위한 자세잡기.

5. 환자에게 약간 앞으로 기울이도록 지시하고 치료사는 양쪽 엄지손가락으로 점진적 압력을 가하여 빗장뼈를 가쪽으로, 위쪽으로 그리고 약간 뒤쪽으로 움직인다.
6. 동시에 치료사가 BLT의 점이 달성되었다고 판단할 때까지 환자에게 침해되지 않은 쪽으로 천천히 향하도록 지시한다. 다음으로 치료사는 그 위치를 유지한다.
7. 치료사는 환자가 자기의 호흡(들숨이든 날숨이든)을 참게 함으로써 활성화하는 힘을 가할 수 있으며, 이것은 어느 단계이든 BLT 점의 유지를 촉진한다.
8. 환자가 더 이상 호흡을 참을 수 없는 시점에서 또는 그 직전에 인대장력의 이완을 느낄 것이다.

위팔어깨관절(견갑상완관절)

(그림 8.22)

1. 환자는 이환된 어깨를 천장 쪽으로 하여 옆으로 누운 자세가 된다.
2. 치료사는 치료테이블 옆쪽에서 환자 뒤쪽에 선다.
3. 치료사는 한쪽 손을 위팔뼈머리(상완골두) 영역 위에 놓는다. 환자의 팔꿈치는 굽히고 팔은 이완시키며, 치료사는 자기의 다른 쪽 손으로 환자의 팔꿈치를 잡는다.
4. 치료사는 팔꿈치 위에 있는 손으로 위팔(상완)을 약간 가쪽으로 움직인 다음에 위팔어깨관절을 향해서 점진적 압박을 가한다. 동시에 위팔어깨관절 영역 위에 다른 쪽 손으로 치료사는 환자의 팔꿈치를 향해 점진적으로 아래쪽으로 압박을 가한다.
5. 다음으로 치료사는 BLT의 점이 달성될 때까지 각각의 손으로 앞쪽과 뒤쪽의 점진적 움직임의 조합을 사용한다. 다음으로 치료사는 그 위치를 유지한다.
6. 치료사는 환자가 자기의 호흡(들숨이든 날숨이든)을 참게 함으로써 활성화하는 힘을 가할 수 있으며, 이것은 어느 단계이든 BLT 점의 유지를 촉진한다.
7. 환자가 더 이상 호흡을 참을 수 없는 시점에서 또는 그 직전에 인대장력의 이완을 느낄 것이다.

아래팔과 팔꿈치

(그림 8.23)

1. 환자는 반듯이 누운 자세가 된다.
2. 치료사는 치료테이블 옆쪽에 앉거나 선다(이환된 팔다리와 같은 쪽).
3. 치료사는 한쪽 손의 엄지손가락과 집게손가락으

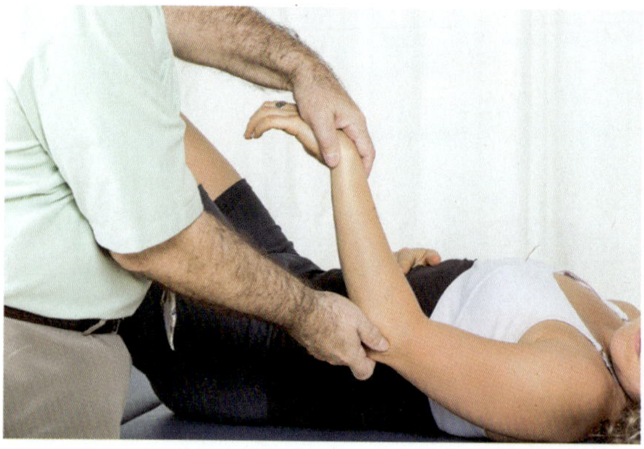

그림 8.23 아래팔과 팔꿈치 치료를 위한 자세잡기.

로 환자의 팔꿈치머리 돌기를 잡는다. 치료사는 다른 쪽 손으로 환자의 손목을 잡아 환자의 팔꿈치를 90°로 굽히고(또는 환자의 상태에 따라 가능한 한 90°에 가깝게) 환자의 팔목을 가능한 한 최대로 굽힌다.

4. 다음으로 치료사는 환자 아래팔의 엎침(회내)을 시키고 BLT의 점이 달성될 때까지 팔꿈치를 편다. 다음으로 치료사는 그 위치를 유지한다.
5. 치료사는 환자가 자기의 호흡(들숨이든 날숨이든)을 참게 함으로써 활성화하는 힘을 가할 수 있으며, 이것은 어느 단계이든 BLT 점의 유지를 촉진한다.
6. 환자가 더 이상 호흡을 참을 수 없는 시점에서 또는 그 직전에 인대장력의 이완을 느낄 것이다.

손목뼈와 손허리뼈

(그림 8.24)

1. 환자는 앉거나 반듯이 누운 자세가 된다.
2. 치료사는 환자를 마주보고 서거나 앉는다.
3. 치료사는 자기의 양손을 깍지를 끼어 환자의 손목뼈(수근골) 또는 손허리뼈(중수골) 영역 위에 놓고(치료할 정확한 관절에 따라) 환자 손의 양쪽 엄지두덩과 접촉시킨다.

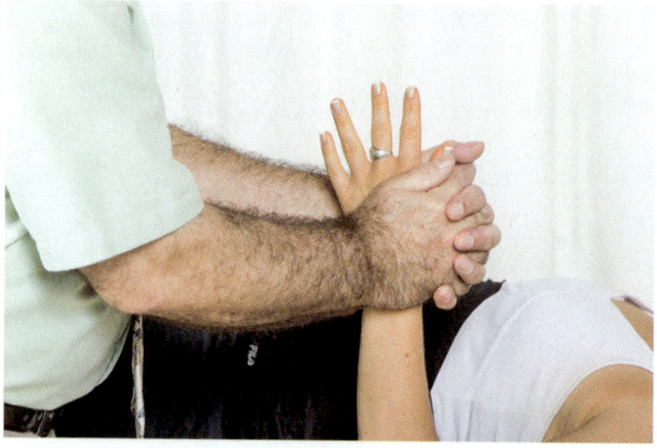

그림 8.24 손목뼈와 손허리뼈(중수골)를 위한 치료 자세.

4. 그 다음 치료사는 자신의 엄지두덩으로 그 영역에 점진적 압박을 가하고 환자에게 BLT의 점이 달성될 때까지 손가락을 점진적으로 굽히거나 펴도록 지시한다.
5. 치료사는 환자가 자기의 호흡(들숨이든 날숨이든)을 참게 함으로써 활성화하는 힘을 가할 수 있으며, 이것은 어느 단계이든 BLT점의 유지를 촉진한다.
6. 환자가 더 이상 호흡을 참을 수 없는 시점에서 또는 그 직전에 인대장력의 이완을 느낄 것이다.

손가락뼈

(그림 8.25)

1. 환자는 앉거나 반듯이 누운 자세가 될 수 있다.
2. 치료사는 환자를 마주보고 서거나 앉는다.
3. 치료사는 환자의 손을 잡고 그 손을 엎침(회내)으로 안정시킨다.
4. 치료사의 다른 쪽 손으로, 엄지손가락을 마디뼈(지절골; phalanx)의 등쪽 면에 대고 집게손가락을 마디뼈의 배쪽 면에 대어 치료할 손허리손가락관절(중수지관절) 또는 손가락사이관절(지절간관절)의 바로 먼쪽에서 치료할 마디뼈를

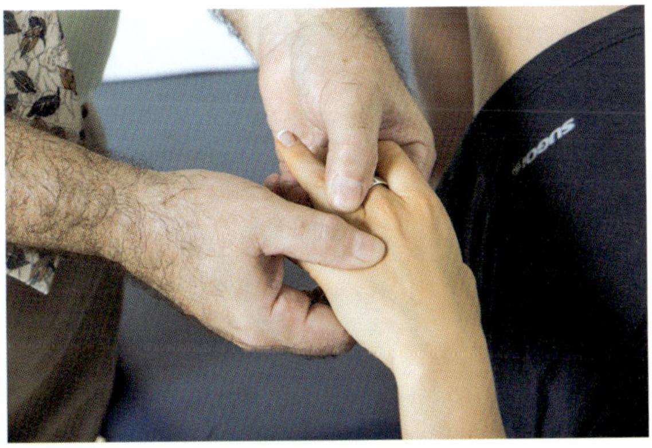

그림 8.25 손가락뼈의 치료.

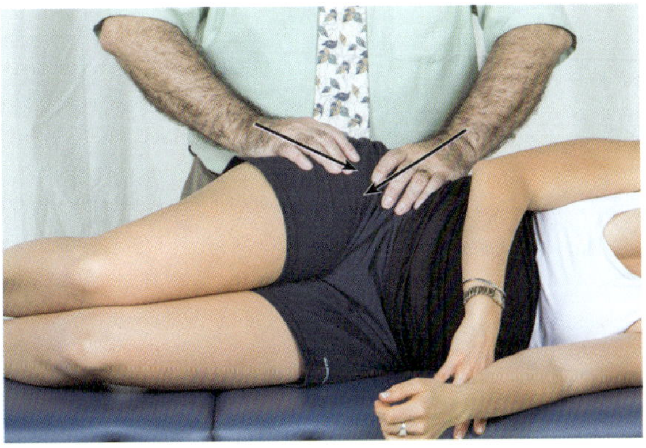

그림 8.26 엉덩관절을 위한 치료 자세.

잡는다.

5. 치료사는 관절에 점진적 압박을 가하고 BLT의 점이 달성될 때까지 마디뼈를 점진적으로 안쪽으로 그리고 가쪽으로 움직인다.
6. 치료사는 환자가 자기의 호흡(들숨이든 날숨이든)을 참게 함으로써 활성화하는 힘을 가할 수 있으며, 이것은 어느 단계이든 BLT 점의 유지를 촉진한다.
7. 환자가 더 이상 호흡을 참을 수 없는 시점에서 또는 그 직전에 인대장력의 이완을 느낄 것이다.

다리 Lower extremity

엉덩관절

(그림 8.26)

1. 환자는 이환된 엉덩관절을 위쪽으로 하여 옆으로 누운 자세가 된다.
2. 치료사는 환자를 향해서 뒤에 선다.
3. 치료사는 한쪽 손을 사용하여 볼기뼈를 안정시킨다.
4. 치료사는 다른 쪽 손을 큰돌기(대전자) 위에 올려놓고 넙다리뼈(대퇴골) 경부의 축을 따라 안쪽 및 약간 위쪽 방향으로 점진적 압박을 가한다.
5. 동시에 치료사는 볼기뼈를 안정시키고 있는 손으로 안쪽 및 아래쪽으로 점진적 압박을 가한다.
6. BLT의 점이 달성될 때, 치료사는 그 위치를 유지한다.
7. 치료사는 환자가 자기의 호흡(들숨이든 날숨이든)을 참게 함으로써 활성화하는 힘을 가할 수 있으며, 이것은 어느 단계이든 BLT 점의 유지를 촉진한다.
8. 환자가 더 이상 호흡을 참을 수 없는 시점에서 또는 그 직전에 인대장력의 이완을 느낄 것이다.

무릎관절

(그림 8.27, 8.28)

1. 환자는 반듯이 누운 자세가 된다.
2. 치료사는 이환된 무릎 쪽에 선다.
3. 치료사는 한쪽 손의 손바닥으로 넙다리뼈의 먼쪽 끝 앞면에 접촉하고 다른 쪽 손으로 정강뼈 거친면 위의 정강뼈 몸쪽 끝 앞면에 접촉한다.
4. 다음으로 치료사는 양손으로 점진적 압력을 가하여 넙다리뼈와 정강뼈를 치료테이블을 향해 움직인다.
5. 다음으로 치료사는 양손으로 점진적 압박을 가하면서 넙다리뼈와 정강뼈를 접근시킨다.

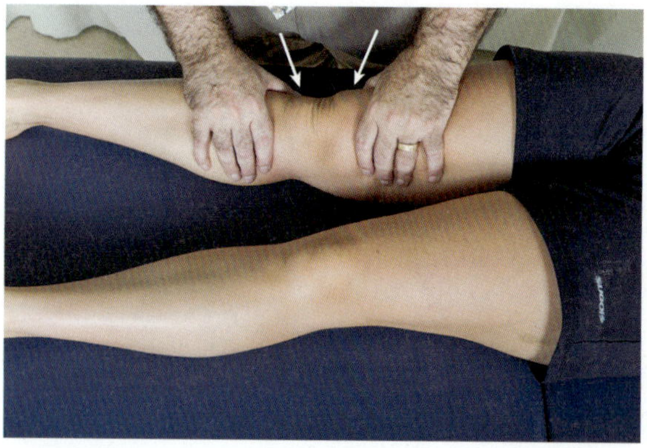

그림 8.27 무릎관절을 위한 치료 자세. 넙다리뼈와 정강뼈(경골)를 치료테이블을 향해 압박하고 있다.

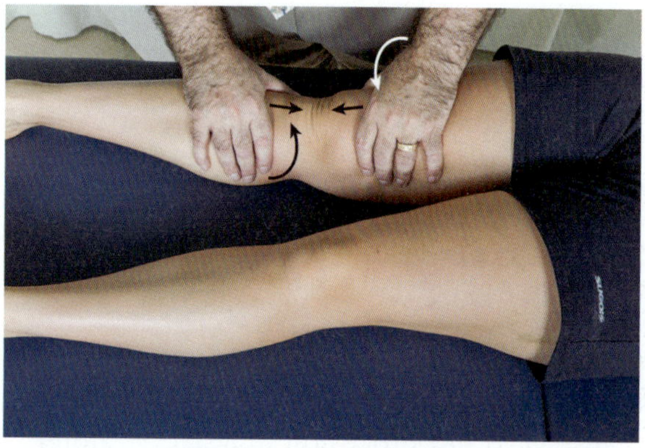

그림 8.28 무릎관절을 위한 치료 자세. 균형 잡힌 인대 장력의 최종 위치를 달성하기 위해 가쪽 및 안쪽 회전을 사용하여 정강뼈와 넙다리뼈를 서로를 향해 압박을 가하고 있다.

6. 다음으로 넙다리뼈를 그 위치에서 안정시키면서 치료사는 BLT의 점이 달성될 때까지 점진적인 안쪽 및 가쪽 회전을 정강뼈에 도입하고 그 위치를 유지한다.
7. 치료사는 환자가 자기의 호흡(들숨이든 날숨이든)을 참게 함으로써 활성화하는 힘을 가할 수 있으며, 이것은 어느 단계이든 BLT 점의 유지를 촉진한다.
8. 환자가 더 이상 호흡을 참을 수 없는 시점에서 또는 그 직전에 인대장력의 이완을 느낄 것이다.

종아리뼈머리

(그림 8.29)

1. 환자는 반듯이 누운 자세가 된다.
2. 치료사는 이환된 다리 쪽에 앉는다.
3. 치료사는 환자의 엉덩관절과 무릎관절을 각각 약 90°로 굽힌다.
4. 치료사는 한쪽 팔꿈치를 치료테이블 위에 놓고 다리를 지지하기 위해 손의 물갈퀴(web)를 환자의 다리오금(슬와)에 댄다. 이 손의 엄지손가락은 몸쪽 종아리뼈머리(비골두)의 윗면에 얹는다. 치료사는 엄지손가락으로 점진적 압력을 가하여 종아리뼈머리를 아래쪽으로 움직인다.
5. 치료사는 다른 쪽 손으로 발을 내반(inversion)을 시켜 약간 안쪽으로 회전시킨다.
6. 그 위치는 BLT의 점이 달성될 때까지 조정하고 다음에 치료사는 그 위치를 유지한다.
7. 치료사는 환자가 자기의 호흡(들숨이든 날숨이든)을 참게 함으로써 활성화하는 힘을 가할 수 있으며, 이것은 어느 단계이든 BLT 점의 유지를 촉진한다.
8. 환자가 더 이상 호흡을 참을 수 없는 시점에서 또는 그 직전에 인대장력의 이완을 느낄 것이다.

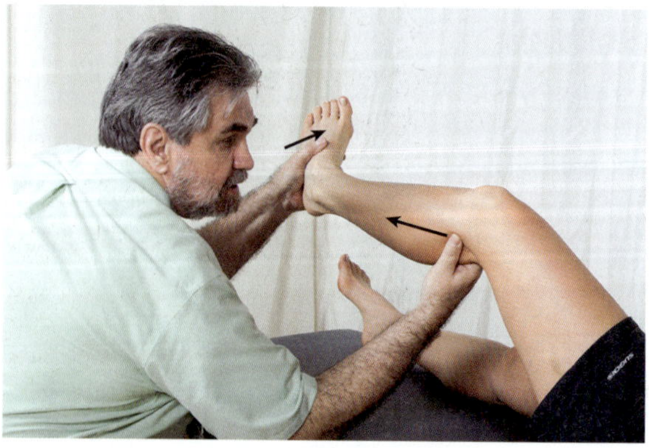

그림 8.29 종아리뼈머리(비골두) 치료를 위한 자세잡기.

발목관절

앞목말뼈

(그림 8.30, 8.31)

1. 환자는 반듯이 누운 자세가 된다.
2. 치료사는 이환된 발목관절 쪽에 앉는다.
3. 치료사는 한쪽 손바닥을 먼쪽 정강뼈 앞면에 놓고 압박을 가하여 정강뼈를 치료테이블 표면을 향해 이동시킨다. 치료사는 다른 쪽 손을 사용하여 필요에 따라 추가적인 압력을 사용할 수 있다.
4. 다음으로 치료사는 BLT의 점이 달성될 때까지 정강뼈를 가쪽 및 안쪽 회전을 시킨다. 그리고 그 위치를 유지한다.
5. 치료사는 환자가 자기의 호흡(들숨이든 날숨이든)을 참게 함으로써 활성화하는 힘을 가할 수 있으며, 이것은 어느 단계이든 BLT 점의 유지를 촉진한다.
6. 환자가 더 이상 호흡을 참을 수 없는 시점에서 또는 그 직전에 인대장력의 이완을 느낄 것이다.

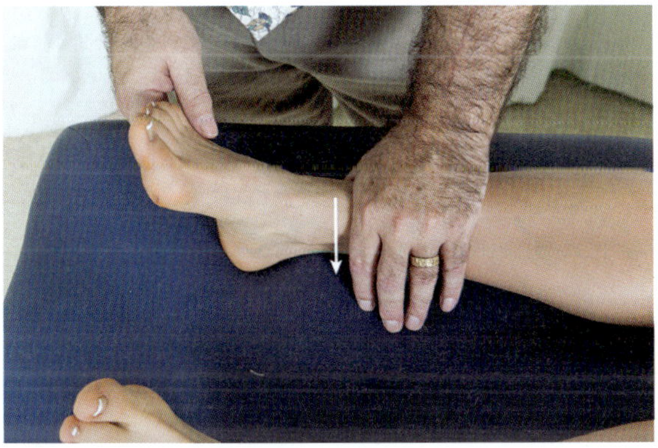

그림 8.30 앞목말뼈(전거골)를 위한 치료 자세. 정강뼈를 치료테이블을 향해 압박하고 있다.

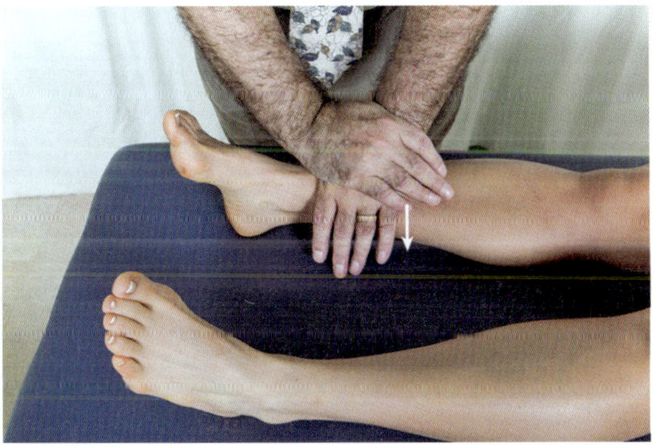

그림 8.31 앞목말뼈를 위한 치료 자세. 양손을 사용하여 정강뼈를 치료테이블을 향해 압박을 가하고 있는 것을 보여주고 있다.

뒤목말뼈

(그림 8.32)

1. 환자는 반듯이 누운 자세가 되고 이환된 발의 발꿈치는 치료테이블 가장자리를 약 1인치 벗어나 있다.
2. 치료사는 치료테이블 발치에 서서 치료테이블 머리 쪽을 향한다.
3. 치료사는 손바닥을 발허리뼈(중족골)와 손가락뼈(phalanges)에 접근시키고 엄지손가락은 발등에 접근시켜 그 위에 댐으로써 환자의 발을 잡는다. 치료사의 손가락은 발의 옆쪽을 감싸고 손가락 손끝 바닥은 발바닥에 접근시켜 접촉한다.
4. 치료사는 발을 약간의 바닥쪽굽힘이 되게 한다.
5. 다음으로 치료사는 BLT의 점이 달성될 때까지

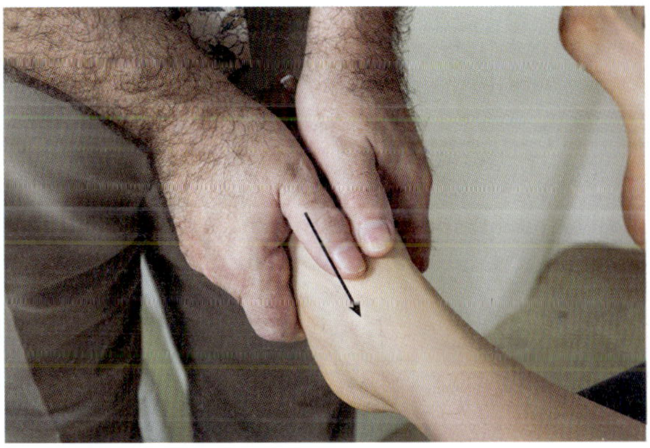

그림 8.32 뒤목말뼈를 위한 치료 자세. 발에 압박을 가하여 바닥을 향하게 하고 있다.

발의 전체에 점진적 압박을 가하여 바닥을 향하게 한다. 다음으로 치료사는 그 위치를 유지한다.

6. 치료사는 환자가 자기의 호흡(들숨이든 날숨이든)을 참게 함으로써 활성화하는 힘을 가할 수 있으며, 이것은 어느 단계이든 BLT 점의 유지를 촉진한다.
7. 환자가 더 이상 호흡을 참을 수 없는 시점에서 또는 그 직전에 인대장력의 이완을 느낄 것이다.

발꿈치뼈

(그림 8.33)

1. 환자는 반듯이 누운 자세가 된다.
2. 치료사는 이환된 발쪽에 서서 치료테이블 위의 발에 마주 선다.
3. 치료사는 환자의 엉덩관절과 무릎관절을 굽히게 하고 환자의 다리오금(슬와) 바로 위에 있는 치료테이블에 가장 가까운 팔의 팔꿈치를 놓는다.
4. 치료사는 같은 쪽 손을 사용하여 엄지손가락과 집게손가락으로 환자의 발꿈치뼈를 잡는다.
5. 치료사는 다른 쪽 손으로 환자의 발을 먼쪽 발허리뼈 측면에서 잡고 발을 발꿈치뼈를 향해 약간 굽히게 하다.
6. 그 다음 치료사는 BLT의 점이 달성될 때까지 발꿈치뼈를 아래쪽으로 점진적으로 약간 움직인다.
7. 치료사는 환자가 자기의 호흡(들숨이든 날숨이든)을 참게 함으로써 활성화하는 힘을 가할 수 있으며, 이것은 어느 단계이든 BLT 점의 유지를 촉진한다.
8. 환자가 더 이상 호흡을 참을 수 없는 시점에서 또는 그 직전에 인대장력의 이완을 느낄 것이다.

발목뼈, 발허리뼈, 발가락뼈

(그림 8.34)

1. 환자는 발꿈치를 치료테이블 위에 놓고 반듯이 누운 자세가 된다.
2. 치료사는 환자를 향해서 치료테이블 위의 발에 마주 선다.
3. 치료사는 양손으로 환자의 발을 먼쪽 발허리뼈와 발가락의 영역에 걸쳐 잡는데 이때 엄지손가락이 발의 등에 얹히도록 접근시키고 손가락으로 발의 양쪽을 감싸서, 손가락 손끝 바닥이 발바닥에 접촉하도록 접근시킨다.

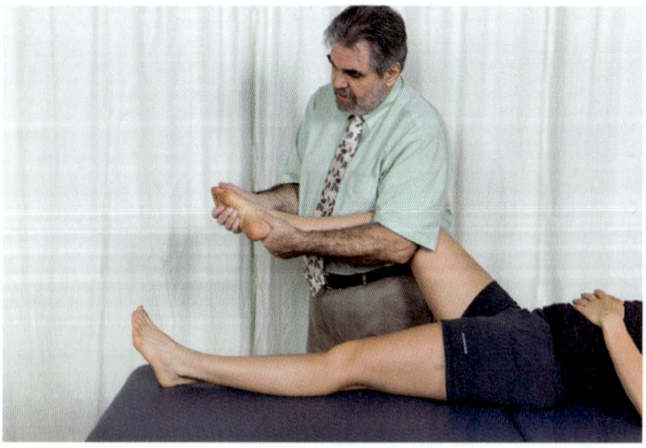

그림 8.33 발꿈치뼈(종골)를 위한 치료 자세. 균형 잡힌 막의 장력을 달성하기 위해 발꿈치뼈를 아래쪽으로 향하게 하면서 점진적인 견인을 가하고 있다.

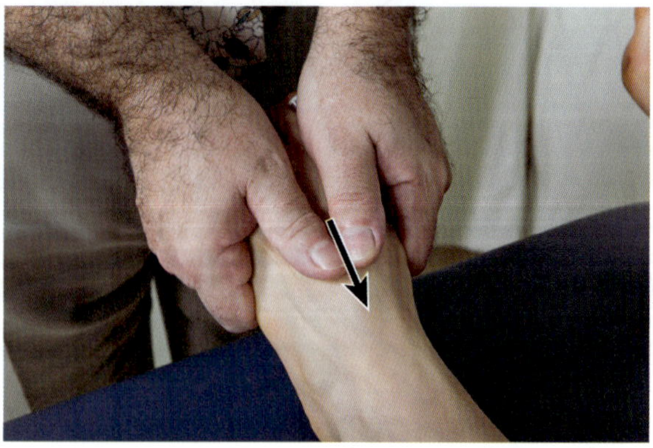

그림 8.34 발목뼈(족근골), 발허리뼈(중족골), 발가락뼈(지골)를 위한 치료 자세. 균형 잡힌 막의 장력을 달성하기 위해 발을 바닥을 향해 점진적인 압박을 가하고 있다.

4. 치료사는 발이 약간 바닥쪽굽힘을 하도록 한다.
5. 다음으로 치료사는 발에 점진적 압박을 가하여 BLT의 점이 달성될 때까지 발가락뼈, 발허리뼈 및 발목뼈가 치료테이블 표면을 향하게 한다. 그 다음에 치료사는 그 위치를 유지한다.
6. 치료사는 환자가 자기의 호흡(들숨이든 날숨이든)을 참게 함으로써 활성화하는 힘을 가할 수 있으며, 이것은 어느 단계이든 BLT 점의 유지를 촉진한다.

이 장

이 장에서는 균형 잡힌 인대장력(BLT)의 원칙과 이 유형의 신체 기능장애를 치료하기 위해 사용되는 기법을 설명하였다. BLT는 생리학적으로 정상적인 관절에서 움직임이 일어남에 따라 관절의 인대 사이의 관계가 변화하지만, 인대 구조 내의 전체 장력은 그대로 균등하게 분포되어 있는 상태에 있다는 생각에 기초한 개념이다.

다음 장

Edward Goering, DO가 저술한 다음 장은 내장 기능장애에 적용될 때의 카운터스트레인의 사용에 대해 상세하게 설명하고 있다.

참고문헌

Carriero, J.E., 2003. Balanced ligamentous tension techniques. In: Ward, R.C. (Executive Ed.), Foundations of Osteopathic Medicine, second ed. Lippincott Williams & Wilkins, Philadelphia, PA.

Crow, W.T., 2011. Balanced ligamentous tension and ligamentous articular strain. In: Chila, A.G. (Executive Ed.), Foundations of Osteopathic Medicine, third ed. Lippincott Williams & Wilkins, Philadelphia, PA.

DiGiovanna, E.L., Schiowitz, S., Dowling, D.J., 2005. An Osteopathic Approach to Diagnosis and Treatment. Lippincott Williams & Wilkins, Philadelphia, PA.

Ehrenfeuchter, W.C., 2011. Screening osteopathic structural examination. In: Chila, A.G. (Executive Ed.), Foundations of Osteopathic Medicine, third ed. Lippincott Williams & Wilkins, Philadelphia, PA.

Lippincott, H.A., 1949. The Osteopathic Technique of Wm. G. Sutherland, DO. Yearbook of the Academy of Applied Osteopathy. Reprint. American Academy of Osteopathy, Indianapolis, IN.

Magoun, H.I. Sr., 1976. Osteopathy in the Cranial Field. The Journal Printing Company, Kirksville, MO.

Nicholas, A.S., Nicholas, E.A., 2012. Atlas of Osteopathic Techniques, second ed. Wolters Kluwer/Lippincott Williams & Wilkins, Philadelphia, PA.

Seffinger, M.A., Hruby, R.J., 2007. Evidence-Based Manual Medicine: A Problem-Oriented Approach. Saunders Elsevier, Philadelphia.

Speece, C.A., Crow, W.T., 2001. Ligamentous Articular Strain: Osteopathic Manipulative Techniques for the Body. Eastland Press, Seattle, WA.

Van Buskirk, R., 1990. Nociceptive reflexes and somatic dysfunction. Journal of the American Osteopathic Association 90, 792–809.

제9장 | 9 |

내장의 자세이완: 카운터스트레인 모델

Visceral positional release: the counterstrain model

제9장의 목차

내장 자세이완의 서론과 정의
INTRODUCTION TO AND DEFINITION OF VISCERAL POSITIONAL RELEASE

내장에 대한 자세이완 치료는 많은 서로 다른 경로를 따라 개발되었다. 신체 기능장애와 연 관 성 이 있는 압통점을 완화하기 위해 자세이완 치료를 사용하는 도수치료 치료사는 이들 연구결과의 가치를 인식하고 있다. 증상으로서 압통점을 갖고 있는 신체 및 내장의 기능장애는 다양한 기법으로 효과적으로 치료된다. 이 전제를 이해함으로써 이 개념을 근골격계의 호소증상만이 아니라 내장의 호소증상에 적용할 수 있게 한다.

먼저, 조직 질감의 변화, 해부학적 랜드마크의 비대칭, 움직임의 제한과 압통(TART, 2장 참조)은 관찰 가능하고 촉진 가능한 신체 소견이다. 신체 기능장애와 관련하여 촉진된 조직 질감 변화는 교감신경계 및 부교감신경계(자율신경계)의 작용을 통해 분명하다. 국소 사이토카인 인자는 기능장애 영역과의 사이의 수분함량과 혈류를 변화시킨다. 운동제한과 해부학적 랜드마크의 비대칭은 말초 또는 신체신경계의 작용을 통해 나타난다. 압통은 말추신경계, 자율신경계 및 중추신경계의 민감도 증가에 기인하는 것이다. 신체 기능장애는 해부학적으로 바라보면 주된 장애와 직접 관련이 있는 압통점으로서 반영된다고 생각된다.

자세이완 기법은 보통 간접적이고 수동적인 기법이다. 도수치료법은 조직을 풀림의 위치로 배치하여 기능장애를 자극함으로써 만들어진 비틀림을 제거한다. 정상적인 기능의 이완과 회복이 일어날 때까지 유지되는 통증을 동반하는 복부에 가해지는 단순한 장간막(mesentric)을 들어 올리는 것은 기능장애 조직에 의해 생성된 압통의 관련 영역의 평가에 관계없이 치료되는 간접적인 조작이다. 어떤 경우에는 직접적인 힘이 가해진다. 예를 들어, 전단력(shearing force)은 복원하는 생리학적 메커니즘을 활성화하기 위해 일부 내장 또는 혈관 구조에 필요할 수 있다(Gashev 2002). 이들 메커니즘의 활성화는 내장 또는 혈관 구조의 정상적인 생리학적 기능을 야기한다. 내장 구조의 벽에는 많은 내장 및 혈관 기관의 수축에 영향을 준다고 생각되는 Cajal의 사이질세포(간질세포)가 있다(Huang & Xu 2010). 도수조작법을 통해 적절한 활성화 에너지를 제공하는 것은 이 치료법의 목표이다.

역사 HISTORY

Still 박사는 내장의 도수조작이 매우 효과적이라 인식하였다(Still 1911). Still 박사가 사용한 기법에 대한 설명은 거의 없지만, 그의 초기의 일부 학생들인 McDonnell(1994) 및 Barber(1898)는 Riggs(1901), Hazzard(1905), Woodal(1926), Goetz(1909), Smith(1912), Gaddis(1922), Teal(1922), Murray(1925), Young(1947, 1948), Hoover(1947, 1948, 1950) 및 Sutherland(1990)가 한 것처럼 그의 기법을 일부 설명하였다.

Hoover는 이것을 *복부에 대한 치료기법(ventral technique)*이라 불렀고 복부만을 다루었다. Sutherland는 골반과 복부의 양쪽에 대한 기법을 갖고 있었다. Woodal은 이것을 부인과에서 적용하였다.

더 최근에는 도수의료의 임상진료에 대한 과학적인 이해가 진전되고 개선됨에 따라 내장 자세이완 접근법은 발전하고 확대되었다. Barral은 현재 내장 도수조작에 대한 저서가 가장 많은 저자, 혁신자, 교사일 것이다. 자세이완 치료 임상의가 채택한 많은 기법들은 Barral의 가르침에 기초하고 있다(Barral 1995). 이들 치료기법을 병력, 검사 및 사려 깊은 치료를 조합하는 것은 많은 특정의 압통점 위치를 확인할 수 있게 하였다(3장에서 설명한 카운터스트레인 모델에서와 같이). 이들 기법은 임상적 이해에서 임상적 성과로 성장하였다. Lawrence Jones 박사에 의한 스트레인/카운터스트레인과 마찬가지로 과학적 이해는 여전히 진전하고 있다. 현재의 내장 기법에 대한 다른 저자와 교육자에는 Bensky(1995), Barral(1988, 1993, 1996, 1991, 1999), Lossing(1997), Finet & Willame(2000), Davidson(1992), 및 Blackman(2001)이 포함된다.

이들 접근법의 대부분은 압통점 위치 및 통증의 감소와 관련이 있는 것이 아니라, 각 내장의 자연스런 운동 특성의 회복에 더 중점을 두고 있다. 균형 잡힌 인대장력(BLT) 접근법이 가장 흔히 사용되고 있다(이 접근법의 추가적인 논의에 대해서는 BLT에 관한 8장을 참조). 단순하고 명료하게 하기 위해, 이 장에서는 신체의 자세이완(카운터스트레인) 방법을 통해 신체 압통점 통증과 관련된 내장 기능장애의 감소에 초점을 맞추고 있다.

압통점과 관련되는 자세이완에 대해 수년간에 걸쳐 조사한 결과, 때때로 압통점 및 신체 기능장애는 Jones 등(1995)이 처음에 권장한 "풀림" 자세에서 조직을 90초 유지하는 것보다 더 신속하게 해결된다는 것이 명백해졌다. 이것은 그의 방법을 사용하는 많은 치료사에게 당황스런 일이었다. 과거 10년간에 걸쳐 이 분야의 주요 교육자들은 이 질문을 더 잘 이해하기 위해 많은 노력을 해왔다. 예를 들어, Edward Goering, DO, DVM; Brian Tuckey, PT; Tim Hodges, LMT 및 Randy Kusonose, PT이다. 타이밍에 관한 이 문제의 해결은 기능장애 유형의 기원과 동반되는 생리학적 과정의 변동에 관련된다고 생각되고 있다. 대부분의 경우, 근골격계의 호소증상은 치료("풀림") 자세에서 더 장시간(90초)을 필요로 하는 것 같다. 그러나 내장 치료는 일반적으로 상당히 더 짧은 치료시간을 필요로 한다. 이것은 신체이든 내장이든, 내장 기능장애의 징후인 압통점(Baily & Dick 1992)을 야기하고 유지하는 침해수용성 및 고유수용성입력의 해부학적 구조와 생리학적 병인에 기인한다고 생각된다.

임상적 관점에서 치료시간, 증상의 해결 및 압통점이 관련되는 신체 시스템을 설명하는 것은 비교적 쉽다.

이론 THEORY

외상, 질환 및 자세/구조의 이상은 내장 구조에 저장되어 있는 비정상적인 힘의 벡터와 에너지를 초래한다. 각각의 내장기관은 병리학적 효과를 서로 다르게 나타낼 것이나, 치료에는 각각의 기관과 관련된 서로 다른 구조와 기능에 대한 이해를 필요로 한다. 내장기관의 치료는 특히 치료사가 이들이 신체조직에 미치는 독특한 영향을 인식하는 것을 도울 것이다.

내장 도수조작에서 어느 구조가 실제로 치료되고 있는가를 인식하는 것은 중요하다. 많은 실질기관(solid organ)은 특별히 치료되지 않는다. 그보다는 지지 및 현수 구조가 치료의 초점이 된다. Barral은 간(liver)의 치료를 언급하고 흔히 지지인대(suspensory ligament) 구조에 주로 초점을 맞춘다고 말하고 있다. 콩팥의 치료에서는 위쪽 또는 아래쪽으로의 전위(displacement)에 초점을 맞춘다. 그러나 요관(ureter)을 치료할 때는 구조에 견인을 가하여 그 결과증상이 해결될 수 있다.

임상의가 이러한 기술에 대한 양호한 실용적인 지식을 개발하기 위해서는 내장의 신체반사에 대한 올바른 이해가 필요하다. 특정 구조의 치료에 소요되는 시간의 양은 15초에서 90초까지 다양할 수 있다. 이 변화는 치료되는 구조와 활성화되는 생리학적 메커니즘에 따라 다르다.

간접적인 도수조작 기법은 매우 효과적이며 치료 효능을 증가시키는 데 도움이 되는 압통점을 갖고 있다. 동일한 과정을 신체의 다른 시스템에 적용하면 치료의 효과성을 개선한다는 것을 보여주고 있다 (Jones et al, 1995).

림프계는 내피아산화질소합성효소(endothelial nitrous oxide synthetase: ENOS) 시스템에 의해 영향을 받는 것으로 알려져 있다. 림프관의 판막 영역에 대한 견인 또는 스트레스는 아산화질소의 방출을 증가시키고 결과적으로 근육층 이완의 증가를 유발한다. 이 신장(stretch)의 증가는 혈관근육 벽의 강력한 수축을 야기할 것이다(Ribera et al. 2013). 내장계에서 관상 구조(tubular structures)는 또한 내피에서의 아산화질소합성효소 수준의 변화에 의해 영향을 받는다. 이 증가된 활성화는 아산화질소 수준의 증가를 초래하여 Cajal의 사이질세포에 영향을 주고 결국 내장 구조의 상력과 수축력에 영향을 준다. 내장 벽의 근육 구성요소도 또한 아산화질소에 의해 직접 영향을 받는다(Huang & Xu 2010). 이 변화는 침해수용 활성화를 감소시켜 교감신경의 긴장과 내장 기능장애의 증상을 감소시키고 압통점의 감소 또는 제거와 촉진된 TART 변화를 야기한다 (2장 참조).

"연관통증(referred pain)"이라는 용어는 통증의 근원이 되는 위치에 국한되는 통증이 아니라 일반적으로 같은 체절(metamere)을 구성하는 장소에 인접하거나 멀리 떨어진 장소인 영역에 있는 통증에 대해 사용된다. 통증은 심부 신체 또는 내장 구조에 의해 나타낼 수 있다. 근육근막 통증증후군은 심부 신체구조로부터의 연관통증으로 특징지어지는 하나의 전형적인 증후군이다(7장 참조). 내장기관으로부터의 연관통증은 임상적 관점에서 가장 중요하다. 다양한 내장에서 비롯되는 연관통증의 패턴은 올바른 진단을 위해 중요하다. 다양한 병원성 메커니즘이 연관통증의 발병에 관여하고 있을 가능성이 있다. 중추신경계에서의 임펄스의 수렴과 근육수축, 교감신경 활성화 및 이환된 섬유의 역방향 활성화를 유발하는 반사는 이른바 "신경원성 염증(neurogenic inflammation)"을 유발한다(Procacci & Maresca 1999).

일관된 통증 패턴이 다양한 내장 구조에 의해 발생된다는 것을 인식하는 것은 잘 받아들여지고 있는 현상이다. 내장 통증의 이 특성을 알아내어 이용하는 것은 도수치료 방법의 결과를 개선하는 것을 돕는다. 내장 통증 패턴은 일관된 패턴과 특징을 나타내어 보여주었다(Gebhart & Bielefeldt 2008). 연구에서는 내장기관 통각과민과 일치하는 피부통증 패턴을 나타내어 보여주었다. 예를 들어, Tozzi 등(2012)은 콩팥에 대한 도수치료가 요통을 감소시켰다는 것을 입증하였다. 시체조직에서의 TART 변화에 대한 인식은 일반적으로 인정된 정골요법 개념과 생리학적 과정이며 이에 대한 설명은 2장에서 더 상세하게 제시하고 있다. 이들 변화는 치료될 특정 기관 시스템에 대해 발견된 압통점의 임상 이용을 위한 기본 토대를 마련하고 있다.

적응, 금기 및 합병증
INDICATIONS, CONTRAINDICATIONS AND COMPLICATIONS

1. 내장 기능장애는 알려진 의료 진단과 연관성이 있을 수 있다. 내장에 대한 거의 모든 의학적 진단은 내장 구조 또는 그 부착부 내에서 기능을 하는 구성요소를 갖고 있다. 이들의 변화는 기능장애의 신체 증상과는 별개이거나 다르다.
2. 내장 기능장애는 2차 신체 기능장애로 나타날 수 있다. 이것은 더 전형적인 근골격계 방법으로 치료된다.

금기 Contraindications

이들에는 복부 대동맥류, 내출혈, 통제할 수 없는 감염, 활동성 염증성 장질환 및 평가나 도수조작을 동반하는 심한 통증이 포함된다.

촉진과 평가
PALPATION AND EVALUATION

내장 기능장애 구성요소의 확인은 기왕력과 촉진 검사를 포함하는 신중한 신체적 평가에 의해 얻어진다. 이것에는 부착부 평가를 포함하는 평가될 특정 내장 구조의 운동성(motility)과 가동성(mobility)이 포함된다. Barral(1995)은 내장기관과 지지구조의 가동성 및 운동성에 대한 적절한 평가를 상세하게 설명하고 있다. 연구결과에는 부종, 체온변화 및 관련된 근골격 변화가 포함될 수 있다. 초기의 내장 진단 후의 신체에 대한 신중한 평가는 압통점의 확인을 가능케 한다. 시간 경과에 따라 이들은 일관되게 위치하고 있다는 것을 보여주고 있다.

내장 기능장애는 일반적으로 심부의 다분절 제한으로서 나타나고 이들 영역과 관련된 압통점은 흔히 신체 구조를 지향할 경우, 전형적인 자세이완 치료에 반응하지 않는다. 이러한 점들이 기능장애의 징후를 나타낼 수 있다는 것을 인식하는 것이 중요하기 때문에 올바른 내장 지향적인 위치 조작의 적용이 구현될 수 있다.

내장의 압통점은 일관되게 같은 위치에서 발견되고 흔히 환자로부터 예민한 반응을 이끌어낸다. 이들은 전형적인 신체 압통점보다 더 신속하고 완전하게 해결하는 경향이 있다.

상자 글 9.1에 이어지는 사례연구 후에 내장 자세이완의 카운터스트레인 모델을 적용하는 예를 보여주고 있다.

기관지 Bronchus

(그림 9.1)

이들 환자는 반응성 기도질환 또는 최근의 폐 감염의 병력을 갖고 있을지도 모른다. 그들은 숨참 및

상자 글 9.1 병력: 위식도 역류질환(GERD)

36세의 남성이 1년 전에 일차 진료의사에 의해 진단된 위식도 역류질환의 병력을 동반하는 지속적인 중복부(mid-epigastric) 불쾌감을 호소하는 외래 응급진료소에 의뢰되었다. 그는 또한 등뼈(흉추)의 중간 뒤쪽에 둔통을 호소하였다. 그는 지속되는 가슴 쓰림, 아침에 잠이 깨면 입안의 쓴맛 그리고 때때로 기침으로 밤에 잠이 깬다고 설명하였다. 그는 임상의에 의해 처방된 양성자펌프 억제제(PRI) 및 히스타민수용체 길항제(H2 차단제)를 6개월 이상 투약하였음에도 불구하고 그의 증상은 지속되었다. 그는 어떤 체중감소나 위나 장의 출혈은 없었다. 그는 저녁 6시 이후는 식사를 하지 않고 술 또는 카페인(커피)을 마시지 않거나 초콜릿을 먹지 않는 것 같은 보존적 조치를 시도하였으나 이들의 모든 것은 식도괄약근의 긴장을 저하시키고 GERD 증상을 악화시켰다. 다음으로 그는 침대에서 머리를 들어 올리는 것을 고려하였다.

신체검사

환자의 활력징후는 정상이었다. 그의 심장과 폐 검사도 정상이었고 복부는 비만이 없고 팽만이 없었으며 복부 전체에서 활발한 장음(bowl sound)이 있었다. 간비장비대(hepatosplenomegaly)가 없었고 또는 타진이나 촉진 시 압통이 없었다. 근골격 및 골병성 구조검사는 관찰과 촉진에 의해 시행되었다(환자가 앞으로 구부린 자세에서). 앞 겨드랑이선(액와선) 위의 앞 왼쪽 제6갈비뼈의 아래 표면(위식도괄약근 카운터스트레인 점) 및 복장뼈에 부착된 제7갈비뼈의 안쪽 끝(왼쪽 앞 제7등뼈 카운터스트레인 점) 위에 급성 압통이 있었다. 또한 왼쪽 제2 및 제3갈비뼈의 뒷면(위장 카운터스트레인 압통점)의 압통점도 있었고 광범위성 TART(조직 질감 변화, 비대칭, 가동범위 변화와 압통)의 변화가 왼쪽 척추옆 영역의 T5~T8에 걸쳐서 인지되었다.

평가

1. 위식도 역류질환
2. 등뼈 영역, 흉곽 및 복부의 신체 기능장애

치료계획

앞쪽 제7 및 제6 등뼈 압통점에 대한 스트레인/카운터스트레인을 사용하는 정골요법 도수치료는 신체의 증상호소를 상당히 감소시켰다. 앞쪽 제6갈비뼈 카운터스트레인 점의 치료도 또한 식도에서 발생하는 통증의 부분적인 치료가 되었다. 이들 2차 신체 기능장애의 해결(내장 자극에 의해)은 통증의 감소를 가져왔다. 그러나 특정 기관 구조로 확인된 압통은 그대로 남아있었다.

본문의 뒷부분에서 설명되는 간접적인 조작에 관련된 것으로 의심되는 장기의 치료(예: 식도, 위식도 괄약근, 및 위)는 환자의 현저한 개선을 가져왔다. 그는 그가 똑바로 설 수 있었고 그의 "가슴 쓰림"이 극적으로 감소하였다는 것을 인지하였다. 간헐적인 치료를 시행한 후 6주일간 그는 증상이 완전히 해결되었으며 모든 치료를 중단할 수 있었다.

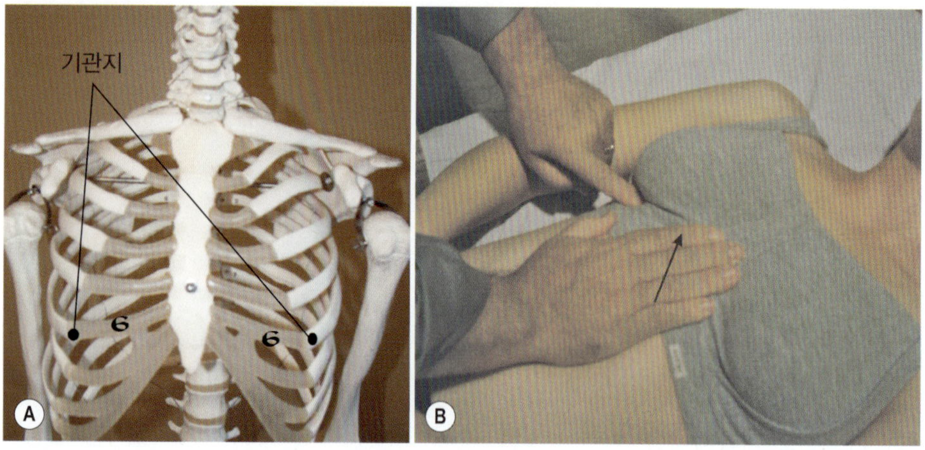

그림 9.1 (A) 기관지, (B) 스트레인/카운터스트레인 내장 치료기법의 예.

갈비뼈운동의 감소를 나타내고 있다. 압통점은 이환된 기관지의 앞쪽 겨드랑이선 위의 제6갈비뼈 아랫면에서 찾아볼 수 있다.

치료는 환자를 반듯이 누운 자세로 하여 시행된다. 손의 배치는 복장뼈(흉골)의 하부 1/3에 걸쳐 점진적인 압박을 하고 같은 쪽 어깨를 향해 근막이 활주하여 간접적인 방식으로 폐 조직을 압박한다.

식도 Oesophagus
(그림 9.2)

이들 환자는 투약에 반응을 보이지 않는 위식도역류질환의 병력이 있다. 이들 환자의 압통점은 전형적으로 AT6(칼복장뼈[검상흉골] 접합부)의 정중선 위) 및 왼쪽 AT7(정중선 또는 칼돌기(검상돌기) 끝의 아래 가쪽)에서 볼 수 있다. 그러나 그들은 또한 압통점을 복장뼈자루(흉골병)접합부 위에도 갖고 있다.

이 기능장애의 치료는 앞으로 구부정한 자세의 치료사 앞에 환자가 앉은 자세가 되고, 칼돌기 왼쪽 아랫면에서부터 위쪽으로 식도의 근막을 점진적으로 활주시킴으로써 완수된다. 이것은 하나의 간접적인 자세이완 방법이다. 왼쪽 제2갈비뼈 위의 이 먼쪽 식도에 대한 두 번째 압통점도 있다. 치료는 환자가 근막 활주가 시행될 때 환자가 반듯이 누운 자세가 되는 것을 제외하고는 본질적으로 같다.

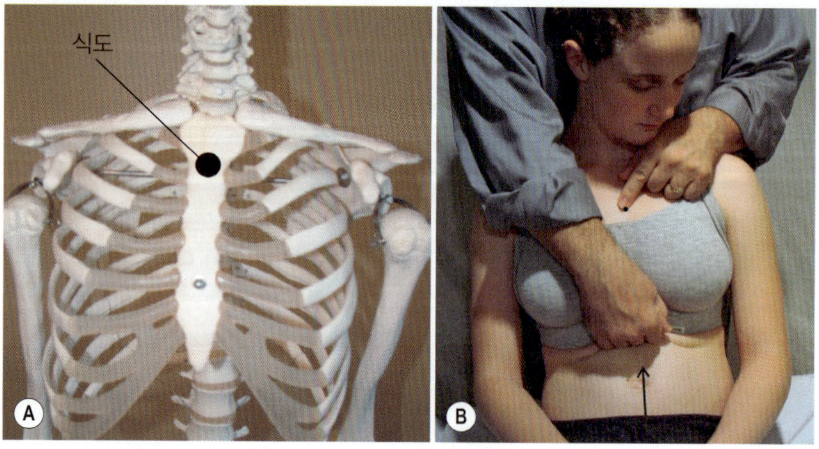

그림 9.2 (A) 복부내장 – 식도. (B) 스트레인/카운터스트레인 내장 치료기법의 예.

췌장 Pancreas
(그림 9.3)

이들 환자들은 급성위연동이상항진(gastric upset), 아마도 중증의 기계적 외상의 병력을 갖고 있다. 이 기능장애와 연관성이 있는 압통점은 어깨뼈 안쪽 모서리의 바로 가쪽에 있는 제9갈비뼈 위에 있다.

치료는 환자를 앉은 자세로 하여 시행한다. 이환된 쪽 팔은 반대쪽 팔 밑에 손을 넣어 가슴을 가로질러 내전을 시킨다. 상반신이 압통점의 쪽에서부터 떨어지게 하여 회전하고 압통점으로 향해서 약간 옆굽힘을 하고 있다. 이 자세잡기는 뒤쪽 주머니(capsule)에 대한 긴장을 간접적으로 감소시킨다. 근육근막 이완을 이용한 연구에서는 연부조직과 스트레인/카운터스트레인 치료를 1일 20분간 시행한 결과 췌장염 환자의 입원기간이 상당히 단축되었다(Radjieski 1998).

요관 Ureter
(그림 9.4)

이 문제가 있는 환자는 심부 복부의 불편함을 나

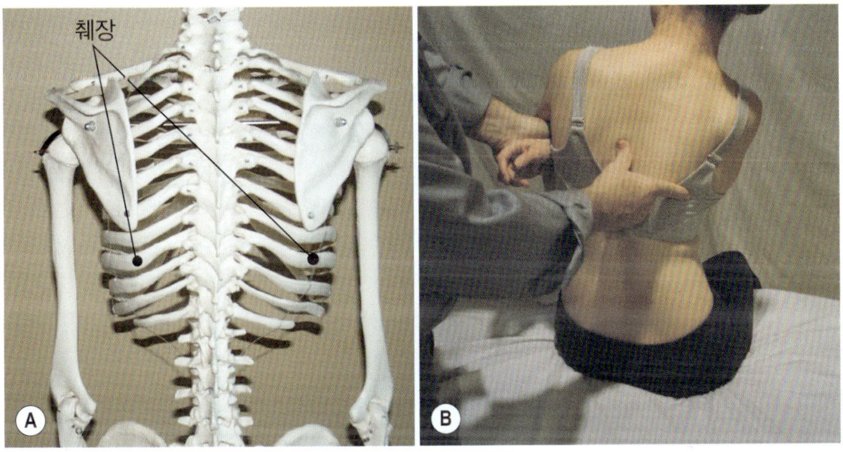

그림 9.3 (A) 복부 내장 – 췌장. (B) 스트레인/카운터스트레인 내장 치료기법의 예.

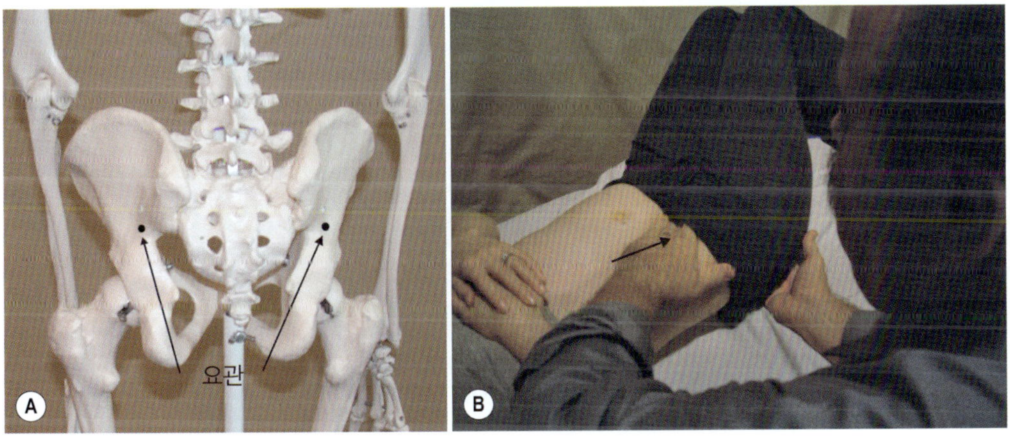

그림 9.4 (A) 비뇨생식기 시스템 – 요관. (B) 스트레인/카운터스트레인 내장 치료기법의 예.

타낸다. 그들은 콩팥 감염, 결석증(lithiasis) 또는 요관에 영향을 주는 다른 비뇨기질환의 병력을 갖고 있을지도 모른다. 이 장기에 대한 압통점은 PSIS의 약 2㎝ 아래 및 가쪽에 위치하고 있으며 양쪽에 있다.

이 문제에 대한 치료는 환자를 반듯이 누운 자세로 하고, 하부몸통을 압통점 쪽에서부터 떨어지게 하여 회전시킨다. 치료사는 같은 쪽(배꼽 위 및 가쪽)의 콩팥 영역에 벌린 손을 놓는다. 확고한 아랫방향으로의 압력에 이어서 꼬리 쪽 및 약간 가쪽 방향의 근막 활주가 이어진다.

상자 글 9.2 사례연구: UTI(요로감염증) 후의 방광통증

항생제에 의해 성공적으로 치료된 요로감염증으로부터 최근 회복된 32세의 백인 여성은 배뇨장애, 절박뇨 및 둔한 요통으로 그녀의 의료 제공자를 다시 찾아갔다. 신체 평가를 하는 동안, 압통점이 PSIS의 오른쪽 가쪽과 두덩결절(치골결절) 바로 위의 오른쪽 아래 가쪽 사분면(quadrant)에서 확인되었다. 이들은 요관 및 방광 내장 기능장애와 연관성이 있는 압통점으로서 확인되었다. 치료 후 환자의 호소증상은 해결되었다.

방광 Bladder

(그림 9.5)

이들 환자는 재발성 무균 요로장애의 기왕력을 갖고 있을지도 모른다. 압통점은 흔히 하부 엉덩뼈(장골)의 엉치엉덩 압통점에 인접하여 발견된다. 이들은 두덩뼈(치골)의 뒤-위쪽 면 위에 있다.

다음의 사례연구(상자 글 9.2 및 9.3)는 임상 진료에서의 치료 적용의 예를 제공하고 있다.

상자 글 9.3 사례연구: 반응성 기도질환

18세의 백인 남성은 최근에 천식이 극심하게 악화되었기 때문에 입원하였다. 투약에는 전신성 코르티코스테로이드, 알부테롤(albuterol) 흡입기 및 코르티코스테로이드 흡입기가 포함되었다. 그는 호흡 제한과 제 4, 5 및 6 갈비뼈 위에 압통이 계속되었다. 그의 앞쪽 갈비뼈 기능장애를 치료한 후에도 오른쪽 제6갈비뼈의 아래 가쪽 면에 압통이 남아있다. 오른쪽 기관지에 대한 치료 프로토콜을 적용하였더니 그의 신체 기능장애와 내장 기능장애의 완전한 해결을 가져왔다.

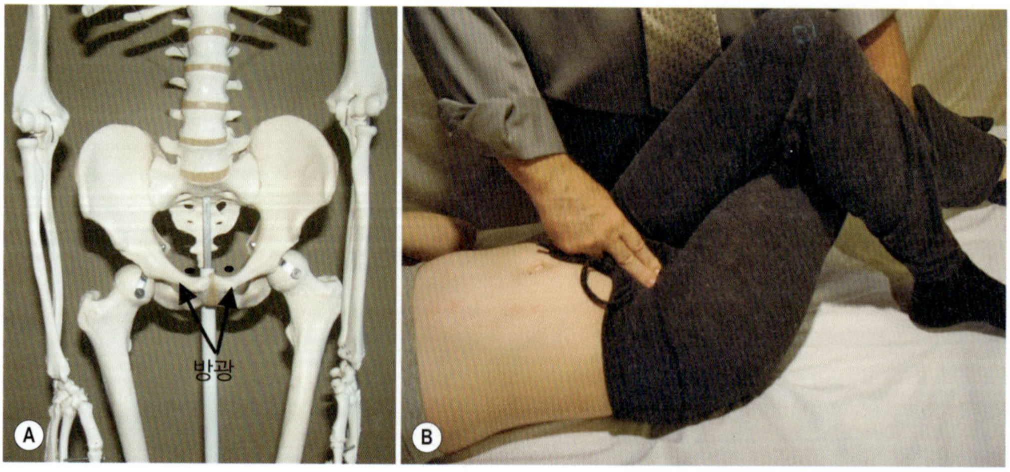

그림 9.5 (A) 비뇨생식기 시스템 – 방광. (B) 스트레인/카운터스트레인 내장 치료기법의 예.

이들은 하부 엉덩뼈 엉치엉덩 치료에 반응하지 않는다. 이 기능장애는 환자를 반듯이 누운 자세로 하여 이환된 다리는 펴고 이환되지 않은 다리는 굽히게 하여 이환된 쪽 무릎의 가쪽에 놓아 치료한다. 치료사는 이환된 쪽 무릎의 뒤를 오금에서 잡고 이환되지 않은 쪽에 서서, 약간의 엉덩관절 굽힘과 이환된 쪽 다리의 안쪽회전을 유도하면서 살짝 들어올린다. 이환된 쪽 다리의 내전은 상당히 두드러져야 한다.

이 장

이 장에서는 내장 도수조작이 많은 내장 호소증상의 치료에서 하나의 확고부동한 치료양식이라는 것을 보여주었다. 신체와 내장 사이의 관계는 잘 확인되고 문서화되어 있다. 스트레인-카운터스트레인 모델의 전통적 방법으로 하나의 압통점을 확인하기 위해 내장-신체 관계를 이용하는 이 접근법은 다소 직관적으로 된다. 내장 기능장애의 결과로서 나타나는 특유한 압통의 독특한 위치를 이해하는 것은 교정의 속도와 치료의 정확성에 도움이 된다. 많은 기법이 내장 도수조작의 치료사에게 잘 알려져 있다. 이들 각각의 증상 사이의 관계를 이해하는 것은 더 정확하고 효과적인 치료만이 아니라 환자가 제시하는 증상을 완전히 이해하는 것으로 이어진다.

다음 장

Anthony J, Lisi, DC가 저술하는 다음 장에서는 개요만이 아니라 McKenzie 법에서 사용되는 것 같은 평가 및 재활을 위한 상세한 프로토콜을 제공한다.

참고문헌

Baily, M., Dick, L., 1992. Nociceptive considerations in treating with counterstrain. Journal of the American Osteopathic Association 92, 334–341.

Barber, E., 1898. Osteopathy Complete. Hudson-Kimberly, Kansas City, MO.

Barral, J., 1989. Visceral Manipulation II. Eastland Press, Vista, CA.

Barral, J., 1991. The Thorax. Eastland Press, Vista, CA.

Barral, J., 1993. Urogenital Manipulation. Eastland Press, Vista, CA.

Barral, J., 1996. Manual Thermal Diagnosis. Eastland Press, Vista, CA.

Barral, J., Mercier, P., 1988. Viscera Manipulation. Eastland Press, Vista, CA.

Barral, J.P., 1995. Visceral Manipulation. Eastland Press, Vista, CA.

Barral, J.P., Croibier, A., 1999. Trauma: An Osteopathic Approach. Eastland Press, Vista, CA.

Bensky, D., 1993. Asthma treated by visceral manipulation. American Academy of Osteopathy Journal 5, 15–17.

Blackman, E., 2001. Posterior Midline. Port Richmond, CA.

Davidson, S.M., 1992. Vitalize the Viscera Seminar, Phoenix, AZ, 12 January.

Finet, G., Willame, C., 2000. Treating Visceral Dysfunction. Stillness Press, Portland, OR.

Gaddis, C.J., 1922. Bedside technique. Journal of the American Osteopathic Association 21, 691.

Gashev, A., 2002. Physiologic aspects of lymphatic contractile function: current perspectives. Annals of the New York Academy of Sciences 979, 178–187.

Gebhart, G.F., Bielefeldt, K., 2008. Visceral pain. In: Bushnell, M.C., Basbaum, A.I. (Eds.), The Senses: A Comprehensive Reference. Academic Press, San Diego, CA, pp. 543–570. Online. Available: <http://rfi.fmrp.usp.br/pg/fisio/cursao2012/viscelpainp1.pdf>.

Goetz, E., 1909. A Manual of Osteopathy (with the Application of Physical Culture, Baths and Diet), second ed. Nature's Cure Company, Cincinnati, OH.

Hazzard, C., 1905. The Practice and Applied Therapeutics of

Osteopathy. Journal Printing Press, Kirksville, MO.

Hoover, H.V., 1947. Liver and Gall Bladder Technique. American Academy of Osteopathy Yearbook, Indianapolis, IN.

Hoover, H.V., 1948. A Consideration of an Osteopathic Lesion of the Whole Liver and Its Effects on Hepatic Dysfunction. American Academy of Osteopathy Yearbook, Indianapolis, IN.

Hoover, H.V., 1950. Technique for Removing Still Lesion Usually Found in Gall Bladder Disease. American Academy of Osteopathy Yearbook, Indianapolis, IN.

Huang, X., Xu, W.X., 2010. The pacemaker functions of visceral interstitial cells of Cajal. Acta Physiologica Sinica 62, 387–397.

Jones, L.H., Kusunose, R.S., Goering, E.K., 1995. Jones Strain-CounterStrain. Jones Strain Counterstrain Inc., Carlsbad, CA.

Lossing, K.J., 1997. An Osteopathic Approach to Gastroesophageal Reflux Disease. Residency Thesis, Ohio University, Athens, OH.

McDonnell, C.P., 1994. Selected Writings of Carl Philip McConnell, DO. Squirrel's Tail Press, Columbus, OH.

Murray, C., 1925. Practice of Osteopathy: Its Practical Application to the Various Diseases of the Human Body, sixth ed. Charles Henry Murray, Elgin, IL.

Procacci, P., Maresca, M., 1999. Referred pain from somatic and visceral structures. Current Review of Pain 3, 96–99.

Radjieski, J.M., Lumley, M.A., Cantieri, M.S., 1998. Effect of osteopathic manipulative treatment of length of stay for pancreatitis: a randomized pilot study. Journal of the American Osteopathic Association 98, 264–272.

Ribera, J., Paula, M., Melgar-Lesmes, P., et al., 2013. Increased nitric oxide production in lymphatic endothelial cells causes impairment of lymphatic drainage in cirrhotic rats. Gut 62, 138–145.

Riggs, W.L., 1901. A Manual of Osteopathic Manipulations and Treatment. New Science, Elkhart, IN.

Smith, R.K., 1912. Mechanical principles of the human body. Journal of the American Osteopathic Association 12, 210.

Still, A.T., 1911. Research and Practice of Osteopathy. Andrew Taylor Still, Kirksville, MO.

Sutherland, W.G., 1990. Teachings in the Science of Osteopathy. Rudra Press, Portland, OR.

Teal, C.C., 1922. Palpation of the colon with special reference to the cecum. Journal of the American Osteopathic Association 21, 492.

Tozzi, P., Bongiorno, D., Vitturini, C., 2012. Low back pain and kidney mobility: local osteopathic fascial manipulation decreases pain perception and improves renal mobility. Journal of Bodywork and Movement Therapies 16, 381–391.

Woodall, P.H., 1926. Intra-Pelvic Technic; or, Manipulative Surgery of the Pelvic Organs. Williams, Kansas City, MO.

Young, M.D., 1947. Head's Law and Its Relation to the Treatment of the Viscera. Year book. Academy of Applied Osteopathy, pp. 65–69.

제10장 10

멕켄지법의 개요

Overview of the McKenzie method

제10장의 목차

서론 INTRODUCTION

근골격계 질환을 치료하기 위해 도수적인 방법을 사용하는 임상의는 많은 우리의 진단방법과 치료방법이 유의미한 외부 증거에 의해 뒷받침되지 않는다는 냉엄한 현실에 직면하게 된다. 이 분야에서 사용되고 있는 것의 상당 부분은 자기 임상훈련의 연장이고 거기서는 자기 스승(mentor)의 방법이 계속 진행되는 치료의 기초가 된다. 이것은 개인적인 경험과 동료와의 상호작용에 의해 확대될 가능성이 있다. 이러한 지식을 도출하는 방식은 통합과정이다. 그 자체로는 유용하지만, 이러한 과정들은 합성과정의 병행된 추적 즉, 임상과학 및 결과연구(대조 임상시험, 체계적 검토 등)를 통한 체계적 데이터 수집이 필요하다. 사실상 *syntegration*이라 불리는 이 임상진료의 접근법에서 양쪽 유형의 과정을 조합하는 것은 한쪽 단독으로 하는 것보다 환자 치료에 대한 더 완전한 지식에 기초한 접근법으로서 설명되어 왔다(Errico 2005).

통합과정(멘토링과 개인적인 경험과 같은)에 기초한 도수치료에 부족한 것은 없지만, 합성과정으로부터 얻은 데이터에 의해 뒷받침되는 방법은 거의 없다. 하나의 주목할 만한 예외는 기계적 진단과 McKenzie법(1981)으로서 알려지기도 한 척추의 치료이다. 이 McKenzie 접근법을 통해 임상의는 합리적인 공개 데이터에 의해 뒷받침되는 방법을 채택하고 이들을 임상경험과 통합하여 환자 치료를 개선하는 드문 기회를 얻을 수 있게 한다.

McKenzie법은 척추의 폄 운동 단독으로 하는 것과 동일한 것으로 부정확하게 간주되는 일이 있다. 이들 운동과 다른 운동이 이 기법의 중요한 요소이지만, McKenzie법은 기계적 검사에 대한 예측 가능한 반응에 기초한 진단과 치료의 한 시스템으로서 더 정확히 이해되고 있다. McKenzie법의 진단 요소는 이 시스템에 정통하지 않은 사람들에 의해 흔히 간과되고 있다.

McKenzie 진단 접근법의 가장 본질적인 요소는 환자의 반응에 주는 중심적인 역할일 것이다. 환자가 일련의 자세와 반복적인 움직임을 겪으면서 반응이 평가된다. 가동범위가 증가하는가, 또는 감소하는가? 통증 강도가 올라가는가, 내려가는가? 통증 위치가 변화하는가? 이들 결과는 어떤 촉진평가보다도 더 중요한 것으로 생각된다. 실제로 많은 사례에서 의료 제공자가 환자를 접촉함이 없이 McKenzie법의 검사를 성공적으로 시행할 수 있다!

먼저, 이 접근법은 도수치료 치료사에게 어울리지 않는 것처럼 보일지도 모르며, 실제로, "촉진(palpation)이 모두이다"라고 말하는 도수치료 제공자들은 "촉진은 아주 싫은 것이다"라고 말하는 McKenzie 치료사와는 결코 조화되지 않을지도 모른다. 그러나 이들 극단적인 위치 사이의 광대한 바다를 항해하는 데 편안한 임상의는 특정 환자의 이익에 가장 적합한 접근법의 조합을 찾아낼 수 있다.

이 장은 McKenzie법의 개요를 설명하며 이 시스템에 정통하지 않은 임상의에게 여기서 사용되는 그 원리와 접근법을 소개하는 것을 목적으로 하고 있다. 이 장을 읽은 후, 치료 제공자는 기계적 진단과 치료의 요소들을 그들의 임상 접근법에 도입시킬 수 있어야 한다. 추가적인 교육을 위해 독자에게는 McKenzie의 교과서와 McKenzie Institute(www.mckenzirmdt.org)를 권장한다.

검사 EXAMINATION

McKenzie 평가절차의 핵심은 기계적 검사이다 (McKenzie 1981; Taylor 1996). 전체 평가는 환자의 병력과 자세분석도 포함하고 있지만, 이 장에서는 오로지 기계적 검사에 초점을 맞춘다. 게다가, 목 또는 등의 통증이 있는 환자에 대한 적절한 진단에는 또한 정형외과적 및 신경학적 평가와 적응이 될 때 영상분석 그리고 실험실 또는 다른 검사를 포함하는 철저한 신체검사를 필요로 한다(Chou et al, 2007; Nordin et al, 2008). 소수의 환자에서 기계적 검사가 적응이 되지 않거나 금기가 되는 경우가 있다. 따라서 독자 자신의 임상훈련 및 면허 취득에 따라 기계적 검사에 의존하기 전에 먼저 기계적인 목 또는 등의 통증에 대한 적절한 진단에 도달하거나 환자가 적합한 동료에 의해 진단을 받았다는 것을 확실하게 해야 한다.

이 장에서는 허리뼈와 목뼈의 기계적인 평가에 대한 정보를 제시한다. McKenzie법은 또한 팔다리 상태의 관리에도 적용되어 왔으나 이것은 이 교과서의 범위를 벗어나고 있다. 실제로, McKenzie의 원칙을 사용하는 것을 뒷받침하는 공표된 증거의 대부분은 허리뼈에 관한 것이다.

기계적 검사는 최종범위 부하(end-range loading)에 대한 환자 반응의 하나의 평가이다(힘의 적용). 부하는 단독으로 가하여 지속되거나 또는 반복적으로 가할 수 있다. 이 방법은 환자 중심이기 때문에 많은 다른 형태의 근골격계 검사와는 다르다. 즉, 환자가 검사의 대부분을(능동 가동범위에 의해) 수행하고 검사기법에 대한 환자의 반응은 치료 제공자가 촉진에 의해 감지하는 것보다 더 중요하다고 생각되고 있다. 검사과정 동안에, 환자는 어느 위치와 움직임이 이롭고 어느 것이 해로운지를 알게 된다. 따라서 이 전체 과정에는 환자 교육과 적극적인 케어가 서로 얽혀 있다. McKenzie는 치료 제공자에게 의존하게 되는 기회를 최소화하기 위해 환자가 가능한 한 자립해야 한다고 제창하고 있으며,

이 과정은 검사하는 동안에 시작된다.

허리뼈 Lumbar spine

허리뼈의 기계적 검사과정을 상자 글 10.1 및 그림 10.1 – 10.13에 그 개요를 나타내고 있다.

먼저 환자에게 최종 가동범위에서 일련의 정적인 지속자세를 취하도록 지시한다. 이들 자세에 대한 환자 반응의 중요성은 아래에서 논의한다. 그러나 이 시점에서 굽힘에서 폄까지의 범위에서 척추의 구성을 변화시킴으로써 각 위치가 환자의 증상 변화를 유발하려 한다는 것을 고려하는 것은 주목할 만한 가치가 있다. 이것에는 앞으로 구부정하게 앉은 자세(그림 10.1), 똑바로 앉은 사세(그림 10.2), 앞으로 구부정하게 선 자세(그림 10.3) 및 똑바로 선 자세(10.4)가 포함된다. 구부정한 자세는 허리뼈가 상대적인 굽힘의 위치가 되고 한편, 똑바른 자세는 척추에 대해서 상대적으로 펴지게 한다는 것에 주목하기 바란다. 다음으로, 환자는 반듯이 누운 자세가 되고 다음으로 엎드려 누운 자세가 되어 각각 상대적인 굽힘과 폄을 도입한다. 폄을 증가시키기 위해 환자는 아래팔로 받쳐서 누울 수도 있다(그림 10.5). 굽힘의 양을 증가시키기 위해 환자는 무릎을 가슴으로 가져올 수도 있다(그림 10.6). 환자의

상자 글 10.1 허리뼈의 기계적 검사

정적 검사(최종 가동범위에서 지속된 자세)

- 앞으로 구부정하게 앉은 자세, 똑바로 앉은 자세
- 앞으로 구부정하게 선 자세, 똑바로 선 자세
- 몸을 펴서 엎드려 누운 자세, 몸을 굽혀서 반듯이 누운 자세

동적 검사(반복적 최종 가동범위 움직임)

- 능동적
  - 몸을 굽혀서 선 자세, 몸을 펴서 선 자세
  - 몸을 굽혀서 반듯이 누운 자세(무릎을 가슴에 댄다), 몸을 펴서 엎드려 누운 자세(엎드려서 팔 굽혀펴기)
  - 옆으로 미끄러지기, 오른쪽 또는 왼쪽, 선 자세 또는 엎드려 누운 자세
- 수동적
  - 굽힘, 폄, 오른쪽 회전 또는 왼쪽 회전에서 가동화(등급 3–4)

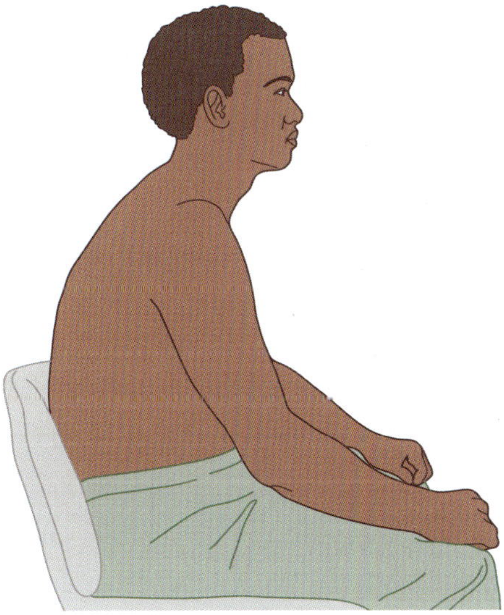

그림 10.1 앞으로 구부정하게 앉은 자세.

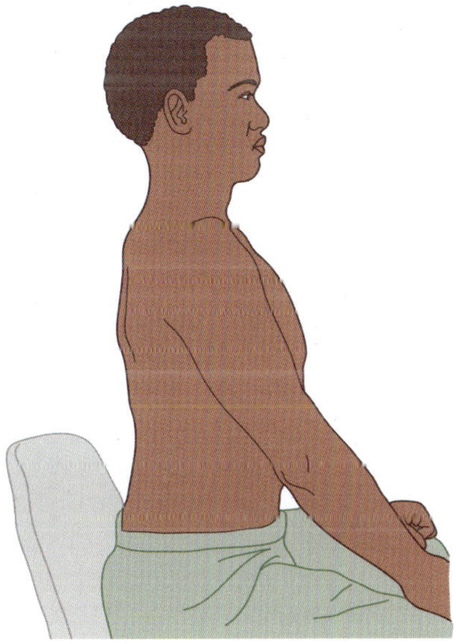

그림 10.2 똑바로 앉은 자세.

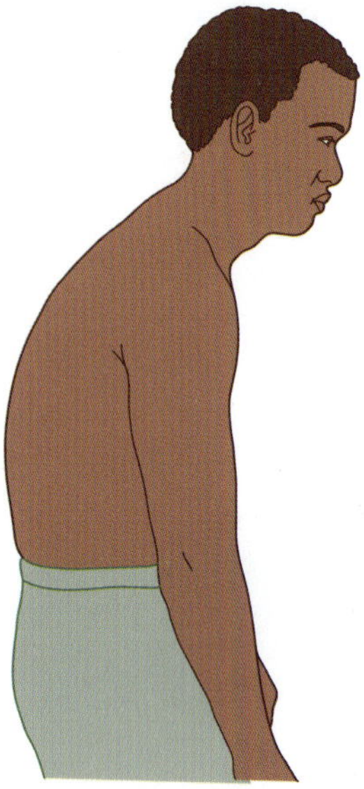

그림 10.3 앞으로 구부정하게 선 자세.

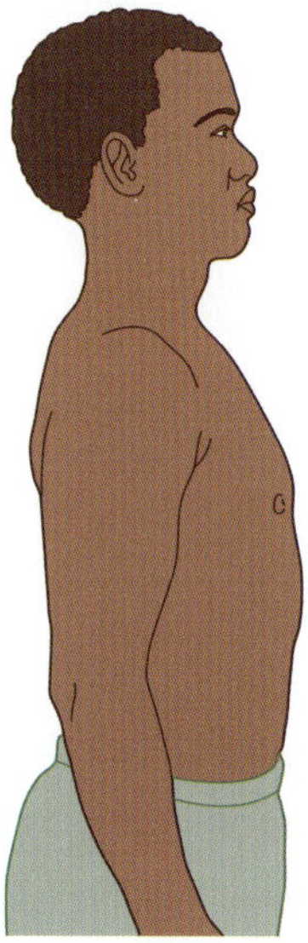

그림 10.4 똑바로 선 자세.

반응(아래에 설명하는 것처럼)이 검사 중 임의의 시점에서 실증된 경우, 소정의 굽힘 또는 폄의 양을 더 늘릴 필요는 없다. 예를 들어, 반듯이 누워 있는 동안에 증상이 변화하면 무릎을 가슴으로 가져가는 것은 추가되지 않을 것이다.

검사의 동적인 부분은 반복적인 최종 가동범위의 효과에 대한 평가이다. 이것에는 능동운동 및 수동운동의 양쪽이 포함된다. 능동운동에는 선 자세에서의 몸통 굽힘(그림 10.7), 선 자세에서의 몸통의 폄(그림 10.8), 엎드려 누워 몸통을 편 자세(그림 10.5처럼 팔로 받쳐서 엎드려 누운 자세), 그리고 반듯이 누워 몸통을 굽힌 자세(그림 10.6에서처럼 무릎을 가슴으로 가져간다)가 있다. 환자에게 이들 각각의 움직임을 차례대로 10회 실행하도록 지시하

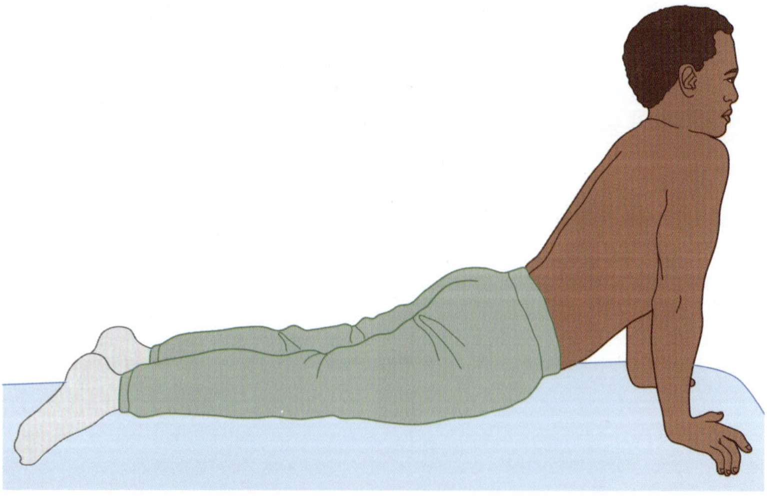

그림 10.5 몸통을 펴서 엎드려 누운 자세(엎드려 팔 굽혀펴기).

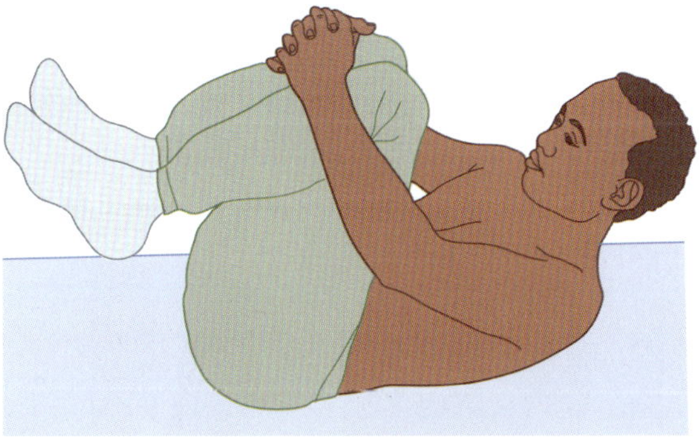

그림 10.6 몸통을 굽혀서 반듯이 누운 자세(무릎을 가슴에 댄다).

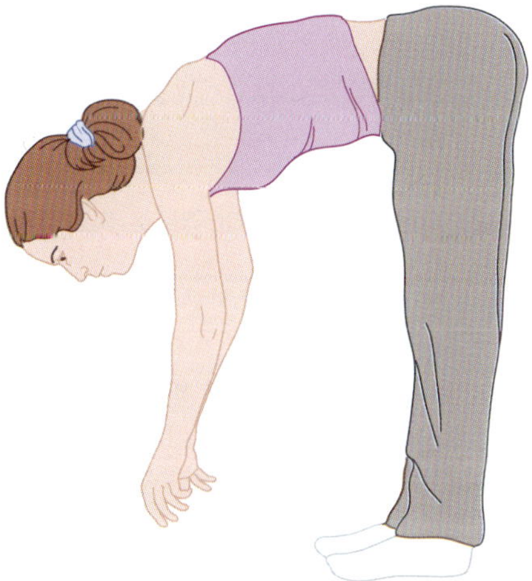

그림 10.7 몸통을 굽혀서 선 자세.

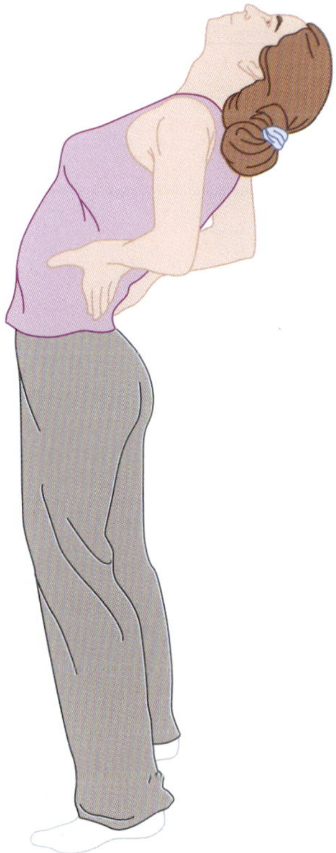

그림 10.8 몸통을 펴서 선 자세.

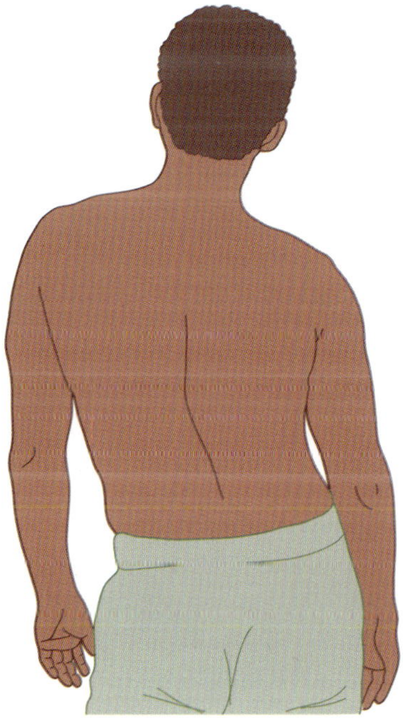

그림 10.9 옆으로 미끄러지기.

고 일련의 반복 후에 반응이 평가된다.

이 시점까지 환자에 접촉함이 없이, 또는 환자에게 위치와 움직임을 유도하기 위한 최소한의 접촉만으로 전체 기계적 검사를 실행할 수 있다는 것에 주목하기 바란다. 적절한 환자 반응이 일어난 경우(아래에 설명하는 것처럼) 검사는 끝난 것이다. 그러나 환자가 소망하는 임상적 변화를 나타내지 않는다면 추가적인 평가를 필요로 하고 검사자는 수동적 동작 운동으로 이동하며, 이것은 본질적으로 3-4등급 가동화이다. 이들은 반듯이 누운 자세에서의 몸통 굽힘(그림 10.10), 엎드려 누운 자세에서의 몸통의

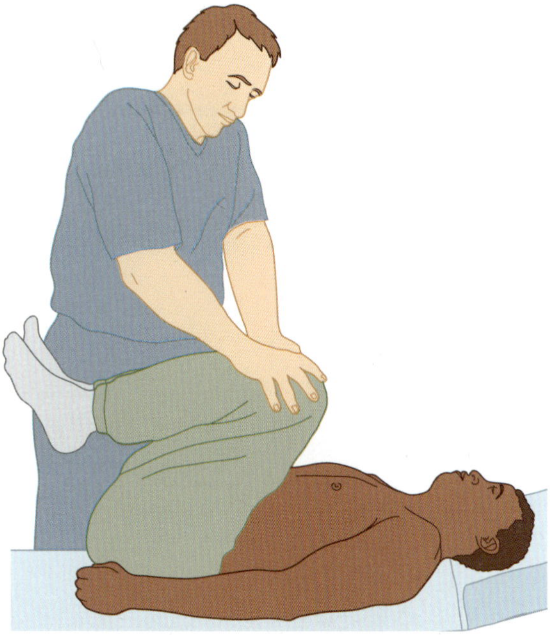

그림 10.10 몸통을 굽혀서 반듯이 누운 자세.

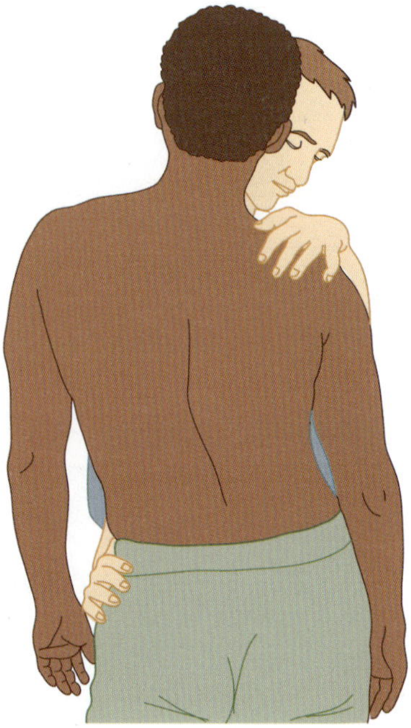

그림 10.12 과도하게 압박하여 옆으로 미끄러지기.

폄(그림 10.11), 그리고 옆으로 누운 자세에서 몸통을 오른쪽 또는 왼쪽으로의 회전(그림 10.13) 상태에서 수행된다.

위에서 논의되지 않은 하나의 변수는 옆으로 미끄

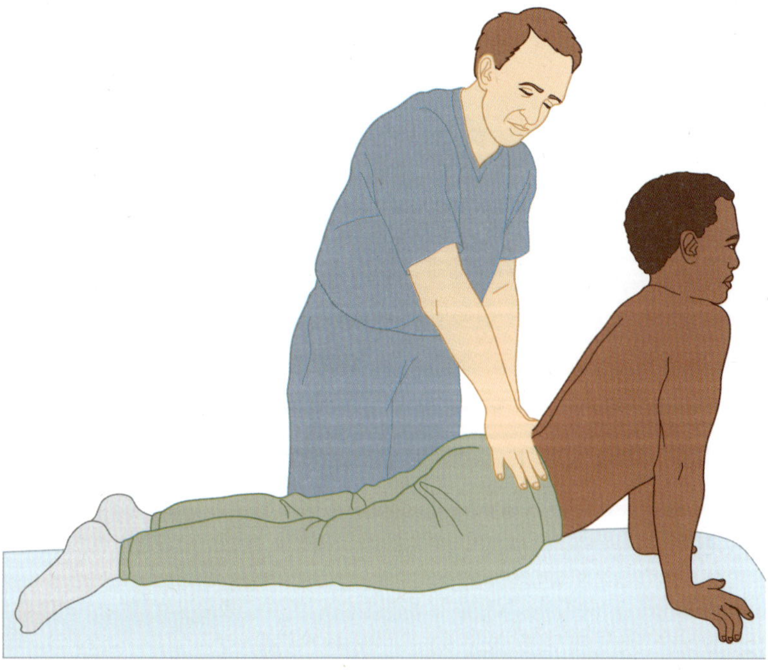

그림 10.11 몸통을 펴서 엎드려 누운 자세.

러지기(그림 10.9) 또는 수평(x축) 몸통이동이다. McKenzie 시스템에서 처음에 통증도피성 옆으로 기울기를 나타내는 환자도 또한 선 자세와 엎드려 누운 자세에서의 능동적 및 수동적인 옆으로 미끄러지기에 대한 반응이 평가된다(그림 10.12). 이 평가는 일반적으로 처음에 옆으로 기우는 경향이 있고 기울기를 중립화하는 방향으로 옮겨가는 환자만을 대상으로 하고 있다.

목뼈 Cervical spine

목뼈에 대한 기계적 검사과정은 상자 글 10.2와 그림 10.14 – 10.22에 그 개요를 설명하고 있다. 허리뼈에서와 마찬가지로 검사는 먼저 일련의 환자의 정적인 최종 가동범위에서의 지속된 자세를 통해 진행되고 그 다음에 반복적 능동 최종 가동범위 움직임, 마지막으로 필요하다면, 반복적 수동 최종 가동범위 움직임을 시행한다(즉, 검사자에 의한 도수적인 평가). 목뼈 검사는 아마도 허리뼈 검사보다도 더 많은 수정을 받을 가능성이 있고 그 결과 검사 조작의 순서와 관련성에 관해서 경험이 풍부한 McKenzie법 치료사 사이에서 큰 차이가 존재하는 것 같다. 초보자를 위한 기준선 도입으로서 일반적으로 시상면 움직임(돌출, 뒤당김, 굽힘 및 뒤당김 + 폄)이 먼저 수행되고 더 큰 비중을 차지하게 된다

상자 글 10.2 목뼈의 기계적 검사

정적 검사(최종 가동범위에서 지속된 자세)

- 전방돌출, 뒤당김
- 굽힘, 뒤당김 + 폄
- 뒤당김 + 왼쪽 옆굽힘, 뒤당김 + 오른쪽 옆굽힘
- 뒤당김 + 왼쪽회전, 뒤당김 + 오른쪽회전

동적 검사(반복적 최종 가동범위 움직임)

- 능동적
  - 전방돌출
  - 뒤당김
  - 뒤당김 + 폄
  - 굽힘
  - 옆굽힘
  - 회전
- 수동적
  - 뒤당김 + 폄, 오른쪽/왼쪽 회전 또는 오른쪽/왼쪽 옆굽힘의 어느 것인가의 가동화(등급 3–4).

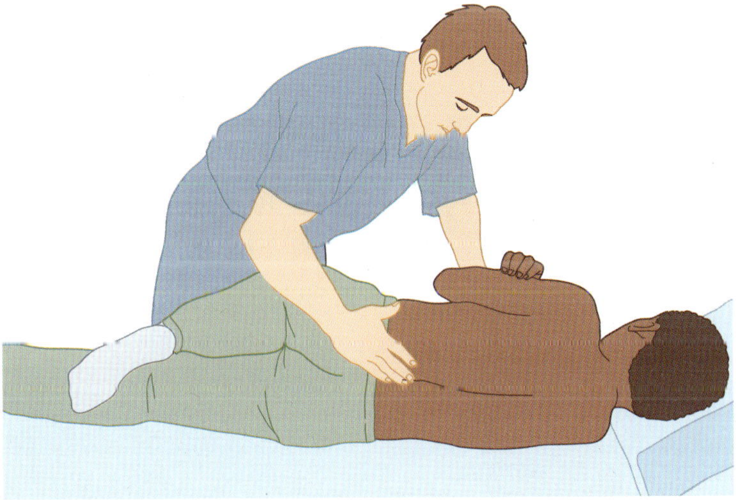

그림 10.13 옆으로 누워 몸통을 회전하기.

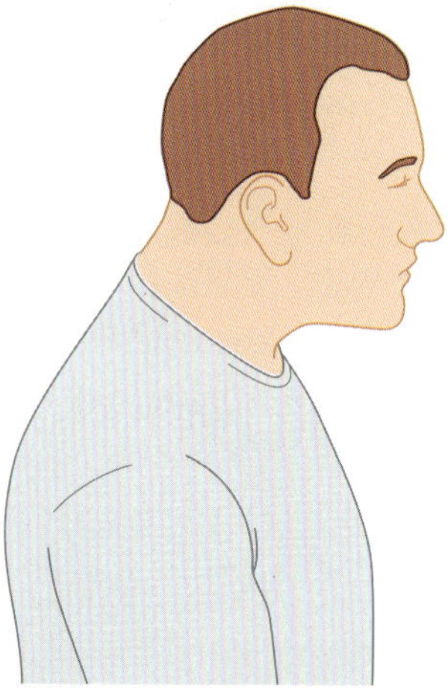

그림 10.14 돌출.

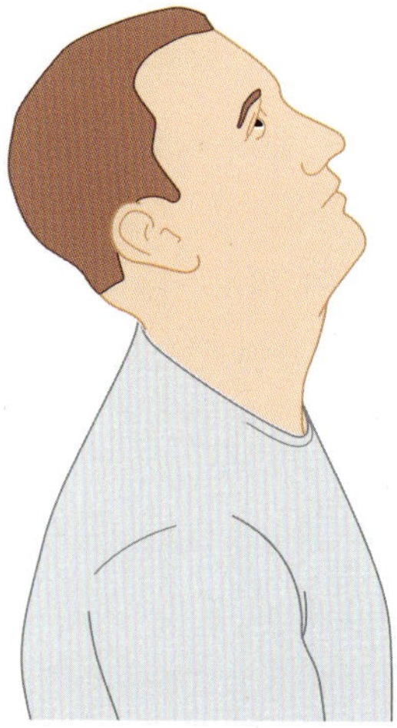

그림 10.17 앉은 자세에서 뒤당겨 펴기.

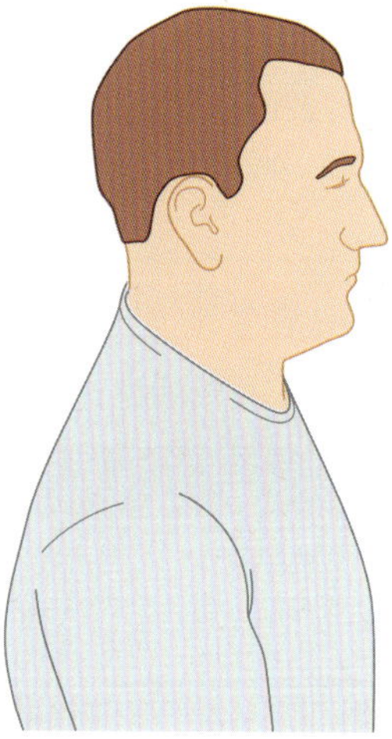

그림 10.15 뒤당김.

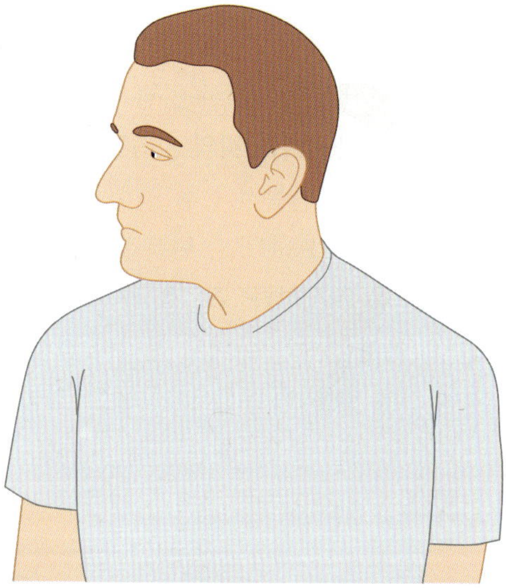

그림 10.18 오른쪽 회전.

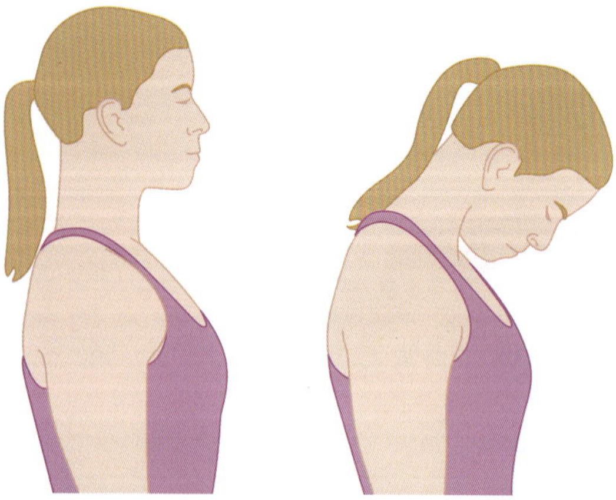

그림 10.16 굽힘.

(그림 10.14–10.17). 회전 또는 가쪽굽힘 움직임(그림 10.8–10.21)은 전형적으로 시상면 평가가 유의미한 소견을 나타내지 않는 사례가 대상이 된다.

검사자는 핵심적인 검사의 움직임과 연관성이 있는 복잡한 척추역학을 고려해야 한다. 먼저, 돌출은 상부목뼈 영역을 폄의 최종 가동범위에 배치하고 한편 하부목뼈는 굽힘의 중간 가동범위에 배치한다. 뒤당김은 상부목뼈 영역을 굽힘의 최종 가동범위에

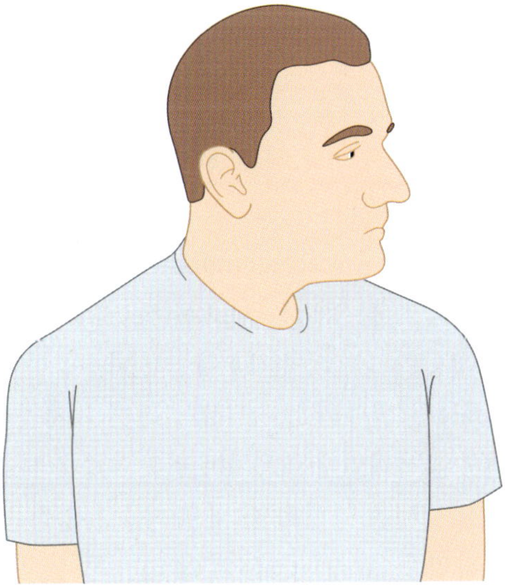

그림 10.19 왼쪽 회전.

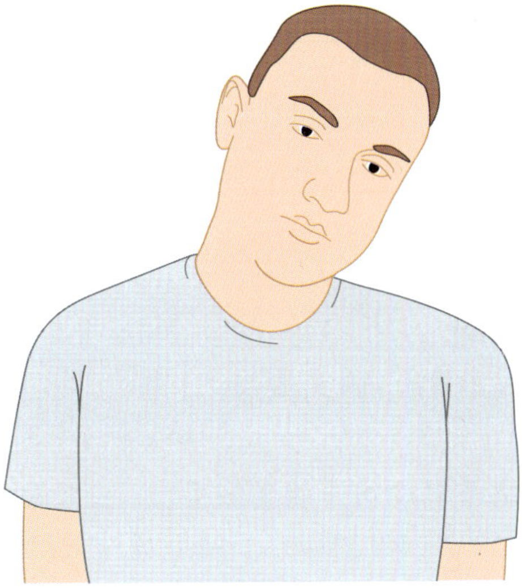

그림 10.21 왼쪽 옆굽힘.

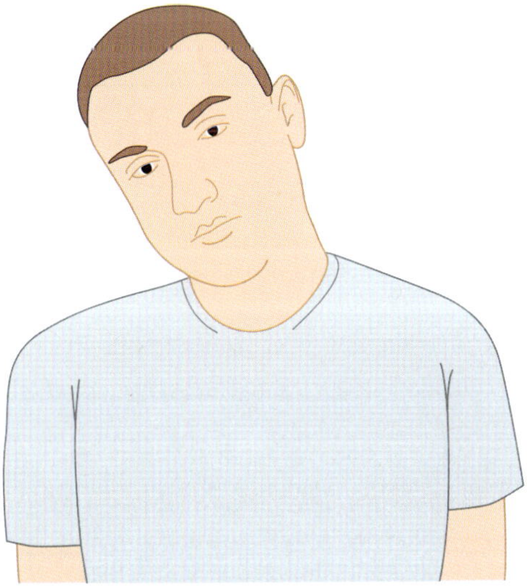

그림 10.20 오른쪽 옆굽힘.

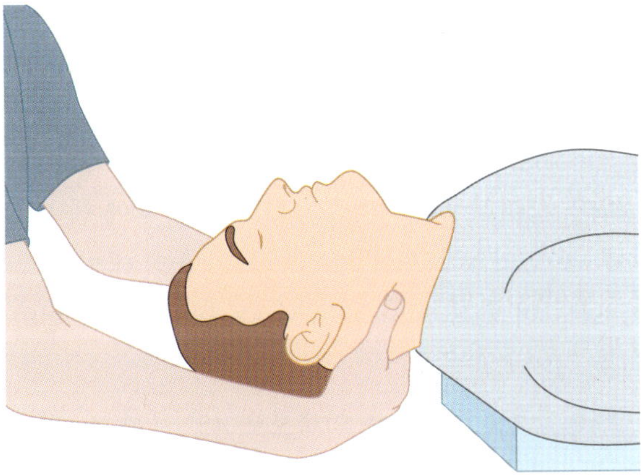

그림 10.22 뒤당김을 동반하는 폄의 가동화.

배치하고, 한편 하부목뼈 영역은 폄의 중간 가동범위에 배치한다. 마지막으로, 뒤당김 + 폄은 상부목뼈 영역을 폄의 최종 가동범위에 배치하고 하부목뼈 영역도 또한 폄의 최종 가동범위에 배치한다. 이들 움직임의 검사와 연관성이 있는 결과의 분석은 관련된 영역을 목표로 하는 치료전략으로 이어질 수 있다.

뒤당김, 또는 뒤당김 + 폄의 평가는 흔히 환자를 반듯이 누운 자세로 하고 머리가 치료테이블 가장자리를 넘어서도록 배치하여 시행된다. 이것은 환자 스스로가 달성하는 데는 어려움이 있을 수 있기 때문에, 흔히 검사자의 최소한의 손의 접촉에 의해 유도되며, 이것은 필요에 따라 완전한 수동적 가동화로 증가될 수 있다(그림 10.22). 그 위치는 특정 환자를 부상의 위험에 노출시킬 수 있으므로 적절한 사례를 선택하여 채택해야 한다. 상대적인 금기에는 목뼈 협착증, 목뼈 불안정성, 이전의 목뼈 수술, 뇌

혈관 기능부전, 현기증 및 일반적인 환자의 불내성(intolerance)이 포함될 수 있다. 그러나 적절한 사려분별로 이들 조작은 안전하게 시행될 수 있고 중요한 임상 정보를 얻을 수 있다.

검사결과
EXAMINATION FINDINGS

허리뼈와 목뼈의 어느 쪽을 평가하는 경우에도 위에서 기술한 기계적 검사를 진행하면서, 임상의는 2개의 주된 변수(운동가동범위와 통증)에 관해서 환자의 반응을 평가한다.

먼저, 어떤 주어진 방향에서 움직임의 가동범위가 증가하였는가, 감소하였거나 그대로 안정되어 있었는가?

이와 관련해서 운동통(antalgia)의 개선은 가동범위의 증가라 생각되며, 그 결과 조작 후에 똑바로 서는 최초의 왼쪽으로 기우뚱함(골반에 대해 왼쪽에 있는 어깨)을 가진 환자는 오른쪽 옆굽힘을 얻었다고 일컬어지고 있다.

한편, 처음에 몸통을 앞쪽으로 45° 굽힐 수 있었고 굽힘을 몇 번 반복한 후 그 다음에 25°만 굽힐 수 있는 환자에게는 분명히 가동범위의 감소가 있다. 기대했던 대로, 처음에 제한되었던 가동범위가 증가하는 것은 바람직한 결과라 생각된다. 즉, 가동범위가 감소하는 것은 바람직하지 않다.

다음으로, 환자의 통증 호소가 변화하였는가?

통증은 강도와 부위의 측면에서 모니터링이 된다. 통증 강도는 단순히 증가하거나 감소하거나 또는 변화하지 않은 채로 있다.

통증의 부위 또는 분포는 통증 강도와는 관계없이 변화할 수 있다. 따라서 통증은 허리영역에서부터 볼기, 넓적다리, 및 다리로 확산되어 그 분포가 더 멀어질지도 모른다.

그 대신에 다리 통증은 감소하거나 사라지고 작은 범위의 요통만 남길지도 모른다.

통증이 먼 쪽으로 이동하는 전자의 예는 말초화(peripheralization)라 부르고, 통증이 더 몸쪽 부위로 줄어드는 것을 중심화(centralization)라 부른다(그림 10.23). 이들 용어는 McKenzie 시스템에서 매우 중요하며 여기서 더 상세히 논의된다.

McKenzie의 원래의 설명 이래, 다른 저자들은 위치나 반복된 움직임에 대응하여 원위 통증을 해소한다는 핵심 개념은 그대로 둔 채로 다소 다양한 정의를 적용하였다(Aina et al, 2004). 일부 연구에서는 며칠 또는 몇 주일에 걸친 치료과정 중에 먼쪽 통증이 제거되는 한 중심화가 일어나는 것으로 정의하고 있다. 한편, 다른 연구에서는 검사 중에 먼쪽 증상을 없애는 것을 필요로 하고 있다. 먼쪽 통증이 전적으로 제거되어야 하거나 또는 단순히 감소되어야 하는지 아닌지에 대한 일부 의견의 불일치가 있었다. 통증과는 별개로 먼쪽 지각이상도 또한 중심화라 불리고 있다. 이러한 이전의 차이점에도 불구하고 다음과 같은 결정적인 점을 명확히 하는 것이 중요하다. 환자가 특정 자세를 취하거나 주어진 반복된 움직임을 수행한 후에, 중심화가 다음과 같은 상황에서 일어난다고 일컬어지고 있다.

- 가장 먼쪽 증상(통증 또는 지각이상)이 제거되거나 상당히 감소된다.
- 환자가 국소적인 요통만을 나타낼 경우, 통증은 제거된다.
- 먼쪽 통증의 변화는 결정적인 요소이고 흔히 몸쪽 통증과는 무관하다. 즉, 요통 및 다리통증을 가진 환자가 다리통증의 완화를 경험하지만, 그런데도 요통이 증가한다면, 그 통증은 여전히 중심화가 되어 있다고 일컬어진다. 그 반대도 또한 마찬가지로 말할 수 있다: 요통의 완화와 다리 통증

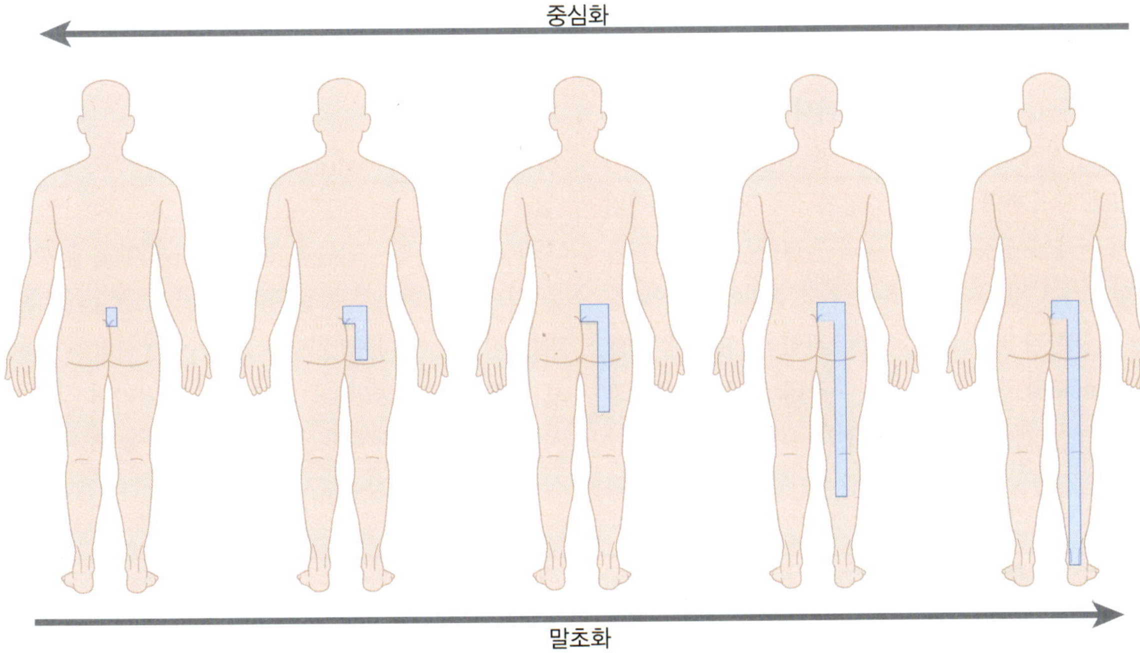

그림 10.23 중심화와 말초화의 묘사. 왼쪽에서 오른쪽으로 이동하는 것은 말초화를 묘사하고 오른쪽에서 왼쪽으로 이동하는 것은 중심화를 묘사하고 있다.

의 증가를 동반하는 환자는 말초화가 되어 있는 것이다.

- 증상의 감소는 몇 초에서 몇 분까지 지속되고 반응이 좋은 사람에서는 몇 시간 지속된다.
  그 변화에는 다소의 가소성이 있음에 틀림없다(이것은 말초화에도 해당된다. 예를 들어, 잠재적인 근육근막 통증유발점과는 대조적으로 압력이 가해지는 동안에 먼쪽 통증을 야기할지도 모르지만, 압력이 제거되면 본질적으로 즉각 먼쪽 통증이 제거된다. 환자가 말초화된 경우, 먼쪽 통증은 자세 또는 반복된 움직임이 멈춘 후 잠시 동안 계속된다).

보는 바와 같이 중심화를 달성하는 것은 환자에게 유리하다고 생각되며, 말초화를 달성하는 것은 불리하다고 생각된다(Donelson et al, 1991). 이런 이유로 특정한 움직임 검사과정 중에 중심화가 일어나기 시작한다면, 움직임은 계속된다. 말초화가 일어나기 시작하면 움직임은 중지된다. 하나의 예로, 오른쪽 엉덩이로 방사하는 요통이 있는 환자를 생각해 보자. 선 자세에서 몸을 펴는 것을 4회 반복한 후 엉덩이 통증이 해소되고 요통이 경감되었다면, 폄을 추가적으로 반복하는 것은 요통이 더 경감되는지를 보기 위해 계속될 것이다. 그러나 허리와 엉덩이의 통증이 남아 있다면, 그리고 통증이 넓적다리 뒷부분에서도 느껴지기 시작했다면, 폄을 중지하고 다른 움직임을 통해 검사를 계속해야 할 것이다.

증후군 THE SYNDROMES

McKenzie는 기계적 요통과 목통증을 자세증후군, 기능장애증후군 및 장애(derangement)증후군의 세 가지 증후군으로 분류하였다. 각각의 증후군은 기저에 있는 병리의 이론적 모델에 더하여 환자 병력, 자세평가 및 기계적 검사결과에 의해 정의된다(표 10.1). 이론적 모델의 타당성은 거의 실증되어 있지 않지만, Mckenzie가 언급한 것처럼 기계적 평가에 대응하여 관찰된 임상현상은 제안된 메커니즘에 관계없이 중요하다. 이러한 현상은 임상결과를 개선시키는 것으로 보여준 보수적 관리에 대한 지침을 제공하기 때문이다. 그 결과를 달성하기 위해 Mckenzie의 접근법은 각 증후군의 치료적 의미 또는 전략을 개략적으로 설명한다. 이들에는 적절한 자세/인간공학, 환자의 자기관리운동 및 도수치료에 대한 환자를 교육하기 위한 전략이 포함된다.

자세증후군 Postural syndrome

자세증후군에는 단순히 불량한 자세 때문에 통증을 경험하는 환자가 포함된다. 여기서 추정되는 병리는 병리가 없다는 것이다. 이것은 장시간의 부하로 인해 통증을 동반하는 정상적인 조직이며 적합하지 않다. 굽힘 위치에 있는 동안 하중을 지지하는 집게손가락을 생각해보자. 정상적인 관절, 인대, 관

표 10.1 Mckenzie 증후군의 간략한 요약

증후군	기계적 검사결과	병리 모델	치료전략
자세	AROM은 완전하고 통증이 없다. 반복적 운동은 통증이 없다. 정상적인 최종 가동범위에서 지속되는 자세는 통증을 야기한다.	장시간에 걸친 부적절한 자세에 의해 정상조직에 부하가 걸린다.	통증이 발생하는 자세를 피한다. 바른 자세를 유지한다.
기능장애	AROM은 최종 가동범위에서 국소 통증이 있는 하나 이상의 방향으로 제한된다. 반복적 운동은 최종 가동범위에서 통증이 있으나 가동범위를 증가시킬지도 모른다.	만성 연부조직 구축 또는 섬유증(돌기사이관절주머니의 섬유증, 신경뿌리 유착)	통증을 증가시키는 반복적 운동은 유착을 파괴하여 탄력성을 증가시킨다. 이것은 다음의 것에 적용된다. 환자의 연습 환자 자세/인간공학 도수치료
장애	AROM은 하나 이상의 방향으로 제한된다. 최종 가동범위에서 통증을 동반한다. 반복적 운동은 중심화를 나타낸다(± 말초화).	섬유고리의 손상을 동반하지 않는 추간판성통증(고리모양 열상, 내부추간판 파괴 또는 추간판 탈출을 포함)	중심화하는 운동은 적응이 된다. 말초화하는 운동은 금기가 된다. 이것은 다음의 것에 적용된다. 환자의 연습 환자의 자세/인간공학 도수치료
	AROM은 하나 이상의 방향으로 제한된다. 최종 가동범위에서 통증을 동반한다. 반복적 운동은 말초화만을 나타낸다(중심화는 없다).	섬유고리의 손상을 동반하는 추간판성통증(고리모양 열상, 내부추간판 파괴 또는 추간판 탈출을 포함하지 않음)	말초화를 피한다. 흔히 예후가 불량하다. 흔히 보존치료에 잘 반응하지 않는다.

AROM: 능동 가동범위(active range of motion)

절주머니 및 근육은 불편함이 없이 이 하중에 저항할 수 있다. 이제는, 과다 폄(젖힘)의 위치에 있는 손가락에 가해지는 같은 하중을 생각해보자. 이것과 같은 보통의 해부학적 구조는 생체역학적으로 불리한 하중을 받게 되어 불편함이 발생할 수 있다.

검사 중에 자세증후군 환자는 완전한 가동범위를 가질 것이다. 반복적인 최종 가동범위는 일반적으로 통증을 초래하거나 악화시키는 일은 없다. 이 통증은 간헐적이고 지속되는(부적절한) 자세의 과부하에 의해서만 시작된다. 따라서 환자는 검사 중에는 증상이 없을 수 있다. 양성이 될 가능성이 있는 검사절차는 지속되는 정적인 자세이다. 일부 환자는 1분 이하동안 특정 자세에 있을 때 통증 발생을 경험할 수 있고 한편 다른 환자는 통증 발생에 몇 분 이상 걸릴지도 모른다. 이러한 지속적인 검사의 실현 가능성은 하나의 임상 장면에서 다른 임상 장면까지 다양하다. 병력 소견은 검사자를 가장 통증이 출현할 가능성이 있는 자세로 유도할 것이다. 예를 들어, 여러 시간동안 작업 후에 요통을 경험하는 젊은 컴퓨터 프로그래머는 엎드려 누워 편 자세보다는 지속적으로 몸을 굽히고 앉은 자세에서 양성으로 판명될 가능성이 크다.

자세증후군 환자에 대한 치료가 의미하는 것은 간단하다. 즉, 환자에게 통증을 야기하는 문제가 많은 자세를 피하도록 지시하는 것이다. 여기서는 이 조언이 가장 중요한 치료중재이고 환자가 정말 필요로 하는 유일한 치료중재라고 추상되고 있다. 지지하는 근육 강화를 목적으로 한 신체역학과 운동에 관한 적절한 교육을 환자에게 제공함으로써 각 개인은 자기 스스로를 돌볼 수 있다.

환자가 정말 완전하고 통증이 없는 가동범위를 갖고 있다면, 관절 또는 근육근막을 목표로 한 도수치료는 불필요하고 환자가 치료 제공자에게 부적절하게 의존하게 되는 원인이 될 수도 있다. 확실히 어떤 관절이나 근육근막 제한이 없는 환자는 특정 임상 집단에서 매우 드물지도 모른다. 그럼에도 불구하고, 이러한 환자에 만나게 된다면 적절한 교육과 활성화가 큰 가치가 있는 것 같다.

기능장애증후군 Dysfunction syndrome

기능장애증후군 환자는 만성 연부조직 구축(contracture) 또는 섬유증으로 특징지어진다. 이것은 돌기사이관절주머니(facet joint capsule)섬유증, 신경뿌리 유착 등일 수 있다. 이러한 상황은 큰 외상 또는 누적된 미세외상에 반응하여 일어날지도 모른다.

검사해보면, 이들 환자는 하나 이상의 방향에서 가동범위 제한을 나타내어 보여줄 것이다. 통증은 부적절하게 지나치게 이른 최종 가동범위에서 유발될 것이다. 그러나 이 통증은 환자가 중립으로 되돌아갈 때 본질적으로 즉각 감소될 것이다. 반복적인 운동검사과정 중에 단축된 연부조직이 반복해서 긴장에 노출되기 때문에 제한된 가동범위가 점진적으로 증가할 수 있다. 이것은 만성적인 뒤넙다리근(hamstrings) 압박감의 임상적 증상에 대한 척추의 유사물(analogue)이라 생각할 수 있다. 최초의 단순한 엉덩관절 굽힘은 통증을 동반한다. 스트레칭을 제거하면 통증이 완화된다. 스트레칭을 반복하는 것은 통증을 동반하지만 그래도 다시 반복한다. 그러나 이렇게 하면 엉덩관절의 굽힘 가동범위가 넓어지기 시작할 수 있다.

자세증후군과는 대조적으로 기능장애증후군 환자에 대한 치료적 접근법은 통증을 증가시키는 반복적인 움직임을 위해 노력하는 것이다. 이들 운동은 부적절한 유착을 파괴하고 전체적인 탄력성을 증가시키기 위해 필요하다고 추정된다. 이들 운동은 환자의 자택에서의 운동과 임상의의 도수치료에 적응이 된다.

명확해야 할 한 가지 점은 McKenzie가 치료의 1차 목표로서 환자의 자립을 강조하고 있다는 것이다. 따라서 환자가 적절한 반응을 달성할 수 있다면, 환자에게 단독으로 운동시키는 것이 바람직할 것이다. 환자가 운동만으로는 통증의 지속적인 감소와 가동범위의 증가에 도달할 수 없는 경우, 임상의는 도수치료 수단을 추가하는 것뿐이다(통증의 재현에 따라서). 게다가 임상의는 이들의 중재를 최소한으로 억제하여 환자가 가능한 한 빨리 자립하도록 지원한다는 의도를 갖고 있다.

척추치료에서의 대부분의 동시대인은 환자의 자립과 적극적인 치료의 중요성에 확실히 동의할 것이다. 그러나 어떠한 양의 수동적인 치료가 의료 제공자에 대한 환자의 의존으로 이어진다는 제안은 실증되어 있지 않다. 이와 같이, 셀프케어에서 성공을 나타내는 환자에서는 모든 수동적 치료를 생략한다는 McKenzie의 규정은 경고가 아니라 하나의 지침이 되는 제안으로 간주할 수 있다. 결과적으로 도수치료와 부적절하게 단축된 조직을 신장(stretching)하고 환자에게 이 과정에서 자급자족(self-sufficiency)의 중요성을 교육하려고 시도하는 반복된 운동연습을 혼합하는 풍부한 기회를 발견할 수 있다.

장애증후군 Derangement syndrome

가장 유의미한 증거에 의해 뒷받침되는 McKenzie법의 이 부분은 장애증후군(derangement syndrome) 환자에 대한 접근법이다. 예컨대, 장애란 허리뼈의 추간판 병리를 가리킨다. McKenzie는 원래 장애에 대한 7개의 하위범주를 설명하였다. 그러나 그의 교과서 2003년 개정판(McKenzie & May 2003)에서는 이들은 3개 하위범주로 줄어들었다. 이 장의 목적을 위해 장애는 관련되는 뒷받침이 되는 증거에 대응하는 2개의 하위범주로만 분류되는 것으로 생각한다.

허리뼈의 추간판 병리에는 병리해부학(형태계측 변화)과 병태생리학(기능의 변화, 이른바 통각)의 양쪽이 포함된다. 병리해부학에는 고도의 영상으로 볼 수 있는 광범위한 구조 변화(신경뿌리 손상의 유무에 관계없이 내부 추간판 붕괴, 추간판 돌출, 국소 탈출추간판)가 포함된다. 이들 사례의 각각에서 바깥 섬유테(annulus)가 완전히 손상이 없는 상황과 하나 또는 복수의 장소에서 침해된 상황과를 구별할 수 있다. 전자는 “함유(contained)” 병리라 불리고 바깥 섬유테에는 일그러짐(distortion)이 포함되어 있다. 후자는 “비함유” 병리이고 추간판의 정수압 메커니즘이 손상되어 있다(Fardon & MIlette 2001).

여러 번 보여준 것처럼, 영상에서 볼 수 있는 추간판 병변의 단순한 존재는 증상과는 상관성이 없다(Boden et al, 1990; Boos et al, 1995). 그러나 증상이 있는 즉, 통증을 동반하는 허리뼈 추간판에 관해서 매우 흥미 있는 관계가 존재한다는 것을 보여주고 있다. McKenzie 검사에서 중심화를 나타내는 요통 환자는 유발 추간판 조영술에 의해 입증된 것처럼 함유 병리(contained pathology)가 있는 통증을 동반하는 요추 추간판을 나타낼 가능성이 매우 높다는 것을 나타내었다(Donelson et al, 1997; Laslett et al, 2005). 역으로, 중심화가 없이 말초화를 나타내는 환자는 유발 추간판 조영술에 의해 입증된 것처럼 비함유 병리(non-contained pathology)가 있는 통증을 동반하는 요추 추간판을 나타낼 가능성이 매우 높다. 즉, 기계적 검사에서 중심화 또는 말초화의 존재는 추간판 조영술에서 통증을 동반하는 요추 추간판과 높은 상관관계가 있다. 게다가, 중심화하는 환자(말초화의 여부에 관계없이)는 함유 병리를 나타낼 가능성이 있지만, 말초화만을 하는(그리고 중심화하지 않는) 환자는 비함유 병리를 나타낼 가능성이 있다.

기계적 검사를 하는 동안에 장애증후군 환자는 하나 이상의 방향에서 능동 가동범위의 제한을 나타낼 것이다. 통증은 조기의 최종 가동범위에서 그리고 그 점 이전의 가동범위에서 발생할 것이다(이것은 제한된 최종 가동범위에서만 유발되는 기능장애증후군의 통증과는 대조적이다). 반복적인 운동검사는 중심화 또는 말초화를 명백히 할 것이다. 중심화가 일어날 때 이것은 보통 하나의 특정 방향의 움직임에만 반응한다. 항상 이러한 것은 아니지만, 반대 방향은 매우 일반적으로 말초화를 야기할 것이다. 중심화를 초래하는 운동은 그 환자의 방향성 선호(directional preference)라 불린다. 요추에서 폄은 가장 일반적인 방향성 선호인 것으로 나타나고 있다(Donelson et al, 1991).

수많은 연구에서는 중심화가 환자집단에서 일어나는 빈도를 조사하였다. 한 후향적 연구에서 87명의 환자 중에서 76명(87%)이 단일 방향으로의 반복적인 최종 가동범위 움직임에 반응하여 증상의 중심화를 경험하였다는 것을 보여주었다(Donelson et al, 1990). 각각의 사례에서 반대방향으로의 움직임은 항상 먼쪽 증상을 악화시켰다.

다리 통증의 유무에 관계없이 요통이 있는 145명의 환자의 시상면 운동만을 조사하는 전향적 연구에서는 47%의 빈도를 나타내어 보였다(Donelson et al, 1991). 팔다리 증상의 유무에 관계없이 요통 또는 목통증을 가진 289명의 환자에서의 중심화 현상에 대한 전향적 설명 분석에서는 대상자의 30.8%가 중심화가 된 사람(centralizer), 23.2%가 중심화가 되지 않은 사람(non-centralizer), 그리고 46%가 부분적인 감소로서 분류되었다(Werneke et al, 1999). 이전에 공표된 62개의 연구에 대한 체계적인 검토에서는 요통과 목통증 환자에서 중심화의 유병률(prevalence)은 전체로서 44.4%, 그리고 급성 통증환자의 74%였지만, 방향성 선호의 유병률은 전체로서 70%였다고 보고하였다(May & Aina 2012). 이 검토는 더 많은 데이터가 필요하지만, 현재 중심화 또는 방향성 선호의 조사결과는 치료 접근법과 예후의 확립에 유용하다고 생각된다는 것을 시사하였다. 304명의 대상자에 대한 더 최근의 연구에서는 중심화와 방향성 선호의 양쪽이 목통증을 가진 환자의 기능적 개선과 연관성이 있다는 것을 발견하였다(Edmond et al, 2014). 흥미롭게도, 이 연구는 중심화와 방향성 선호가 개개의 진단 실체라는 더 많은 증거를 제공하였다. 각각이 얼마간 다른 환자 하위집단에서 발생한다. 중심화는 젊은 실험대상자와 소수의 동반질환을 가진 실험대상자에서 더 잘 일어나기 쉽고 방향성 선호는 급성 통증이 있는 환자에서 더 잘 일어나기 쉽다.

40명의 물리치료사 사이에서 중심화, 말초화 또는 어느 것도 발생하지 않았는지 어떤지를 판단할 때에 양호한 신뢰도(κ = 0.823; 89.7%의 일치율)를 보여주고 있다(Fritz et al, 2000).

또 다른 연구에서도 환자를 McKenzie증후군으로 분류하는 2명의 물리치료사 사이의 양호한 신뢰도를 나타내어 보여주었다(κ = 0.70; 93%의 일치율) (Razmjou et al, 2000). 이 연구에서 중심화 또는 말초화가 일어날 때, 신뢰도는 증가하여 우수하였다(κ = 0.96; 97%의 일치율).

다른 연구에서는 중심화를 하는 환자가 중심화를 하지 않는 환자와 비교해서 우수한 임상결과를 달성한다는 것을 보여주고 있다. Long(1995)은 다리 통증의 유무와 관계없이 만성요통이 있는 223명의 대상자를 조사하여 중심화를 한 집단은 NRS-101 통증척도에 대한 최대 통증강도 득점의 유의미하게 큰 감소와 유의미하게 높은 직장복귀 상태를 나타낸다는 것을 발견하였다. 다리통증의 유무와 관계없이 요통이 있는 126명의 연이은 환자에 대한 연구에서 중심화한 사람의 향상된 직장복귀율을 또한 볼 수 있었다(Karas et al, 1997). 요통 또는 목통증이 있는 289명의 환자 중에서 중심화한 사람은 11−점 통증척도에 대한 통증강도의 큰 감소와 Oswestry Questionnaire 또는 Neck Disability Index에 의해 측정된 기능의 증가를 경험하였다(Werneke et al, 1999).

중심화를 할 수 있는 환자에 있어서 치료는 항상 중심화를 달성하고 말초화를 회피하는 것을 목적으로 하고 있다. 이리하여, 운동, 인간공학 및 도수치료는 환자의 방향성 선호에 따라 시행된다. 예를 들어, 반복하여 펴는 것에 중심화를 하는 환자에게는 폄의 운동이 주어지고 전만 자세를 유지하여 폄을 선호하는 도수치료를 받도록 권장된다. 기능장애증후군에서와 같이 McKenzie 접근법은 환자가 능동적인 운동을 수행함으로써 적극적인 변화를 달성할 수 있는 경우(이 예에서는 중심화)에는 수동적인 치료를 삼갈 것을 제창하고 있다(상자 글 10.3).

말초화만을 하고 어떤 움직임에 중심화를 하지 않는 이들 환자는 임상의에게 더 어려운 상황을 제시한다. 분명한 방향성 선호가 없으면, 노력해야 할 특정 움직임은 하나도 없다. 말초화를 회피하는 것은 여전히 운동, 신체역학 및 직장 내 케어의 지도원칙이지만 이것만으로는 전향적인 변화를 가져오는 특정 방향/자세를 가질 만큼 가치는 없다. 실제로 이들 환자는 흔히 보존치료에 잘 반응하지 않고 외과적 치료중재를 필요로 할 가능성이 더 높다는 것을 보여주었다(Donelson et al, 1997).

기계적인 목통증 또는 요통이 있는 환자를 관리하는 것에 대한 논의는 비기계적인 요인이 특정 환자의 임상증상에 대해 가질지도 모르는 역할을 고려함

상자 글 10.3 도수치료에 관한 일반적인 주의사항

McKenzie 법은 환자교육과 자기관리(self−care)의 1차적인 중요성을 강조하고 있다. 이 기법에는 바람직한 기계적 성과를 달성한다는 상황에서의 도수치료에 대한 초점을 맞춘 역할이 포함된다.

본문에서 설명한 것처럼, 증상의 중심화 또는 제한된 가동범위의 증가는 환자에게 유리하다. McKenzie 접근법의 목표는 유리한 결과(진단)를 만들어내는 위치/움직임을 확인하고 그 다음으로 이들 위치/움직임을 적용하여 긍정적인 결과(치료)에 도달하게 하는 것이다. 도수치료는 진단과 치료의 양쪽에 포함된다. 그러나 각각의 사례에서 그것은 능동적인 방법이 소망하는 결과를 달성하지 못하는 상황에 대한 제2 선택지로서만 사용된다.

McKenzie 시스템에서 기계적인 방법은 아래에 보여주는 것처럼 능동적 수단에서부터 수동적 수단까지의 연속체로서 존재한다고 생각할 수 있다.

능동 ————→ **수동**

자세	반복된 능동적 운동	임상의의 과도한 압력으로 반복되는 능동적 운동	관절의 가동화 (등급 3−4)	도수조작 (등급 5)

지침이 되는 원칙은 먼저 능동적인 방법을 이용하고 이전의 방법이 실패한 경우만 스펙트럼 상에서 더 오른쪽으로 순차적으로 이동하는 것이다. 일부 환자에서는 성공한 진단과 결과는 처음부터 능동적인 방법으로 얻을 수 있다. 다른 경우에는 중심화 또는 가동범위 증가를 달성하기 위해 처음에 가동화 또는 도수조작의 사용을 필요로 할 것이다. 그럼에도, 치료과정 중에서 의도하는 바는 긍정적인 결과를 유지하면서 수동적인 방법을 가능한 한 적게 하고 능동적인 방법을 가능한 한 빨리 사용하는 것이다.

McKenzie의 방법 내에서 설명된 도수치료는 관절가동화와 도수조작이며, 후자는 전자보다 더 적극적인 것이라 생각되고 있다. 그러나 절충적인 임상의는 다른 형태의 연부조직 치료를 이 방법에 혼합할지도 모른다. 특히 중심화 및 말초화의 원칙은 어느 쪽인가를 실증하는 환자의 유의미한 증거에 의해 뒷받침되어 있기 때문에, 임상의는 근막이완 기법을 적용하는 동안에 중심화를 얻으려고 노력하고 말초화를 회피할 필요가 있다.

이 없이는 태만해질 것이다. 동시대의 개념은 신체적 건강 또는 질병에 영향을 미치는 생리학적, 심리학적 및 사회적 또는 문화적 요인 사이의 복잡한 상호작용에 대한 생물심리사회적 모델을 설명하고 있다(Suls et al. 2013). 이것은 특히 통증과 관련된 공포가 장애와 적극적으로 연관성이 있다는 것을 보여주고 있는 척추통증을 호소하는 환자와 관련이 있다(Zale et al, 2013). 특히 McKenzie 평가와 관련해서, 증거는 정신적인 것(OR 1.16; 95% 신뢰구간(CI) 1.03-1.30)과 우울증상(OR 1.23; 95% CI 1.01-1.51)이 중심화하는 사람보다 중심화하지 않는 사람과 더 연관성이 있다는 것을 시사하고 있다(Christiansen et al, 2009). 따라서 요통 또는 목통증이 있는 환자를 치료하는 모든 임상의는 심리사회적 요인의 잠재적인 기여를 설명하고 대처해야 한다.

요약하면, 다음의 핵심을 기억하는 것은 특히 임상의에게 도움이 될 수 있다. 중심화는 30.8-87%의 빈도로 일어나고 중심화의 평가에 관한 우수한 검사자간 신뢰도가 실증되어 있다.

단일의 선호하는 운동방향은 보통 중심화를 초래한다. 존재하는 경우, 중심화 또는 말초화는 통증을 동반하는 추간판 병변을 나타낸다.

중심화하고 있는 통증은 문제가 없는 섬유테(annulus)를 동반하는 추간판으로부터 발생하고 말초화하고 있지만, 중심화하고 있지 않는 통증은 문제가 있는 섬유테를 동반하는 추간판으로부터 일어날 것이다. 추간판 병변이 있는 환자의 경우, 증상을 중심화할 수 있는 환자는 증상을 중심화할 수 없는 환자보다도 보존치료에 대한 반응의 예후가 양호하다.

이 장

이 장에서는 McKenzie법이라 불리는 기계적 진단과 치료에 대한 증거에 기초한 접근법의 개요를 소개하였다. 이 방법에는 진단에 도달하고 치료전략을 확인하기 위해 기계적 자세잡기에 대한 환자의 반응을 평가하는 것이 포함된다. 이 논의는 요추 및 경추영역 양쪽에 대한 자세증후군, 기능장애증후군 및 장애증후군의 세 가지 진단 범주에 초점을 맞추고 있다. 이 장은 이들 원칙을 도수치료 치료계획에 적용하는 것을 포함하고 있다.

다음 장

Dylan Morrissey PT, PhD가 저술한 다음 장은 자세이완의 한 형태로서 "부하제거(unloading)"/키네시오 테이핑 사용에 대한 상세를 포함하고 있다.

참고문헌

Aina, A., May, S., Clare, H., 2004. The centralization phenomenon of spinal symptoms – a systematic review. Manual Therapy 9, 134–143.

Boden, S.D., Davis, D.O., Dina, T.S., et al., 1990. Abnormal magnetic-resonance scans of the lumbar spine in asymptomatic subjects. A prospective investigation. The Journal of Bone and Joint Surgery. American Volume 72, 403–408.

Boos, N., Rieder, R., Schade, V., et al., 1995. Volvo Award in Clinical Sciences. The diagnostic accuracy of magnetic resonance imaging, work perception and psychosocial factors in identifying symptomatic disc herniations. Spine 20, 2613–2625.

Chou, R., Qaseem, A., Snow, V., et al.; Clinical Efficacy Assessment Subcommittee of the American College of Physicians; American College of Physicians; American Pain Society Low Back Pain Guidelines Panel. 2007. Diagnosis and treatment of low back pain: a joint clinical practice guideline from the American College of Physicians and the American Pain Society. Annals of Internal Medicine 147, 478–491.

Christiansen, D., Larsen, K., Kudsk Jensen, O., et al., 2009. Pain responses in repeated end-range spinal movements and psychological factors in sick-listed patients with low back pain: is there an association? Journal of Rehabilitation Medicine 41, 545–549.

Donelson, R., Aprill, C., Medcalf, R., et al., 1997. A prospective study of centralization of lumbar and referred pain: a predictor of symptomatic discs and anular competence. Spine 22, 1115–1122.

Donelson, R., Grant, W., Kamps, C., et al., 1991. Pain response to sagittal end-range spinal motion. A prospective, randomized, multicentered trial. Spine 16, S206–S212.

Donelson, R., Silva, G., Murphy, K., 1990. Centralization phenomenon. Its usefulness in evaluating and treating referred pain. Spine 15, 211–213.

Edmond, S.L., Cutrone, G., Werneke, M., et al., 2014. Association between centralization and directional preference and functional and pain outcomes in patients with neck pain. Journal of Orthopaedic and Sports Physical Therapy 44, 68–75.

Errico, T.J., 2005. Syntegration: a 'more complete' knowledge-based approach to the practice of medicine – North American Spine Society Presidential Address, Chicago, IL. Spine Journal 5, 6–12.

Fardon, D.F., Milette, P.C., Combined Task Forces of the North American Spine Society, American Society of Spine Radiology, and American Society of Neuroradiology, 2001. Nomenclature and classification of lumbar disc pathology. Recommendations of the Combined Task Forces of the North American Spine Society, American Society of Spine Radiology, and American Society of Neuroradiology. Spine 26, E93–E113.

Fritz, J.M., Delitto, A., Vignovic, M., et al., 2000. Interrater reliability of judgments of the centralization phenomenon and status change during movement testing in patients with low back pain. Archives of Physical Medicine and Rehabilitation 81, 57–61.

Karas, R., McIntosh, G., Hall, H., et al., 1997. The relationship between nonorganic signs and centralization of symptoms in the prediction of return to work for patients with low back pain. Physical Therapy 77, 354–360.

Laslett, M., Oberg, B., Aprill, C.N., et al., 2005. Centralization as a predictor of provocation discography results in chronic low back pain, and the influence of disability and distress on diagnostic power. Spine Journal 5, 370–380.

Long, A.L., 1995. The centralization phenomenon. Its usefulness as a predictor or outcome in conservative treatment of chronic low back pain (a pilot study). Spine 20, 2513–2520.

McKenzie, R., 1981. The Lumbar Spine: Mechanical Diagnosis and Therapy. Spinal Publications, Waikanae, New Zealand.

McKenzie, R., May, S., 2003. The Lumbar Spine: Mechanical Diagnosis and Therapy. Spinal Publications, Waikanae, New Zealand, pp. 553–563.

May, S., Aina, A., 2012. Centralization and directional preference: a systematic review. Manual Therapy 17, 497–506.

Nordin, M., Carragee, E.J., Hogg-Johnson, S., et al., Bone and Joint Decade 2000–2010 Task Force on Neck Pain and Its Associated Disorders, 2008. Assessment of neck pain and its associated disorders: results of the Bone and Joint Decade 2000–2010. Task Force on Neck Pain and Its Associated Disorders. Spine (Phila PA 1976) 33 (4 Suppl.), S101–S122.

Razmjou, H., Kramer, J.F., Yamada, R., 2000. Intertester reliability of the McKenzie evaluation in assessing patients with mechanical low-back pain. Journal of Orthopaedic and Sports Physical Therapy 30, 368–389.

Suls, J., Krantz, D.S., Williams, G.C., 2013. Three strategies for bridging different levels of analysis and embracing the biopsychosocial model. Health Psychology 32, 597–601.

Taylor, M.D., 1996. The McKenzie method: a general practice interpretation: the lumbar spine. Australian Family Physician 25, 189–201.

Werneke, M., Hart, D.L., Cook, D., 1999. A descriptive study of the centralization phenomenon. A prospective analysis. Spine 24, 676–683.

Zale, E.L., Lange, K.L., Fields, S.A., et al., 2013. The relation between pain-related fear and disability: a meta-analysis. Journal of Pain 14, 1019–1030.

제11장 **11**

통증을 경감시키고 움직임을 촉진하기 위한 "부하제거" 테이핑

'Offloading' taping to reduce pain and facilitate movement

제11장의 목차

서론 INTRODUCTION

이들은 치료효과를 위한 테이핑에 관심이 있는 임상의나 연구자에게는 즐거운 시간이다. 첫 번째, 키네시오 테이핑("K-테이핑")의 출현은 우리들의 진료와 스포츠 분야에 영향을 주어왔다. 두 번째, 일반적으로 테이핑에 대한 연구의 양과 질은 기하급수적으로 가속화되었고 K-테이핑에 대한 연구가 증가하고 있다(그림 11.1). 이것은 임상의에게 무엇을 의미하고 있는 것일까? 더 중요한 것은, 이것이 환자에게 무엇을 의미하고 있는가? 이다.

긍정적인 출력은 다종다양하다. 첫 번째, 치료 패러다임이 발전하고 성숙함에 따라 환자의 결과는 개선되어야 할 것이다. 두 번째, 관찰된 효과의 기저에 있는 다양한 메커니즘의 탐구는 세시하는 병리의 이해를 높이고 임상추론을 최적화하여 너욱더 혁신을 가능케 해야 할 것이다. 이 장에서는 몇 가지 테이핑 기법을 소개하고 이용 가능한 증거에 대해서 몇 가지 관찰을 시행한다. 이들 관찰의 일부는 새로이 받아들여진 진실에 도전하거나 임상적으로 증명된 "사실"을 다시 언급할지도 모른다. 바라건대, 이들이 사고(thought)를 자극하고 이전의 판에 제시된 가설의 일부와 마찬가지로 엄밀히 검사되었으면 한다.

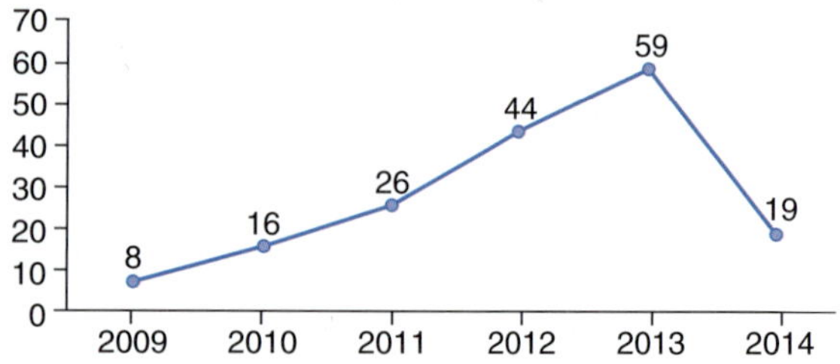

그림 11.1 Web of Science에 소개된 K-테이핑 연구의 빈도*(이 도표를 제공해주고 집필을 지원해준 박사 과정 학생인 Jack Shih-fan Tu에게 감사한다)*.

연구가 급증한 것을 이해하고 이것을 임상 진료로 전환하는 방법이 있다. 과학적 방법은 체계적인 검토를 이용한다. 이것은 임상적 통찰력, 고품질의 엄밀한 증거의 도출 및 분석으로 잘 수행될 때 강력한 증거가 된다. 체계적인 검토와 함께, 새로운 증거를 분류하는 방법을 찾기 위한 이론적 틀이 유용하다. 우리는 임상과 학술적인 혁신을 병행하여 추진하는 전문가를 성숙시키기 위한 수단으로서 양쪽을 활용할 필요가 있다.

슬개대퇴 통증(PFP; patellofemoral pain)을 위한 무릎뼈 테이핑에 관하여 우리가 수행한 최근의 체계적인 검토는 증거의 양과 결과로서 얻어지는 임상적 번역(clinical translation)이 진행되었는가에 대한 한 예이다(Baron et al, 2014). Jenny McConnel은 PFP를 경감하기 위한 테이핑에 대한 경험적 접근법으로 혁신했으며 이것은 PFP의 보존적 관리에 변혁을 가져오고 정량화 검사를 견디어 내었다. 이들 접근법은 몇 번이고 반복해서 평가되었고 효과와 메커니즘 양쪽 모두가 탐구되었다. 우리는 이제 무릎뼈 테이핑이 증상에 긍정적인 영향을 미친다는 수준 1의 증거를 가지고 있으며, 기저에 있는 이들 효과의 메커니즘을 상세히 설명하는 여러 연구에서 다음과 같은 중간 정도의 증거가 확인되었다 :

- 맞춤형(가쪽경사, 활주 및 회전을 조절하기 위해 환자에 맞춘) 그리고 맞춤형이 아닌 무릎뼈 테이핑은 각각 크고 작은 효과의 즉각적인 통증 경감을 제공하고 한편, 맞춤형 무릎뼈 테이핑은 안쪽넓은근경사(내측광근경사: VMO) 수축의 조기 시작을 촉진한다(가쪽넓은근과 비교하여).
- 맞춤형 무릎뼈 테이핑은 증가된 내부 무릎 폄의 모멘트(메커니즘)를 견딜 수 있는 능력을 촉진한다. 게다가, 테이핑이 임상적으로 어떻게 적용되는지에 따라 다음과 같은 증거는 한정되어 있다.
  - 맞춤형 무릎뼈 테이핑과 운동을 조합함으로써 4주간의 운동 단독과 비교하여 우수한 통증의 경감이 얻어진다.
  - 3–12개월의 운동에 추가된 맞춤형 무릎뼈 테이핑에는 이점이 없다.

연부조직과 관절 구조의 부하를 제거하는 가치는 증명되어 있다. 따라서 항상 추가적인 탐구의 여지는 있지만 임상적 번역은 분명하다.

효과와 메커니즘에 대해서 우리는 어떠한 추가적인 분류를 적용할 수 있는가? 체계적인 검토의 이점이 없이 어떻게 우리는 새로운 연구를 이해할 수 있는가?

먼저, 특정 시간에 특정 환자에게 주어진 기술의 목적에 대해 명확히 할 필요가 있다.

- 테이프로 재현할 수 있는 효과를 손으로 만들어 내고 이리하여 즉각적인 접촉을 넘어서 치료 시간대를 연장할 수 있는가?
- 제안된 기법이 적용되는 나머지 다중양식의 치료 접근법과 어떻게 일치하는가?
- "이미 만들어져 있는" 테이핑 기법을 결코 적용하지 않는다. 혁신을 하고 임상추론을 적용하며, 그 다음에 유사한 징후를 검사하고 재검사함으로써 즉각 효과를 증명하는 것으로부터 얻어지는 것이 훨씬 더 많이 있다.
- 환자에게 이 기법의 이론적 근거, 이것이 나머지

치료 프로그램과 어떻게 일치하고 있고 그리고 그들은 무엇을 기대해야 하는가를 명확히 설명하고(가능하다면, 이것을 환자의 휴대전화에 비디오로서 기록을 한다) 그래서 그들은 필요에 따라 검토할 수 있는 계획된 것에 대한 축어적인 기록(verbatim record)을 갖게 된다.

- 조직과 전체 유기체 수준의 양쪽에 미치는 영향을 고려한다. 따라서 생체심리사회적 접근법의 전문가의 적용에 전체 범위의 임상추론을 적용한다.
- 테이프의 특성에 따라 테이프의 유형을 선택하고 그 메커니즘을 고려하면서 이들을 특정 목적에 맞춘다.
- 마지막으로 루프를 완성한다. 우리는 기존의 연구를 최대한 활용하였는가? 회의의 의사록, 문헌, 새로운 논평을 최신의 상태로 유지한다.

K-테이핑의 체계적 검토 상황은 명확하지 않고 임상적으로 의미 있는 검토를 용이하게 하기에는 이 분야는 약간 성숙되어 있지 않을지도 모른다. 최근의 다섯 가지 체계적 검토에서는 단기간의 통증과 가동범위를 제외하고는 일관성 있는 효과는 거의 발견되지 않았다(Kalron & Bar-Sela 2013; Morris et al, 2013; Mostaavifar et al, 2012; Taylor et al, 2014; Williams et al, 2012). 이것은 특히 치료 패키지를 설계하고 제공하는 상황에서 그 자체로 가치가 있지만, 소스 재료의 특징은 무릎뼈 테이핑에 대한 초기 연구에서와 같이 일반적으로 표준화된 방식으로 적용되는 테이핑 기법에 대한 것이다. 아마도 이 접근법은 전형적인 연구방법과 일치하고 있는 것 같기 때문이다. 게다가, 많은 연구가 환자보다는 무증상 대상자에서 시행되고 있고 따라서 외부 타당성이 제한되어 있다. 필요로 하고 있고 무릎뼈 테이핑에 대한 강력한 증거를 초래하는 것은 신중하게 선택된 결과척도를 사용하여 관련 집단에서의 맞춤형 테이핑을 평가하는 것이다. 이러한 효과의 연구와 함께 메커니즘을 평가하는 것은 더욱더 유용할 것이다. 우리가 이러한 연구를 시행할 때까지 증거 합성이 우리의 임상에서 필요한 모든 설비(clinical armamentarium)에서의 이러한 접근법의 장소를 완전히 밝힐 수 없을 것 같다. 현재로서는 우리는 효과가 없다는 귀무가설(null hypothesis)을 받아들여야 하지만, 증거의 결여에 대처하기 위해 계속해서 노력해야 한다.

마지막 관찰로서 문헌에서는 키네시오 테이핑을 다른 테이핑 기법과 다른 것이라 간주할 이유는 없다. 이것은 논의의 여지가 있는 것처럼 들릴지도 모르지만, 같은 상황에서 다른 테이프를 사용해서 같은 효과를 제공할 수 있다.

Montalvo의 검토에서는 K-테이핑과 McConnell 유형의 접근법 사이에서 거의 차이가 없다는 것이 판명되었으며, 따라서 이것은 그 적용과 추론이 사용된 실제의 테이프보다 더 중요하다는 것을 시사하고 있다(Montalvo et al, 2013). 키네시오 테이프 그 자체는 전형적으로 아름답게 만들어져 있지만, 특수 접착제를 사용하여 대부분의 일반적인 유형의 테이프보다 비싸다. 이러한 유형의 테이프는 우수한 품질로 인해 다른 어떤 것보다도 더 많은 것들을 할 수 있지만, 특정 직조물의 구조 또는 접착제 질량에 대해서는 본질적으로 특별하거나 새로운 것은 없다. 영국의 많은 치료사가 결과를 최대화하기 위해 명확한 테이핑의 목표와 상세한 명백한 임상추론과 더불어 테이프의 특성을 상세하게 이해함으로써 달성될 수 있는 상승효과를 이해할 필요성에 눈뜨게 한 것은 Rose MacDonald이었다. 이것은 문헌에 대한 충분한 지식과 명확한 임상추론을 적용한 증거에 기초한 상승효과이고 이것이 진정한 목표이다. 즉, 한 유형의 테이프만이 허용된다면 우수한 제조성능을 제공하는 다양성 때문에 우수한 품질의

K-테이프가 될 것이다. 우리는 단순히 이것을 거래의 도구 중의 하나로 간주할 필요가 있으며, 그 효과에 대한 사치스런 주장에 얽매이지 않는다.

적용 APPLICATION

근골격계 통증을 경감하기 위한 부하제거 테이핑과 움직임 패턴을 개선하기 위한 고유수용성 테이핑은 유용한 경험적 보조치료 접근법이다. 그들은 유사한 메커니즘으로 조작하고 있을 가능성이 높으며 그 정확한 성질은 증거가 계속 증가하고 있음에도 불구하고 아직 증명되어 있지 않은 그대로이다. 테이핑이 근육의 동원(Kuo & Huang 2013; Lumbroso et al, 20114); 안쪽정강뼈 스트레스 증후군을 가진 사람에서의 뼈의 부하(Griebert et al, 2014); 지구력 운동선수의 장딴지 통증(Merino-Marban et al, 2014); 자세 안정성(Semple et al, 2012); 기능적 과제를 수행하는 동안의 통증 득점; 근막 및 팔의 기능장애(Pelosin et al, 2013); 및 신경근육 동원과 운동 패턴(An et al, 2012)에 미치는 영향에 특히 주의가 기울여져 왔다. 이전의 판 이래, 테이핑 효과가 중재되는 메커니즘을 이해하는 데 얼마간의 진전이 있었다. 근육의 선을 따라 테이핑을 하는 특정 효과가 탐구되었다(Alexander et al, 2008; Kuo & Huang 2013). 이용 가능한 문헌에 기초한 메커니즘에 관한 가설을 이 장에서 다시 살펴본다. 이들 개념에는 예시적인 증상사례가 있는 다양한 상황에서 테이핑을 적용하기 위한 임상 지침이 동반된다.

테이핑은 움직임 관련 통증을 경감하기 위해 많은 방법으로 사용될 수 있다. 제시되고 있는 움직임 패턴과 통증 메커니즘에 대한 철저한 평가에 기초하여, 테이핑은 그 자체로 유용한 치료 접근법으로서 또는 치료효과를 유지하는 수단으로서 사용될 수 있다. 이것은 비교적 짧은 시간의 치료사와 환자의 접촉을 보완하는 몇 시간 또는 며칠간 지속되는 조직에 대한 물리적 효과를 제공하기 위해 사용할 수 있다. 테이핑은 과민성 근육근막 조직 또는 신경조직의 부하를 제거함으로써 통증에 직접 영향을 주기 위해 사용할 수 있다. 테이핑은 또한 확인된 장애가 있는 움직임 패턴과 연관성이 있는 통증을 변화시키기 위해 간접적으로 사용될 수 있다(표 11.1). 이들의 효과는 사용된 접근법에 따라 고유수용성으로 그리고 기계적으로 중재된다. 이것은 팔이음뼈(견갑대)에서 용이하게 실증되고 따라서 이 영역은 특히 다음의 본문에서 테이핑 접근법을 나타내어 보여주는 데 사용된다.

표 11.1 테이핑에 의한 통증 경감의 수단

직접법	간접법(고유수용성으로 중재된)
세로방향의 부하제거 (상자 글 11.1)	평가에 의해 보여주는 것처럼 방향과 개별적으로 증명된 효과에 좌우되는 운동 협동근(synergists)의 억제 또는 자극.
가로방향의 부하제거 (상자 글 11.2)	활동하지 않는 운동 협동근의 촉진 최적의 관절사이 협응의 촉진 정적인 자세 또는 움직임 동안에 관절 정렬의 직접적인 최적화

직접법 DIRECT METHODS

세로방향의 부하제거
Longitudinal offload

변함없이 계속되는 중력의 영향 때문에, 또는 만

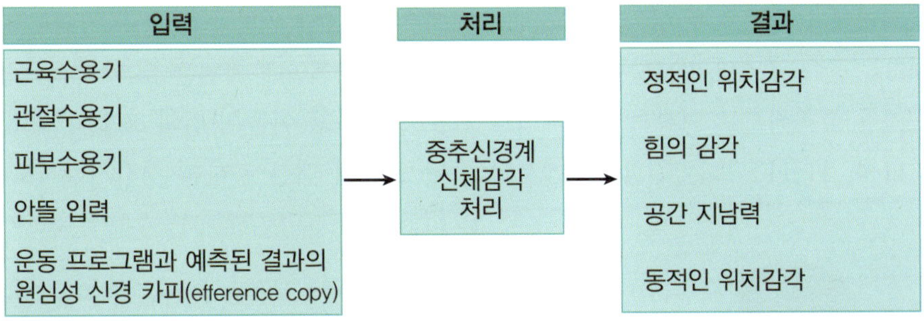

그림 11.2 고유감각 요약. 다수의 말초 정보 소스로부터의 입력은 예상되는 움직임 패턴 및 말초로 송신되는 명령과 통합되고 결과는 움직임에 따라 미터의 중추신경계 표현이 된다.

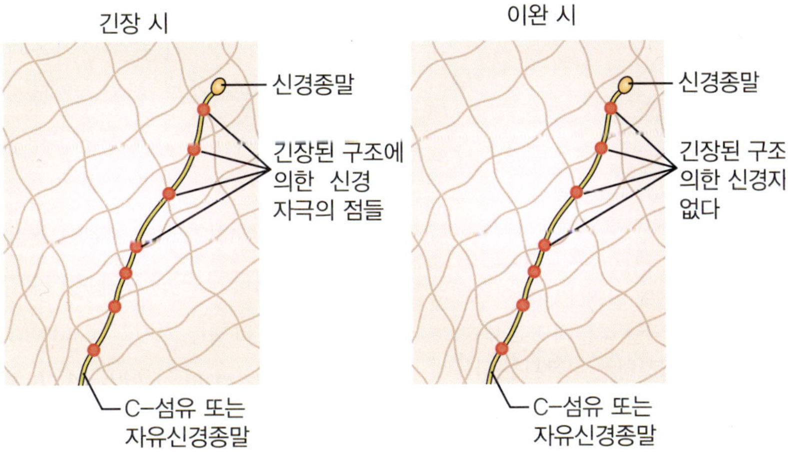

그림 11.3 다방향 근막면을 관통하고 있는 자유신경종말은 조직에 큰 장력이 걸려 있으면 자극될 수 있다. 이들 조직을 단축된 위치로 유지하는 테이핑은 움직임과 연관성이 있는 증상을 경감하는 데 도움이 된다.

성적으로 증가한 배경근육 긴장 때문에(예를 들어, 습관적인 자세로 인해서) 긴장상태로 유지되는 통증을 동반하는 조직은 그 조직이 단축된 위치에서 수동적으로 지지될 수 있다면, 테이핑에 의해 효과적으로 도움을 받는 일이 흔히 있다. 이것은 유해한 신경역학과 연관성이 있는 증상에 대처할 때 특히 유용하다(그림 11.2). 조직과 서로 얽혀 있는 자유신경종말과 c-섬유종말기관은 장력 하에 있는 조직의 기계적 및 화학적 영향에 의해 시작된다는 것을 시사하고 있다. 이것은 조직을 단축된 위치에 유지함으로써 감소되고, 따라서 통증 섬유자극을 감소시킨다(그림 11.3). 테이핑을 적용하기 전에 이것을 환자와 함께 검사하는 것이 중요하다.

가로방향의 부하제거 Transverse offload

가로방향의 부하제거 접근법은 위에서 설명한 유사한 수단에 의하거나 또는 더 기계적인 효과에 의해 중재될지도 모르는 특히 근육근막 조직을 위해 사용될 수 있다. 이 유형의 기법은 가쪽 위관절융기 통증(epicondylalgia)과 연관성이 있는 팔꿈치 통증의 경감에 효과적이라는 것을 보여주었다(Vicenzino et al, 2003). 근육 구조의 가로방향 부하제거는 사용되는 근육을 효과적으로 연장하고 억제성일 수 있고(그림 11.4, 11.11) 또는 결합조직에서의 자유신경종말 위치를 바꿀 수 있다(그림 11.3).

다수의 제안된 기법은 두 가지 접근법을 효과적으로 혼합하고 이들 방법의 조합이 테이핑을 한 부위 내 조직에 대한 부하를 경감시킬지도 모른다(그림 11.5).

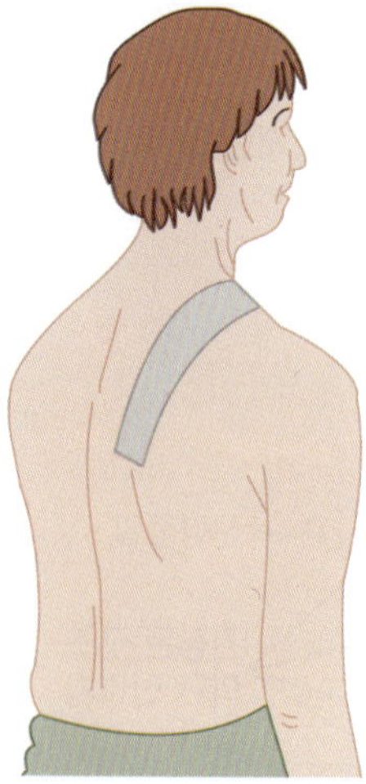

그림 11.4 상부 등세모근(승모근)의 억제. 근복 위 빗장뼈(쇄골) 바로 위의 등세모근의 앞면에서부터 수직선으로 대략 제7갈비뼈 수준까지. 일단 부분적으로 부착하였으면 아랫방향으로 당겨서 확고하게 부착시킨 다음에 테이프의 끝부분을 부착한다.

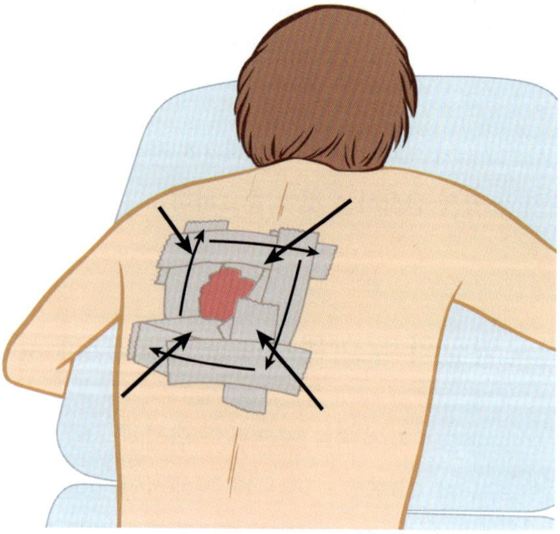

그림 11.5 등뼈(흉추) 위의 피부를 큰 화살표 방향으로 중앙으로 모으고 테이프를 작은 화살표 방향으로 피부에 붙인다(테이핑 지침을 참조할 것).

간접법: 팔이음뼈에 관하여
INDIRECT METHODS: WITH REFERENCE TO THE SHOULDER GIRDLE

정상적인 팔의 기능은 팔이음뼈(견갑대)를 최적의 협응된 방식으로 정적 및 동적으로 위치시키는 능력에 좌우된다(Glousman et al, 1988; Kibler 1998).

예를 들어, 견갑흉부 "관절"의 운동장애는 공통의 병리와 강력하게 연관성이 있다는 것을 보여주고 있다(Hébert et al, 2002; Ludwig & Cook 2000; Lukasiewicz et al, 1999; Michener et al, 2003).

관절 안정성, 최적의 관절사이 협응 및 근육기능을 목적으로 하는 물리치료는 다양한 어깨 증상을 관리하는 데 임상적으로 효과적이라는 것을 보여주고 있다(Braun et al, 2013; Ginn et al, 1997). 고유감각(proprioception)은 협응된 팔이음뼈 움직임의 중요한 구성요소이지만, 병적이고 피로한 어깨에서는 중대한 결손이 확인되었다(Carpenter et al, 1998; Forwell & Garnahan 1996; Voigt et al, 1996; Warner et al, 1996). 이들 고유감각 결손을 최소화 또는 반전을 시도하는 것은 재활 프로그램의 하나의 필수적인 목표이다(Lephart et al, 1997; Magee & Reid 1996).

테이핑이 어깨뼈 근육의 동원 패턴에 영향을 준다는 증거가 혼재하여 있지만, 테이핑은 팔이음뼈의 통증이 없는 움직임을 완전히 회복하는 것을 목적으로 하는 환자 특이적 통합 치료 접근법에 대한 유용한 보조물이며, 이것은 주어진 제안에 사용할 최적의 기법은 완전히 확립되고 평가된 상태 그대로라는 것을 시사하고 있다(Ackermann et al, 2002; Alexander et al, 2003; Cools et al, 2002). 어깨관절의 테이핑은 그 효과가 실현될 수 있도록 전체적인 치료 접근법에 완전히 통합되어야 한다는 것은 문헌으로부터 매우 명백하다.

테이핑이 운동신경세포 풀(pool)의 흥분성에 미치는 영향에 대한 초기 연구에서는 임상 경험과 모순된다는 생리학적 효과를 보여주었지만, 이들은 근골격계 장애에 대한 테이핑의 병태생리학적 효과 탐구의 초기 단계이기 때문에 이 연구로부터는 거의 아무것도 얻을 수 없었다(Alexander et al, 2003). 이 연구의 연장은 운동신경세포 풀의 흥분성이 딱딱한 테이프에 의해 저하할 가능성이 높다는 것을 보여주었으나(Alexander et al, 2008), 느슨하게 붙여진 K-테이프의 제거 후에 몇 가지 제거 후의 촉진이 있을지도 모른다(Firth et al, 2010). 이 기계적인 연구는 장딴지 테이핑에 의한 자세조절의 개선을 발견한 Semple(2012)의 연구결과와 모순되는 것처럼 생각된다. Merino-Marban 등(2014)은 듀애슬론(duathlon) 선수의 장딴지 통증 감소를 보여주었고, Lumbroso(2014)는 장딴지 힘의 증가를 보여주었다.

게다가, 개인에 대한 테이핑 조정이 결여 및 특정 개인에서의 특정 테이핑 접근법의 명확한 이론적 근거의 결여는 일관된 효과의 결여를 설명하고 있을 가능성이 높다.

테이핑은 견갑흉곽관절, 어깨위팔관절(견갑상완관절) 및 봉우리빗장관절(견쇄관절)에서의 운동장애에 대처하는 데 특히 유용하다. 최근의 연구에서는 다양한 종류의 어깨뼈 테이핑에 의해 어깨뼈를 올리는 동안에 어깨뼈의 바깥쪽, 위쪽 및 뒤쪽경사 회전의 증가(예. Shaheen et al,2013; Van Herzeele et al, 2013), 정확히 말해서, 운동이상(dyskinesia)의 반전과 연관성이 있는 움직임과 어깨 질환에서의 증상의 개선을 보여주고 있다(Worsley et al, 2013). 게다가, 봉우리위팔뼈(견봉상완골) 거리는 이전의 판에서 설명한 단순한 테이핑 절차에 의해 증가할 가능성이 있으나, 2013년에 Luque-Suarez에 의한 K-테이프를 사용하여 평가되었다. 통증에 대한 영향은 단기적인 경향이 있으며(Thelen et al, 2008), 따라서 임상적 근거는 동적 기능을 재활하는 기회의 창을 가능케 하는 것이다. 봉우리위팔뼈 거리와 어깨뼈 회전에 대해 보여준 운동학적 효과는 어깨의 충돌증상을 개선할 가능성이 있다.

가능성 있는 생리학적 메커니즘
Possible physiological mechanisms

고유감각(proprioception)은 정의하기 어려운 하나의 복합 과정이다(Jerosch & Prymka 1996). 본질적으로 피부, 근육, 근막, 힘줄 및 관절구조의 기계수용기로부터의 정보는 다음의 것에 대한 지각을 가능케 하기 위해 시각 및 안뜰(전정) 입력과 통합된다.

- 위치감각(정적)
- 운동감각(동적)
- 힘의 검출

고유감각(proprioception)은 운동연쇄의 복잡성, 뼈의 안정성 및 수행된 과제의 정확성의 상대적인 결여로 인해서 팔의 관절사이 협응(Sainburg et al, 1993)을 위해 특히 중요하다. 문헌에서는 팔이음뼈 고유감각에 기여하는 관절 및 근육근막 구조의 역할에 초점을 맞추고 있으나, 한편 피부 입력은 역할이

별로 없는 것으로 간주된다(Carpenter et al, 1998; Jerosch & Prymka 1996; Lephart et al, 1997; Warner et al, 1996).

봉우리밑(견봉하) 충돌(Machner et al, 2003) 및 오목위팔(관절상완) 불안정성(Barden et al, 2004)과 같은 팔의 병리에서는 고유감각이 손상된다는 것을 보여주고 있다. 스포츠에 완전히 복귀하는 것은 이들 결손의 반전에 좌우된다. 이들 결손은 수술 후의 회복과 장기간의 재활 후에 정상화되지만(Pötzl et al, 2004), 한편 피부를 통한 고유각각 되먹임이 압박 브레이스에 의해 강화되면 병리가 있는 어깨의 즉각적인 개선을 보여주었다(Ulkar et al, 2004).

고유감각 생체되먹임의 한 형태로서의 테이핑 Taping as a form of proprioceptive biofeedback

고유감각 어깨 테이핑이 효과적일 가능성이 있는 잠재적인 메커니즘은 피부 입력의 강화에 의한 것이

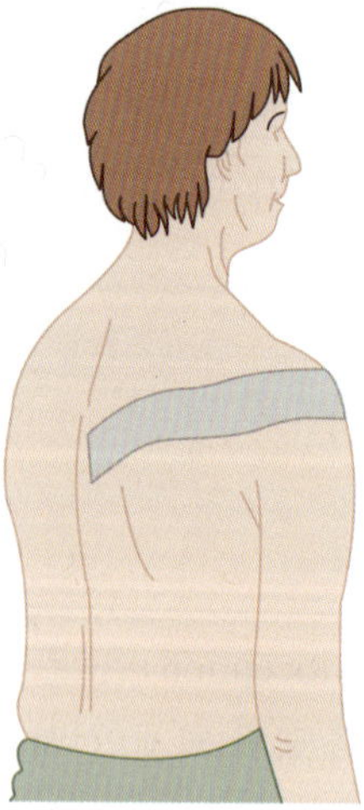

그림 11.6 어깨의 뒤당김: 봉우리(견봉) 수준 바로 아래의 어깨세모근(삼각근) 주위, 관절선(joint line)에 대해 2㎝ 안쪽의 어깨 앞면에서부터 정중선을 넘어서지 않고 T6 영역까지 한다. 뒤당김이 되도록 테이프를 잡아당긴다.

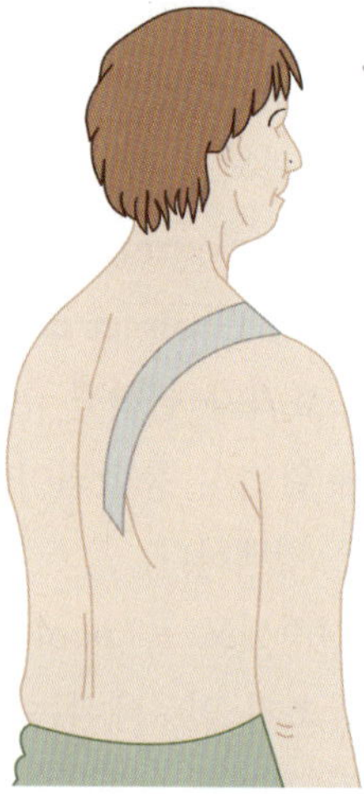

그리 11.7 뒤당김/위쪽회전: 부리돌기(오훼돌기)의 바로 아래 어깨 앞면에서부터 하부등뼈(흉추)(T10) 영역까지 한다. 테이프는 처음에 위쪽으로 잡아당긴 다음에 테이프가 정중선 위로 올 때 후퇴시킨다.

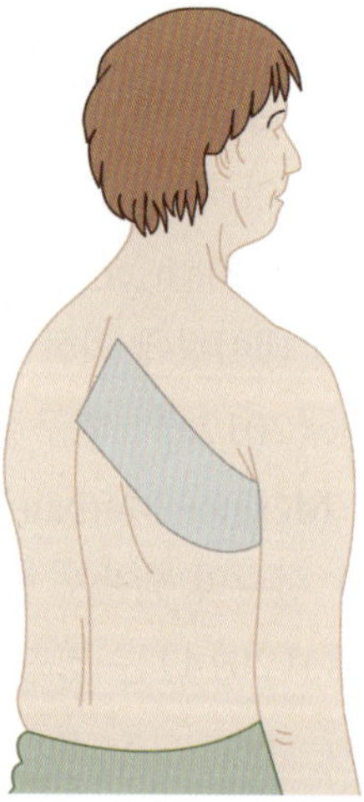

그림 11.8 앞톱니근(전거근) 촉진과 아래각 벌림(외전): 어깨뼈 가장자리의 2㎝ 안쪽에서부터 갈비뼈의 선을 따라 겨드랑이 중앙선까지 내려간다. 4개의 1/3씩 겹치는 스트립은 기시부와 부착부가 함께 당겨져 피부를 뭉치게 한 상태에서 붙여진다.

다(그림 11.5 – 11.7).

테이프는 신체의 부분이 원하는 방향 또는 평면으로 유지되거나 움직이는 동안, 장력이 거의 또는 전혀 없는 방식으로 부착한다. 따라서 조직이 파라미

터의 범위 밖에서 움직임이 일어나면 더 큰 장력이 발생한다. 이 장력은 의식적으로 감지되며, 따라서 운동패턴을 수정하기 위해 환자에게 자극을 준다. 시간이 경과함에 따라 충분한 반복과 되먹임이 있으면, 이들 패턴은 특정 운동 엔그램(engram)의 학습된 구성요소가 될 수 있다. 따라서 이 과정은 피부를 통한 고유감각 생체 되먹임을 나타낸다.

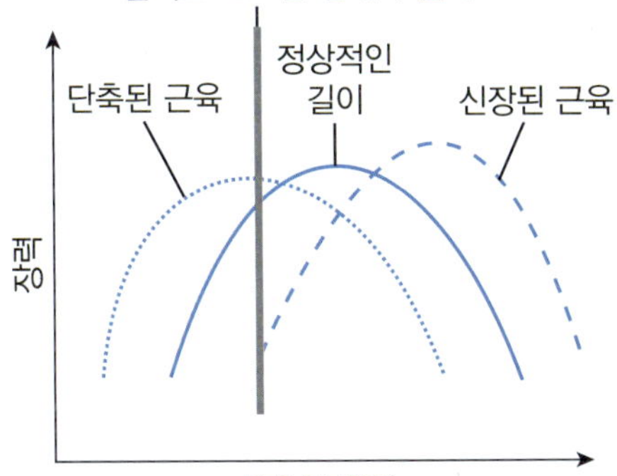

그림 11.9 길이-장력 곡선. 신장된 근육은 더 많은 힘을 발생시킬 능력을 갖고 있지만, 자세근육은 빈번하게 안쪽 가동범위의 위치에서 대부분의 힘을 생성할 수 있을 필요가 있으며, 이 경우 이들은 상대적으로 짧은 것이 흔히 바람직하다.

근육기능을 바꾸는 수단으로서의 테이핑 Taping as a means of altering muscle function

기계적으로, 만성적으로 억제된(활동이 불충분한) 근육이 단축된 위치에 유지되는 방식으로 테이핑을 적용한다면(그림 11.8), 길이-장력 곡선이 왼쪽으로 이동할 것이고, 가교주기(cross-bridge cycle) 동안에 액틴-미오신이 겹치는 부분의 최적화를 통해 내부 가동범위에서 큰 힘이 생성될 것이다(그림 11.9).

마찬가지로 상대적으로 짧고, 과다활동적인 근육이 연장된 위치에 유지되는 방식으로 테이핑을 적용한다면, 길이-장력 곡선이 오른쪽으로 이동할 것이고 근육이 작동할 필요가 있는 관절가동범위 내의 점에서 가교주기 동안에 액틴-미오신이 겹치는 부분의 감소를 통해 작은 힘이 생성될 것이다(그림 11.4).

상부 등세모근(승모근) 활동을 억제하기 위해 사용되는 테이핑 방법이(그림 11.4에서와 같이) 시험연구에서 조사되었고(O'Donovan 1997) 올리는 동안에 하부 등세모근에 관하여 상부 등세모근 활동 정도에 유의미한 억제 효과를 갖고 있다는 것을 보여주었다(Morin et al. 1997). Alexander(2003)는 또한 직감에 반하는 절차이기는 하지만, 어깨뼈의 테이핑과 함께 H반사 잠복시간(latency)과 진폭에 의해 하부 등세모근의 억제를 보여주었다.

테이프를 적용하자마자 억제를 나타내어 보였다. 팔이음뼈에 테이핑을 하는 임상적 효과는 특히 바뀐 움직임 패턴을 촉진하고 재활의 조기 진전을 가능케 하는 데 유의미하고 즉각적일 수 있다. 최근의 연구에서는 2개의 테이프 중 두 번째 테이프의 부착에 동반되는 잡아당김이 테이핑이 성공했을 때에 관찰되는 근전도 및 기계적 위치 변화에 중요하다는 것을 보여주고 있다(Brown 1999). 위에서의 연구가 가져온 메커니즘과 적용하는 동안에 볼 수 있는 임상 효과는 여전히 더 조사할 만한 가치가 있다.

테이핑 지침: 예로, 어깨관절 Taping guidelines: shoulder as an example

최적의 결과를 보장하기 위해 테이핑의 목적을 분명히 하는 것은 중요하다.

- 어깨의 경우, 이것은 습관적인 안정위치와 증상

상자 글 11.1 병력: 직접적인 세로방향의 부하제거

34세의 여성은 장거리 비행기 여행에서 불편하게 잠을 잠으로써 야기된 기존의 요통 악화로 인해 급성 추간판성 요통 및 다리의 좌골통증을 나타냈다.

이 증상은 그녀가 악화를 피하기 위해 옆으로 누운 자세에서 검사해야 할 정도로 중증이면서 과민성이었다.

핵심이 되는 유사 징후는 그녀의 모든 다리와 등(back)의 통증증상을 재현하는 20°의 똑바른 다리 올림(straight leg raise; SLR)이었다.

좌골신경의 코스를 따라 세로방향의 부하제거 테이핑을 적용하는 것과 이 온종아리신경(총비골신경) 분지는 SLR에 대한 증상을 감소시키고 도수치료 기법과 함께 통증이 없는 가동범위를 45°로 증가시켰다. 이 조직은 평가하는 동안에 이러한 방식으로 지지되었고 "부하 제거"는 감소된 통증과 증가된 가동범위라는 측면에서 효과적이라는 것을 나타냈다.

이것은 그녀가 통증이 현저하게 경감된 상태에서 정상적으로 더 멀리 걸을 수 있게 하였다. V형 테이프를 종아리뼈(비골)의 맨 아래 부분, 종아리뼈의 머리 부분, 넓적다리뒷면으로 내려가는 도중의 2/3 부분, 넓적다리 뒷면 꼭대기에 배치하였다. 이것은 정해진 순서대로 붙여졌다. 흥미롭게도, 테이프를 반대 순서로 붙이려는 시도는 성공하지 못하였다(그림 11.10).

테이핑은 그녀를 관리하는 첫 2주간 내내 사용되었고 그때까지에 그녀는 현저하게 좋아지고 치료의 그 측면을 중단할 수 있었다.

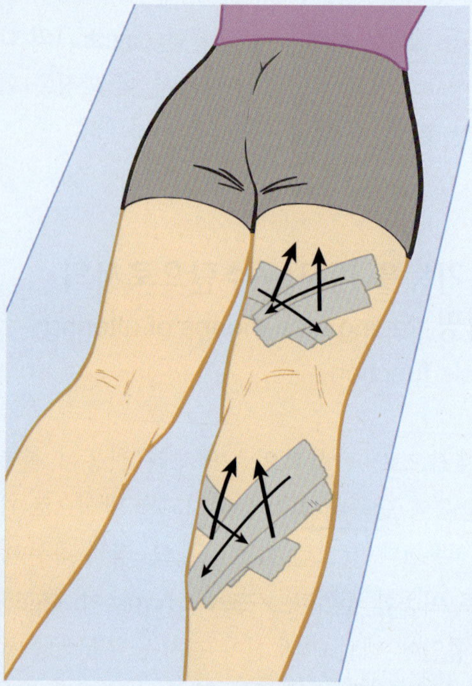

그림 11.10 좌골신경 위의 조직은 큰 화살표 방향으로 위쪽을 향해 부하제거가 되고 피부는 작은 화살표 방향으로 테이프가 붙여진다(테이핑 지침을 참조).

의 발현에 기여하는 운동장애에 대해서 평가된다.

- 피부는 표면의 기름기와 체모를 제거함으로써 준비된다.
- 어깨는 치료사의 지도에 의해 환자가 소망하는 위치에 능동적으로 배치하거나, 환자가 소망하는 위치를 유지할 수 없는 경우는 수동적으로 배치한다.
- 저자극성 메시 테이프(예를 들어, Mefix, Molnlycke, 스웨덴)는 장력 없이 붙일 수 있다.
- 다음으로 견고한 산화아연 테이프(Strappal, Smith 및 Nephew, 영국)를 붙인다.
- 필요에 따라 추가적으로 테이프를 붙일 수 있다.

테이핑은 환자가 소망하는 방식으로 움직임을 능동적으로 조절하는 것을 학습할 때까지, 또는 착용하지 않은 상태에서 증상에 대한 영향이 유지될 때까지 계속된다.

어깨뼈의 과도한 기울기를 가진 환자의 관리에서 테이핑이 어떻게 사용될 수 있는가의 한 예는 상자 글 11.3의 병력에서 보여주고 있다. 내려간 어깨뼈를 올려주고 외상으로 불안정한 봉우리빗장관절(견봉쇄골관절)을 안정시키는 데 테이핑이 어떻게 사

상자 글 11.2 병력: 직접적인 가로방향의 부하제거

레크리에이션의 라켓 스포츠 선수는 명확한 국소 연부 조직 구성요소를 동반하는 가쪽 팔꿈치 통증은 물론 노신경(요골신경) 장력검사 양성 및 하위 목뼈 추간관절 강직을 나타냈다.

공통 폄근에서 시작되는 근육 및 짧은노쪽손목폄근(단요측수근신근)의 정적인 저항성 수축(static resisted contraction; SRC)은 특히 유사하였다(그림 11.11).

관리의 일환으로서 가로방향의 부하제거 테이프를 공통 폄근 기시부에 부착하여 SRC에서부터 오는 증상의 즉각적인 경감과 통증 억제의 경감을 통해 악력이 개선되었다.

이것은 그녀가 스포츠에 복귀할 때까지 관리의 일부로서 남아 있었고 이때 이것은 유사한 효과에 사용될 수 있는 "에어캐스트(Aircast)"의 가쪽위관절융기 브레이스로 대체되었다.

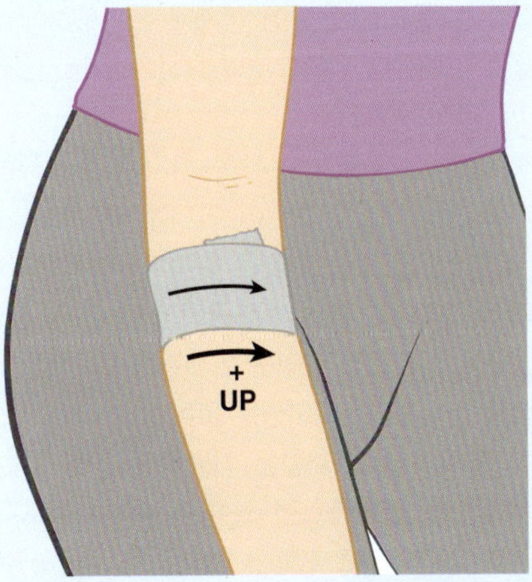

그림 11.11 공통폄근 기시부 위에 있는 피부와 근육 조직을 들어 올려 큰 화살표 방향으로 안쪽으로 잡아당기고 피부에 테이프를 작은 화살표 방향으로 붙인다(테이핑 지침을 참조할 것).

상자 글 11.3 병력: 어깨통증-계속

이 사례는 과다활동성 운동 협동근과 대항근의 억제와 저활동성 운동 협동근의 촉진의 특정 예를 나타낸다.

33세의 크리켓 선수는 비특이적인 발병이지만 특히 공을 굴리거나 던지는 것과 관련된 지속적이고 진행성 어깨통증을 호소하였다. 그는 지난 시즌이 끝날 무렵에 통증을 경험했는데 참여를 방해하지 않았고 시즌이 끝난 후에 지속되지 않았다. 그는 이번 시즌 초부터 문제가 있었는데, 이것은 그가 더 이상 공을 굴리거나 팔을 위로 들어 던질 수 없을 정도로 진행되었고 경기 사이에 통증이 지속되었고, 한편 일상생활에서 머리 위로 들어 올리는 활동은 위험에 노출되었다.

평가에 의해 아래의 것을 포함하는 명확한 충돌(impingement) 특성을 보여주었다.

- 어깨 앞쪽으로 국소화된 통증
- 어깨뼈의 두드러진 돌출 및 기울기와 연관성이 있고 천천히 원심적으로 올릴 때에 강조된 중간 가동범위로 올릴 때의 통증이 있는 호(painful arc)
- T5 ± T7에 집중된 등뼈(흉추)의 폄 및 회전의 전반적인 손실.
- 빈 깡통 검사(empty-can test)가 양성이다(Magee & Reid 1996) (어깨뼈 면에서 팔을 안쪽으로 회전하여 90° 외전을 유지한 상태에서의 외전의 정적인 저항성 수축).
- 오목위팔(관절와상완)관절의 부수 관절(accessory joint) 미끄러짐의 전반적인 제한.
- 동역학적 안쪽회전 검사에서 어깨뼈흉부의 상대적인 유연성을 동반하는 제한된 안쪽회전.
- 통증이 있고 약한 정적인 저항성 외전과 가쪽회전.
- 환자가 반듯이 누운 자세를 취하고 부리돌기(오훼돌기)를 통해 앞뒤로 점진적 압력을 가했을 때 팔이음뼈를 지지면까지 내릴 수 없다는 것에 의해 입증된 단단하고 과다활동성 작은가슴근(소흉근).

다음의 것을 포함하는 초기 치료계획이 공식화되었다: 올리는 동안에 이용 가능한 흉부의 폄을 증가시키기 위한 흉부 도수조작(HVLA 추신력); 능동적인 어깨뼈 기울기(tipping)를 감소시키기 위해 통증유발점 치료와 특정 연부조직 가동화를 사용한 가슴근의 연장; 얼음을 사용한 국소 연부조지의 염증 제거; 그리고 어깨뼈의 설정(처음에는 중립으로 하지만 그 다음에 동적인 움직임에 편입

상자 글 11.3 병력: 어깨통증-계속

시킨다). 그는 올리는 동안에 어깨뼈가 과도하게 돌출하고 기울었기 때문에 위쪽으로의 회전과 뒤당김을 강조하기로 결정하였다.

어깨뼈 설정(상자 글 11.4)은 환자가 통달하는 것이 어렵다고 판명되었기 때문에 어깨에 테이프를 붙였다(그림 11.5, 11.7). 이것은 환자가 어깨뼈를 설정하는 능력의 즉각적인 개선과 통증이 있는 호의 증상의 두드러진 감소와 연관성이 있는 어깨위팔(견갑상완) 리듬의 개선을 가져왔다. 테이핑은 3주 동안 다시 적용되었고 한편 그의 치료와 재활은 기능적 활동을 하는 동안 어깨뼈 움직임의 만족스런 조절을 성취할 정도로 진전을 보였고 그의 스포츠 활동을 재개하기 시작하였다.

상자 글 11.4 어깨뼈 설정

어깨뼈 설정(scapula setting)은 관절오목의 위치를 최적화하여 오목위팔(견갑상완)관절의 가동성과 안정성을 가능케 하는 위치에서의 어깨뼈의 "동적인 방향정위(dynamic orientation)"라 정의되어 왔다(Mottram 1997).

용될 수 있는가의 한 예는 상자 글 11.5의 병력에서 보여주고 있다.

병력은 다른 치료 양식 및 방법과 함께, 또는 단독의 어느 것인가로 사용될 수 있는 다양한 테이핑 기법을 보여주기 위해 신중하게 선택되었다.

피부반응 Skin reactions

환자가 피부반응을 나타내는 경우, 이것은 알레르기 반응, "땀띠"에 기인하거나 테이프가 한 부위에 너무 많은 긴장이 집중되어 있기 때문이다. 긴장 집중은 보통 어깨 앞면 주변에서 일어난다.

땀띠는 테이프 밑 부위에 국소화되는 경향이 있고 신속하게 진정된다. 알레르기 반응은 더 자극적이고 확산되며, 다시 적용하는 것은 면역 감작으로 인해 더 심한 반응으로 이어질 가능성이 높기 때문에 세심한 주의를 기울여서 치료해야 한다.

어깨위팔부위의 기능
Scapulohumeral function

어깨흉부(견갑흉부)관절은 봉우리빗장관절(견봉쇄골관절)을 경유하여 빗장뼈 지주에서부터 안쪽으로 지향한 힘에 관하여 얼마간의 안정성을 얻는다. 이것은 주로 어깨뼈 축 근육근막 구조에 의해 생성, 조절 및 제한되는 병진운동과 회전운동의 넓은 범위와 진폭을 가능케 한다(Kibler 1998).

흉부-어깨위팔 리듬(scapulohumeral rhythm)이 손상되면, 기울기(tipping) 또는 날개모양(winging)과 연관성이 있는 관절오목의 아래쪽으로 향한 회전에 기인하는 충돌 가능성을 야기한다(Ludewig & Cook 2000; Lukasiewicz et al, 1999). 불리한 어깨뼈의 위치로부터 야기되는 관절오목의 앞쪽 경사는 유의미한 잠재적 불안정성 위험으로 간주된다(Kibler 1998) (상자 글 11.6).

어깨위팔관절은 관절주머니-인대 구조에 의해 제공되는 수동적인 안정성과 회전근개에 의해 제공되는 동적 안정성에 강하게 의존한다(Glousman et al, 1998; Harryman et al, 1990, 1992; Payne et al, 1997; Terry et al, 1991). 이 안정성은 건전한 고유감각(proprioception)에 결정적으로 좌우된다(Nyland et al, 1998). 외상 또는 반복되는 불리한 움직임 패턴에 의한 붕괴는 충돌(impingement) 또는 불안정성과 연관성이 있다(Barden et al, 2005; Machner et al, 2003).

상자 글 11.5 병력: 어깨 손상

이 사례는 정적인 자세 또는 움직임 중의 최적의 관절 사이 협응의 촉진 및 관절 정렬의 직접적인 최적화에 대한 특정 예를 나타낸다.

23세의 럭비 선수가 어깨 포인터(어깨 끝 위로 낙상하여 견봉에 타격을 주었다)의 2주 후에 이에 따른 봉우리빗장관절의 염좌가 발생했다.

평가에서는 빗장뼈 가쪽 1/3에의 부착을 통해 이것을 강조하는 상부 등세모근 연축을 동반하는 가시적인 관절 층계차이(step)를 보여주었다. 가동범위가 현저하게 감소하여 어떤 움직임에 의해 끊임없이 통증이 악화한다고 호소하였다. 그는 여전히 팔걸이 붕대를 사용하고 있었다. 어깨뼈는 아래쪽으로 회전하고 내려간 위치에 있는 것이 인지되었고 따라서 층계차이와 결과적으로 일어나는 봉우리빗장관절의 통증이 강조되었다.

따라서 초기 치료는 큰 진폭의 관절 가동화와 간섭요법(interferential therapy)을 사용하여 안정 시의 관절 통증을 경감하는 것을 목적으로 하고 있고 부분적으로 성공하였다.

안정 시 통증을 더욱 경감시키고 움직임에 통증의 영향을 주기 위해 상부 등세모근의 활동을 감소시켜 어깨뼈의 위쪽으로의 회전과 올림을 용이하게 함으로써 관절의 대칭성을 개선할 필요가 있었다. 이것은 테이프를 사용하여 시행되었고(그림 11.12, 11.13) 상부 등세모근(그림 11.4, 11.6, 11.12, 11.13 참조)에 대한 연부조직 기법(통증유발점 마사지 및 특정 연부조직 가동화)으로 강화되었다.

대칭성의 즉각적인 개선이 인지되었고 통증이 없는 가동범위의 두드러진 증가가 있었다. 그는 팔걸이 붕대를 버릴 수 있었다. 어깨뼈를 독립적으로 능동적으로 설정할 수 있을 때까지 테이핑은 치료의 필수적인 부분으로 남겨 두었다.

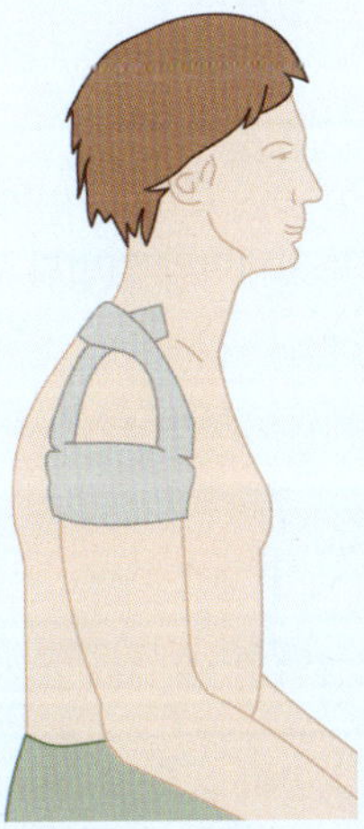

그림 11.12 팔이음뼈의 올림. 테이프를 다음의 순서로 붙인다. (1) 앵커 스트립(anchor strip)은 어깨세모근 거친면 수준에 붙이고 팔 둘레의 2/3를 에워싼다. (2) 올리는 스트립은 뒤쪽 팔/어깨세모근에서부터 목 밑동부분의 앞 가쪽 면까지 붙인다. (3) 올리는 스트립은 앞쪽 팔/어깨세모근에서부터 목 밑동부분의 뒤 가쪽 면까지 붙인다. (4) 고정 스트립(locking strip)은 테이프 1 위에 붙인다.

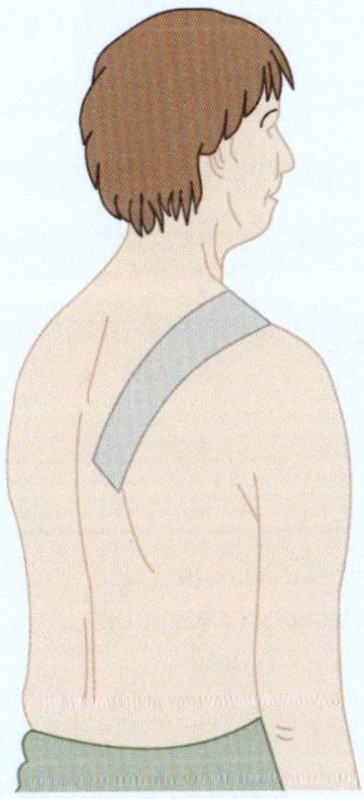

그림 11.13 AC관절의 재배치: 빗장뼈의 먼쪽 끝 위의 부리돌기에서부터, 테이프의 꼬리부분이 수직선으로 제6갈비뼈의 높이에 붙여지기 직전에 아래로 향하는 잡아당김을 가한다. 올리는 테이핑이 정상적으로 붙여졌을 때에만 적용된다(그림 11.12).

상자 글 11.6 아랫방향으로의 회전과 기울이기

아랫방향으로의 회전은 어깨뼈 가시의 몸쪽 끝 가쪽에 있는 어깨뼈가시(견갑극) 길이의 1/3에 위치한 축의 주위에서 일어난다. 테이핑은 어깨뼈의 안쪽 경계 전체가 흉벽에서부터 둘려 올라가는 날개에 비하여 아래각이 흉벽에서부터 돌출하고 부리돌기가 아래 안쪽으로 당겨진다.

결론 CONCLUSION

복잡한 신경근육골격 기능장애와 병리 및 통증증후군은 개별적 평가에 기초한 다원적인 접근법을 필요로 한다. 통증을 경감시키고, 가동성을 증가시키며, 움직임 협응을 개선하고 근력을 향상시키기 위해 사용되는 전략은 고유감각 및 기계적 수단에 의해 조직의 부하를 제거하거나 또는 움직임 패턴을 개선하는 데 사용되는 테이핑의 사용에 의해 강화될지도 모른다. 이 접근법에 대한 증거는 메커니즘과 효과의 양쪽 측면에서 커지고 있다.

테이핑은 환자와 치료사 접촉을 훨씬 넘어서 지속되고 따라서 치료적 자극의 지속시간을 연장한다는 특별한 이점이 있기 때문에 특히 유용한 치료의 보조수단이다. 확립된 운동 엔그램(engram)을 변경하고 확립된 억제 또는 통증의 증상의 영향을 극복하려면, 변경된 운동의 반복 및 장기간의 경험이 필수적이다.

이 장

이 장은 자세이완의 한 형태로서 "부하제거"/키네시오 테이핑의 사용에 대한 상세한 사항을 포함하고 있다.

다음 장

Anthony Pusey, DO와 Julia Brooks, DO는 동물 치료에서의 자세이완 기법의 적용을 설명한다.

참고문헌

Ackermann, B., Adams, R., Marshall, E., 2002. The effect of scapula taping on electromyographic activity and musical performance in professional violinists. Australian Journal of Physiotherapy 48, 197–203.

Alexander, C., Stynes, S., Thomas, A., et al., 2003. Does tape facilitate or inhibit the lower fibres of trapezius? Manual Therapy 8, 37–41.

Alexander, C.M., McMullan, M., Harrison, P.J., 2008. What is the effect of taping along or across a muscle on motoneurone excitability? A study using triceps surae. Manual Therapy 13, 57–62.

An, H.M., Miller, C.G., McElveen, M., et al., 2012. The effect of kinesio tape® on lower extremity functional movement screen™ scores. International Journal of Exercise Science 5, 196–204.

Barden, J.M., Balyk, R., Raso, V., et al., 2005. Atypical shoulder muscle activation in multidirectional instability. Clinical Neurophysiology 116, 1846–1857.

Barden, J.M., Balyk, R., Raso, V.J., et al., 2004. Dynamic upper limb proprioception in multidirectional shoulder instability. Clinical Orthopaedics and Related Research 420, 181–189.

Barton, C., Balachandar, V., Lack, S., et al., 2014. Patellar taping for patellofemoral pain: a systematic review and meta-analysis to evaluate clinical outcomes and biomechanical mechanisms. British Journal of Sports Medicine 48, 417–424.

Braun, C., Bularczyk, M., Heintsch, J., et al., 2013. Manual therapy and exercises for shoulder impingement revisited. Physical Therapy Reviews 18, 263–284.

Brown, L., 1999. The Effect of Taping the Glenohumeral Joint on Scapulohumeral Resting Position and Trapezius Activity During Abduction.

Unpublished MSc Thesis. University College London.

Carpenter, J.E., Blasier, R.B., Pellizzon, G., 1998. The effects of muscle fatigue on shoulder joint position sense. American Journal of Sports Medicine 26, 262–265.

Cools, A., Witvrouw, E., Danneels, L., et al., 2002. Does taping influence electromyographic muscle activity in the scapular rotators in healthy shoulders? Manual Therapy 7, 154–162.

Forwell, L.A., Carnahan, H., 1996. Proprioception during manual aiming in individuals with shoulder instability and controls. Journal of Orthopaedic and Sports Physical Therapy 23, 111–119.

Firth, B.L., Dingley, P., Davies, E.R., et al., 2010. The effect of kinesiotape on function, pain, and motoneuronal excitability in healthy people and people with Achilles tendinopathy. Clinical Journal of Sport Medicine 20, 416–421.

Ginn, K.A., Herbert, R.D., Khouw, W., et al., 1997. A randomized, controlled clinical trial of a treatment for shoulder pain. Physical Therapy 77, 802–809.

Glousman, R., Jobe, F., Tibone, J., et al., 1988. Dynamic electromyographic analysis of the throwing shoulder with glenohumeral instability. Journal of Bone and Joint Surgery 70, 220–226.

Griebert, M.C., Needle, A.R., McConnell, J., et al., 2014. Lower-leg Kinesio tape reduces rate of loading in participants with medial tibial stress syndrome. Physical Therapy in Sport [Epub ahead of print].

Harryman, D.T. 2nd, Sidles, J.A., Clark, J.M., et al., 1990. Translation of the humeral head on the glenoid with passive glenohumeral motion. Journal of Bone and Joint Surgery. American Volume 72, 1334–1343.

Harryman, D.T. 2nd, Sidles, J.A., Harris, S.L., et al., 1992. The role of the rotator interval capsule in passive motion and stability of the shoulder. Journal of Bone and Joint Surgery. American Volume 74, 53–66.

Hébert, L.J., Moffet, H., McFadyen, B.J., et al., 2002. Scapular behavior in shoulder impingement syndrome. Archives of Physical Medicine and Rehabilitation 83, 60–69.

Jerosch, J., Prymka, M., 1996. Proprioception and joint stability. Knee Surgery, Sports Traumatology, Arthroscopy 4, 171–179.

Kalron, A., Bar-Sela, S., 2013. A systematic review, of the effectiveness of Kinesio Taping® – Fact or fashion? European Journal of Physical and Rehabilitation Medicine 49, 699–709.

Kibler, W.B., 1998. The role of the scapula in athletic shoulder function. American Journal of Sports Medicine 26, 325–337.

Kuo, Y.L., Huang, Y.C., 2013. Effects of the application direction of kinesio taping on isometric muscle strength of the wrist and fingers of healthy adults – a pilot study. Journal of Physical Therapy Science 25, 287–291.

Lephart, S.M., Pincivero, D.M., Giraido, J.L., et al., 1997. The role of proprioception in the management and rehabilitation of athletic injuries. American Journal of Sports Medicine 25, 130–137.

Ludewig, P.M., Cook, T.M., 2000. Alterations in shoulder kinematics and associated muscle activity in people with symptoms of shoulder impingement. Physical Therapy 80, 276–291.

Lukasiewicz, A.C., McClure, P., Michener, L., et al., 1999. Comparison of 3-dimensional scapular position and orientation between subjects with and without shoulder impingement. Journal of Orthopaedic and Sports Physical Therapy 29, 574–586.

Lumbroso, D., Ziv, E., Vered, E., et al., 2014. The effect of kinesio tape application on hamstring and gastrocnemius muscles in healthy young adults. Journal of Bodywork and Movement Therapies 18, 130–138.

Luque-Suarez, A., Navarro-Ledesma, S., Petocz, P., et al., 2013. Short term effects of kinesiotaping on acromiohumeral distance in asymptomatic subjects: a randomised controlled trial. Manual Therapy 18, 573–577.

Machner, A., Merk, H., Becker, R., et al., 2003. Kinesthetic sense of the shoulder in patients with impingement syndrome. Acta Orthopaedica 74, 85–88.

Magee, D., Reid, D., 1996. Shoulder injuries. In: Zachazewski, J.E., Magee, D.J.Quillen, W.S. (Eds.), Athletic Injuries and Rehabilitation. Saunders, Philadelphia, PA, pp. 509–539.

Merino-Marban, R., Fernandez-Rodriguez, E., Mayorga-Vega, D., 2014. The effect of kinesio taping on calf pain and extensibility immediately after its application and after a duathlon competition. Research in Sports Medicine 22, 1–11.

Michener, L.A., McClure, P.W., Karduna, A.R., 2003. Anatomical and biomechanical mechanisms of subacromial impingement syndrome. Clinical Biomechanics 18, 369–379.

Montalvo, A.M., Buckley, W.E., Sebastianelli, W., et al., 2013. An evidence-based practice approach to the efficacy of kinesio taping for improving pain and quadriceps performance in physically-active patellofemoral pain syndrome patients. Journal of Novel Physiotherapies 3, 151.

Morin, G.E., Tiberio, D., Austin, G., 1997. The effect of upper trapezius taping on electromyographic activity in the upper and middle trapezius region. Journal of Sport Rehabilitation 6, 309–318.

Morris, D., Jones, D., Ryan, H., et al., 2013. The clinical effects of Kinesio® Tex taping: a systematic review. Physiotherapy Theory and Practice 29, 259–270.

Mostafavifar, M., Wertz, J., Borchers, J., 2012. A systematic review of the effectiveness of kinesio taping for musculoskeletal injury. Physician and Sports Medicine 40, 33–40.

Mottram, S., 1997. Dynamic stability of the scapula. Manual Therapy 2, 123–131.

Nyland, J.A., Caborn, D.N., Johnson, D.L., 1998. The human glenohumeral joint. A proprioceptive and stability alliance. Knee Surgery, Sports Traumatology, Arthroscopy 6, 50–61.

O'Donovan, N., 1997. Evaluation of the Effect of Inhibitory Taping on EMG Activity in Upper and Lower Trapezius During Concentric Isokinetic Elevation of the Upper Limb. Unpublished MSc Thesis. University College London.

Payne, L.Z., Deng, X.H., Craig, E.V., et al., 1997. The combined dynamic and static contributions to subacromial impingement. A biomechanical analysis. American Journal of Sports Medicine 25, 801–808.

Pelosin, E., Avanzino, L., Marchese, R., et al., 2013. Kinesiotaping reduces pain and modulates sensory function in patients with focal dystonia: a randomized crossover pilot study. Neurorehabilitation and Neural Repair 27, 722–731.

Pötzl, W., Thorwesten, L., Götze, C., et al., 2004. Proprioception of the shoulder joint after surgical repair for instability: a long-term follow-up study. American Journal of Sports Medicine 32, 425–430.

Sainburg, R.L., Poizner, H., Ghez, C., 1993. Loss of proprioception produces deficits in interjoint coordination. Journal of Neurophysiology 70, 2136–2147.

Semple, S., Esterhuysen, C., Grace, J., 2012. The effects of kinesio ankle taping on postural stability in semiprofessional rugby union players. Journal of Physical Therapy Science 24, 1239–1242.

Shaheen, A.F., Villa, C., Lee, Y.N., et al., 2013. Scapular taping alters kinematics in asymptomatic subjects. Journal of Electromyography and Kinesiology 23, 326–333.

Taylor, R.L., O'Brien, L., Brown, T., 2014. A scoping review of the use of elastic therapeutic tape for neck or upper extremity conditions. Journal of Hand Therapy 27, 235–246.

Terry, G.C., Hammon, D., France, P., et al., 1991. The stabilizing function of passive shoulder restraints. American Journal of Sports Medicine 19, 26–34.

Thelen, M.D., Dauber, J.A., Stoneman, P.D., 2008. The clinical efficacy of kinesio tape for shoulder pain: a randomized, double-blinded, clinical trial. Journal of Orthopaedic and Sports Physical Therapy 38, 389.

Ulkar, B., Kunduracioglu, B., Cetin, C., et al., 2004. Effect of positioning and bracing on passive position sense of shoulder joint. British Journal of Sports Medicine 38, 549–552.

Van Herzeele, M., Van Cingel, R., Maenhout, A., et al., 2013. Does the Application of Kinesiotape Change Scapular Kinematics in Healthy Female Handball Players? International Journal of Sports Medicine 34, 950–955.

Vicenzino, B., Brooksbank, J., Minto, J., et al., 2003. Initial effects of elbow taping on pain-free grip strength and pressure pain threshold. Journal of Orthopaedic and Sports Physical Therapy 33, 400–407.

Voight, M.L., Hardin, J.A., Blackburn, T.A., et al., 1996. The effects of muscle fatigue on and the relationship of arm dominance to shoulder proprioception. Journal of Orthopaedic and Sports Physical Therapy 23, 348–352.

Warner, J.J., Lephart, S., Fu, F., 1996. Role of proprioception in pathoetiology of shoulder instability. Clinical Orthopaedics and Related Research 330, 35–39.

Williams, S., Whatman, C., Hume, P.A., et al., 2012. Kinesio taping in treatment and prevention of sports injuries a meta-analysis of the evidence for its effectiveness. Sports Medicine 42, 153–164.

Worsley, P., Warner, M., Mottram, S., et al., 2013. Motor control retraining exercises for shoulder impingement: effects on function, muscle activation, and biomechanics in young adults. Journal of Shoulder and Elbow Surgery 22, e11–e19.

제12장 12

동물 치료에서의 자세기법의 적용

Application of positional techniques in the treatment of animals

제12장의 목차

서론 INTRODUCTION

근골격 의학의 신화 중 하나는 인간이 4개의 다리를 위해 설계된 구조를 적응시키는 것에 의해, 뒷다리로 일어서 있기 때문에 등의 통증(back pain)을 일으키기 쉽다. 수의사와 대화를 나누는 것은 그들이 척추 및 관련된 구조를 동반하는 신체적 문제를 나타내고 있는 동물에 빈번하게 조우하게 되기 때문에 이 인상을 없애줄 것이다(그림 12.1) (Jeffcott 1979).

거듭 생각해보면 이것은 놀라운 일이 아니다. 중력과 손상에 대한 잠재적 영향은 인간과 동물 모두에게 공통의 스트레스 요인이다. 동물은 사람과 상호작용을 하는 데 더 많은 복잡성을 갖고 있으며, 식생활 변화, 특화된 운동요법 그리고 부자연스런 번식 프로그램(breeding programmes)에 노출될 수 있을지도 모른다.

동물을 다루는 사람에서의 임상적 과제는 직접적인 언어에 의한 의사소통의 이점도 없이 진단을 내리는 것이다. 수의사는 그들의 전문지식과 영상기법이나 혈액검사 등의 특별한 조사결과를 사용하여 병리를 확인한다. 그러나 확인 가능한 병리가 없음에도 불구하고 명백히 불쾌감과 기능장애가 있는 경우에 직면하는 수의사에게는 어려움이 있다. 이러한

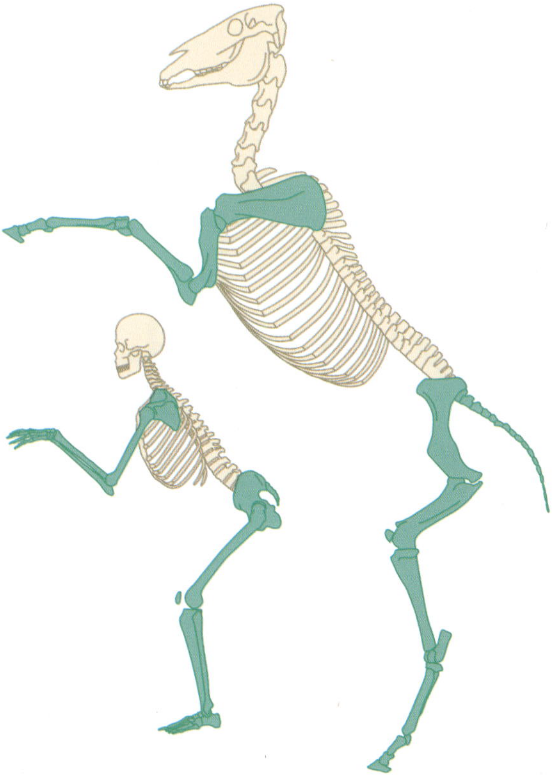

그림 12.1 동물과 인간은 구조가 유사하다.

경우에는 명백한 병리이기 보다는 변화한 생리학적 상태의 산물일 가능성이 높다(Williams 1997). 정골요법은 관찰과 촉진의 기술을 사용하여 기능장애의 영역을 확인하고 말초신경계와 중추신경계 통합의 잠재적인 장애에 영향을 주는 다양한 물리적 치료에 의해 이러한 문제에 대처하는 또 다른 차원을 추가한다.

동물 치료의 역사
HISTORY OF ANIMAL TREATMENT

동물 정골요법의 초기에는 각 개인이 기법으로 실험한 고립된 활동영역에 의해 구별되었다. 1970년대에 Leicestershire의 Arthur Smith는 말의 등(back)을 성공적으로 치료한 수의사의 격려를 받아 전신마취 하에서 말을 치료하는 접근법을 개척하였다. 그 밖에도, 최적의 수행능력을 찾고 있는 경주마의 트레이너가 영국 Epsom에 있는 Gregg Curri와 같은 정골의사를 모집하였고 지역농민들은 농촌지역에서 일하고 있는 정골의사에게 접촉하였다. 최근에, 특별이익단체는 정보를 전파하기 위해 포럼을 제공하고 대학원 자격으로 이어지는 공식적인 연구는 이 분야에서 이용할 수 있다. 현 시점에서 영국의 정골의사는 근골격 문제에 대한 또 다른 접근법을 제공하기를 원하는 많은 전향적인 사고를 갖고 있는 수의사들과 함께 일하고 있으며, 이 서비스는 영국왕실기병대 및 동물원과 같은 조직으로 확산되고 있다.

손상의 메커니즘
MECHANISM OF INJURY

손상의 원인은 많이 있고 다양하다. 말은 0.5톤이나 되는 체중을 시속 30마일의 속도로 지면에 낙하할지도 모르며(그림 12.2), 또는 나이 먹은 개는 새 강아지와 놀면서 활기가 넘치는 젊음을 다시 마음속

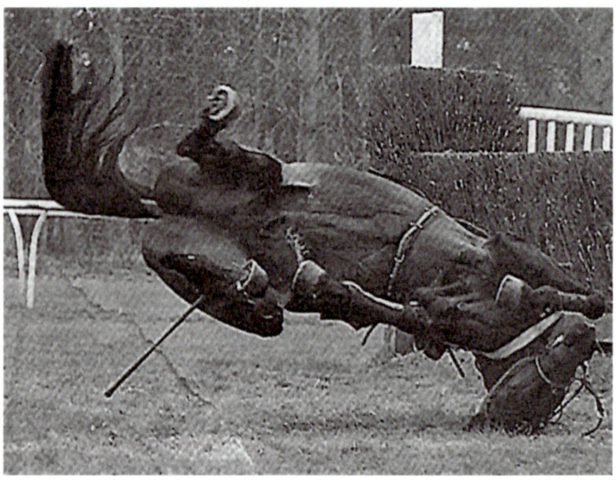

그림 12.2 말은 척추 전체에 영향을 주는 압박회전 손상을 입을지도 모른다(Ed Byrne에서 허가됨).

에서 체험할지도 모른다. 고양이는 부적절한 순간에 길을 건너려고 시도할지도 모르며, 또는 사냥을 하는 올빼미는 낮은 야간 비행을 할 때 자동차 안테나에 세게 부딪힐지도 모른다. 어느 동물도 그들이 느끼는 것을 언어로 의사소통을 할 수 없으나, 손상의 병리생리학적 영향은 근골격 손상의 본질을 확인하는 하나의 수단을 제공한다.

손상의 신경생리학적 영향 NEUROPHYSIOLOGICAL EFFECTS OF INJURY

이들의 영향은 광범위하지만 편의상 손상된 부위에서의 말초 반응(Bevan 1999)과 중추신경계에서 일어나는 중추 반응(Doubell et al, 1999)으로 나뉠 수 있다.

말초 반응 Peripheral responses

손상은 국소 조직의 변화를 야기하여 염증, 통증, 열, 부종 및 종창의 전형적인 징후를 나타낸다. 이 부위는 보통 그 영역에 직접적인 압력을 가하여 통증반응을 유발하는 것과 종창과 체온 상승을 느끼는 것에 의해 임상적으로 상당히 쉽게 확인할 수 있다. 이때, 농불은 항염증제를 사용하여 성공적으로 치료될 수 있다, 그러나 손상은 또한 통가 시스템의 작은 신경섬유를 자극하고 이것은 척수의 뒤뿔(dorsal horn)에 경고신호를 보낸다. 여기서 신경섬유는 척수 네트워크 내에서 나뭇가지 모양으로 분시하여 다수의 상호 접속을 형성한다.

제일 먼저 사용되는 약물치료에 반응하지 않지만 정골요법과 같은 물리치료에 접근 가능한 것은 변화가 일어날 수 있는 중추신경 네트워크에서이다 (Colles & Pusey 2003).

중추 반응 Central responses

자극이 척수에 도달할 때, 그 자극이 충분한 강도일 경우, 뇌로 전달되어 통증으로서 기록될 것이다. 그것은 또한 앞뿔(전각)의 운동신경세포와 상호 연결하여 근육긴장을 증가시키고(He et al, 1988), 그리고 가쪽뿔을 경유하여 교감신경계 활동을 증가시켜 혈액을 표면에서부터 근육으로 밀어 넣을 것이다(그림 12.3, 12.4)(Sato & Schmidt 1973).

단기적으로는, 이것은 손상영역에 대한 추가적인 손상을 방지하는 것에 의한 보호기능을 갖고 있다. 그러나 장기적인 영향은 최초의 손상이 해소된 후, 통증회로가 그들의 활동을 유지하는 비정상적인 패턴의 신경학적 발자취를 남길지도 모른다(Patterson & Wurster 1997).

이 비정상적인 정형화(patterning)를 유지하면 많은 바람직하지 않은 결과(영향)가 있다. 하나의 영향은 통증회로가 발화하는 문턱값이 낮아지고 비교적 온화한 그 후의 자극이 부적절하게 큰 통증반응을 유발한다는 것이다. 그것은 또한 일부 근육의 증가한, 아마도 비대칭적인 긴장의 결과로서 동물이 이동하는 방법을 바꿀 것이다. 이것은 특히 동물에서 중요하며, 그 이유는 4개의 모든 사지 사이의 통합된 움직임을 지원하기 위해 척추분절 사이에 강력한 상호 접속이 있기 때문이다. 사실상, 인간 시스템과는 달리, 이들 접속은 너무 강력하기 때문에 고양이에 대한 실험에서 척수와 뇌 사이의 접속이 단절되었을 때조차도 원래의 보행 패턴을 발생시킬 수 있다는 것이 판명되었다(Pearson & Cordon 2000). 이 통합은 근육활동의 패턴 변화가 존재하

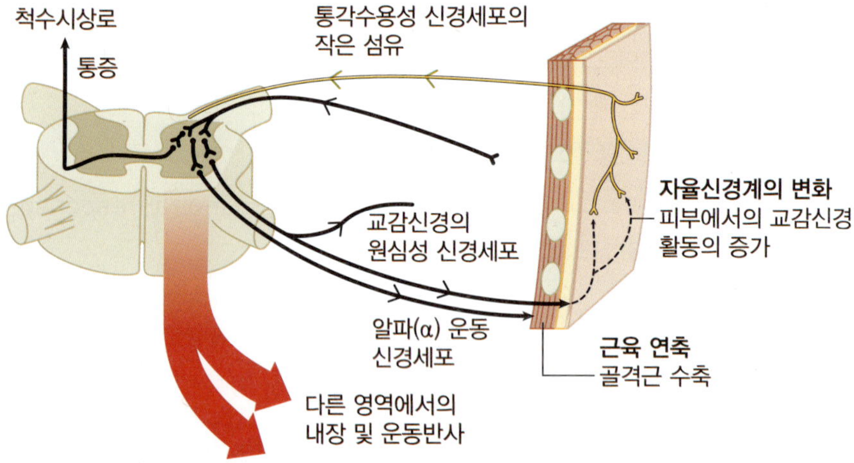

그림 12.3 손상에 대한 신경생리학적 반응.

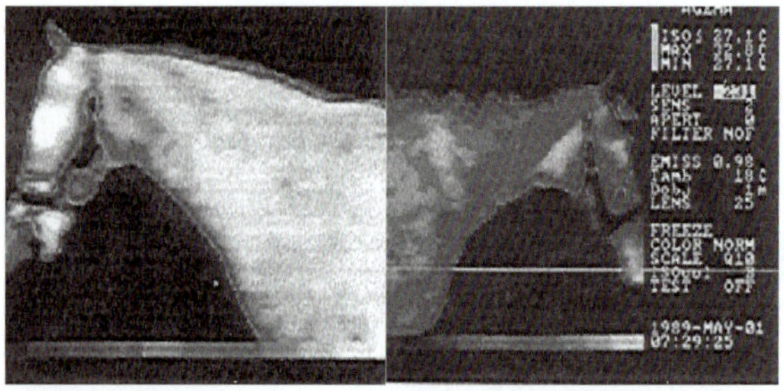

그림 12.4 적외선 서모그래피(infrared thermography)에서는 손상에 대한 장기적인 반응으로서 표면의 혈류가 감소하고 있다. "정상적인" 목(왼쪽)과 상부 목뼈 기능장애(오른쪽). 주: 체온 색상척도(color scale)는 왼쪽(낮은 온도)에서부터 오른쪽으로 흐르고 있다. 간격=0.6℃(Colles et al, 1994).

면 손상된다.

흔히 간과하기 쉬운 근육기능의 또 다른 중요한 측면은 고유감각(proprioception)에서의 그 역할이다. Edinburgh대학 수의학부의 Charlotte Frigast와 Joe Mayhe 교수에 의한 미발표 연구에서는 상부 경수신경 뿌리(upper cervical roots)의 일시적인 신경지배 제거를 시행한 이들의 말(horses)은 그 후 원을 그리며 돌았을 때 균형을 잃거나 넘어졌으며, 이것은 목 근육과 균형 메커니즘의 다른 요소 사이에 밀접한 관계가 있다는 것을 시사하고 있는 것이다. 상부 목의 문제를 나타내는 말들에서는 이들이 손상되기 전과 같이 협응을 하지 않는다는 것이 공통적으로 관찰된다.

이러한 변화는 아주 감지하기 힘들지도 모르지만, 동물이 재발에 대해 취약하게 하거나 움직임 메커니즘의 변화에 의해 다른 문제를 야기한다.

손상에 대한 신경생리학적 반응들의 이 조합은 나타내고 있는 자연스런 경과에 반영될지도 모르며, 이것은 "교통신호등" 효과로서 설명될지도 모르는 것으로 요약될 수 있다(그림 12.5).

이들 사례는 급성 염증이 존재하는 경우에 인지되는 더 명백한 변화와는 대조적으로, 변화한 기능을 검출하기 위해 생체역학적 구조 전체의 주의 깊은 관찰과 촉진을 필요로 하기 때문에, 임상적으로 확인하는 것이 더 어렵다.

진단 과정 DIAGNOSTIC PROCESS

이것은 인간 접근법의 선을 따라 매우 구조화된 다단계 과정이지만, 능동적인 움직임에서 관찰되는 동물의 동적인 기능에 특히 중점을 두고 있다.

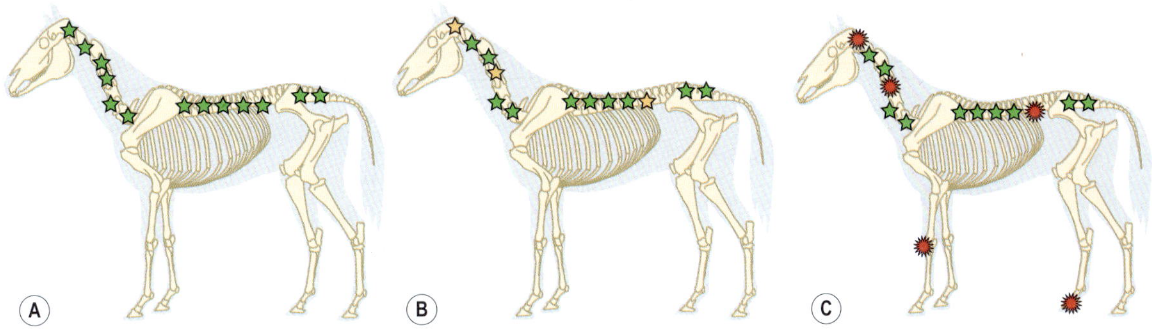

그림 12.5 "교통신호등" 효과. (A) 녹색: 정상적인 말에서 감각입력의 적절한 선별이 척수 수준에서 일어난다. (B) 주황색: 오래된 손상은 신경학적인 발자국을 남기고 있다. 척수부위는 무증상임에도 불구하고 비정상적인 패턴 형성의 요소를 유지하고 있고 외부로부터의 자극이나 근육활동의 변화에 대한 문턱값이 내려가 있다. (C) 적색: 약간의 손상 또는 작업의 양 또는 수준의 증가와 같은 시스템에 대한 경미한 스트레스는 비정상적인 정형화 수준에서 급성 증상을 야기할지도 모른다.

병력 Case history

병력은 이 과정의 출발점이다. 이것은 흔히 동물 소유자를 통해 간접적으로 얻어진 것이기 때문에 열린 마음과 비판적 사고를 필요로 할 것이다.

동물의 연령, 품종 및 하고 있는 작업과 같은 인구통계는 그 동물이 받을지도 모르는 손상과 특정 품종이 영향을 받기 쉬운 문제의 상황을 파악하는데 중요하다.

이러한 배경지식을 염두에 두고 제시하는 문제의 세부사항을 이끌어낸다. 이것은 개가 디딤대로부터 어색하게 뛰어내리는 것 같은 특정 외상의 결과로서 갑작스럽게 발병하는 급성 문제를 묘사할지도 모른다. 많은 경우, 특정 발병일이 없이 운동장애가 증가하고 있는 병력이 있고 원인으로서 손상이 보고된 것이 없다. 그러나 이러한 경우, 동물 주인은 자동차에서 뛰어내리는 것보다는 들어 올리는 것을 선호하는 개 또는 목을 솔질해주는 것에 민감한 말과 같은 활동과 행동의 지엽적인 문제를 자주 언급할 것이다.

이 정보를 수집 후 다음 단계의 검사를 한다.

검사 Examination

동물의 안정 시 또는 운동 시의 검사는 전체 움직임 패턴의 변화와 기능장애의 특정 수준을 확인하기 위해 사용된다.

정적인 검사

이 검사는 동물의 체중부하와 근육발달을 살피는 것이며, 이것은 신체가 어떻게 사용되고 있는가에 대한 시각적인 기록을 제공한다. 예를 들어, 래브라도(Labrador)견의 엉덩관절 부위의 쇠약한 근육은 이 부위가 경직되었다는 것을 시사하고 있으며 결과적으로 체중부하를 다른 다리로 하는 것을 선호하는 경향이 있다. 겉보기에 어깨와 목이 잘 발달하였지만 뒷다리와 궁둥이가 약한 말은 신체 절반의 앞부분을 과다 사용함으로써 빈약한 뒷다리와 요추 기능을 보상하고 있을지도 모른다.

능동적인 검사

동물이 그 신체를 어떻게 사용하고 있는지를 규명

하기 위해 다양한 관점에서부터 그리고 서로 다른 속도에서 능동적인 움직임을 관찰한다. 대부분의 가축에서는 보행이나 속보에서 뒤에서부터, 앞에서부터 그리고 옆에서부터 움직임을 관찰하기 위한 루틴을 개발할 수 있다. 정골의사는 신체의 한 부분에서부터 다른 부분으로 활동이 전달될 때에 운동의 유동성과 대칭성을 찾고 있다. 기능장애가 발생하면, 피부에 주름이 잡히거나 팔다리의 짧고 완고한 동작과 같은 관찰에 의해 확인되는 움직임의 전달에 매우 명백한 중단이 존재할 가능성이 있다.

균형, 협응 및 유연성은 급선회 및 후진과 같은 더 복잡한 움직임을 관찰하는 것에 의해 평가된다.

촉진검사

능동운동 검사와 연부조직 촉진은 기능장애가 있는 특정 부위를 찾아내는 데 사용된다. 척추옆 근육을 따라 손가락을 천천히 당기는 피부의 드래그는 조직 질감의 변화와 근육 연축의 부위를 찾아낸다(그림 12.6). 각 수준에서의 관절은 예상되는 가동범위와 비대칭성에 대해 검사할 수 있고 감소한 가동범위를 확인할 수 있다.

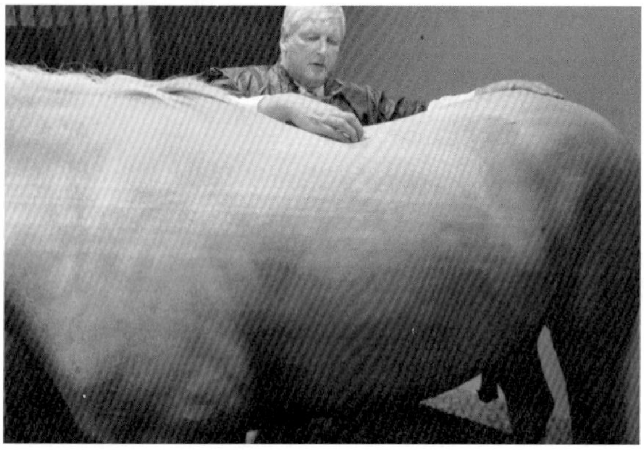

그림 12.6 피부의 드래그 검사는 변화한 조직 질감과 근육 긴장 부위를 확인한다.

치료 TREATMENT

일단 모든 진단 루틴이 완료하고 생체역학적 진단이 제안되면 치료를 시작할 수 있다.

일반적인 고려사항

치료에는 많은 형태가 있다. 일부는 인간의 기법으로부터 채택한 것이고 다른 것은 특정 종(species)의 동물을 위해 개발된 것이다(Brooks et al, 2001). 어린이에 대한 접근법과 마찬가지로 치료가 효과적이기 위해서는 어느 정도의 협응이 필요하다.

소유자와 동물이 약간의 시간을 같이 보냄으로써 신뢰 위에 구축된 관계를 발전시킬 수 있다. 가정용 애완동물, 특히 개는 치료를 매우 잘 받아들이고 있으며 여러분이 개에게 해를 끼치지 않을 것이라고 스스로 확신하고 치료과정에서 최면과 같은 상태에 빠질지도 모른다. 그러나 말과 같은 초식동물은 못 미더워하고 경계심을 게을리 하지 않는 경향에 있다. 사실상 야생동물의 이 특성은 그 동물의 생존을 위한 열쇠가 될지도 모른다. 이들의 경우, 특히 관절복합체 운동에서 정교한 변화를 필요로 할 때는 한 동안 유지할 필요가 있는 자세와 함께 약간의 진정제를 투여함으로써 치료가 용이해질지도 모른다. 양호한 진정효과를 주면서 말이 선 자세를 유지할 수 있게 하는 효과적인 약제는 오피오이드(opioid)와 알파-2 아드레날린 수용체 작용제(alpha-2 adrenoceptor agonist)의 혼합물이다. 후자는 교감신경의 구동력을 저하시키기 때문에 중복되는 근육 긴장을 감소시키고 동시에 관절복합체의 심부 구조를 검사 및 치료하는 데 접근하기 쉽게 한다. 오피오이드는 정골요법 치료에 의해 제공되는 대형 섬유 시스템(Melzack & Wall 1965)으로부터의 억제 입력과 조합하여 2중의 유익한 효과를 초래하는 중추성 통증억제 경로를 통해 작용한다.

기법을 선택할 때의 또 다른 고려사항은 문제의 복잡성이다. 문제가 매우 단기간이거나 국소화가 되어 있지 않으면, 치료는 단순히 증상이 있는 것으로 보이는 영역을 지향하는 것이 아니라 동물 전체의 기능장애에 대처해야 한다. 자세 기법은 복수의 수준에서 관여하는 복합 스트레인 패턴에서 특히 유용하다.

자세이완 기법
Positional release techniques

동물의 자세이완 기법에서는 "풀림"과 "묶임"의 아이디어를 이용한다. 정상적인 관절에는 보통 그 가동범위의 중간에 관절주머니인대와 관절위에 가로놓인 근육에 최소한의 긴장이 걸리는 지점이 있다. 즉, "풀림"의 지점이다. 이 지점에서 멀어지는 움직임은 긴장 또는 "묶임"을 증가시킬 것이다. 이 정보는 중추신경계에서 처리되어 관절 위치를 알아내고 운동 활동의 적절한 패턴을 생성한다. 손상 후 비정상적인 패턴 형성이 유지되고 있는 경우에는, 관절 구조 사이의 관계는 방해되고, 이 "풀림의 점"은 상쇄될 것이다. 그 관절로부터의 감각정보는 그 후에 주어진 움직임만이 아니라 안정 시에 변화한다. 잘 확립된 네트워크에 새로운 기준점을 부과하는 데 어려움이 발생하여, 관절복합체는 적절히 대응할 수 없게 되거나 움직임을 다른 관절과 협응할 수 없을 가능성이 있다.

이 새로운 비정상적인 안정 자세는 각 가동범위, 즉 굽힘/폄, 옆굽힘, 회전, 좌우로의 전위(translocation), 견인/압축을 검사함으로써 분리할 수 있다. 이들 벡터(vector)는 풀림의 점에서 함께 결합된다(5장의 "포개쌓기"에 대한 주석을 참조할 것). 관절을 최소의 긴장 위치로 유지하면, 척수로 들어가는 감각입력이 최소가 된다. 이것은 네트워크로 들어가는 상충되는 정보를 감소시켜서 정상적인 정보가 그 자체를 다시 효력을 발휘하는 것을 가능케 한다. 신경활동의 변화는 관절복합체를 에워싸는 근육의 이완에 의해 신호가 보내지고 흔히 깊은 한숨과 호흡패턴의 바뀜을 동반한다.

균형 잡힌 "풀림"의 점을 발견하는 기법은 골격의 중요 지점(strategic point)에서 팔다리와 같은 몸 전체 또는 특정 관절복합체에서 사용될 수 있다.

국소부위의 접근법 Regional approaches

몇몇 부위는 더 손상을 받기 쉽고 동물의 기능에 큰 영향을 미친다.

목뼈

머리와 목은 특히 말에서 취약하다. 넘어질 때 거대한 힘이 발생하고 이 때 뒤통수-고리뼈-중쇠뼈(후두-환추-축추) 기능장애가 흔히 관찰된다.

이 기법을 시작하는 한 가지 방법은 말의 머리를 어깨 위에 올려놓고 균형 점을 찾아내기 위해 턱의 선을 따라 움직인다. 그 다음에 턱관절을 그 가동범위를 통해 이동시키기 위해 지렛대로서 사용할 수 있다. 흔히 상부 목뼈관절 복합체는 고리중쇠(환축추) 수준에서의 회선과 함께 뒤통수고리관절(후두환추관절)의 주된 움직임인 굽힘과 폄의 요소를 도입함으로써 함께 처리된다. 이렇게 하여 풀림의 점은 분리될 수 있다. 이것은 압축, 견인 및 전위(또한 옮김[translation] 또는 전환[shunting]으로서도 설명된다)의 2차적인 벡터를 도입하기 위해 하위 뒤통수에 손을 놓음으로써 추가로 개선될 수 있다(그

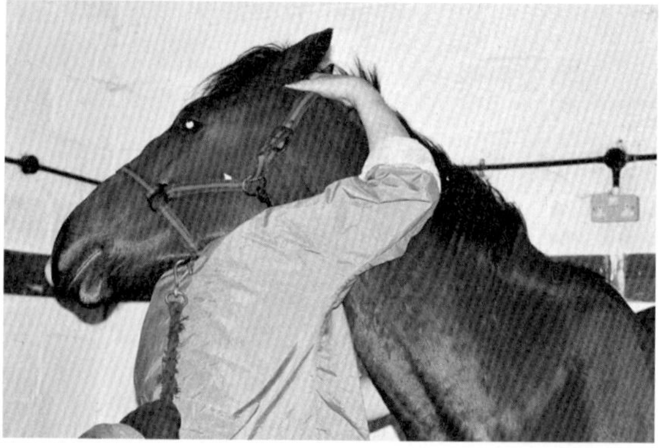

그림 12.7 아래턱뼈를 지렛대로 사용하여 상부목뼈 복합체에서의 최소 긴장의 점을 분리할 수 있다.

림 12.7).

턱관절

턱관절은 삼차신경의 신경분포에 의해 역학적으로만이 아니라 신경학적으로 상부 목뼈와 긴밀한 연관성을 갖고 있다. 개는 지나치게 큰 막대를 물고 운반하는 것을 좋아하는 것 때문에 특히 이 부위에서의 스트레인에 민감하다. 아래턱뼈의 안쪽 면에 손가락을 사용하여 아래턱가지(ramus)를 턱 자체에 밀어 넣는 것을 통해 견인 또는 압축을 도입할 때 통증유발점 억제를 사용할 수 있다(그림 12.8). (5장의 촉진된 자세이완에 대한 주석을 참조할 것).

팔다리

팔다리는 또한 정상적인 관계의 변화에 민감하다. 개는 빠르게 방향을 바꿔서 이동하며, 이들의 힘을 반영하는 스트레인 패턴은 손가락/발가락에서부터 시작하여 팔다리를 통해 흉부로 작용하여 다리에 전달될 수 있다.

또 다른 중요한 부위는 어깨뼈와 앞다리가 흉부와 연결되는 부위이다. 인간과는 달리, 앞다리와 흉곽

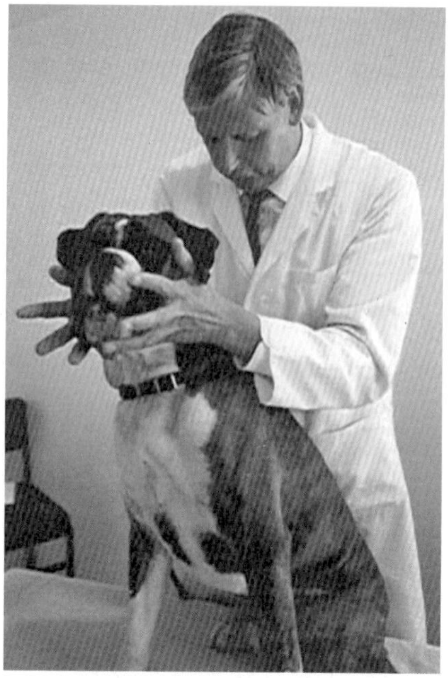

그림 12.8 턱관절은 기능장애의 중요한 부위이다.

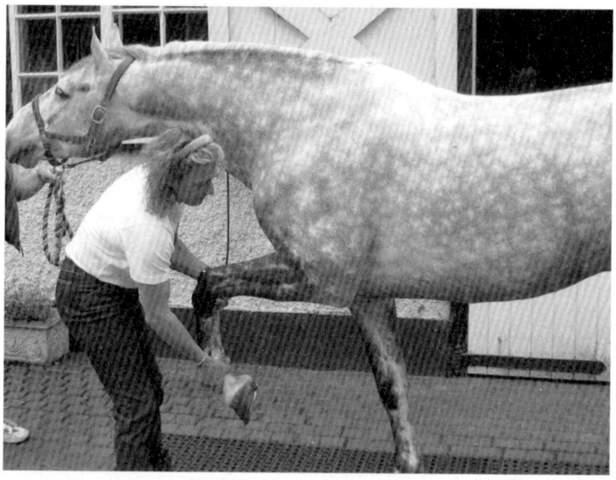

그림 12.9 앞다리를 통해 흉부에의 근막 풀기(*사진은 Annabel Jenks DO가 제공한 것이다*).

사이에는 실제의 뼈의 연결이 없다. 그 대신에 흉부의 근육, 특히 가슴근육(흉근)은 근육의 슬링(sling)을 형성하여 거기서 흉곽이 회전하여 말이나 개에서 일어나는 많은 가쪽 움직임을 가능케 한다. 이 부위에서의 근막의 묶임은 어깨뼈를 흉부에 고정하여 앞다리의 움직임과 유연성을 제한한다. 앞다리

를 통한 스트레칭과 근막의 풀기(unwinding)의 조합은 몹시 힘들지만 가동성을 개선하는 보람 있는 방법이다(그림 12.9).

같은 방법을 뒷다리에 대해서 사용할 수 있다. 여기서의 문제는 흔히 허리엉치관절(요천관절) 및 엉치엉덩관절(천장관절)의 기능장애와 연관성이 있다.

허리엉치관절과 골반부위

인간의 정골요법에서는 이용할 수 없는 허리엉치관절 및 골반 복합체에 접근하는 방법에는 꼬리가 포함된다. 꼬리는 대략 20개의 꼬리뼈로 형성되며, 이것은 첫 3개 이후는 형태와 관절을 상실하기 시작하여 연골 추간판과 결합하는 단순한 막대를 형성한다. 꼬리의 근육, 특히 엉치꼬리 등쪽 근육은 허리뼈와 엉치뼈의 뭇갈래근(다열근)과 연결되어 있고, 이것은 척추의 분절성 안정화(Geisler et al, 1996)만이 아니라 고유감각 정보 제공에도 중요한 역할을 수행한다. 이들 근육은 재발성 등의 통증(back pain)과 연관되어 있기 때문에 꼬리는 이들 구조에 양호한 "손잡이"를 제공한다.

꼬리의 밑동을 온화하게 잡고 이것을 모든 가능한 가동범위를 통해 이동시킴으로써, 꼬리에서부터 골반까지의 근막 긴장에 대한 아이디어를 결정할 수 있다. 이것은 특히 말에서 아주 명백하게 관찰될 수 있으며, 여기서 꼬리는 정중선의 한쪽으로 유지될지도 모른다. 풀림의 점이 확립될 때, 견인이 증가될 수 있으며, 그리고 이것은 흔히 한쪽 뒷다리에서부터 다른 쪽 뒷다리로 체중을 이동시키기 때문에 동물 자신에 의한 다리이음뼈(골반대)의 매우 인상적인 조작을 동반한다(그림 12.10).

골반은 또한 골반 격막을 통해 접근될지도 모른다. 말에서 궁둥결절(좌골결절) 안쪽에 배치된 어

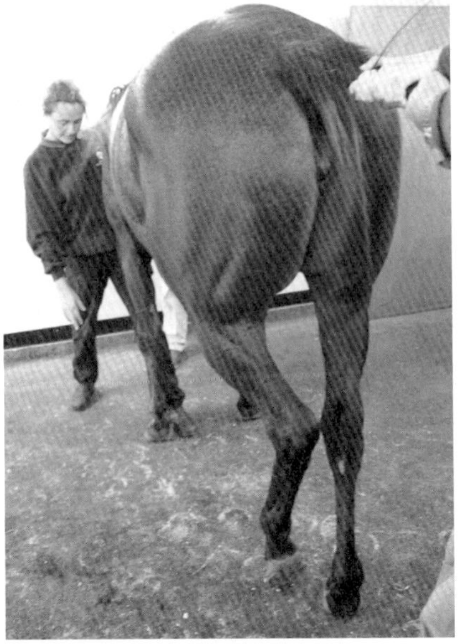

그림 12.10 말은 꼬리를 통한 기능적 견인에 반응하여 골반 균형을 이동시킨다(*사진은 Jonathan Cohen BSc(Hons) Osteopathy가 제공한 것이다*).

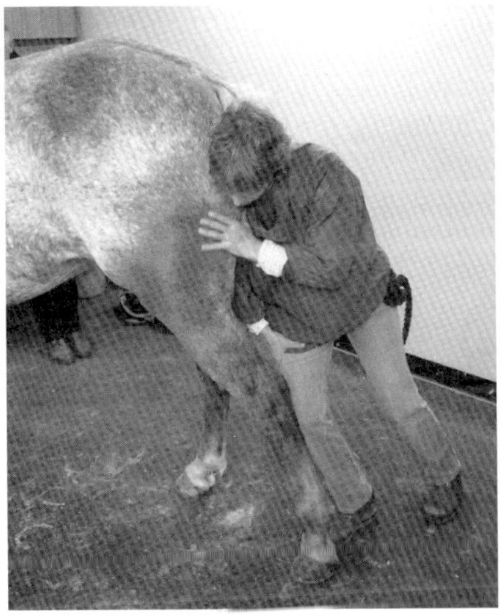

그림 12.11 어깨를 말의 궁둥결절 안쪽에 대는 것에 의해 근막, 엉치뼈와 골반의 근육 및 관절에 영향을 줄 수 있다(*사진은 Jonathan Cohen이 제공한 것이다*).

깨를 사용하여, 또는 개에서는 손가락을 사용하여 통증유발점을 확인할 수 있다. 동물은 흔히 가해지는 압력 방향으로 기울일 것이며, 이것은 지렛대로서 궁둥결절을 사용하여 엉치엉덩관절의 가동범위

를 도입하기 위해 사용될 수 있다(그림 12.11).

전신마취 하에서의 치료
TREATMENT UNDER GENERAL ANAESTHETIC

많은 경우, 문제의 복잡성과 오랜 특성 때문에 전신마취 하에서 치료를 시행할 필요가 있을지도 모른다. 이것은 동물의 속도와 체중이 원인으로 거대한 힘이 부상에 관여한다는 것을 의미하는 말과 특히 관련이 있다.

말은 마취되고 삽관이 되고 반듯이 눕혀 그 등(back)으로 지지된다. 이러한 자세에서의 검사와 치료는 인간의 진료에서 사용되는 절차와 더욱더 유사하다. 이들 조건하에서 의식이 있는 말의 검사에서는 명백하지 않았던 관절 기능의 두드러진 제한을 검출하는 것이 가능하다는 것에 주목하는 것은 흥미롭다. 이것은 시간의 경과와 더불어 발전하는 보상 메커니즘의 효과성을 강조하고 있다.

또 다른 흥미 있는 점은 이들 말의 일부는 등을 똑바로 하여 누울 수 없다는 것이다. 손상과 그 후의 보상의 결과로서 발생한 근막과 근육 패턴은 완전한 마취 하에서도 기능적 척주측만증을 야기할 가능성이 있다.

이러한 경우는 "전신을 풀어주기" 기법의 이상적인 후보이다. 치료사가 각 다리를 잡고 사지는 모든 가동범위를 지나서 최소의 긴장 점에 도달한다(그림 12.12). 이 자세는 흔히 원래의 외상에 관여한 방향성을 가진 힘을 반영한다. 이것은 호흡 패턴의 변화에 동반되는 이완의 감각이 있을 때까지 유지된다.

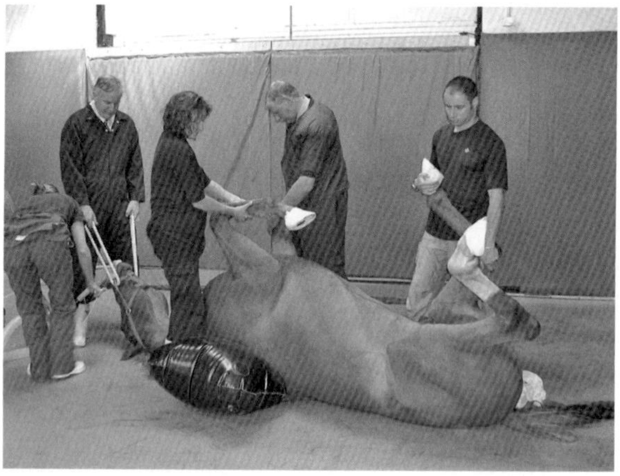

그림 12.12 근막 패턴은 사지 모두를 사용함으로써 "풀릴"지도 모른다(*사진은 Jonathan Cohen이 제공하였다*).

말에 대한 정골요법(자세이완)은 효과적인가?
IS EQUINE OSTEOPATHY(POSITIONAL RELEASE) EFFECTIVE?

말에 대한 정골요법 치료는 성공한 것처럼 보이지만, 사례증거에 기초하여 치료의 효과와 효과성을 확립하기 위해 연구가 필요하였다. 1995년에 실시된 진료평가는 동물 소유자 및 수의사가 정골요법 중재가 동물에게 장기적인 이익이 있다고 느꼈는지의 여부만이 아니라 인구통계 및 증상 제시에 관해서 진료소에 의뢰된 취급 건수를 정의하였다. 이 127 사례에 대한 후향적 연구에서는 말들이 주로 등의 통증, 비특이적이고 이동성의 파행(shifting lameness) 및 등의 강직이 있고 기대하였던 작업을 수행할 수 없었던 말들을 진료소에 의뢰하였다는 것을 보여주었다. 이들 문제는 30%에서 2년 이상동안, 그리고 사례의 71%에서 6개월 이상 존재하였다(표 12.1). 최종 정골요법 치료 후의 적어도 12개월의 후속조치에서는 95사례(75%)가 개선을 유지

표 12.1 정골요법 진료소에 의뢰된 사례에서 알려진 증상의 지속기간

기간(개월)	<6	6–11	12–17	18–23	24–29	30–35	≥36
빈도	32	16	21	9	9	0	24
퍼센티지	29	14	19	8	8	0	22

주: 3개 사례는 후속조치를 하지 못했다.

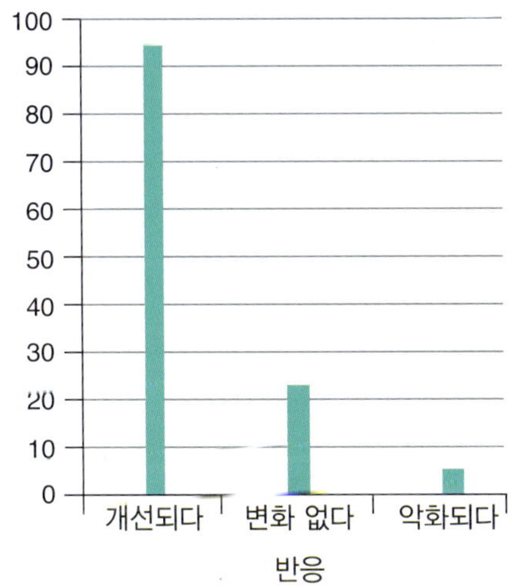

그림 12.13 최종 치료 후 적어도 12개월에서의 정골요법 치료 후의 결과.

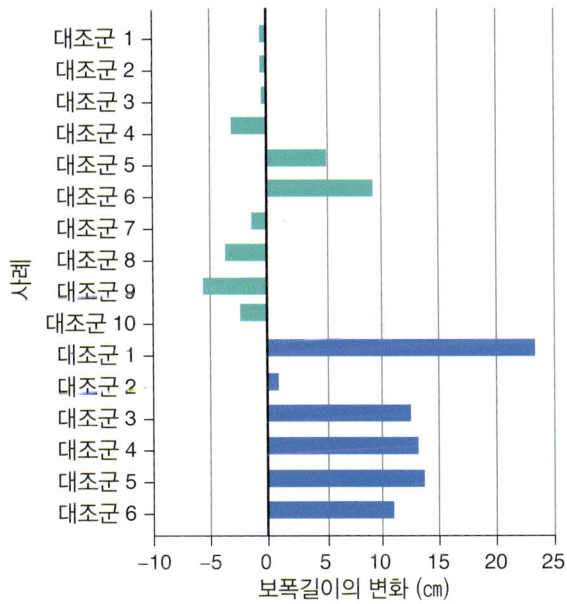

그림 12.14 대조군 및 임상 사례에 대한 초기 판독에서부터 후속조치까지의 보폭길이의 변화.

하였고 말의 소유자와 수의사의 보고에 따르면 기대한 수준 또는 그 이상으로 작업을 하였다는 것을 보여주었다(그림 12.13).

다음 단계는 정골요법 치료에 기인하는 변화를 확인하기 위해 사용될 수 있는 생리학적 표지자(marker)를 고려하는 것이었다.

손상과 통증에 대한 하나의 반응은 근육 긴장항진이고(He et al, 1988) 이것은 단축된 보폭길이(step length)로서 표현될지도 모른다.

예비연구에서는 진료소에 의뢰되는 말들이 대조군과 비교하여 속보(trot)에서 평균 11.4㎝($p < 0.001$)의 유의미한 보폭길이 감소가 있었다(Woodleigh 2003). 정골요법 치료 후, 임상사례에서 보폭길이가 평균 12.5㎝($p < 0.05$)의 유의미한 증가가 있었다(그림 12.14).

또 다른 유용한 생리학적 표지자는 통증자극에 반응한 교감신경계 활동의 변화이다(Sato & Schmidt 1973).

이것은 적외선 서모그래피에 의해 검출할 수 있는 표면온도의 변화에 의해 나타낸다. 말에서는 피부의 열 분포의 정상적인 패턴에 관해서 일반적인 합의가 있으며, 몸 전체의 표면온도는 1℃ 이내에 일정하게 유지되고 있다. 급성 손상은 국소적인 염증 변화에 의해 'hot spots'로서 검출되지만, 통증에 반응해서

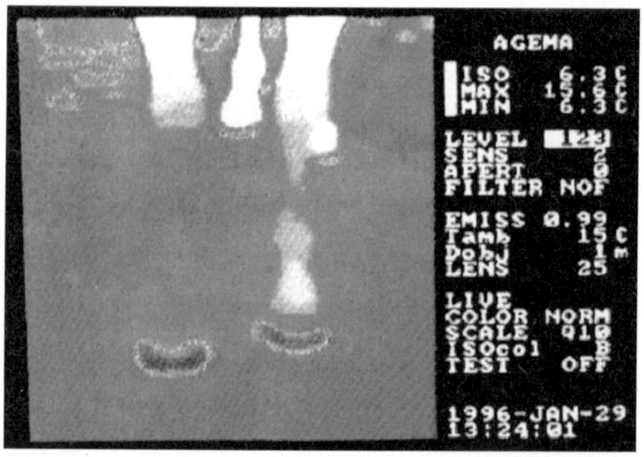

그림 12.15 먼쪽 앞다리의 냉각: 교감신경계 활동의 비정상적인 패턴은 거의 피부분포를 따라 냉각을 야기할지도 모른다.

교감신경 네트워크의 활동이 활발해지면, 동정맥 션트(shunt)에 작용하여 표면에서부터 근육으로 혈액이 이동하여 더 차가운 영역으로서 나타난다(그림 12.4). 이 활동 패턴이 네트워크 내에 유지되어 있는 경우, 최초의 손상이 해소된 후, 거의 피부분포를 따라가는 냉각 영역이 검출될지도 모른다(그림 12.15). (Colles et al, 1994).

46마리의 말에 대한 추가적인 연구에서는 불기부분의 열 패턴을 살펴보았다. 이들은 정골요법 진료소에 의뢰하는 사례에서 기대했던 것보다 유의미하게 더 차갑다는($p < 0.02$) 것을 알게 되었다. 이 부위는 치료 후 유의미한 온도 증가를 나타냈다(Brooks 2003)

결론 CONCLUSION

동물의 치료는 진료의 경계를 확장하기를 바라는 사람들에게 보람이 있는 분야이다. 언어에 의한 의사소통이 불가능한 경우, 그리고 종(species) 사이에 존재하는 매우 다양한 신체의 크기와 형상에 기법을 적합을 시켜야 하는 경우, 작업에는 어려움이 있다.

인간과 동물의 진료 사이에는 상당한 중복이 있으며, 임상추론, 촉진 기술 및 기법 개발이라는 분야에서 양자 모두가 무언가를 제공하는 것이 있다. 전체가 부분의 합계보다 큰 경우이다.

> **이 장**
>
> 이 장은 동물치료에서의 자세이완 기법에 대한 적용을 논의하고 있다.

참고문헌

Bevan, S., 1999. Nociceptive peripheral neurones: cellular properties. In: Wall, P.D., Melzack, R. (Eds.), Textbook of Pain, fourth ed. Harcourt, Edinburgh, pp. 85–103.

Brooks, J., 2003. Osteopathy in horses using infra-red thermography as a tool to monitor the effect of osteopathic treatment. In: 4th International Conference on Advances in Osteopathic Research. Royal Society of Medicine, London.

Brooks, J., Colles, C., Pusey, A., 2001. The role of osteopathy in the treatment of the horse. In: Rossdale, P.D., Green, G. (Eds.), Guardians of the Horse II. Newmarket, Romney.

Colles, C.M., Pusey, A.G., 2003. Osteopathic treatment of the axial skeleton of the horse. In: Ross, M.W., Dyson, S.J. (Eds.), Diagnosis and Management of Lameness in the Horse. Saunders, London, pp. 819–824.

Colles, C., Holah, G., Pusey, A., 1994. Thermal imaging as an aid to the diagnosis of back pain in the horse. Proceedings of the 6th European Congress of Thermography, Bath.

Doubell, T.P., Manion, R.J., Woolf, C.J., 1999. The dorsal horn: state dependant sensory processing, plasticity and the generation of pain. In: Wall, P.D., Melzack, R. (Eds.), Textbook of Pain, fourth ed. Harcourt, Edinburgh, pp. 165–181.

Geisler, H.C., Westerga, J., Gramsbergen, A., 1996. The function of the long back muscles; an EMG study in the rat. Behavioural Brain Research 80, 211–215.

He, X., Proske, U., Schaible, H.G., et al., 1988. Acute inflammation of the knee joint in the cat alters responses of flexor motoneurones to leg movements. Journal of Neurophysiology 59, 326–340.

Jeffcott, L.B., 1979. Back problems in the horse – a look at past, present and future. Equine Veterinary Journal 11, 129–136.

Melzack, R., Wall, P.D., 1965. Pain mechanisms: a new theory. Science 150, 971–979.

Patterson, M., Wurster, R.D., 1997. Neurophysiologic system: integration and disintegration. In: Ward, R.C. (Ed.), Foundations of Osteopathic Medicine. Williams and Wilkins, Baltimore, MD, pp. 137–151.

Pearson, K., Gordon, J., 2000. Locomotion. In: Kandel, E., Schwartz, J., Jessell, T. (Eds.), Principles of Neuroscience, fourth ed. McGraw-Hill, New York, pp. 740–747.

Sato, A., Schmidt, R.F., 1973. Somatosympathetic reflexes: afferent fibres, central pathways, discharge characteristics. Physiological Reviews 53, 916–947.

Williams, N., 1997. Managing back pain in general practice – is osteopathy the new paradigm? British Journal of General Practice 47, 653–655.

Woodleigh, M., 2003. Can osteopathic treatment under general anaesthetic increase stride length in horses? In: 4th International Conference on Advances in Osteopathic Research. Royal Society of Medicine, London.

찾아보기

| 국문색인 |

| 영문색인 |